| 呼吸系の機能 |
| 循環系の機能 |
| 画像検査・造影検査 |
| 内視鏡 |
| 神経・運動系の機能 |
| 糞便 |
| 尿 |
| 腎機能 |
| 穿刺／生検 |
| 血液型・血球算定・血液像 |
| 凝固・線溶系 |
| ビタミン系 |
| タンパク系 |
| 電解質・金属系 |
| 酵素系 |
| 肝・胆道系 |
| 糖質系 |
| 脂質系 |
| 免疫系 |
| 内分泌系 |
| 感染症系 |
| 細菌培養 |
| 腫瘍マーカー／病理 |
| 薬物血中濃度 |
| 目・耳・喉・鼻 |
| 付録 |
| 索引 |

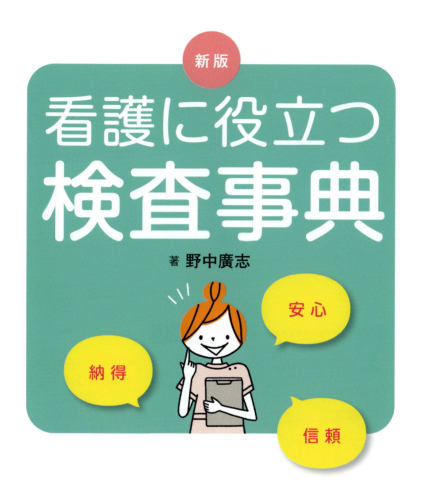

■著者プロフィール

野中 廣志（のなかひろし）

1953年（昭和28年）	宮崎県に生まれる
1972年（昭和47年）	宮崎県立高鍋高等学校卒業
1975年（昭和50年）	現国立精神神経研究センター附属看護学校卒業。同病院就職。
1985年（昭和60年）	現国立病院機構千葉医療センター看護師長
1998年（平成10年）	現国立病院機構千葉東病院副看護部長
2000年（平成12年）	現国立病院機構相模原病院副看護部長
2002年（平成14年）	現国立病院機構東京医療センター副看護部長
2005年（平成17年）	現国立病院機構新潟病院看護部長
2008年（平成20年）	現国立病院機構災害医療センター看護部長
2010年（平成22年）	現国立病院機構東京医療センター看護部長
2013年（平成25年）	キララサポート（株）モード・プランニング・ジャパン エグゼクティブオフィサー

著書

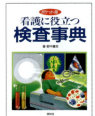

看護に役立つ検査事典
照林社・1997年

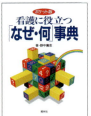

看護に役立つ
「なぜ・何」事典
照林社・1998年

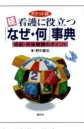

続・看護に役立つ
「なぜ・何」事典
照林社・1999年

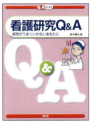

看護研究Q&A
照林社・2000年

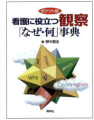

看護に役立つ観察
「なぜ・何」事典
照林社・2003年

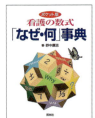

看護の数式
「なぜ・何」事典
照林社・2005年

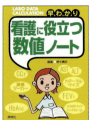

看護に役立つ数値
ノート
照林社・2008年

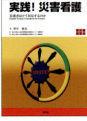

実践！災害看護
照林社・2010年

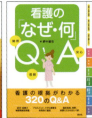

看護の「なぜ・何」
Q&A
照林社・2013年

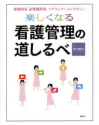

看護管理の道しるべ
照林社・2013年

はじめに

　検査結果を看護に活かすためにはその検査の結果が何を示しているのかが理解でき、看護を実践するうえで観察すべきことや実施すべきこと、実施してはいけないことへと結びつけて考えられなければならない。単に「正常、異常」、「回復、悪化」だけの判断だと病状の成り行きに影響する場合が出てくる。

　たとえば、入院したばかりの患者の血液検査で、赤血球数が増加、Hb 増加、Ht 上昇があり、尿検査で尿比重が高い、尿糖（ケトン体）、ADH、Na、BUN、Cr は正常であったとする。

　この検査結果では脱水が疑われる。ではどのような看護を展開すればいいのか。脱水の確定診断が出るまでは、生活を援助し、活動を控えさせることで、血栓による塞栓を防ぐなど悪化を防ぎ、診療の補助としては、尿量・尿色（蓄尿の開始）や水分摂取量、体重、皮膚の状態、体温の状況、発汗の状態、下痢・嘔吐の有無、水分摂取量、栄養摂取量などを観察したり、確認したりして状況を医師へ情報提供する必要がある。このように検査データを活用して看護展開を図ることができなければ看護の役割を果たすことはできない。

　健康障害のときに行われる「検査」は、以下のような目的がある。

---

1. 健康の障害がどのような疾病によって引き起こされたのか原因を絞り込む、もしくは確定する。
2. 健康の障害がどれぐらいの程度なのか、重症度を判断する。
3. 治療の緊急度を把握する。
4. 治療によって健康の障害が回復に向かっているのか、維持状態なのか、悪化しているのか、治療効果を判断する。
5. 全身の健康状態の精査、予備力（健康な部分）を確認する。

　本書は、検査結果の正常・異常のみではなく体の変化や物質の体への働き、検査の意義、看護の必要性とポイントが理解できるようにまとめた。おおいに活用していただければ幸いに思う。

2015 年 5 月吉日
筆者　野中廣志

検査の基準値とは

　基準値は検査データを判断する時の一般的な目安（基本的な尺度）になる基準範囲（基準値）をいい、検査を受けた人に病気があるのかないのかの参考とする。

　健康な人の体液を検査すると、右図のような釣鐘のような形をした正規分布図（左右対称の図）となる。測定値の中心（平均）から両端に向けて95％の範囲（片側47.5％ずつ：標準偏差の2α、－2αの範囲）を基準範囲（両端2.5％ずつ、計5％）は、健常者（病気でない人）で

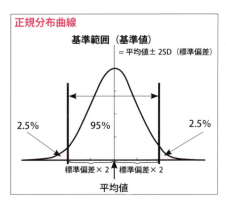

は滅多にない正常の範囲として統計的に処理（破棄）をして基準値や基準範囲が決められる。

　かつては「正常範囲（正常値）」と呼んでいたが、現在では「基準範囲（基準値）」が一般的だ。正常範囲という言葉には、あたかも「健康状態の指標である」などの多くの混乱や誤解があり、最近では、使用されなくなってきた。

●臨床判断値について

　基準範囲は、健常者の検査値の分布に基づき設定されており、特定の疾患や病態、さらには治療の目標などは考慮して算出されていない。これに対し、臨床判断値は、特定の病気の診断基準・有無の判別、さらには治療の目標に用いられるものであり、概念自体が基準範囲と異なるものである。

　例えば、日本糖尿病学会が2008年に示した空腹時血糖の区分は、表1、図1となる。

■表1　空腹時血糖値の区分

判断指標	区　分
～99mg/dL	正常域
100～109mg/dL	正常高値
110～125mg/dL	境界域
126～mg/dL	糖尿病域

糖尿病 51：281-283；2008 より抜粋

■図1　空腹時血糖値の区分

　日本動脈学会が示す脂質異常症の診断基準は以下の表2である。

■表2　脂質異常症の診断基準

脂質異常症	判断物質	基準値
高LDLコレステロール血症	LDLコレステロール	≧140mg/dL
低HDLコレステロール血症	HDLコレステロール	＜40mg/dL
高トリグリセライド血症	トリグリセライド	≧150mg/dL

日本動脈硬化学会．動脈硬化性疾患予防ガイドライン2007年版より抜粋

この本の特徴と構成

■本書の特徴

- 業務上かかわることの多い検査を網羅した簡便な検査マニュアルです。
- 検査結果を看護に活かすことができるように実践的な視点からまとめています。
- 単に正常・異常を判断するのではなく、「なぜ?」が理解できるようていねいに解説しています。
- 検査項目ごとに「検査の意味」「異常が示唆する疾病・病態」「看護の必要性」「看護のポイント」に分けて看護的な関わりの視点から解説しています。
- 「関連する豆知識」のコラムも充実。看護のヒントが得られるよう180のコラムがあります。

■本書の構成

検査項目名	**1. 検査項目名** 看護業務上接することの多い、生体機能検査、検体検査を225項目網羅。
★基準値（測定法）	**2. 基準値（測定法）** 正常・異常がすぐわかる基準範囲を明示。
検査の意味	**3. 検査の意味** 検査対象の物質の役割や働き、検査の意味・目的を記載。
異常が示唆する疾病・病態	**4. 異常が示唆する疾病・病態** 検査結果の異常からわかる主な疾患や症状、原因を記載。
看護の必要性	**5. 看護の必要性** 検査結果が示唆する病態にどのような看護が必要なのか、その必要性を記載。
看護のポイント	**6. 看護のポイント** 一般的に必要な看護の視点・援助・検査方法や注意点を記載。
★看護に役立つ豆知識	**★看護に役立つ豆知識** 関連する豆知識をコラムで紹介。

- 本書で紹介している治療・ケア方法などは、著者が臨床例をもとに展開しています。実践により得られた方法を普遍化すべく努力していますが、万一本書の記載内容によって不測の事故等が起こった場合、著者、出版社はその責を負いかねますことをご了承ください。
- 本書に記載されている検査基準値は、出版時最新のものです。ただし、基準値は測定法によっても異なり、各施設でそれぞれ設定されているものも多くあります。本書を活用する際には、あくまでも参考になる値としてご利用ください。

看護に役立つ検査辞典 Contents

Part 1 生理機能検査

呼吸系の機能検査

肺活量	2
%肺活量	4
残気量	4
残気率	5
換気予備率	6
対標準1秒量	6
1秒率	8
分時肺胞換気量	9
エアートラッピング指数	10
クロージング・ボリューム	10
血液ガス分析	12

循環系の機能検査

心電図検査	18
負荷心電図検査	30
ホルター心電図検査	32
心臓カテーテル検査	34
心臓超音波検査	40
心胸郭比	42
心係数	43
中心静脈圧検査	44
心筋シンチグラフィー	46

画像検査・造影検査

胸部X線検査	52
マンモグラフィー	53
X線造影検査	54
注腸X線検査	56
脊髄造影検査（ミエログラフィー）	58
腎・尿路造影検査	59
血管造影検査（アンギオグラフィー）	60
コンピュータ断層撮影	63
磁気共鳴画像撮影	64
陽電子放射断層撮影	66
シンチグラフィー	67

内視鏡検査

消化管内視鏡検査	70
気管支鏡検査	73
大腸内視鏡検査	76

神経・運動系の機能検査

脳幹反射テスト	78
表在反射テスト	80
深部反射テスト	82
運動機能検査	84
平衡機能検査	91
脳波検査	94
筋電図検査	95
神経伝導速度検査	98
テンシロンテスト	100
骨密度検査	102

Part 2 検体検査

糞便検査

便性状検査	104
寄生虫卵検査	108
便潜血検査	110

便ヘモグロビン検査 ……………………111

尿検査

尿量・尿色 ……………………………112
尿比重 …………………………………114
尿 pH …………………………………116
尿タンパク ……………………………118
尿糖 ……………………………………120
尿潜血 …………………………………122
尿沈渣 …………………………………123
ウロビリノーゲン・ビリルビン ……124
尿中微量アルブミン …………………126
ケトン体 ………………………………128
尿中 β-D-N アセチルグルコサミニダーゼ …129

腎機能検査

フィッシュバーグ濃縮試験 …………130
水制限／バソプレシン負荷試験 ……132
フェノールスルホンフタレイン試験 …134
血液尿素窒素 …………………………135
血清クレアチニン ……………………136
クレアチニン・クリアランス ………138
$β_2$-ミクログロブリン…………………140
シスタチン C …………………………142

穿刺検査／生検検査

脳脊髄液検査 …………………………144
胸腔穿刺（胸水）検査………………149
腹腔穿刺（腹水）検査………………152
骨髄穿刺検査 …………………………155
心嚢穿刺検査 …………………………158
関節穿刺検査 …………………………160
肺生検……………………………………162
肝生検……………………………………164
腎生検……………………………………166
前立腺生検 ……………………………168

血液型・血球算定・血液像検査

血液型検査 ……………………………170
交叉適合試験 …………………………173
赤血球数 ………………………………174
ヘマトクリット ………………………176
ヘモグロビン …………………………177
赤血球指数 ……………………………178
赤血球容積粒度分布幅 ………………180
赤血球沈降速度検査（赤沈）………181
白血球数 ………………………………182

凝固・線溶系検査

血小板数 ………………………………184
出血時間 ………………………………186
プロトロンビン時間 …………………188
活性化部分トロンボプラスチン時間 …189
ヘパプラスチンテスト ………………191
フィブリン分解産物 …………………192
フィブリノゲン ………………………192
D ダイマー ……………………………194
アンチトロンビン ……………………195
プラスミノーゲン ……………………196

ビタミン系検査

ビタミン A（レチノール）…………198
ビタミン B_1（サイアミン）…………200
ビタミン B_2（リボフラビン）………201
ビタミン B_6 …………………………202
ビタミン B_{12}（シアノコバラミン）……203
葉酸 ……………………………………204
ナイアシン ……………………………205
ビタミン C（アスコルビン酸）……206
25-OH ビタミン D ……………………207
1,25-ジヒドロキシビタミン D_3 ……208
ビタミン E（トコフェノール）………209

ビタミン K ……………………………… 211

タンパク系検査

総タンパク ……………………………… 212
血清タンパク分画 ……………………… 215
アルブミン ……………………………… 216
アルブミン・グロブリン比 …………… 217
チモール混濁反応 ……………………… 218
硫酸亜鉛混濁反応 ……………………… 219

電解質・金属系検査

ナトリウム ……………………………… 220
カリウム ………………………………… 224
クロール ………………………………… 227
カルシウム ……………………………… 228
マグネシウム …………………………… 230
リン ……………………………………… 232
鉄 ………………………………………… 234
総鉄結合能 ……………………………… 236
亜鉛 ……………………………………… 237

酵素系検査

酸ホスファターゼ ……………………… 240
アルカリホスファターゼ ……………… 241
コリンエステラーゼ …………………… 243
アミラーゼ ……………………………… 244
リパーゼ ………………………………… 246
トリプシン ……………………………… 247
アルドラーゼ …………………………… 248
血清乳酸脱水素酵素 …………………… 249
乳酸 ……………………………………… 250
ピルビン酸 ……………………………… 251
心筋トロポニン T ……………………… 252
クレアチンキナーゼ …………………… 254

肝・胆道系検査

アスパラギン酸アミノトランスフェラーゼ／
アラニンアミノトランスフェラーゼ …… 256
γ-グルタミルトランスペプチダーゼ … 258
ロイシンアミノペプチダーゼ ………… 259
アンモニア ……………………………… 260
尿酸 ……………………………………… 262
総ビリルビン …………………………… 264
直接ビリルビン ………………………… 265
インドシアニングリーンテスト ……… 266

糖質系検査

ブドウ糖負荷試験 ……………………… 268
空腹時血糖 ……………………………… 270
グリコヘモグロビン A1c ……………… 272
フルクトサミン ………………………… 273

脂質系検査

総脂質 …………………………………… 274
中性脂肪 ………………………………… 275
総コレステロール ……………………… 276
高比重リポタンパク …………………… 278
低比重リポタンパク …………………… 280

免疫系検査

RA テスト ……………………………… 282
抗環状シトルリン化ペプチド抗体
（抗 CCP 抗体）………………………… 285
抗核抗体 ………………………………… 286
C 反応性タンパク ……………………… 288
免疫グロブリン ………………………… 289
寒冷凝集反応 …………………………… 290
直接・間接クームス試験 ……………… 291

内分泌系検査

成長ホルモン …………………………… 292

甲状腺刺激ホルモン ……………… 294	結核菌培養検査 ………………………… 345
トリヨードサイロニン ……………… 296	塗抹検査 ……………………………… 346
サイロキシン ……………………… 298	細菌培養検査 ………………………… 348
コルチゾール ……………………… 299	抗菌薬感受性検査 …………………… 350
副腎皮質刺激ホルモン …………… 300	

腫瘍マーカー検査／細胞診

尿中 17-OHCS、17-KS ………… 302	腫瘍マーカー ………………………… 353
黄体形成ホルモン ………………… 304	細胞診 ………………………………… 357
卵胞刺激ホルモン ………………… 306	

薬物血中濃度検査

ヒト絨毛性ゴナドトロピン ……… 308	ジギタリス製剤 ……………………… 358
プロゲステロン …………………… 310	ワルファリン ………………………… 360
エストロゲン ……………………… 311	L ドーパ ……………………………… 362
血清プロラクチン ………………… 312	テオフィリン ………………………… 364
血漿レニン活性／アルドステロン …… 313	抗てんかん薬 ………………………… 365
抗利尿ホルモン …………………… 314	炭酸リチウム ………………………… 369

目・耳・喉・鼻の検査

C- ペプチド免疫活性 …………… 315	視力検査 ……………………………… 369
免疫活性グルカゴン ……………… 316	色覚異常検査 ………………………… 370
免疫活性インスリン ……………… 317	眼圧検査 ……………………………… 372
カテコラミン ……………………… 318	ドライアイの検査 …………………… 373
脳性ナトリウム利尿ペプチド …… 319	眼底検査 ……………………………… 374
免疫反応性パラソルモン ………… 320	聴力検査 ……………………………… 376

感染症系検査

	喉の検査 ……………………………… 378
A 型肝炎ウイルス ………………… 323	鼻の検査 ……………………………… 380

付録

B 型肝炎ウイルス ………………… 324	
C 型肝炎ウイルス ………………… 326	妊娠に伴う検査 ……………………… 384
ヒト免疫不全ウイルス …………… 328	褥瘡評価 ……………………………… 386
ヒト T 細胞白血球ウイルス 1 型 …… 330	転倒転落アセスメントシート …… 389
ツベルクリン反応 ………………… 332	認知症の検査 ………………………… 390
クォンティフェロン検査 ………… 334	燃え尽き症候群チェックシート …… 393
抗ストレプトリジン O …………… 335	単位の表し方 ……………………… 396
梅毒血清反応 ……………………… 336	略語索引 …………………………… 399
O-157（ベロ毒素産生性大腸菌）…… 338	事項索引 …………………………… 404
メチシリン耐性黄色ブドウ球菌 …… 340	

細菌培養検査

血液培養検査 ……………………… 342

よく使う検査略語 Contents

呼吸機能検査

略語	名称	ページ
VC	肺活量	2
%VC	%肺活量	4
RV	残気量	4
%FEV$_1$	対標準1秒量	6
FEV$_1$/FVC	1秒率	8
MV	分時肺胞換気量	9
BGA	血液ガス分析	12
BE	塩基余剰	13
PaO$_2$	動脈血酸素分圧	13
PaCO$_2$	動脈血二酸化炭素分圧	13
A-aDO$_2$	肺胞気-動脈血酸素分圧較差	13
SaO$_2$	動脈血酸素飽和度	13
SpO$_2$	経皮的酸素飽和度	14

循環機能検査

略語	名称	ページ
ECG	心電図検査	18
CVP	中心静脈圧	44
PAP	肺動脈圧	36
PAWP	肺動脈楔入圧	36
CO	心拍出量	36
CI	心係数	43
CTR	心胸郭比	42

血液一般検査

略語	名称	ページ
WBC	白血球数	182
RBC	赤血球数	174
Hb	ヘモグロビン	177
Ht	ヘマトクリット	176
MCV	平均赤血球容積	178
MCH	平均赤血球ヘモグロビン量	179
MCHC	平均赤血球ヘモグロビン濃度	178
RDW	赤血球容積粒度分布幅	180
Plt	血小板数	184
RET	網状赤血球数	175

略語	名称	ページ
赤沈	赤血球沈降速度	181

血液タンパク検査

略語	名称	ページ
TP	総タンパク	212
ALB	アルブミン	216
Glob	グロブリン	215
A/G	アルブミン・グロブリン比	217
CRP	C反応性タンパク	288

凝固検査

略語	名称	ページ
BT	出血時間	186
PT	プロトロンビン時間	188
APTT	活性化部分トロンボプラスチン時間	189
FDP	フィブリン分解産物	192
AT	アンチトロンビン	195
PLG	プラスミノーゲン	196

血液電解質検査

略語	名称	ページ
Na	ナトリウム	220
K	カリウム	224
Cl	クロール	227
Ca	カルシウム	228
Mg	マグネシウム	230
P	リン	232

血液鉄分検査

略語	名称	ページ
Fe	鉄	234
TIBC	総鉄結合能	236

血液肝機能検査

略語	名称	ページ
T-BIL	総ビリルビン	264
D-bil	直接ビリルビン	265
AST	アスパラギン酸アミノトランスフェラーゼ	256
ALT	アラニンアミノトランスフェラーゼ	256
LDH	乳酸脱水素酵素	252
γ-GTP	γグルタミルトランスペプチダーゼ	258
ALP	アルカリホスファターゼ	241
LAP	ロイシンアミノペプチダーゼ	259
Ch-E	コリンエステラーゼ	243

血液膵機能検査

略語	名称	ページ
AMY	アミラーゼ	244
PLA$_2$	膵ホスホリパーゼA$_2$	247

血液腎機能検査

略語	名称	ページ
BUN	血液尿素窒素	135
Cre	クレアチニン	136
UA	尿酸	262
GFR	糸球体濾過量	138
CCr	クレアチニン・クリアランス	138

血液心機能検査

略語	名称	ページ
CK	クレアチンキナーゼ	254
cTnT	心筋トロポニンT	252
ANP	心房性ナトリウム利尿ペプチド	252
hANP	ヒト心房性ナトリウム利尿ペプチド	252
BNP	脳性ナトリウム利尿ペプチド	319
H-FABP	ヒト心臓由来脂肪酸結合タンパク	252

血液糖代謝検査

略語	名称	ページ
FBS	空腹時血糖値	270
GTT	ブドウ糖負荷試験	268
HbA1c	グリコヘモグロビンA1c	272

血液脂質検査

略語	名称	ページ
TL	総脂質	274
T-cho	総コレステロール	276
HDL-cho	HDLコレステロール	278

LDL-cho	LDL コレステロール …… 280	CEA	癌胎児性タンパク抗原 …… 354	HIV	ヒト免疫不全ウイルス抗体 …… 328
TG	トリグリセリド …… 275	CA19-9	糖鎖抗原 …… 354	QFT	クォンティフェロン … 334
		CA-125	卵巣漿液性嚢胞腺癌抗体 …… 354	ASLO	抗ストレプトリジン O …… 335

血液ホルモン検査

GH	成長ホルモン …… 292	SLX	シアリル LeX-i 抗原 … 354		
ACTH	副腎皮質刺激ホルモン …… 300	NSE	神経特異エステラーゼ …… 354	**画像・造影検査**	
TSH	甲状腺刺激ホルモン … 294	SCC	扁平上皮癌関連抗原 … 354	CT	コンピューター断層撮影 …… 63
FT₃	遊離トリヨードサイロニン …… 296	CA15-3	乳がん腫瘍マーカー …… 354	MRI	磁気共鳴画像撮影 … 64
FT₄	遊離サイロニン …… 298	γ-Sm	γ-セミノプロテイン … 354	PET	陽電子放射断層撮影 … 66
LH	黄体形成ホルモン … 304	TPA	腫瘍組織ペプチド抗原 …… 354	RI	放射性同位元素 …… 67
FSH	卵胞刺激ホルモン … 306	IAP	免疫抑制酸性タンパク …… 354	シンチ	シンチグラフィー …… 67
hCG	ヒト絨毛性ゴナドトロピン …… 308	PSA	前立腺特異抗原 … 354	Ga	ガリウムシンチ …… 68
ADH	抗利尿ホルモン … 314	BFP	塩基性胎児タンパク… 354	AG	血管造影検査 …… 60
				ミエロ	脊髄造影検査 …… 58
				ブロンコ	気管支鏡検査 …… 73

血液免疫検査

感染症検査

筋・神経系検査

RA	リウマトイド因子 … 282	STS	梅毒血清反応 …… 336	EEG	脳波検査 …… 94
抗 CCP 抗体	抗環状シトルリン化ペプチド抗体 …… 285	RPR	RPR 法 …… 336	EMG	筋電図検査 …… 95
IgG	免疫グロブリン G … 289	TPHA	梅毒トレポネーマ血球凝集反応 …… 336	MCV	運動神経伝導速度 …… 98
IgA	免疫グロブリン A … 289	VTEC	ベロ毒素産生性大腸菌 …… 338	SCV	感覚神経伝導速度 … 98
IgM	免疫グロブリン M … 289	MRSA	メチシリン耐性黄色ブドウ球菌 …… 340	MMT	徒手筋力テスト …… 84
IgE	免疫グロブリン E … 289	HBs-Ag	B 型肝炎ウイルス表面抗原 …… 324	FNS	大腿神経伸展テスト … 87
ANA	抗核抗体 …… 286	HCV	C 型肝炎ウイルス抗体 …… 326	SLR	下肢伸展挙上テスト … 88
				EFT	平衡機能検査 …… 91

血液腫瘍マーカー検査

その他の検査

AFP	αフェトプロテイン … 353	HDS-R	改訂長谷川式簡易知能評価スケール …… 390
PIVKA-II	ビタミン K 欠乏誘導タンパク-II …… 353	MMSE	認知機能検査 …… 390

■検査法の略語

CLEIA	化学発光酵素免疫測定法	IRMA	イムノラジオメトリックアッセイ
CLIA	化学発光免疫測定法	JSCC	日本臨床化学会勧告法
CPBA	競合タンパク結合測定法	LPIA	ラテックス光学的免疫測定法
ECLIA	電気化学発光免疫測定法	OCPC	o-クレゾールフタレイン複合体法
EIA	酵素免疫測定法	PHA	フィトアグルチニン法
ELISA	固相酵素免疫測定法	RIA	放射免疫測定法
FPIA	蛍光偏光免疫測定法	RIST	固相放射免疫測定法
HA	赤血球凝集反応	RT-PCR	逆転写ポリメラーゼ連鎖反応
HPLC	高性能液体クロマトグラフィー	TIA	免疫比濁法
IFCC	国際臨床化学会勧告法	UV	紫外部吸光光度分析法

看護に役立つ豆知識 Contents (50音順)

あ

- IU（国際単位）とは ……… 226
- アウトブレイクの院内対応 ……… 347
- 悪性貧血とは？ ……… 177
- RAHA（関節リウマチ赤血球凝集試験）とは ……… 283
- アルコール代謝 ……… 258
- アルブミン指数 ……… 127
- 安静による体の変化と必要性 ……… 51
- 安静のデメリット ……… 51
- eGFR（推定糸球体濾過量）と慢性腎臓病 ……… 137
- 1秒率と％肺活量による肺障害の判断 ……… 6
- 1回吸引量（胸水） ……… 150
- 一酸化炭素中毒 ……… 5
- イベント心電図とは ……… 33
- インターフェロン（IFN）の種類と特徴 ……… 327
- 運動麻痺の発現機序と疾患の予測 ……… 97
- HBV、HCV、HIVに使用する消毒薬一覧 ……… 327
- AST/ALT比の意味 ……… 257
- Apt（アプト）試験 ……… 210
- MRI検査と医療機器の使用可否分類 ……… 65
- 嚥下障害の検査 ……… 281
- 嚥下のメカニズム ……… 281
- 炎症の5徴候 ……… 183
- 横隔膜の圧迫による肺活量への影響 ……… 17
- 黄体機能不全とは ……… 305
- 黄疸（瘙痒感）時のケア ……… 242

か

- 解剖学的死腔気量 ……… 9
- 加温しながら輸血を行うのは？ ……… 235
- 喀痰採取法 ……… 347
- 脚気とウェルニッケ脳症の症状 ……… 200
- カリウムが多いと心停止 ……… 45
- 換気障害指数（V）とは ……… 14
- 肝硬変による肝性脳症発生のメカニズム ……… 267
- 肝硬変による腹水発生のメカニズム ……… 219
- 肝硬変の重症度 ……… 267
- 肝性脳症観察のポイント ……… 261
- 関節に水がたまるとなぜ痛いの？ ……… 161
- 関節リウマチの看護 ……… 284
- 感染症分類の経緯 ……… 341
- 肝臓の働き ……… 239
- 肝・胆道機能検査 ……… 261
- 気管支の区域 ……… 75
- キース・ウェジナー（Keith Wagener）分類 ……… 375
- 急性膵炎の病態・診断基準 ……… 246
- 胸腔穿刺：観察と注意事項 ……… 151
- 虚血性心疾患（IHD）とは ……… 24
- クエン酸サイクルとATP ……… 366
- 血管確保時のヘパリンロックの方法 ……… 272
- 血清膠質反応とは ……… 218
- 血糖値調節のメカニズム ……… 269
- 検査時の注意事項（ACTH） ……… 301
- 検査中の注意（フィッシュバーグ濃縮試験） ……… 131
- 検体採取時の注意：ダブルシリンジ法 ……… 191
- 検体採取法（アンモニア） ……… 260
- 検体採取法（寄生虫卵） ……… 108
- 検体採取法と取り扱い（尿pH） ……… 116
- 検体採取法（便潜血） ……… 110
- 検体取り扱いの注意（寒冷凝集反応） ……… 290
- 検体の取り扱い（ケトン体） ……… 128
- 検体の非働化 ……… 284
- 抗HIV薬 ……… 329
- 好気性菌と嫌気性菌 ……… 344
- 高血圧はなぜいけないか ……… 31
- 抗結核薬一覧 ……… 333
- 膠原病の語源 ……… 287
- 抗甲状腺薬 ……… 297
- 高色素性貧血とは？ ……… 179
- 甲状腺機能低下症 ……… 297
- 甲状腺の組織 ……… 295

酵素検査の測定値の意味	255	錐体路、錐体外路とは	81
抗原抗体反応	214	正常時間排尿量の判定	114
抗パーキンソン薬の種類	363	精神疾患名の変更	394
抗不整脈薬	29	性腺ホルモンと卵巣周期	307
抗利尿ホルモン不適合分泌症候群（SIADH）と尿崩症の関係	131	生体のpH	117
		赤沈の検査方法	181
国際前立腺症状スコア（IPSS）	121	接触感染の危険度	345
骨髄腫とは	141	前立腺肥大症とは	169

た

骨髄における造血能力の判断	175	体格指数（BMI）とは	277
骨軟化症とは	208	体質性黄疸とは	265
コミュニケーション障害	379	大腸カプセル内視鏡	72
コンパートメントシンドロームとは	257	体内の体液量の求め方と役割	233

さ

		ダグラス窩穿刺液検査とは	157
細隙灯顕微鏡検査とは	375	胆汁の働き	259
最大換気量（MVV）とは	9	タンパク尿になる理由	119
細胞診検体の採取法	357	腸蠕動音の聴診と判定	109
細胞内輸送とは	143	腸の役割	107
子宮外妊娠とは	309	痛風と偽痛風の鑑別	161
疾病による血清鉄への影響	236	爪の色・形の観察	190
市販の妊娠検査薬の反応	309	低血糖症状	273
重症筋無力症の検査	101	低血糖症状で脳神経症状が出るのは？	251
手術後肺機能の判定（予測肺活量1秒率指数）	8	低酸素による臓器への影響	11
出血時間の検査法	186	低色素性貧血とは？	179
出血量と症状	197	t-PAとは	197
食欲不振の原因	253	鉄欠乏性貧血と症状	177
心嚢穿刺の注意事項	159	鉄不足の原因	235
腎機能低下に伴う尿pHの調節	117	てんかん発作の起きる原因	365
腎機能の判定	135	てんかん発作の国際分類	366
心筋梗塞の障害部位判定（梗塞曲線の出現する誘導）	21	糖尿病腎症の糸球体変化	127
心筋梗塞発作後の血清酵素の変化	28	糖の吸収と新生（恒常性）サイクル	271
心筋梗塞や脳梗塞の緊急性	39	DOTS（ドッツ）とは	334
心筋の厚さは左右で違う？	39	トロンボテスト	360
神経伝達の仕組み	99		

な

滲出液と濾出液の違い	151	なぜ、タール便になるのか	107
新生児メレナ	210	涙の役割	373
心拍停止時間と身体変化	22	乳糜血清が検査に与える影響	218
心拍出量・心容積	41	尿酸、プリン体代謝	263
腎不全とは	139		

尿浸透圧とは	115
尿培養時に中間尿を採取する意味	121
尿比重の補正	115
尿崩症（DI）とは	133
尿流量の測定	114
尿路結石の場合水分を多く摂るのは？	122
ネフローゼ症候群	129
脳梗塞発症直後にCTで診断できないのはなぜ？	62
濃縮尿のメカニズム	114

は

肺コンプライアンスとは	5
肺障害指数（M）とは	14
肺シンチグラフィーとは	69
肺年齢	7
肺胞気酸素分圧（P_AO_2）とは	17
播種性血管内凝固症候群（DIC）とは？	197
パルスオキシメータとは	14
P_AO_2を減少させる治療	17
P_AO_2を増加させる治療	17
ビタミンEと溶血性貧血のメカニズム	210
病原菌の薬剤耐性獲得のメカニズム	351
標準予防策（スタンダードプリコーション）	349
標準予防策における患者ケアに使用した器材・リネンの取り扱い	339
貧血の種類・原因・症状	176
頻脈はなぜいけないの？	33
頻脈性不整脈のカテーテル治療：カテーテルアブレーション	33
負荷心エコーとは	41
不規則抗体とは	172
腹囲の測定法	279
腹腔穿刺：観察と注意事項	154
副腎皮質ステロイド薬	303
副腎皮質の機能	301
腹水はなぜ生じるの？	216
浮腫による皮膚感染のメカニズム	226
浮腫のメカニズム	223
ブースター効果とは	332
不妊症とは	305
ブランチテスト	190
ヘリカルCT（螺旋CT・スパイラルCT）とは	63
放射能とは	59
骨の役割と骨形成（造骨・破骨）	321

ま

| メニエール病とは | 93 |
| 目の機能 | 371 |

や

| 輸血用血液製剤に影響を及ぼす薬剤 | 183 |
| 溶血性レンサ球菌感染症とは | 335 |

ら

リポタンパクの種類と働き	278
レチノール当量とは	199
レニン-アンジオテンシン系の働き	139
ロコモ（運動器症候群）への対応を	89
ロンベルグ徴候（運動失調性動揺徴候）テストとは	90

わ

| ワルファリンの副作用 | 361 |

Part 1
生理機能検査

呼吸系の機能検査……………………… 2
循環系の機能検査……………………… 18
画像検査・造影検査…………………… 52
内視鏡検査……………………………… 70
神経・運動系の機能検査……………… 78

呼吸系の機能検査

PO_2=40Torr（低分圧）
PCO_2=46Torr（高分圧）

PO_2=100Torr（高分圧）
PCO_2=40Torr（低分圧）

PaO_2=96Torr
$PaCO_2$=40Torr

外呼吸
CO_2　O_2
静脈血　肺胞気　動脈血
肺胞壁毛細血管

全身の細胞
内呼吸

■外呼吸と内呼吸

血液（肺動脈：O_2 低分圧・CO_2 高分圧）から肺胞内（O_2 高分圧・CO_2 低分圧）に CO_2 が拡散し、肺胞内から血液（肺静脈）に O_2 が拡散することでガス交換が行われる。

肺活量
VC : vital capacity

★目安値：成人男性 3000 〜 4000mL　成人女性 2000 〜 3000mL
★予測肺活量（mL）：男性 {27.63 −（0.112 × 年齢）} × 身長 cm
　　　　　　　　　　女性 {21.78 −（0.101 × 年齢）} × 身長 cm

スパイロメトリーとは

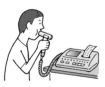

- スパイロメーターという測定装置を使って肺活量や換気量を調べる検査をスパイロメトリーという。
- 肺活量の測定：鼻をノーズクリップで止め、呼吸管を接続したマウスピースを口にくわえ、静かな呼吸を数回繰り返した後、一度大きく息を吐き（最大呼気）、次に大きく息を吸い（最大吸気）、さらに大きく息を吐く（肺活量）。
- 努力性肺活量、1秒量の測定：静かな呼吸を2〜3回繰り返したのち、大きく息を吸い、一気に強い息を全部吐く（努力性

呼吸系の機能検査

肺活量）。呼吸量はグラフ表示され、1秒間の呼吸量を測り（1秒量）、呼気率を計算する（1秒率）。
- 肺全体の容量を肺気量といい、肺気量は、1回換気量（$\dot{V}_T$）、予備吸気量（IRV）、予備呼気量（ERV）、残気量（RV）の合計である。
- 1回換気量（$\dot{V}_T$）は、普通に呼吸をしているときに肺が吸い込む空気の量で、約500mL。
- 予備吸気量（IRV）は、普通に空気を吸ったときからさらにできるだけ多く空気を吸い込める量で、約2000mL。
- 予備呼気量（ERV）は、普通に空気を吐いたときからさらにできるだけ多く空気を吐き出した量で、約1000mL。
- 残気量（RV）は、空気を最高に吐き出したときにまだ肺内に残っている空気の量で、約1000mL。

- 最大に息を吸い、最大に息を吐く換気の量を肺活量といい、運動などで分時換気量を大きくしなければならないときに、肺活量が少ないと正常な肺活量をもつ人より努力して換気をしなければならず呼吸困難になる。
- 肺活量は、1回換気量（$\dot{V}_T$）、予備吸気量（IRV）、予備呼気量（ERV）の合計である。
- 予測肺活量の80〜120％が基準範囲。
- 拘束性換気障害の判断や呼吸不全の回復度の評価、人工呼吸器からの離脱の指標となる。

肺活量とは

異常が示唆する疾病・病態

- 低値：拘束性換気障害。
- 胸郭や肺の弾力性（伸展性）が低下し、肺が十分に拡張しない肺炎、肺結核、胸膜炎、肺癌、自然気胸、肺線維症、呼吸筋麻痺、脊椎変形、横隔膜の圧迫などで起きる。
- 時間換気量は変化しない。

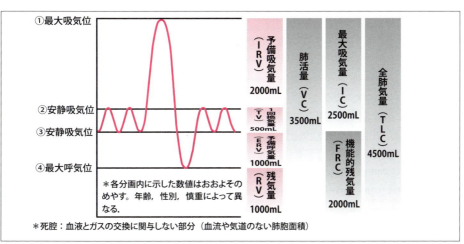

■スパイログラム（肺気量分画）

%肺活量
%VC : % vital capacity

★基準値：80％以上

🌿 %肺活量とは

- 息を吸って吐く、1回の呼吸で肺から出入りする最大のガス量（肺活量）を実際に計測し、予測肺活量との割合により拘束性換気障害を判断する。
- 肺活量がどんなに大きくても気道の狭窄（気道抵抗が高い）があると十分な換気はできない。

🌿 異常が示唆する疾病・病態

- 低値（80％以下）：拘束性換気障害。

残気量
RV : residual volume

★基準値：成人：1000〜1500mL

🌿 残気量とは

- 肺はもともと縮む方向に働いている。しかし胸膜腔が陰圧であるので、息を吐いた時（肺が縮む）でも肺胞がつぶれないように肺を引っ張るかたちとなる。
- したがって最大限に息を吐いても肺胞内に残る空気ができる。この空気と気道に残るガスの量を残気量という。
- 安静時に息を吐いた後に肺の中に残っていて、実際に内呼吸のガス交換に役立つ空気の量（呼気予備量と残気量の和）を機能的残気量（FRC）といい、成人男性で約3000mLである。

🌿 異常が示唆する疾病・病態

- 高値：高齢や気管支喘息、肺気腫などや胸郭の障害（胸膜肥厚、呼吸筋麻痺など）で息を十分に吐き出せない障害。
- 低値：肺実質の拘束性障害（肺線維症、肺腫瘍など）。

残気率
RR : residual rate

★基準値：20 ～ 35%

残気率とは

- 残気量と全肺気量の比をいい、加齢とともに増大する。
- もうこれ以上は息を吐けない状態で肺、気道に存在する空気の割合をいい、残気量が多いか全肺気量が少ないかのどちらかによる原因により閉塞性肺疾患の存在を知る。

異常が示唆する疾病・病態

- 低値（20%以下）：胸郭の拡張不全、肺の弾力性低下。
- 高値（35%以上）：閉塞性肺疾患（慢性肺気腫、気管支喘息など）

★肺コンプライアンスとは
- 肺で行われるガス交換に携わる肺胞の膨らみやすさである。
- 硬い肺（低コンプライアンス）の時は換気を行うのに普段より筋力（呼吸仕事量）を要し、呼吸筋疲労が生じ換気障害を起こしやすい。
- 正常では、30 ～ 50mL/cmH$_2$O であるが、低コンプライアンス（肺線維症、肺切除後、気胸、肺浮腫、腹水、肥満、呼吸筋力低下、胸郭変形などの拘束性障害）や高コンプライアンス（慢性肺気腫、慢性気管支炎など COPD、気管支喘息や高齢などの閉塞性障害）により換気障害を起こす。

★一酸化炭素中毒
- 一酸化炭素（CO）は、無色、無臭、空気よりわずかに軽いガスで、これを吸引すると体内に酸素を運ぶヘモグロビンと強力に結合（酸素の 250 倍の結合力）し、体内が酸素不足（低酸素症）になることで、頭痛、昏睡、失神、意識喪失を引き起こし、呼吸停止に陥る。
- CO 中毒は、火災や屋内での炭火、練炭、燃料用ガス、石油、湯沸かし器やストーブの不完全燃焼、車の排出ガスなどによって発生し、わが国での CO 中毒による死亡者は年間約 2,000 人でその大部分は火災によるものである。
- CO 中毒の重症度は吸入した空気中の CO 濃度、それに曝露していた時間［CO 濃度（ppm）×曝露時間（時）］により左右され、軽度：300 ～ 600、中等～高度：600 ～ 900、致死的：1,500 とされる。
- CO-Hb（ヘモグロビンに結合した一酸化炭素）の消失半減期は、大気室内空気で 4 ～ 6 時間、100%酸素の吸入で 40 ～ 80 分、高圧酸素療法で 15 ～ 30 分とされ、通常、高濃度酸素治療を 6 時間以上行う。

換気予備率
breathing reserve

★基準値：70％以上

換気予備率とは

- 最大換気量から1分間の換気量を引いた換気量が最大換気量に占める割合を示したもので、肺の予備力を表す。
  換気予備率＝（最大換気量－安静時分時換気量）÷最大換気量×100（単位：％）
- 肺予備力が低下すると呼吸困難を感じやすくなる。

異常が示唆する疾病・病態

- 低値（70％以下）：換気機能障害。

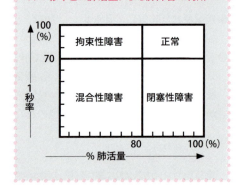

★1秒率と％肺活量による肺障害の判断

対標準1秒量
%FEV1 : percentage of forced expiratory volume in one second

★基準値：80％以上

対標準1秒量とは

- スパイロメーターという器械を使って呼吸機能の検査（スパイロ検査）をし、COPD（chronic obstructive pulmonary disease：慢性閉塞性肺疾患）の診断と重症度の判断を行う検査である。
- COPDでは、病気の進行に伴い、1秒量が予測値（年齢、性別、体格が同じ日本人の標準的な値）よりも低くなっていくので、COPDの病期は予測1秒量に対する比率（対標準1秒量：％FEV$_1$）に基づいて判断される（次頁表）。重症度の判断には、呼吸機能に加えて労作時の呼吸困難などの症状や運動能力低下の程度、併存症の有無、増悪の頻度などから総合的

に判断される。

異常が示唆する疾病・病態

● 低下：COPD。

■ COPD 病期分類

病期	特　徴	％ FEV₁ 区分範囲
I期	軽度の気流閉塞	％ FEV₁ ≧ 80％
II期	中等度の気流閉塞	50％ ≦ ％ FEV₁ < 80％
III期	高度の気流閉塞	30％ ≦ ％ FEV₁ < 50％
IV期	極めて高度の気流閉塞	％ FEV₁ < 30％

■ 用語の意味

1秒量（FEV₁）	最初の1秒間で吐き出せる息の量
努力肺活量（FVC）	思い切り息を吸ってから強く吐き出したときの息の量
1秒率（FEV₁/FVC）	FEV₁ 値を FVC 値で割った値
対標準1秒量（％ FEV₁）	性、年齢、身長から求めた FEV₁ の標準値に対する割合

看護の必要性

● COPD は、治療によっても肺や気管支が完全に元の状態にはもどらない。咳や痰、息切れや呼吸困難が持続する。治療によって進行を遅らせ症状が軽減できるように支援する。

看護のポイント

● 禁煙を奨励し支援する。
● 気管支拡張薬や去痰薬、鎮咳薬などの薬物を指示通りに服用してもらう。
● 運動耐容能や QOL の改善を目的として、患者教育、栄養指導、呼吸理学療法、運動療法を含めた呼吸リハビリテーションが有用である。
● 食事摂取時の呼吸困難による食欲低下や呼吸筋仕事量増加によるエネルギー消費量の増加などにより体重が低下するので、少量で栄養価の高い食べ物を工夫する。また食事前の鎮咳薬の服用などを工夫する。
● 入浴では、胸腹部の水圧による圧迫で呼吸困難が増幅するのでお湯の量や入浴姿勢に気を付ける。
● 食事時の呑気（どんき：空気を飲むと腸が膨らむ）や便秘は腹圧を上昇させ横隔膜の上下運動や食欲不振に影響するので、口を閉じてよく咀嚼するように指導する。また便秘予防について指導する。

★肺年齢

● スパイロメータで実測した FEV₁ と性別、身長を基に標準回帰式を逆算したものが肺年齢で、肺の健康指導に用いることが推奨されている。

男性：肺年齢＝ $\{0.036 \times 身長（cm）- 1.178 - FEV_1（L）\} / 0.028$
女性：肺年齢＝ $\{0.022 \times 身長（cm）- 0.005 - FEV_1（L）\} / 0.022$

● 標準回帰式は、18～95歳を対象としたものであること、実年齢より若く肺年齢が算出されるケースがあることから、算出のための必要項目（変数）が示されている。

1秒率

FEV1/FVC：forced expiratory volume in one second/forced vital capacity

★基準値：70％以上

🌿 1秒率とは

- 肺一杯に息を吸った後、一気に肺内ガスを吐き出し、呼気開始後1秒間に吐き出したガスの量（1秒量：FEV_1）と吐き出したガスの総量（努力肺活量：FVC）の割合から1秒率を求め、閉塞性換気障害の有無を鑑別する。
- COPDでは、息が吐き出しにくくなっているため、肺活量と、息を吐くときの空気の通りやすさを調べ、1秒量（FEV_1）を努力肺活量（FVC）で割った1秒率（FEV_1/FVC）の値が70％未満のとき、COPDと診断される。

🌿 異常が示唆する疾病・病態

- 閉塞性換気障害（COPD、気管支喘息など）のときに、気道内腔が狭くなりガスが吐き出しにくくなると低下する。
- 軽度閉塞性肺障害：56〜70％。
- 中等度閉塞性肺障害：41〜55％。
- 高度閉塞性肺障害：26〜40％。
- 日本呼吸器学会・肺生理専門委員会は、1秒量の標準回帰式を示している（18〜95歳）。

    男性：FEV_1（L）＝0.036×身長（cm）－0.028×年齢－1.178

    女性：FEV_1（L）＝0.022×身長（cm）－0.022×年齢－0.005

🌿 看護の必要性

- 7頁参照。

🌿 看護のポイント

- 7頁参照。

★手術後肺機能の判定（予測肺活量1秒率指数）

- 閉塞性肺障害の要因（1秒率）と拘束性肺障害要因（％肺活量）によって換気機能を評価する指標で、手術後の肺障害の予測に用いる。

    （1秒率×％肺活量）/100

- 指数＜16：人工呼吸器依存などにより再起が難しいので手術を見合わせる。
- 指数≦20：呼吸困難が強く行動できなくなる。術後無気肺や肺炎などの合併症を起こしやすい。
- 20＜指数≦30：術後一般的な呼吸管理で肺合併症は起きない。
- 30＜指数≦40：術後一般病棟でもほとんど問題はない。

呼吸系の機能検査

分時肺胞換気量
MV : minute volume

★基準値：正常成人：平均 6L/分

分時肺胞換気量とは

- 肺胞換気量は、1回換気量から死腔量（ガス交換に関与しない空気の量。健康成人で約150mL）を差し引いた量であり、分時肺胞換気量＝（1回換気量－死腔量）×1分間呼吸回数で求める。
- 肺胞換気量が低下すると二酸化炭素の排出が少なくなり、動脈血中の二酸化炭素が増加する。

異常が示唆する疾病・病態

- 高値：過換気
- 低値：閉塞性障害、肺胞低換気症候群

★最大換気量（MVV）とは
- 最大換気量は、できるだけ大きく、速く換気（吸ったり吐いたり）を行わせたときの換気量を1分間に換算して求める。
- 最大換気量は、呼吸筋、肺胸郭のコンプライアンス、気道抵抗を含めた呼吸の予備力を表す。
- 実測値と比較してどの程度の差（予備力）があるかをみる。差が大きいほど予備力がないことになる。
- 呼吸予備力が低下している場合は、軽労働で息切れ、呼吸困難を起こすので安静を保持する。

★解剖学的死腔気量
- 気道から呼気により吐き出される気体の約70％は肺胞内でガス交換を行った気体であり30％は上気道、気管支、細気管支内にある死腔気量である。
- 正常成人の死腔気量は約150mLといわれているが、頸部の状態により死腔気量は変化し、首を前屈し顎を引いた状態（気道を圧迫したとき）では全死腔量の約23％減少し、顎を突き出し、首を伸ばした状態（気道を引き伸ばしたとき）は全死腔量の約23％増加、気管切開をした場合は全死腔量の約40％が減少する。

★呼吸器疾患の看護
- 呼吸器疾患は、呼吸音や呼吸回数、検査結果で呼吸状態を確認し、酸素の投与や呼吸を安定させる治療・処置が行われ、看護では、その補助および管理と精神的な支援、ADLの援助やケアを行う。
- 本書は、各検査項目に統一フォーマットとして「看護の必要性」「看護のポイント」を付けているが、呼吸器系では、共通する内容が多いため、「看護の必要性」「看護のポイント」の共通内容は、最終項目の「血液ガス分析」で述べた（15～16頁参照）。

エアートラッピング指数
air-trapping index

★基準値：5％以下

🌿 エアートラッピング指数とは

● 深く息を吸って一気に吐き出すとき、気道の閉塞があると一気に息を吐き出せず呼吸曲線に段ができ、呼出量が低い値となることがある。これを空気の捕らえ込み（air-trapping）といい、気道の閉塞の有無を鑑別する。

🌿 異常が示唆する疾病・病態

● 高値（5％以上）：気道閉塞。

クロージング・ボリューム
CV：closing volume

★基準値（Buistの予測式）： 男性　0.562 ＋（0.357× 年齢）mL
　　　　　　　　　　　　　女性　2.812 ＋（0.293× 年齢）mL

🌿 クロージング・ボリュームとは

● 正常者で立位、もしくは座位で深呼吸をした場合、吸った空気の最初の空気は上肺野に入り、次いで中、下肺野に入る。最大吸気に達した後にゆっくり吐き出させると、吸気とは逆に、下肺野の気道（末梢気道）が閉じ（クロージング現象）、上肺野からの呼気が多く出はじめる。この時からもう吐き出せない時までの空気量をクロージングボリュームといい、通常の呼吸機能検査では発見できない早期の末梢気道の異常（閉塞、狭窄）を診断する。

🌿 異常が示唆する疾病・病態

● 高値：喫煙や末梢気道の閉塞、狭窄があると肺機能検査の実測値（CV/VC％）と比較すると正常予測値よりも上昇する。

★低酸素による臓器への影響

1．脳
- $PaCO_2$ の増加（アシドーシス）は、二酸化炭素の強力な血管拡張作用により脳血流量を増加（脳浮腫）させ、頭痛や羽ばたき振戦などを起こす。
- 持続すると心拍出量が減少し、血圧低下により心不全やショックを起こす。
- $PaCO_2$ の低下（アルカローシス）は脳血流量が減少しめまいを起こす。

2．肺
- 低酸素血症やアシドーシスにより肺の小血管が収縮（肺血管抵抗の上昇）し、肺高血圧となる。肺動脈圧の上昇が持続すると、右心負荷により肺性心（右心肥大）となる。

3．循環系
- $PaCO_2$ の増加は、カテコラミンの分泌を増加させ不足酸素を補うために心拍出量を増加（頻脈）させたり末梢血管を収縮するため血圧の上昇、発汗、心拍数を増加させる。
- $PaCO_2$ の低下は冠動脈の血流を低下させ、狭心症や心筋梗塞となりやすい。
- 肺性心により静脈圧が上昇し、右心不全を伴えば浮腫が起きる。

4．肝臓
- 右心不全に伴う静脈圧の上昇はうっ血肝を起こす。

5．腎臓
- 高二酸化炭素血症（アシドーシス）や低酸素血症は、交感神経を興奮させ、腎血流量の低下や抗利尿ホルモン（ADH）、アルドステロンを増加させるため尿、ナトリウムが排泄されず浮腫を生じる。

6．血液、凝固系
- 低酸素血症により多血症となる。

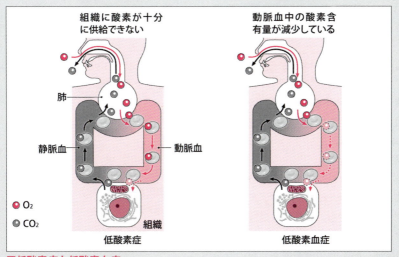

■低酸素症と低酸素血症

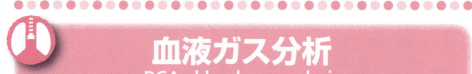

血液ガス分析
BGA : blood gas analysis

酸素の働き

- エネルギーの元であるATP（adenosine triphosphate、アデノシン三リン酸）という物質を食物から直接摂取することはできないので、主として糖分（炭水化物）を分解してATPを産生している。酸素を使わずに糖分を分解しピルビン酸や乳酸にするときはATPが2単位しかできないが、酸素を使うと細胞内のミトコンドリアで加水分解（クレブス回路）し、36単位の大量のATPを効率よく作る。
- 酸素はさまざまな物質と化学反応し、性質の異なる別の物質を作る。例えば、酸素消費の一番多い肝臓では、肝臓細胞のミクロソームが高分圧の酸素を使い物質の解毒を行う。

血液ガス分析検査とは

- 血液ガス採血キットを用いて動脈を穿刺・採血し、呼吸の生理学的機能を把握するために行う。
  ①換気能力：$PaCO_2$。
  ②換気・循環分析や拡散能：PaO_2。
  ③酸-塩基平衡：pH、HCO_3^-、BE。
- 生理学的機能から、急性および慢性呼吸不全、代謝性アシドーシス・アルカローシスの鑑別、酸素飽和度や酸素含量の概略を知ることができる。
- 検査を通じて採血キットに空気が混入しないように注意し、採血後は穿刺部を5分ほど圧迫止血する。
- 検体は、採血時間や体温などを記載した伝票とともに速やかに検査科へ提出する。

異常が示唆する疾病・病態

- 呼吸中枢がダメージを受ける脳障害：脳卒中や脳炎、脳腫瘍など。
- 呼吸に必要な筋力の障害：重症筋無力症、筋ジストロフィーなど。
- ガスをスムーズに交換する気道や肺障害：肺炎、肺線維症、肺気腫、気管支喘息、肺結核、肺癌、気道異物、肥満など。
- ガスをスムーズに運搬する心臓、血管の障害：心不全、ファロー四徴など。
- ガスを運びやすくする血液（Hb）の障害：貧血など。
- ガスを効率よく使うための体温調節障害：さまざまな炎症。

■アシドーシスとアルカローシス

	pH	$PaCO_2$	HCO_3^-
呼吸性アシドーシス	↓	↑	↑
呼吸性アルカローシス	↑	↓	↓
代謝性アシドーシス	↓	↓	↓
代謝性アルカローシス	↑	↑	↑

↑↓は、一次性変化を示す
↑↓は、一次性変化に対応してpHの変化を少なくするために起こる代償性二次性変化を示す

呼吸系の機能検査

■血液ガス検査の種類と基準値

●血液ガス分析は、通常動脈血を用い、血液中に含まれる酸素や二酸化炭素の量、pHを測定する。

●ガス交換の状態、体内の酸－塩基平衡の状態を知ることができる。

	検査項目		意味	基準値	異常の判断
直接測定する項目	PaO_2	動脈血酸素分圧	動脈血液中の酸素が示す圧力	80～100Torr	・70Torr以下は低酸素血症
	$PaCO_2$	動脈血二酸化炭素分圧	動脈血液中の二酸化炭素が示す圧力	35～45Torr	・35Torr以下は低二酸化炭素血症 ・45Torr以上は高二酸化炭素血症
	pH	水素イオン指数	血液の水素イオンの濃度（酸－塩基度）を示す	7.35～7.45	・7.35以下はアシドーシス（酸性血） ・7.45以上はアルカローシス（アルカリ血）
	SaO_2	動脈血酸素飽和度	ヘモグロビンと結合できる酸素量に対する%（酸素飽和度）を示す	94%以上	・SaO_2が95%はPaO_2の80Torrに相当する（低酸素）
	HCO_3^-	重炭酸イオン	重炭酸イオンの異常は代謝性のアルカローシスかアシドーシスで現れる	24～26mEq/L	・26mEq/L以上は代謝性アルカローシス ・24mEq/L以下は代謝性アシドーシス
直接測定項目を用い計算して求める項目	BE	塩基余剰	体温37℃で$PaCO_2$が40Torrのとき、1Lの血液のpHを7.40に戻すために必要な酸または塩基の量をmEq/Lで表したもので、アシドーシスが呼吸性か代謝性かを見分ける指標となる	-2～$+2$	・マイナスであれば代謝性アシドーシス ・プラスであれば代謝性アルカローシス
	$A\text{-}aDO_2$	肺胞気-動脈血酸素分圧較差	肺胞気酸素分圧と動脈血酸素分圧の差。$A\text{-}aDO_2 = PAO_2 - PaO_2$	15Torr以下 近似値＝2.5＋年齢×0.21	・差が大きいことは低酸素血症を表す

■アシドーシスとアルカローシスの機序・原因

	機序・原因
代謝性アシドーシス	・糖尿病によるケトン体や乳酸の増加 ・腎臓からの水素イオン排泄障害 ・下痢による重炭酸イオン排泄の増加
代謝性アルカローシス	・嘔吐や胃液吸引による塩酸の喪失 ・利尿薬やアルドステロン症の低カリウムによる腎臓からの水素イオンの排泄増加
呼吸性アシドーシス	・COPD、肺線維症、急性肺水腫、気胸などによる肺でのガス交換障害、麻酔、麻薬、睡眠薬による呼吸中枢機能の低下、脳、神経、筋疾患による換気障害による二酸化炭素の蓄積
呼吸性アルカローシス	・中枢神経疾患、薬物中毒、ヒステリーなどによる呼吸中枢刺激や酸素不足、発熱、肝疾患、うっ血性心不全、肺塞栓、不安など病的な過呼吸による肺の換気の促進

★パルスオキシメータとは

- 動脈血液内の酸素ヘモグロビンと還元ヘモグロビンに経皮的に光を当て、反対側から透過してくる光の濃度から酸素飽和度を測定する器械をパルスオキシメータという。
- 次の原理を利用して測定が可能になっている。
  ① 動脈は心拍動により脈動しているが、静脈や皮膚・皮下組織は脈動がないので、吸収光は一定している。
  ② 光の吸収度により酸素ヘモグロビン測定と動脈血の識別が行える。
  ③ 酸素ヘモグロビンの量に応じて光は吸収される。
- 血液ガス分析で求めた酸素飽和度を SaO_2 というのに対して、パルスオキシメータで測定した酸素飽和度は、経皮的酸素飽和度(SpO_2)という。
- 酸素飽和度は、血液中にどの程度の酸素が含まれているかを示す。酸素飽和度から、酸素分圧(PaO_2)が換算できる。

SpO_2 (%)	75	85	88	90	93	95
PaO_2 (Torr)	40	50	55	60	70	80

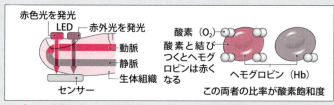

■パルスオキシメータの原理

★肺障害指数(M)とは

- 肺と血液中で酸素と二酸化炭素の交換がどれぐらいできるかを求める。

  肺障害指数 = {713 × 吸入気酸素濃度 − ($PaCO_2$ ÷ 0.8)} ÷ $PaCO_2$

  ※ $PACO_2$(肺胞気炭酸ガス分圧)= PaO_2(動脈血酸素分圧)におきかえることができる。

- 基準値:M < 1.5
- 軽度障害:M = 1.5~2
- 中等度、重度障害:M > 2

★換気障害指数(V)とは

- 二酸化炭素産生量(体重1 kgあたり4 mL)と二酸化炭素を排出するのに必要な換気量および動脈血二酸化炭素分圧の割合から換気障害の有無を求める。

  換気障害指数 = 動脈血二酸化炭素分圧 × 分時換気量 ÷ (体重kg × 4)

- 基準値 < 1.5 < 換気障害
- 二酸化炭素を排出する換気面積が狭く、換気効率が悪いと大きな換気量を必要とし、動脈血二酸化炭素分圧($PaCO_2$)が高くなる。

呼吸系の機能検査

🌿 看護の必要性

●動脈血液中のヘモグロビンに付着して運ばれる酸素と二酸化炭素の分圧（液体に溶解している気体の圧力）や血液のpH（酸－塩基度）を調べ、内呼吸（ガス交換）により、体に十分な酸素が供給でき、エネルギーの生産（手足を動かす、心臓を動かす、横隔膜を動かす、神経の活動、体に必要なタンパクを合成したり合成に必要な酵素を作る、細胞膜が活性を保ち必要なものを取り込み不要なものを排除するなど）ができるように援助する。

🌿 動脈血採血時の看護のポイント

●橈骨動脈あるいは上腕動脈、大腿動脈から無菌的に検体が採取される。
●採血の20～30分前より安静を守らせ酸素消費を防ぐ。
●気管内吸引直後の検査は避ける。
●無菌操作で行い、採血後の注射器への空気の混入を防ぐ。また、注射器をきりもみ状に50回ほど回転させ血液と抗凝固薬を撹拌する。
●分析までに20分以上かかる場合は氷水に浸け、酸素濃度の変化を防ぐ。
●止血するまで3～5分ほど（出血時間による）の圧迫止血を行う。

🌿 低酸素時の看護のポイント

●気道の確保と適正管理を行う。
　①肩枕を使用する。
　②エアーウェイを使用する。
　③環境（温度や湿度）を調整する。
　④鼻垢や気道内の分泌物、痰を除去する（吸引やタッピングなどにより）。
　⑤指示の薬剤（去痰薬、気管支拡張薬など）を使用する。
　⑥気管チューブの挿管や気管切開などが行われたら閉塞や抜管しないように気をつける。
●バイタルサインと一般状態の観察を行い異常徴候の早期発見に努める。
　①低換気（低酸素）に伴う症状の観察：呼吸促迫に合わせ、頻脈、精神症状（無関心、判断力の低下、不安感、錯乱、せん妄、意識喪失など）、血圧上昇、チアノーゼの観察、不眠など。
　②過換気：二酸化炭素減少は血管運動中枢を刺激し、血圧下降、呼吸中枢の抑制による無呼吸へと移行する。
　※高二酸化炭素に伴う症状の観察：頭痛、めまい、傾眠、錯乱、意識喪失など。

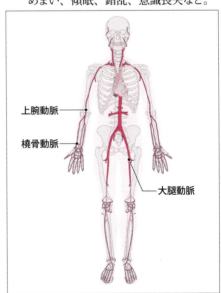

■動脈血採血の部位

※吸気：呼気：休息＝1：1.5：1秒の割合の変化を把握する。
　③アシドーシス：無関心、浅く不規則な呼吸、失見当識など。
　④アルカローシス：反射の亢進、視力減退、めまい、筋痙攣、発汗など。
　⑤浮腫の有無を観察する。
●緊張や不安を取り除き最も安楽な姿勢を保つ。
　①低換気の場合はファーラー位や起座呼吸のほうが横隔膜を下げ呼吸面積を広げるので換気量が多くなり、臥床より呼吸が楽であるが、腹水がある場合は血管を圧迫し循環が悪くなるので注意する。
　②気道の閉塞を予防する体位をとる。
　③肺疾患の場合は病巣部の安静と換気面積を考え体位を工夫する。
　　・肺上葉：側臥位では患側を下にした体位を取る。
　　・肺下葉：側臥位では患側を上にした体位を取る。
●寝具や寝衣による圧迫を除去し、呼吸運動を楽にする。
●安静によりエネルギーの消耗（酸素消費の増加）を防ぎ、体力の予備力を維持するとともに二酸化炭素の産生を防ぐための援助を行う。
　①酸素消費を伴うADL（日常生活動作）の許可範囲と患者の行動の把握および物理的環境の調整（部屋の位置とトイレ、洗面所への距離など）を行う。
　②低下したADLの援助を行う。
　③休息や睡眠の状態を観察し改善する。
●栄養の摂取状況を観察し、維持、改善する：標準体重を維持する。
※肥満は、胸部の呼吸運動抑制と腹腔内の脂肪による横隔膜の挙上により、全肺気量、肺活量、機能的残気量を低下させ呼吸が浅く頻回となる。また咽頭壁に脂肪が沈着し気道が狭くなる。また代謝を亢進させ酸素消費を増大する。
●水分の摂取量と排泄量をチェックする。
●排便をコントロールする。便秘は横隔膜を挙上し呼吸運動を抑制する。
●会話は酸素消費を増大させるのでコミュニケーションを工夫する。
●治療の意味を理解し、治療に伴う安全で確実な補助を行う。
　①酸素療法を確実に行う。
　②酸素チューブの破損による酸素のリークやチューブの折れ曲がりがないか確認し、正しい酸素流量と濃度を維持する。
　③指示により、吸入（薬物）療法や人工呼吸器療法などを行う。
●酸素療法中の酸素中毒症状を観察する。
　①中枢神経症状：視・聴・嗅覚異常、口唇の攣縮、めまい、失神、行動異常、悪心、嘔吐、顔面蒼白、動悸、発汗、胸痛。
　②呼吸器系症状：胸部不快感、咳嗽、胸痛、呼吸困難、喀血。
●手術後の無気肺予防を含め呼吸理学療法を行う。
●喫煙によるP_AO_2やPaO_2の影響を避ける（禁煙指導を行う）。
●PaO_2が60Torr以下になると呼吸不全状態を呈する。
●酸素療法の絶対的適応はPaO_2が50Torr以下、相対的適応はPaO_2が60Torr以下とされている。

■酸素療法の開始基準

開始の基準	絶対的適応	PaO_2：50Torr以下 SpO_2：85%未満

★ 肺胞気酸素分圧（P_AO_2）とは
- 肺胞内の酸素の圧力をいう。
- 大気中の酸素分圧は、760Torr × 0.21 ≒ 160Torr で、これが肺胞内に入ると水蒸気の飽和を受けた分の分圧が低下し、さらに肺胞内で、絶えず血液中から排出される二酸化炭素により P_AO_2 が低くなる。
- 基準値：96 ～ 108Torr（大気圧 760Torr、飽和水蒸気圧 46Torr、酸素濃度 21%）

★ P_AO_2 を増加させる治療
- 酸素吸入：F_IO_2（吸入酸素濃度）を増加させる。
- 高圧酸素療法：大気圧を上げる。
- 過換気：P_ACO_2 を減少させる。

★ P_AO_2 を減少させる治療
- F_IO_2 を減少させる。
- 大気圧を減少させる。
- P_ACO_2 を増加させる（低換気）。

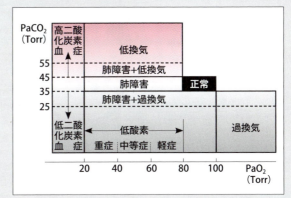

■動脈血酸素－二酸化炭素分圧による肺障害の分類

★ 横隔膜の圧迫による肺活量への影響
- 腹腔内圧が上昇すると横隔膜を押し上げ（横隔膜が下降しない）ため呼吸運動の 80％を担う横隔膜運動が制限され、呼吸困難になる。
- 横隔膜を圧迫する状況には、肝肥大、腹水貯留、肥満（皮下脂肪過多）、胃内のガスや食物、腸内のガス、便秘、妊娠後期、腹部の腫瘍などがある。

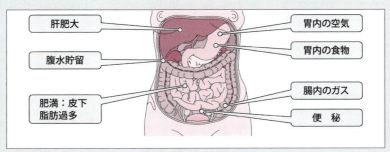

■横隔膜を圧迫する状況

循環系の機能検査

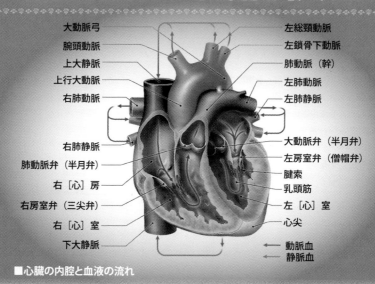

■心臓の内腔と血液の流れ

心電図検査
ECG : electrocardiogram

★基準値			
幅	P 波幅	0.1 秒未満	
	P-R 間隔	0.12〜0.20 秒	
	QRS 幅	0.1 秒未満	
	Q 波幅	0.04 秒未満	
	QT 間隔（QT/$\sqrt{\text{R-R}}$）	0.36〜0.44 秒	
高さ・深さ	P 波	2.5mm 未満	
	R 波	I、II、III、aV_F	20mm 未満
		aV_L	12mm 未満
		V_5、V_6	26mm 未満
		V_1	7mm 未満
	Q 波	R 波の 1/4 未満	
	T 波	12mm 未満	
	U 波	2mm 未満	

循環系の機能検査

心電図とは

- 心臓（心筋）の活動により生じる微弱電流の変化を身体表面でとらえ、その幅、高さや深さを正常と比較し、心機能（全身に血液を送るためにインパルスとインパルスに対応した心筋の収縮がどうか）の状態を判断する。

心電図の誘導法

- 心電図は、体表の2か所にプラス極とマイナス極の電極を装着し、その間の電圧の差を測定するものであり、電極の位置を誤ると正しい心電図を取ることはできない。
- 12個の電極を用いる標準的な心電図の記録方法を標準12誘導という。誘導法は、単極誘導と双極誘導に分けられるが、12誘導は、単極誘導として単極肢誘導（aV$_R$、aV$_L$、aV$_F$ 誘導）と単極胸部誘導（V$_{1-6}$ 誘導）、双極誘導として標準肢誘導（第Ⅰ～Ⅲ誘導）を用いる。
- 単極肢誘導と標準肢誘導は、手足に電極をつける四肢誘導から、単極胸部誘導は、胸部に電極をつける胸部誘導から得られる。

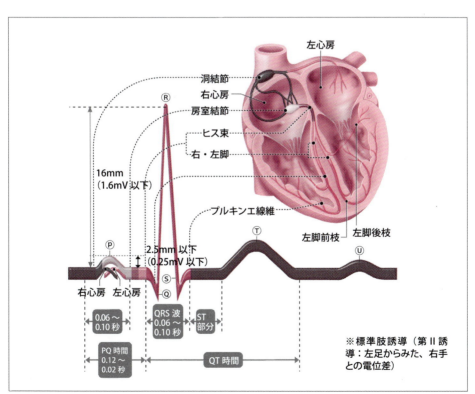

■刺激伝導系と心電図

■ 標準12誘導の電極の位置

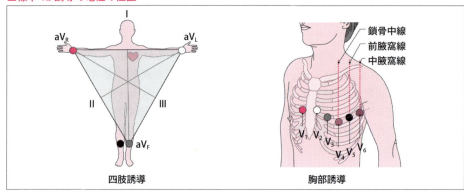

四肢誘導　　　　　　　　　胸部誘導

	色別導子	端子の色	装着部位
四肢誘導	R	赤	右手首
	L	黄	左手首
	F	緑	左足首
	RF	黒	右足首
胸部誘導	V_1	赤	第4肋間胸骨右縁
	V_2	黄	第4肋間胸骨左縁
	V_3	緑	V_2 と V_4 の結合線の中点
	V_4	茶	左鎖骨中線と第5肋間を横切る水平線の交点
	V_5	黒	V_4 の高さの水平線と前腋窩線との交点
	V_6	紫	V_4 の高さの水平線と中腋窩線との交点

異常が示唆する疾病・病態

1. 心筋

1) 心筋梗塞
- 冠動脈（心臓に栄養や酸素などを輸送する血管）の閉塞や血流の減少により心筋が壊死した状態で、胸部の激痛、悪心、嘔吐、冷汗、ショックなどを起こす。
- 前壁、側壁、後壁梗塞に分類される。

2) 狭心症
- 冠動脈のアテローム硬化、血栓、塞栓、冠動脈の炎症、大動脈弁閉鎖不全、冠動脈口狭窄（大動脈弁硬化、梅毒）、血管の攣縮により、冠動脈が狭窄し、心筋の虚血（酸素不足）が起こり、胸骨下の疼痛、顔面蒼白、冷汗、心悸亢進、呼吸促迫、頻脈、血圧上昇などを起こす。
- 労作性狭心症（effort angina）：労働（運動）時や食事時、興奮したときなどに起こる。
- 安静時狭心症（resting angina）：睡眠中や安静時に起こる。

3) 心室肥大
- 心不全や循環血漿量の増量により心室が大きくなる。

循環系の機能検査

■急性心筋梗塞の心電図の特徴

特徴	説明
STの上昇	心筋の傷害を表す
Q波の異常 （幅0.04秒以上と深さがRの1/4mm以上）	心筋の壊死を表す ※後壁梗塞や心内膜梗塞ではQ波は現れない
冠性T波	心筋の虚血を表す

★心筋梗塞の障害部位判定（梗塞曲線の出現する誘導）

		I	II	III	aVR	aVL	aVF	V₁	V₂	V₃	V₄	V₅	V₆
前壁	前壁									●	●		
前壁	前壁中隔							●	●	●			
前壁	広範囲前壁	●				●			●	●	●	●	●
側壁	前側壁	●				●						●	●
側壁	高位側壁	●				●							
側壁	後側壁	●										●	●
後壁	下壁		●	●			●						
後壁	下側壁		●	●			●						
後壁	後下壁		●	●			●						

- 右室肥大：肺動脈狭窄、ファロー四徴、僧房弁狭窄、肺性心、肺高血圧。
- 左室肥大：大動脈弁狭窄、高血圧。

4）心房負荷

- 心房内圧の上昇や血液量の増加により心房の肥大や拡大が起こる。
- 右房負荷：心室中隔欠損、肺動脈狭窄、ファロー四徴、三尖弁狭窄、慢性肺疾患、肺高血圧、右心不全など。
- 左房負荷：僧房弁狭窄、大動脈弁閉鎖不全、狭心症、心筋梗塞、高血圧、左心不全など。

2．不整脈

1）刺激伝導異常

- 洞房ブロック（S-A block）：洞結節の興奮は正常に起こるが、心房へ刺激が伝わらず、P波およびQRS波が出現しない。
- 房室ブロック（A-V block）：心房から心室への刺激が伝わらない。P波とQRS波が無関係に一定の間隔で出現する。

2）心室期外収縮（PVC）

- 心室の収縮が洞結節からのインパルスなしに心室の中枢（自動能）により起きる。

3）頻脈

- 発作性上室頻拍（PSVT、PAT）：突然に始まり、心拍数が160回/分以上となる頻脈発作で、WPW症候群やジギタリス中毒、抗不整脈薬などでみられる。P波の判別が困難でQRS波は変化しない。
- 心房細動（Af）：心房波（P波）が欠如し、f波（細動波）が現れR-R間隔が一定で徐脈となる。QRS波は変化しない。
- 心房粗動（AF）：心房が規則的で250回/分以上となる興奮を起こし、P波が欠如

■ 狭心症の心電図の特徴

狭心症の種類	特　徴
労作性狭心症	・ST 下降 ・陰性 T 波 ・陰性 U 波
安静時狭心症	・ST 上昇

■ 心室肥大の心電図の特徴

心室肥大の種類	特　徴
右室肥大	・V_1、V_2 誘導：R 波が高く、ST 下降（ストレイン型） ・Ⅰ、aV_L、V_5、V_6 誘導で S 波が深い ・右軸偏位（+110°以上）
左室肥大	・Ⅰ、aV_L、V_5、V_6 誘導：R 波が高く、ST 下降（ストレイン型） ・V_1、V_2 誘導：R 波が低く、S 波が深くなる。

■ 心房負荷の心電図の特徴

特　徴	説　明
右心性 P	Ⅱ、Ⅲ、aV_F 誘導：P 波の振幅が 0.25mV 以上で尖鋭化
左心性 P	Ⅰ、Ⅱ誘導：P 波の幅 0.12 秒以上で二峰性

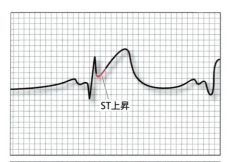

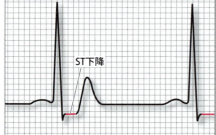

■ ST 下降と ST 上昇

により洞結節からの刺激が 50 回 / 分未満となる。R-R 間隔が延長する。洞停止（P 波の消失）に注意する。
● 心拍停止：心房、心室の機能が停止し、P 波、QRS 波、T 波、U 波がすべて消失する。

し、F 波（粗動波）が出現する。
● 心室頻拍（VT）：心室で異所性刺激が連続して発生し頻脈となる。幅の広い QRS 波が出現し P 波の鑑別が困難となる。心室細動になりやすいので注意を要する。
● 心室細動（Vf）：心室筋の無秩序な速い興奮が起き、血液が拍出されない。P 波、QRS 波、T 波の鑑別ができない。

4）徐　脈
● 洞徐脈：甲状腺機能亢進症や交感神経抑制、副交感神経興奮、頭蓋内圧亢進、黄疸、薬剤（ジギタリス、レセルピンなど）など

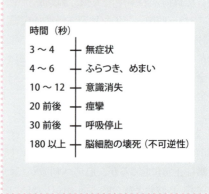

★ 心拍停止時間と身体変化

時間（秒）	
3〜4	無症状
4〜6	ふらつき、めまい
10〜12	意識消失
20 前後	痙攣
30 前後	呼吸停止
180 以上	脳細胞の壊死（不可逆性）

3．電解質
- カリウム、カルシウム、マグネシウムの異常。
- 高カリウム血症では、P波の減高、P-R間の延長、テント状T波、QRS幅の増大を示す。
- 低カリウム血症では、T波の平低化やU波の増大、ST下降を呈する。
- 高カルシウム血症では、QT短縮が特徴である。
- 低カルシウム血症では、ST延長が特徴である。
- 高マグネシウム血症では、QT延長やブロック、心停止も起こりうる。

4．心臓の位置
1）回　転
- 心臓を下からみたときの正常な心臓の位置（V_3誘導：R波とS波の高さが等しい）を基準に、V_1、V_2に正常波形がある場合は左回り、V_5、V_6に正常波形がある場合は右回りと判断する。
- 時計方向回転（右回り）：右室肥大（肺動脈狭窄、ファロー四徴症、僧帽弁狭窄、肺性心、肺高血圧など）。
- 反時計方向回転（左回り）：左室肥大（大動脈弁狭窄、高血圧など）。

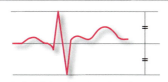

- 時計方向回転：左の波形がV_5、V_6にある場合。
- 反時計方向回転：左の波形がV_1、V_2にある場合。

■ 正常波形図（V_3誘導）

2）電気軸
- 四肢誘導の平均QRSベクトルを求め正常軸（0〜90度）を基準にして異常を判断する。
- 右軸偏位（90度より大きい）：滴状心、右胸心、右室肥大、肺性心、右脚ブロックなど。
- 左軸偏位（0度より小さい）：左室肥大、左脚ブロックなど。

5．薬剤の効果、副作用
- ジギタリス製剤は、ATPaseの輸送を阻害することで、心筋の細胞内にナトリウムイオンが蓄積され、次いでカルシウムイオンと変換されることから心筋収縮力の増強と洞結節の伝導抑制（徐脈化）作用がある。
- カテコラミンは、心拍出量の増加、末梢血管抵抗の増大または減少、血圧上昇などの作用をもつ。

看護の必要性
- 血球成分（赤血球や白血球、血小板など）や血漿（水やアルブミン、グロブリン、ホルモンなど）、酸素を全身に送り出す心臓の働きに異常が生じると、生命（細胞の正常な活性）に関わることを理解し、救命と心臓の機能回復に心がけた適切な看護を提供する。

看護のポイント
- 活動は、代謝や酸素消費を高め心臓に負担をかけるので絶対安静（心臓の仕事量を減らす）とし、行動制限が解除されるまでADLの援助を行う：排泄、食事、清潔、更衣、整容。

- 疼痛など苦痛によるストレスは血管の収縮と酸素消費を高める（交感神経作働を高める）ので除痛や心身の安静に努め、心拍数の減少、血圧低下、筋緊張低下により心臓の仕事量を減らす。
- 指示による酸素吸入の適切な管理を行う。
- 食事の制限（絶食や塩分、カロリー）に伴う摂取量や内容を確認する。
- 水分摂取量や排尿量（最低 0.5mL/ 体重 kg/ 時間）を確認する。
- バイタルサインや皮膚温、チアノーゼ、意識状態に注意しショックに気をつける。
- 血圧を高めないように便秘に注意する。
- 薬物の管理（投与、作用、副作用）を行い、症状の経過を把握する。
- 心電図モニターを行い、心臓の状態を観察する。
- 運動の許可が出れば適正運動量か否かを脈拍を確認し運動量を検討する。
  ① 最大心拍数：$(210 - 0.8 \times 年齢) \times 0.4 \sim 0.6$ 回 / 分。
  ② 脈拍が 100 回 / 分以下で、不整脈がなく、運動後 2 分間の休息で元の脈拍に戻ることを確認する。
- 緊急異常時の治療に伴う看護を行う（25 〜 28 頁「心電図所見の特徴と処置法」欄参照）。
- 心筋梗塞患者のリハビリテーションの進め方は医師の指示やマニュアルに沿って行う。

★虚血性心疾患（IHD）とは
- 冠動脈の閉塞や狭窄などにより心筋の血流が阻害され、心臓に障害が起きる疾患を総称している。

■虚血性心疾患の危険因子

1．加齢：男性 45 歳以上、女性 55 歳以上
2．冠動脈疾患の家族歴
3．喫煙習慣
4．高血圧：140/90mmHg 以上
5．肥満：BMI 25 以上かつウエスト周囲径が男性 85cm 以上、女性 90cm 以上
6．耐糖能異常
7．高コレステロール血症：総コレステロール 220mg/dL 以上あるいは LDL コレステロール 140mg/dL 以上※ 276、280 頁参照
8．高トリグリセリド血症：150mg/dL 以上※ 275 頁参照
9．低 HDL コレステロール血症：40mg/dL 未満※ 278 頁参照
10．メタボリック・シンドローム※ 279 頁参照
11．精神的・身体的ストレス

■心電図所見の特徴と処置法

	診断	心電図所見	状態の意味づけ	処置法
致命的な不整脈	心室細動	①大小さまざまな不規則な波形となる ②P波、QRS、T波の識別ができない	心室筋が無秩序に小さく速い興奮を起こし、心臓のポンプ機能が失われ、血液の拍出が行われない ・ショック状態 ・意識障害 ・脈拍触知不能 ・血圧測定不能	①除細動 ②前胸部叩打 ③心マッサージ ④気道の確保 ⑤人工呼吸 ⑥メイロン静注（40〜60mL） ⑦リドカイン静注（50〜100mL）
	心室停止	①P波、QRS波、T波がまったく消失する ②P波のみが出現する	心房、心室ともに収縮しないものと、心房のみ収縮し心室がまったく収縮しないものがある ・ショック状態 ・意識障害 ・脈拍触知不能 ・血圧測定不能	①心マッサージ ②気道の確保 ③人工呼吸 ④血管確保 ⑤ボスミン心腔内注入（0.5〜1mg） ⑥メイロン静注（40〜60mL） ⑦2%塩化カルシウム静注（20〜40mL）
	多形性心室頻拍	①発作性の頻拍性心室性不整脈となる（160〜280回/分） ②幅広いQRS波が連発し、形態、振幅が周期的に変化する ③頻拍周期は不規則 ④頻拍持続は数秒、時に遷延し、繰り返し発症 ⑤連結期の短い心室期外収縮が誘因	ただちに心拍出が皆無とはならないが、心室頻拍より血行動態は悪い 失神発作を来すことがあり心室細動への移行の可能性もある 遺伝性QT延長症候群の合併症としてよく知られている	①遷延する発作や心室細動では除細動 ②発作予防：人工ペースメーカー、イソプロテレノール、点滴静注、β-遮断薬

危険な不整脈

診断	心電図所見	状態の意味づけ	処置法
心室頻拍	①幅広く変形したQRS波が連続的に出現する ②P波はQRS波と無関係に出現するがQRS波やT波に重なり識別が困難となる	心室の一部から起こる異所性刺激が突然に連続して発生し、頻脈を呈するもので、心室細動に移行しやすく緊急の処置が必要となる	①リドカイン 50〜100mgを静注後、1〜3mg/分を点滴 ②リドカイン無効時アミサリン静注、β-遮断薬など ③除細動

（心電図波形）

診断	心電図所見	状態の意味づけ	処置法
第Ⅲ度（完全）房室ブロック	①P波はQRS波と関係なく一定の間隔で出現する ②QRS波もP波と無関係に一定の間隔で出現する ③P波とQRS波のつながりはまったくない ④R-R間隔はP-P間隔より遅い	心房から心室への興奮がまったく途絶している状態で、下位の中枢からの補助収縮が数秒にわたり出現しない場合は、アダムス・ストークス発作を起こす 発作中や、意識障害、めまいを訴えるときは速やかに処置が必要となる 心室細動時は除細動を行う	①アダムス・ストークス発作中は心マッサージ ②イソプロテレノールの点滴 ③一時ペーシング ④人工ペースメーカーの植え込み

（心電図波形：P R P R P R P）

診断	心電図所見	状態の意味づけ	処置法
第Ⅱ度モビッツⅡ型房室ブロック	①P波は一定の間隔で出現する ②P波に続くQRS波がまったく突然に脱落する ③伝導されているPQ間隔は一定である	房室伝導が突然に途絶するもので、第Ⅲ度房室ブロックと同様にアダムス・ストークス発作を起こしやすい 意識障害やめまいなどの症状がある場合は速やかに処置を要する	①アダムス・ストークス発作中は心マッサージ。心室停止に準ずる ②イソプロテレノール点滴 ③緊急一時ペーシング

（心電図波形：P ↓ P P ↓）

循環系の機能検査

	診断	心電図所見	状態の意味づけ	処置法
危険な不整脈	洞休止	①P波が出現しない ②P-P間隔の著明な延長 ③基本調律の3倍以上の周期で洞性P波が出現しなければ本症の可能性が高い ④補充収縮を伴うことがある	洞結節からの興奮が起こらない状態をいい、補充収縮が起こらなければ心停止のままで、アダムス・ストークス発作を起こすために速やかに処置を行う必要がある	①アダムス・ストークス発作中は心マッサージ。心室停止に準ずる ②アトロピン静注（0.5〜1mg） ③イソプロテレノール点滴 ④緊急一時ペーシング。後日人工ペースメーカー植え込み
		P　　P　　P波欠落		
	徐脈頻脈症候群	①徐脈と頻脈が交互に繰り返し出現する ②頻脈は発作性上室性頻拍、心房細動、心房粗動のこともある ③徐脈は洞性徐脈（50回/分以下）、洞休止、洞房ブロックのいずれかをいう ④房室ブロックを伴う場合もある	徐脈と頻脈が交互に繰り返し現れるもので、しばしば著明な徐脈によるアダムス・ストークス発作を起こす	①アダムス・ストークス発作中は心臓マッサージ。心室停止に準ずる ②緊急一時ペーシング下に不整脈の治療が行われる
危険の予兆となる不整脈	R on T型心室期外収縮	①心室期外収縮のQRS波が先行収縮のT波の頂上付近から出現する	T波の頂上付近は刺激に対する感受性が高く、ここに出現した心室性期外収縮をR on Tといい、心室性頻拍や心房細動を起こしやすく非常に危険である心室期外収縮の連結期が短いか、QTが延長した場合に起こりやすい	①リドカイン静注（50〜100mg）後に、リドカイン点滴を1〜3mg/分で行う ②プロカインアミド、ジソピラミド、プロプラノール

27

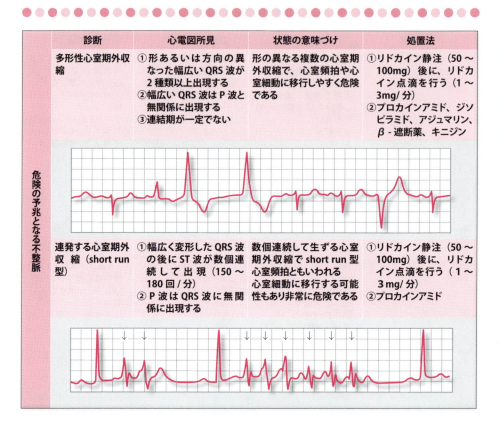

★心筋梗塞発作後の血清酵素の変化

検査項目	上昇開始時間	最高値を示す時期	正常化する時期	備考
ミオグロビン	1〜3時間	6〜10時間	2〜3日	発症後早期に上昇
CK、CK-MB	4〜6時間	17〜24時間	3〜5日	
CPK	4〜6時間	17〜24時間	3〜5日	心筋壊死量推定
AST	3〜6時間	12〜30時間	3〜5日	
トロポニンT	3〜4時間	10〜20時間 3〜7日	1〜3週	微小梗塞の推定 2峰性を示す
ミオシン軽鎖I	6〜8時間	4〜6日	1〜3週	梗塞サイズの推定
LDH	6〜10時間	2〜3日	1〜2週	

★抗不整脈薬

●不整脈を治療する抗不整脈薬は、作用部位により4つに分類される。

■抗不整脈薬の分類（ボーン・ウイリアムズ分類）

分類	要素	薬物の分類名	作用部位
Ⅰ群	ナトリウムイオン	ナトリウムチャネル遮断薬	固有心筋（刺激伝導系も） Ⅰa群：心房・心室とも効く Ⅰb群：心室専用 Ⅰc群：心房・心室とも効く
Ⅱ群	β受容体（交感神経）	β遮断薬	心臓全体
Ⅲ群	カリウムイオン	カリウムチャネル遮断薬	主に固有心筋
Ⅳ群	カルシウムイオン	カルシウムチャネル遮断薬	主に洞結節と房室結節（刺激伝導系の一部）

■主な抗不整脈薬

分類		一般名	主な商品名	作用	副作用
Ⅰ群	Ⅰa	キニジン	硫酸キニジン	・立ち上がりの速いナトリウム電流の流れを抑制し、活動電位の持続時間を延長して不整脈を改善する	失神、心室細動、心不全、血圧低下、貧血、下痢、悪心、嘔吐、伝導障害、頭痛
		プロカインアミド	アミサリン		
		ジソピラミド	リスモダン、ノルペース		
		シベンゾリン	シベノール		
		ピルメノール	ピメノール		
	Ⅰb	リドカイン	キシロカイン	・Ⅰa同様の作用で活動電位持続時間を短縮して不整脈を改善する	眠気、不安、興奮、霧視、めまい、嘔吐
		メキシレチン	メキシチール		
		アプリンジン	アスペノン		
	Ⅰc	フレカイニド	タンボコール	・Ⅰa同様の作用で活動電位持続時間を変化させないで不整脈を改善する	肝障害、動悸、めまい、悪心、頭痛、徐脈
		プロパフェノン	プロノン		
		ピルシカイニド	サンリズム		
Ⅱ群		メトプロロール	セロケン、ロプレソール	・カテコラミン（ノルアドレナリン、アドレナリン等）による交感神経刺激を抑制して不整脈を防ぐ	過敏症状、涙液分泌減少、肝機能異常、低血圧、頭痛
		ランジオロール	オノアクト		
		エスモロール	ブレビブロック		
		プロプラノロール	インデラル		
Ⅲ群		アミオダロン	アンカロン	・異常刺激の発生や伝導を抑制し不整脈を防ぐ	悪性高熱、視力低下、心不全、幻覚、便秘、下痢
		ニフェカラント	シンビット		
		ソタロール	ソタコール		
Ⅳ群		ベラパミル	ワソラン	・洞結節や房室結節の自動能や伝導能を抑制し、また不応期を延長させて不整脈を防ぐ	過敏症、血圧低下、徐脈、期外収縮、洞停止、頭痛、嘔吐
		ジルチアゼム	ヘルベッサー		
		ベプリジル	ベプリコール		

負荷心電図検査
stress electrocardiogram

負荷心電図検査とは

- 安静時に行う心電図検査と違って、運動で心臓に一定の負荷（負担）をかけつつ、あるいはその直後に、心臓の筋肉の変化（狭心症や心筋梗塞の有無）を調べるのが負荷心電図検査である。
- 安静時は健康体と変わらないのに、運動中や仕事中に狭心症の症状が出ることがある。このように狭心症の疑いがある場合には、心筋での酸素需要を高め、心筋の虚血（心筋に酸素が十分供給されない状態）を意図的に誘発することによって異常の有無を調べる。
- 通常の心電図検査で異常があったときや、運動中の胸痛、不整脈などの症状があるときに行われる。

負荷心電図検査の方法

- 負荷をかける度合いは年齢や性別、病気の程度により異なる。
- 検査時間は10～20分程度だが、胸の痛みなどを感じたら、すぐに申し出るように指導する。運動方法は主に次の3通りである。

1．マスター法
- 安静にしている状態での心電図をとっておき、次に2段の階段をメトロノームに合わせて昇降する。
- 運動後1分、3分、5分、10分後の心電図をとり、安静の状態での心電図と比較し異常の有無を判断する。

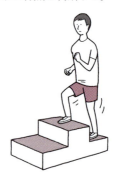

2．トレッドミル法
- 胸に電極を付けたまま、ベルトコンベア状の検査装置の上を歩きながら心電図をとる。
- ベルトコンベアの速度と角度の調節によりさまざまな負荷をかけることができる。

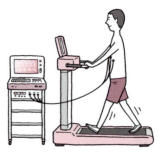

3．エルゴメーター法
- 胸に電極を付けたまま、自転車状の検査装置のペダルをこぎながら心電図をとる。
- ペダルの抵抗を調節することにより、さまざまな負荷をかけることができる。

- エルゴメーター法と上記のトレッドミル法は、心臓への負荷が強いので、必ず医師の管理下で行う。

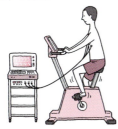

異常が示唆する疾病・病態

- 狭心症・心筋梗塞などの虚血性心疾患、不整脈を伴う疾患。

看護の必要性

- 心臓に負荷をかけるということは病気を誘導するということを十分理解して検査の介助にあたる。

看護のポイント

- 運動負荷試験は検査中に狭心痛発作、意識消失、呼吸困難や、重篤な不整脈の出現、さらに不測の転倒事故を引き起こす危険性が高いので検査中の観察を十分に行う。
- メトロノームを使用している場合はそのリズムに合わせるように声かけなどを行い、支援する。
- 患者の傍らに位置し、ふらつきやバランスを崩して転倒しないようにする。
- 運動中のモニター心電図に注意し、STの変化（上昇・低下）やVTなどが現れたら運動を中止し、医師に報告する。
- 運動負荷試験においては負荷中、負荷後に患者が意識を失う可能性があるので患者の顔色や状態をよく観察し、ときどき声をかけて検査を行う。
- 高齢の患者や脚に障害のある患者は、検査開始時より手や腕または肩などを支えて検査を行う。
- 緊急時の対応を理解し訓練しておく。

★高血圧はなぜいけないか

- 血圧は体内血液量（心臓が収縮することによって押し出す血液の圧力：量）と末梢血管の抵抗から成り立つ。
- 末梢血管の抵抗は、①弾力性がなくなる（動脈硬化）、②腫瘍や血栓などで血管が狭くなっている、③興奮やストレス（痛みや不安、悩みなど）で血管が収縮することで増大する。高血圧は、末梢の血管抵抗が強く、血液を送り出すための圧力を高めることになる。
- 高血圧によって、①心筋の仕事量が増え心筋が肥大する、②心筋の肥大により心筋酸素消費量が増える、③心筋内の冠動脈密度（心臓の筋肉細胞を養うための血管）が減少する、④冠動脈から心筋への酸素運搬の距離が長くなる、⑤心筋の酸素需給バランスが悪化する、⑥心房への負担が増え心房細動を起こしやすくなる（心臓からの拍出量が25％減少し、心房内で血液がよどみ血栓ができやすくなる）、⑦冠動脈は酸素を供給しようとして拡張した状態になる、⑧動脈硬化を促進する、など高血圧によるさまざまなリスクを負うことになる。

ホルター心電図検査
Holter monitor

🌿 ホルター心電図とは

- 動悸や息切れ、胸痛発作が病院にいない時に起きるという患者に、小型軽量の心電図記録装置を24時間身につけて、日常生活中の長時間の心電図を記録し、解析して不整脈や狭心症の有無を調べる。
- ピンポイントの心電図検査や負荷心電図検査では診断がつかない不整脈と冠動脈が痙攣する冠攣縮性狭心症は、労作と無関係に夜や早朝に多くみられるため、実生活の中で心電図を記録し続ける必要がある。

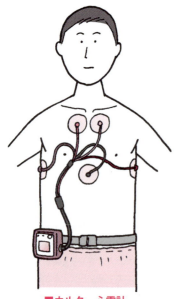

■ホルター心電計

- ホルター心電図によって日常生活で不整脈や心筋虚血が起きるかどうか、あるいは症状が心臓に起因するのかどうかがわかる。
- 最高、最低心拍数や不整脈の種類、数、発生時間や心拍数との関係などから、不整脈の診断やペースメーカーの機能評価、薬物治療効果を判定することができる。

1．検査方法

- 胸に電極を取りつけ、テープレコーダー型の機械（腰に固定）を携帯して、心電図を記録する。記録された心電図はコンピュータで解析し、診断される。
- 携帯中に動悸や自覚症状があった場合には、心電計についているボタンを押してチェックすると、解析の際に、その発生時間や症状と心電図を対比させて解析される。

2．検査結果の判定

- 携帯中に不整脈の自覚症状が出現した場合は、その症状と心電図を対比させ、自覚症状がなくても、不整脈が出現していれば心電図で検出されるので、この検査では、発作性頻拍症、発作性心房細動、狭心症、期外収縮や危険な不整脈の診断ができる。

🌿 異常が示唆する疾病・病態

- 不整脈、狭心症。

循環系の機能検査

🌿 看護の必要性

- 患者は、被験者であり、検者であるので検査の主旨や方法、注意すべきことを十分に理解できるように関わる。

🌿 検査時の看護のポイント

- 記録機に耐水機能はないので入浴やシャワーはできない。
- 記録機に強い衝撃を与えない。
- 電気毛布などの使用は避ける。
- 携帯電話やCT、MRIなどの電磁波が出る機械には近寄らない。
- 装着中の簡単な行動日記も解析に重要なので面倒でも記入してもらう。
- 電極を胸部に貼る絆創膏で、皮膚の弱い方はかぶれる場合がある。確認をして対応する。

※「ホルター」という名称はアメリカの物理学者で、24時間心電図記録法の発表者であるHolter博士の名前に由来する。心電計を身体に固定(ホールド)するから、ホルダーと誤解している人もいる。

★イベント心電図とは
- イベント心電図とは、小型(手のひら大)の携帯型心電計による心電図で、ホルター心電図が24時間すべての心電図を記録するのに対し、イベント心電図は、患者が動悸や不整脈を感じたときに、イベントボタンを押すことで心電図を記録することができる。
- 不整脈、虚血性ST変化の検出や、不整脈治療の管理に用いられる。
- ホルター心電図に比べ、終日装着しなくてよいので、負担が軽減される利点がある。

★頻脈はなぜいけないの？
- 頻脈は、心筋の仕事量が多いことを現わしている。心筋の仕事量が多い状態が続くと心筋肥大が起き、心筋に栄養や酸素を供給している冠動脈が引き伸ばされ、心筋への酸素運搬の距離が長くなる。
- 心筋の肥大により酸素の消費量が増え、高い圧力で血液が流れ血管が硬くなる動脈硬化が起こる。さらに酸素運搬距離の延長によって心筋に必要な酸素を供給できない状態になる。
- 全身からの血液を集め、右心房と左心室に血液を送る働きをしている左心房の負担が増加し心房細動を起こしやすくなる。
- 心房細動では血液がよどみ、血栓ができやすく、血液量が25％減少する。冠動脈への血液の供給が減少し、ますます心筋への負担が大きくなり、心房粗動となって血液が供給されなくなる。

★頻脈性不整脈のカテーテル治療：カテーテルアブレーション
- カテーテルアブレーションとは、先端に電極がついたカテーテルを挿入し、約60度の熱で心筋を凝固、壊死することで、頻脈性不整脈を治療する方法である。
- 頻脈性不整脈のうち、房室結節リエントリー頻拍、WPW症候群、心房細動が対象となることが多い。
- 房室結節リエントリー頻拍には異常伝導路の焼灼、WPW症候群には副伝導路の焼灼、心房細動には肺静脈と心房の電気的隔離を行うことで、頻脈を改善する。
- 合併症には、シース刺入部の血腫、心タンポナーデ・心穿孔、房室ブロック、血栓塞栓症(脳梗塞など)がある。

心臓カテーテル検査
cardiac catheter test

🌿 心臓カテーテル検査とは

●経皮的穿刺法（セルディンガー法）によって、末梢の動脈、あるいは静脈から大血管や心臓内へカテーテルを挿入し、心臓、大血管内の圧曲線分析、血液ガス分析、心拍出量測定、選択的心臓血管造影を行う検査で、右心カテーテル法と左心カテーテル法がある。

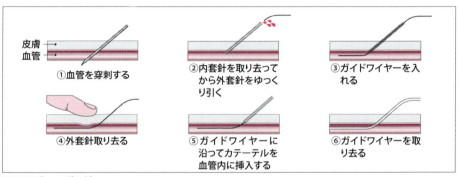

■セルディンガー法

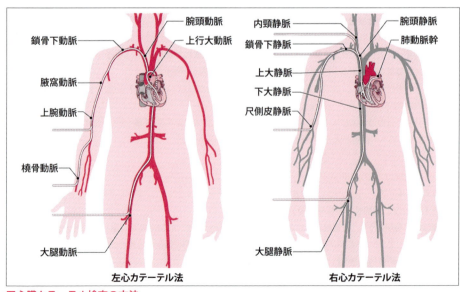

■心臓カテーテル検査の方法

●心機能、血行動態、形態を調べ、診断の確定や手術の適応の決定、予後の予測などのほか、心筋生検や電気生理学的検査（ペーシングスタディ）、血栓溶解、血管拡張等の治療としても応用される。

1．検査方法
●検査当日の朝は絶食とする。
●血液凝固時間など血液一般の検査を行う。
●検査着に着替えて検査室（アンギオルーム）に入る。
●カテーテルを挿入する部位の消毒を行う。
●カテーテル挿入部位に局所麻酔をして切開の後に、カテーテルを挿入する。
●造影剤を注入し血管を確認しながら目的部位まで進めていく。造影剤注入時に体が熱くなるが、一時的なもので心配はない。

2．検査時間
●30分〜1時間かかる。カテーテルを抜いた後の止血で15分くらい圧迫を行う。

3．安静時間
●止血をより確実にするために砂袋をのせ、約6時間ベッドで安静にする。

4．検査内容
1）左心カテーテル法
①冠動脈造影
●カテーテルの先端を冠動脈の入り口まで進め、造影剤を注入して動脈硬化が進行して血管が狭くなって狭心症の原因となっている場所や、心筋梗塞で詰まった場所と障害された場所を検索し、経皮的冠形成術（PTCA、DCA）あるいは冠動脈バイパス術の適応や部位を決定する。
●急性心筋梗塞の場合には緊急冠動脈造影を行い、カテーテルの先端から血栓溶解薬を注入して血栓を溶かすPTCAやバルーン療法、ステント挿入術により血流の再開を図る方法が取られる。

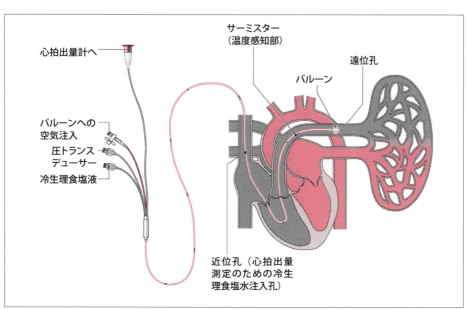

■スワンガンツカテーテル

②左室造影

- カテーテルを左心室に到達させて造影剤を注入し、X線撮影をし、左室の形態・運動を診断することで、左室壁運動の評価、左室容積と駆出率を評価することができる。
- 狭心症や心筋梗塞、高血圧性心肥大、僧帽弁閉鎖不全、大動脈弁閉鎖不全の診断を行う。

③大動脈造影

- カテーテルを大動脈に到達させて造影剤を注入し、X線撮影をし、解離性大動脈瘤や大動脈縮窄症の診断を行う。

2) 右心カテーテル法

①血行動態検査

- 先端にバルーンのついた特殊なカテーテル(スワンガンツカテーテル)を使用し、右心房から右心室を経て肺動脈まで届かせ、ここでバルーンを膨らませて圧を測定すると、左心室とほぼ同じ圧が測定される。
- 肺動脈、右心室、右心房の圧、心拍出量も調べ、右心機能と左心機能を比較して、心不全の診断や治療方針の決定、治療効果の測定を行う。
- 心房中隔欠損症などの先天性心疾患では、血液中の酸素量を調べることによって病名や重症度を診断することもでき、手術の適否の判断にもなる。

■右心カテーテルから得られる血行動態情報

	基準値	意義
中心静脈圧 (CVP)	平均2〜8mmHg	● CVP＝右房圧(RAP)＝右室拡張終期圧(RVEDP) ●上昇:循環血液量の増加、右心不全、心タンポナーデ ●低下:循環血液量の低下(脱水、大量出血など)
右房圧 (RAP)	平均1〜5mmHg	● a波(心房充満波)の上昇:三尖弁狭窄 ● v波(心室充満波)の上昇:三尖弁逆流、右心不全
右室圧 (RVP)	収縮期15〜30mmHg 拡張期1〜7mmHg	●収縮期の上昇:肺高血圧、肺動脈弁狭窄 ●拡張期の上昇:右心不全、心タンポナーデなど
肺動脈圧 (PAP)	収縮期15〜30mmHg 拡張期4〜13mmHg	●肺動脈圧の拡張期圧で肺動脈楔入圧の代用が可能
肺動脈楔入圧 (PAWP)	平均4〜13mmHg	● PAWP＝左房圧(LAP)＝左室拡張終期圧(LVEDP) ●上昇:左室への流入血液量の増加(僧帽弁狭窄症、大動脈弁閉鎖不全症など)、左室の収縮力低下(左心不全、虚血性心疾患など) ●低下:循環血液量の低下
心拍出量 (CO)	4〜8L/分	● 1分間に心臓が拍出する血液量
心係数 (CI)	2.5〜4.0L/分/m²	● 1m²あたりの1分間の心臓拍出血液量(体型での補正)
1回拍出量 (SV)	60〜100mL	●心拍出量÷心拍数
1回拍出係数 (SVI)	33〜47mL/回/m²	● 1m²あたりの心係数÷心拍数(体型での補正)

■左心カテーテルから得られる血行動態情報

	基準値	意義
左房圧（LAP）	平均2〜12mmHg	●肺動脈楔入圧（PAWP）参照
左室圧（LVP）	収縮期：90〜140mmHg 拡張期：5〜12mmHg	●収縮期圧：大動脈弁に異常がない限り大動脈圧と同じ ●拡張終期圧は僧帽弁に異常のない限り、左房圧とほぼ同じ ●左室圧≧右室圧：正常 ●左室圧＝右室圧：心室中隔欠損 ●左室圧≦右室圧：肺動脈狭窄症
左室拡張終期圧（LVEDP）	5〜12mmHg	●前負荷の指標 ●肺動脈楔入圧（PAWP）参照
大動脈圧（AOP）		●血圧とほぼ同じ ●高血圧で上昇

②造影検査
● 右室造影、肺動脈造影が行われる。

③電気生理学的検査
● 心臓の拍動をコントロールしている刺激伝導系の働きを調べる検査で電極の付いた特殊なカテーテルを静脈から挿入し、電気刺激を加えて心電図を記録する。
● 洞結節回復時間、心房・心室・房室結節・副伝導路の不応期（心筋が反応しない期間）の測定、副伝導路の位置決定、心室性頻拍症の誘発試験などが行われ、薬物を用いて自律神経を遮断しての検査も行われる。
● ペースメーカーの植え込みに適しているかどうかを決定する際には必ず行われる。

③心膜生検
● 組織を採取するための特殊なカテーテルを、左心室または右心室まで挿入し、病気が疑われる部分の筋肉組織をつまんで採取する。
● 筋肉組織の病理検査で、肥大型心筋症、拡張型心筋症、心筋炎など、心筋の病気の診断をする。

5．検査による主な合併症

1) 血管迷走神経反応（VVR）
● 顔色不良、悪心・嘔吐、徐脈、不安状態、疼痛、血圧低下、ショック。
● ①血管穿刺に対する恐怖感、緊張感、②穿刺による痛み、刺激、③過量採血による循環虚脱を原因として起こる迷走神経緊張状態である。

2) 血栓、動脈塞栓症
● 下肢（下肢塞栓症）：下肢の皮膚温、感覚の低下、色の変化、動脈拍動の微弱、四肢の疼痛。
● 冠動脈（狭心症、心筋梗塞）：胸痛、不整脈、悪心・嘔吐、冷汗、血圧低下、脈拍微弱、末梢のチアノーゼ。
● 脳（脳梗塞）：意識レベルの低下、麻痺、構音障害。
● 肺（肺梗塞）：呼吸困難、頻呼吸、胸痛、頻脈。

3) 重症不整脈
● 致死的不整脈：心室細動、心拍停止。
● 警告不整脈：心室頻拍、心室期外収縮（多源性、連発性、R on T）、房室ブロック。

- ●心不全を起こす不整脈：心房細動、心房粗動、発作性上室性頻拍、著明な徐脈。

4) ショック、心不全
- ●欠伸、顔色不良、意識低下、血圧低下、心拍数低下。

5) 心タンポナーデ
- ●胸痛、不整脈、血圧低下、心拍数低下、心拍出量低下、チアノーゼ

6) 血管内膜損傷
- ●突然の血圧下降、背部痛。

7) カテーテル挿入部位の出血、皮下血腫
- ●腫脹、疼痛、頻脈、血圧低下。

8) 造影剤の副作用
- ●発疹、瘙痒感、発熱、尿量減少、アナフィラキシーショック、急性腎不全。

9) 感染
- ●発熱、悪心、戦慄、挿入部位の発赤、腫脹、疼痛。

異常が示唆する疾病・病態

- ●先天性の心臓病、心臓弁膜症、狭心症、心筋梗塞、心肥大、心筋症、心不全、不整脈、大動脈の疾患など。

看護の必要性

- ●命に直結する心臓の検査であることを認識し、患者が安心して検査が受けられるように整える。

看護のポイント

- ●検査部位が心臓であるため、特に検査に対する不安や恐怖の軽減を図る。
- ●検査中の苦痛などがあればいつでも訴えられることを伝えて安心感を与える。
- ●検査中は同一体位を強いられるため、安楽な体位の工夫をする。
- ●不整脈や狭心症などを誘発し、時には心停止を引き起こす危険性があるので、常に心電図モニターや血圧モニター、患者の様子を注意深く観察する。
- ●予測される合併症が多く重篤になりやすいことから、検査中は常に細心の注意と観察を行い、迅速に対応する。
- ●検査終了後は、動脈穿刺部からの出血、血腫、血栓による動脈塞栓などを起こさないように圧迫、止血を十分に行う。
- ●穿刺部の皮下血腫や末梢動脈の拍動触知の有無を確認する。
- ●止血のための長時間床上安静に伴う安楽への援助を行う。

■穿刺部位別の安静時間

大腿動脈	包交までベッドアップ30度まで、他動ローリング可
上腕動脈	帰室4時間ベッド上自由、その後包交までトイレ歩行可
橈骨動脈	帰室時よりトイレ歩行可

- ●バイタルサインの測定や一般状態の観察により異常の早期発見に努める。

循環系の機能検査

★心筋梗塞や脳梗塞の緊急性

- 脳や心臓へ栄養や酸素を流す血管は一般の動脈と違い終動脈であるため側副血行路（血行障害により主要な血管に閉塞が見られた際に、血液循環を維持するために新たに形成される血管の迂回路）が形成されない。したがって、血栓や塞栓、動脈硬化や動脈狭窄などで血流が途絶えたり減少すると脳細胞や心筋細胞へのダメージが早く、早急な対応が必要となる。
- カーラーの救命曲線（1981年、フランスの Morley Cara が作成した）で示されるように心停止後3分で救命処置を行っても50％の救命率であり、7～8分経過後の救命処置では100％の致死率となる。

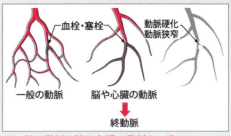

■一般の動脈と脳や心臓の動脈との違い

★心筋の厚さは左右で違う？

- 心臓から拍出される血液に含まれる体に必要な成分を全身にくまなく送り届け、体で不要になった老廃物を肝臓や腎臓で処理するためにはある程度の圧力が必要になる。
- 血液を送る圧力は、心筋の収縮（ポンプ作用）によって生み出されている。安静時（5L/分）と運動時（25L/分）の心拍出量も大きく異なる。
- 左心室から大動脈を介して絶え間なく多くの血液を送り出す体循環する大動脈圧は、100mmHg 以上の圧力で血液を送り出している。一方、右心室から肺循環する肺動脈圧は 20mmHg ほどである。こうした機能の違いに応じて心筋の厚さも違っている。
- 左心室の心筋の厚さは、7～12mm であるのに対して、右心室の心筋の厚さは、2～3mm である。

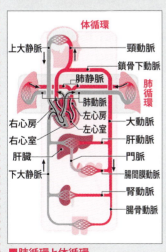

■肺循環と体循環

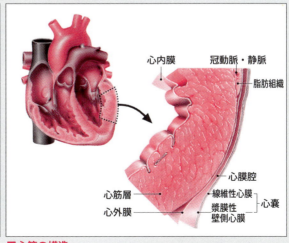

■心筋の構造

心臓超音波検査
cardiac ultrasonography

心臓超音波検査とは

- 超音波を臓器に当てると、その反射波（エコー）にひずみが生じるので、このひずみをとらえ、組織の性質の違いによって濃淡のある画像にする装置が超音波検査装置である。
- 心臓の断面の様子だけではなく、心臓の収縮・拡張の様子や血流など、心臓の動きもそのまま画像となって観察することができ、心臓の形態や動きの異常、血流の異常などを発見するのに役立つ。
- 超音波検査はX線検査のような放射線による被曝の心配がないので、妊婦や乳幼児でも安心して検査を受けることができる。
- 検査前の絶食や前処置の必要はないが、乳幼児では検査をやりやすくするため、鎮静薬などを用いることがある。

1．検査方法
- 通常は超音波検査室で検査を行う。
  ① 胸部を露出してベッドにあお向けになる。
  ② 超音波を通しやすくするゼリーを塗る。
  ③ 超音波の発信機能と受信機能をもつ超音波発振器（プローブ）を胸部（肋骨の隙間）にぴったりと密着させ、超音波を心臓に発信し、反射してきたエコー（反射波）を超音波検査装置に映し出し、その断層面の画像を観察する。心電図も同時にとるので電極をつける。

2．検査時間
- 20～30分程度かかる。

異常が示唆する疾病・病態

- 心臓弁膜症、心筋症、狭心症、心筋梗塞、

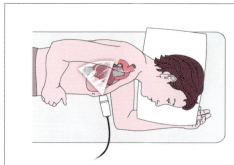
経胸壁心エコー法

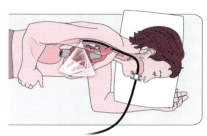
経食道心エコー法

■心臓超音波検査

大動脈瘤、心膜炎、先天性心臓病など。

🌿 看護の必要性

- 痛みのない検査ではあるが緊張があるのでリラックスを図り、スムーズに検査が進められるようにする。

🌿 検査時の看護のポイント

- 前胸部を出しやすいように、前あきの検査着を着用する。
- 指示があったら、しっかり息を止めるように説明する。
- 気分が悪くなったら、がまんしないで申し出るように説明する。
- 超音波が通りやすくなるように前胸部にゼリーを塗るので、冷たく感じることがあることを説明する。また肋骨の間にプローブを押し当てるので、軽い痛みを感じることを説明する。

★負荷心エコーとは

- 薬剤または運動による心負荷を加えることで、安静時および頻拍中から回復までのダイナミックな心臓の動きの変化をとらえることができる。
- 運動負荷心エコーではトレッドミル、または半座位エルゴメーターを用いて生理的な心負荷を加える。運動負荷直後に安静臥位で撮像するトレッドミル運動負荷心エコーと異なり、半座位エルゴメーターでは負荷中も心エコー撮像が可能なため、安静時から軽負荷、最大負荷まで連続的に評価ができる。
- 狭心症のスクリーニング目的の場合、半座位エルゴメーターによる運動負荷心エコーでは、心電図変化や症状が生じる前に壁運動異常が検出でき、運動負荷心電図検査よりも安全度が高い。半座位エルゴメーターでは運動負荷による浅く速い呼吸に加え、患者の体動により撮像の難易度は上がるが、トレッドミルと比較し目標心拍数（「220－年齢」を最大心拍数とし、その85％以上）の維持時間が長く、転倒や迷走神経反射のリスクが低い。

★心拍出量・心容積

- 一般的に成人の1回心拍出量は、70〜80mLと言われる。心拍数が80回/分だと、心拍出量は（70〜80）×80となり、5600〜6400mLとなる。
- 出生時（体重3kgとする）の心拍出量（350mL/kg/分）は、約1050mL/分なので5〜6倍ほど、成長とともに増加することになる。それだけ心容量（心容積）が増える。
- 発達段階における心容積は表の通りである。乳幼児は心容量が小さいために1回拍出量が少ないので、心拍出量を確保するためには、心拍数の増加で補うしかない。
- 新生児の心拍数は、110〜140回/分で、成人の約2倍の回数になる。

出生時	約40cm^3
6か月	約2倍
2歳	約4倍
思春期	約600〜800cm^3

心胸郭比
CTR : cardiothoracic ratio

★基準値：50％以内

🌿 心胸郭比とは

- 胸部X線写真により心臓の大きさ（心拡大がないか）を調べる。
- 心臓の大きさの計測は、$(a + b) \div c \times 100\%$ で求める。

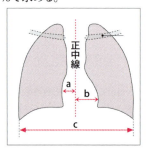

🌿 異常が示唆する疾病・病態

- 心拡大：心不全、心肥大、心タンポナーデ。

🌿 看護の必要性

- 心筋の仕事量の増加により心筋肥大が起き、心筋酸素消費量の増加による冠動脈の硬化や心筋肥大による心筋冠動脈の密度低下により十分な血液が送れなくなり心房細動を起こしやすくなる。成り行きを理解して看護にあたる。

🌿 看護のポイント

- 循環に関わるバイタルサイン測定や関連する呼吸状態の観察を行い異常の早期発見に努める。
- 心電図モニターを装着し異常な心電図波形の早期発見に努める。
- 異常の発見時には早急に医師に連絡する。

■心筋肥大による影響

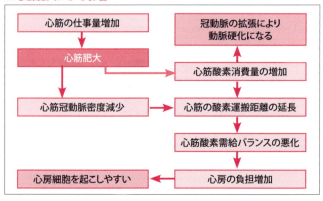

循環系の機能検査

心係数
CI：cardiac index

★基準値：2.5 〜 4.5L/ 分 /m²

心係数とは

- 体表面積当たりの1分間の心拍出量（1回拍出量×心拍数÷体表面積）をいう。
- 1回の心拍によって左心室から駆出される血液量を1回拍出量という（成人約70mL）。
- 心臓または心室の収縮の大きさ（1回拍出量、心室圧、収縮によって生じるエネルギーの総和）は、収縮に先立つ充満の程度によって決まる（スターリングの心臓法則）。
- 心拍出量の測定は心不全の病態や程度を知る上で重要である。

- 心係数2.2L/m²以下は心不全を示す（フォレスター分類）。

異常が示唆する疾病・病態

- 低値：心不全、心臓手術術後、末梢循環不全、脱水。

看護の必要性

- 1.8L/ 分 /m2以下では心原性ショックの可能性があるので、異常徴候の早期発見に努める。

看護のポイント

- 意識、呼吸、脈拍、血圧、体温、尿量を観察する。
- 利尿薬、昇圧薬など心不全の回復に向けた治療に伴う看護を展開する。
- 顔面蒼白、虚脱、冷汗、脈拍触知不能、呼吸不全、血圧低下、頻脈、皮膚温に気をつけ、コールドショック（皮膚温が低下するショック）で、頸静脈が怒張していれば心原性ショックなので、医師に連絡する。
- 気道の確保と酸素投与を行い、カテコラミン（強心薬）を準備する。不整脈を正常な状態に戻す薬剤を心電図モニター下で投与してコントロールする。

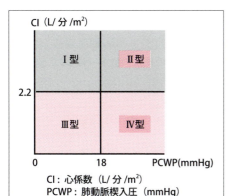

CI：心係数（L/ 分 /m²）
PCWP：肺動脈楔入圧（mmHg）

治療
I型：鎮痛・鎮静薬
II型：利尿薬, 血管拡張薬
III型：輸液
IV型：カテコールアミン製剤、IABA

　：心拍出量低下
　：肺うっ血

■フォレスター分類

中心静脈圧検査
CVP：central venous pressure

★基準値：5〜10cmH$_2$O（4〜8mmHg）

中心静脈圧検査とは

- 中心静脈（上大静脈、下大静脈）圧の測定により、①循環不全の状態、②循環血液量、③輸液量などが適切か判断する。

〈測定法〉
- 患者を仰臥位とし、測定体位を決める。
- 水準器を用いマノメーター（静脈圧測定管）の0点を決め、印をつける。
- 0点は、中腋窩線の高さ（前胸壁から胸壁の厚さの1/3後胸壁寄りの高さ）で右心房の中央（中腋窩線第4肋間）にする。
- 三方活栓を回し（患者側のラインを閉鎖する）、点滴液をマノメーターの20〜30cmH$_2$Oの高さに注入する。
- 三方活栓を回し（患者側のラインを開放する）、呼吸による液面の変動を確認（カテーテルの閉塞の有無を確認する）し、液面が低下し下降が止まった数値が0点から何cmかを読む。

異常が示唆する疾病・病態

1．高値（15cmH$_2$O以上）
- 循環血液量の増加：過剰輸液など。
- 右心機能低下：心不全、肺高血圧症など。
- 胸腔内圧の上昇：気胸、血胸など。

2．低値（5cmH$_2$O以下）
- 循環血液量の低下：出血、脱水、輸液不足など。
- 末梢血管の抵抗の低下（拡張）：ショックの初期。

看護の必要性

- 循環血液量の過不足により生ずる体の変化を理解し、異常の早期発見に努める。

看護のポイント

- 体位の変化や努責、咳で数値が変化するのでゼロ点を確認し基準体位で正確に短時間で測定する。
- 心拍数や血圧などのバイタルサインを測

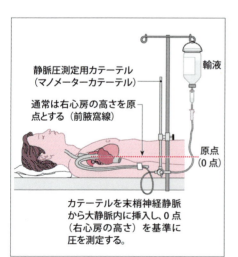

■中心静脈圧の測定

循環系の機能検査

- 定し報告する。
- 経日的、経時的尿量や出血量などの排泄量を測定する。
- 一般状態や意識状態を観察する。
- ADLの制限が加わるのでその援助を行う。
- 経日的に体重や浮腫の測定を行い、体液量の変化をみる。
- 水分摂取量と排泄量のバランスシートを記載し体液量の変化を把握する。

★カリウムが多いと心停止

- 心筋の収縮や心筋の収縮を調節する洞房結節の興奮は脱分極により行われている。脱分極とは、細胞内の電位が細胞外に対して負の電荷になる静止膜電位の膜電位が浅くなることをいう。
- 静止膜電位は、細胞内外のカリウムの比率に依存している。正常では、細胞内カリウムが120mEq/Lで細胞外カリウムが4mEq/Lの30：1である。細胞外カリウムは細胞内カリウムに比べて非常に少ないため細胞外カリウムの少しの変化は静止膜電位の大きな変化となり（静止膜電位が非常に小さくなる）、洞房結節の興奮の伝達を遅らせる。
- 静止膜電位が小さくなって、心筋に刺激を与え収縮させるインパルス（刺激）が伝わらなくなると、心臓は停止する。細胞外カリウムが7mEq/L以上になると7割の人は死亡する。
- 塩化カリウム製剤をワンショットで注射すると、1,000～2,000mEq/Lの濃度のカリウムが心臓にいくことになり心停止が起きる。したがって塩化カリウム製剤は必ず希釈をして使用する。
- 高カリウム血症の原因には、①カリウムの過量摂取（野菜・芋・海草・果物）、②血球の溶血、③駆血帯の圧迫による筋肉からのカリウムの放出、④腎機能障害によるカリウムの排出不良などがある。

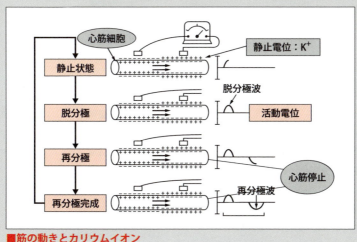

■筋の動きとカリウムイオン

心筋シンチグラフィー
myocardial scintigraphy

心筋シンチグラフィーとは

- 心臓は大動脈につながって、血液を全身に送り出すポンプの働きをしている。その心臓に血流を送るため冠動脈（3本）という細いながらも重要な血管があり、心臓の細胞に栄養を送っている。
- 冠動脈が詰まっていたり、詰まりかけているとその先の心筋細胞に流れ込む血液の量が減少し、栄養と酸素が十分に届かなくなる。すると心臓の動きが悪くなったり、不整脈が出たり、最悪の場合は心臓の細胞が死んでしまう。
- 急に詰まるのが急性心筋梗塞であり、運動した状態で血流が乏しい状態が続くと虚血性心疾患になってしまう。
- 冠動脈の血管のかたちではなく、心筋細胞の状態を調べ、心筋梗塞はないか、血流の少ないところはないか、心筋は正常に動いているか、心臓の働きを果たしているかなど、心臓疾患を未然に防いだり、心機能を把握するために行われるのが心筋シンチグラフィーである。

■ RIの種類と準備時間

RIの種類	注射後造影開始までの時間
Tl	10分後・4時間後
^{99m}Tc-Myoview	15分後・安静時（3時間後以降）
^{99m}Tc-MIBI	1時間後
^{99m}Tc-PYP	4時間後
^{123}I-BMIPP	30分後
^{123}I-MIBG	20分後・4時間後

Tl：タリウム、Tc：テクネチウム、I：ヨウ素

■検査とRIの選択

検査名	RIの種類	RIの量
心筋血流検査（負荷時・安静時）	Tl	111-148MBq
心筋血流検査（負荷時・安静時）	^{99m}Tc-Myoview	296＋740MBq
心筋血流検査（安静時）	^{99m}Tc-MIBI	600MBq
急性心筋梗塞検査（負荷時・安静時）	^{99m}Tc-PYP	740MBq
心筋脂肪酸代謝検査（負荷時・安静時）	^{123}I-BMIPP	111MBq
心臓副交感神経検査（負荷時・安静時）	^{123}I-MIBG	111Mbq

※それぞれの薬剤の検査には役割があり、目的に応じて使い分けられる。検査によっては心電図をつけた状態行う検査や負荷を行うときに運動を行うもの、薬剤を使用するものなどもある。

- シンチグラフィーは、放射性同位元素（RI）を体内に注射し、RI が代謝や反応が亢進している部位に集まる性質を利用した検査方法で、血流や代謝、交感神経機能をみるなど、心臓の機能を確認することができるいくつかの方法がある。
- 心筋梗塞後の心臓の治療効果判定、心不全における度合い・予後評価なども行うことができる。

1．検査方法

- 検査当日、指定された時間に核医学検査室に入室する。
- 検査部位にある金属製のものは外す（ネックレス、エレキバン、ブラジャー、財布など）。
- 核医学検査の薬剤でアレルギー反応を起こしたことがあるか確認する。
- 妊娠中および妊娠の可能性の有無を確認する。
- 授乳中の女性が、^{99m}Tc を用いたときは 24 時間、Tl を用いたときは 3 週間、^{123}I を用いたときは 24 時間程度乳児に母乳を与えるのを避けるように指導する。また、乳幼児がいる女性は乳幼児を抱くことも数日間避けたほうがよいことを説明する。
- 検査薬を投与する。負荷検査がある場合はエルゴメータをこいでから、検査薬を投与する。
- 注射後から検査開始の時間はそれぞれの検査によって異なり、午前と午後の 2 回検査を行う場合もある。
- 検査用の寝台に仰向けに寝てもらう。
- 担当の放射線技師が患者の撮影位置を決め、簡単な説明後検査を開始する。
- 撮影中は身体を動かさないように説明する。
- 技師・看護師が側にいるので、検査中に何かあれば体を動かさずに声をかけるように指導する。
- 検査後は通常の生活ができることを伝える。

2．検査時間

- 1 回の撮影に 15 〜 20 分かかる。

心筋シンチの種類

1．負荷心筋シンチ（^{99m}Tc, ^{201}Tl）

1) 負荷心筋シンチとは

- 普段の生活をするうえでは、特に症状もなく困ることはない場合、血流は十分足りていることになる。しかし、坂道を登ったり、長時間歩いたりすると、心臓に負担がかかる。こうした場合、心筋細胞は酸素をより必要とし、そのため血流がより必要となる。このとき十分な血流がないと、息苦さや胸痛が起こる。このように心臓に負担がかかった状態と同じ状況（負荷がかかった状態）にして、血流を反映する RI を注射し、どのくらい心筋細胞に血流が保たれているかをガンマカメラで撮像する検査である。

2) 検査法

- 運動などの負荷をかけ薬を注射し、心筋細胞にどのくらい血流が保たれているかを撮像する（負荷時の検査）。循環器内科の医師がきちんと血圧や脈拍などを把握しながら行う。
- 安静な状態で同じ薬を注射し、心筋細胞にどのくらい血流が保たれているかを撮像する（安静時の検査）。
- 負荷時と安静時の 2 つの画像を比較することで、心筋細胞の血流の状態にどれくら

い差があるのかを診る。

3) 所要時間
- 撮像30分間×2回、全体でおよそ3時間かかる。

4) 検査時の看護のポイント
- 朝食は取らないで検査（核医学検査室）に来てもらうように伝える。
- 水分は摂取してもよいが、お茶やコーヒーなどカフェインは前日から控えるように説明する。
- 内服薬は服用してもよいが、糖尿病の場合は内服を医師に確認する。

2．安静時心筋シンチ（^{201}Tl, ^{123}I-BMIPP）

1) 安静時心筋シンチとは
- 心筋細胞がもっとも好むエネルギー源は脂肪酸である。脂肪酸をエネルギーに変換する際、多くの酸素を使う。心筋の血流が少なくなっていると、心筋細胞はエネルギー源を脂肪酸から、必要な酸素が少なくてすむ糖に切り替える。正常な心筋細胞は脂肪酸をエネルギー源にできるが、正常ではない心筋細胞は、酸素量を減らそうと、糖中心のエネルギーになる。
- 脂肪酸を反映するRIを注射してから撮像すると、正常ではない場合、脂肪酸を反映するRIは入っていかない。この検査では、心臓の血流を反映するRIと、心臓の脂肪酸代謝を反映するRIを同時に注射し、1時間後から心臓を撮像する。
- 安静時心筋シンチは、心筋のエネルギー代謝という面から心筋の状態を観察する検査である。

2) 所要時間
- 撮像30分、全体でおよそ1時間30分かかる。（50頁へ続く）

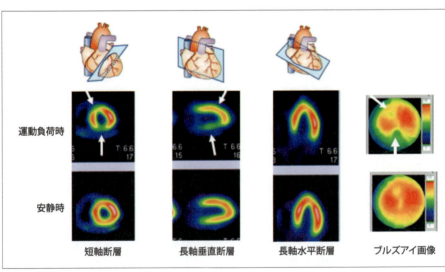

■負荷心筋シンチグラフィー：^{99m}Tcテトロホスミン（心筋血流診断薬）狭心症の例
運動負荷時、冠動脈が狭くなっていると心筋血流の増加に対応できず、虚血が起きて、欠損像が見える。安静時には、血流は均一になり、欠損部が埋まる（Fill-in）。下壁（右冠動脈領域）ならびに前壁中隔（左冠動脈）に虚血がみられる。

循環系の機能検査

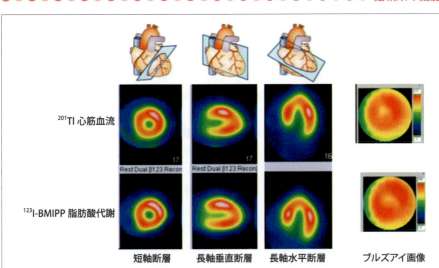

■安静時心筋シンチグラフィー：^{201}Tl 心筋血流および ^{123}I-BMIPP 脂肪酸代謝（正常像）

心筋シンチでは、撮影された画像から心筋の軸に合わせて短軸、長軸垂直、長軸水平断層の画像を再構成する。短軸断層画像を、心尖部を中央に、円周の辺縁に心基部がくるように配置した画像をブルズアイ（牛の目）画像と呼び、放射能分布が一目でわかる。

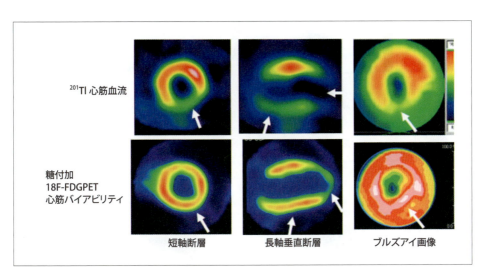

■心筋血流シンチグラフィー（^{201}Tl 心筋血流）と糖負荷 FDG-PET

心筋血流シンチでは、心尖部および下壁に高度の集積低下がみられ、血流が低下している。血流が低下していることが判明した場合は、糖負荷 FDG PET 検査を行い、細胞が生きているか死んでいるか判定する。こうした場合に、シンチではなく PET で明らかにする方法が糖負荷 FDG で、糖負荷時の FDG-PET では、健常部と虚血部、つまり生きている心筋すべてに FDG が取り込まれ、生存心筋の指標になる。壊死部分には取り込まれない。血流は低下しているが、心筋は生存している状態と判断され、すみやかに血流回復が施される。

3) 検査時の看護のポイント
- 朝食は取らないで検査（核医学検査室）に来てもらうように伝える。
- 水分は摂取してもよいが、お茶やコーヒーなどカフェインは前日から控えるように説明する。
- 内服薬は服用してもよいが、糖尿病の場合は医師に確認する。

3．心筋交感神経シンチ（^{123}I-MIBG）

1) 心筋交感神経シンチとは
- 心臓の周りにも神経がはりめぐらされ、心臓に障害（ダメージ）が起こると、神経機能も通常どおりの働きではなくなる。
- この検査では、神経（交感神経）の状態を反映する薬を注射したのちに、15分後と3時間後の2回、心臓を撮像し、脳血流検査と組み合わせることで、認知症の鑑別に使用されることもある。

2) 検査時間
- 撮像30分、全体でおよそ3時間30分かかる。

3) 検査時の看護のポイント
- 朝食は取らないで検査（核医学検査室）に来てもらうように伝える。
- 水分は摂取してもよいが、お茶やコーヒーなどカフェインは前日から控えるように説明する。
- 内服薬は服用してもよいが、レセルピンと三環系抗うつ薬は中止する必要があるので医師に確認する。

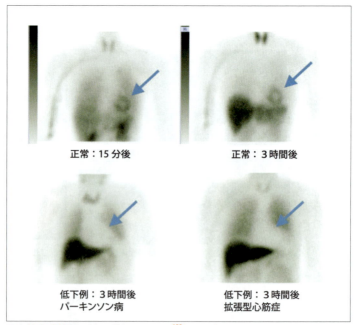

■ 心筋交感神経シンチグラフィー（^{123}I-MIBG）
正常では、左心室の心筋が斜めのU字型に見える。心筋が広く傷害される心筋症や、交感神経機能が障害されるパーキンソン病では心筋がみえなくなる。

循環系の機能検査

★安静による体の変化と必要性
- 安静療法は、イギリスのジョーン・ヒルトン（John Hilton）が19世紀の半ばに唱え、現在でも患者の安静の苦痛と安静の害を除けば有効かつ簡易な治療として積極的に行われている。

1．安静による生理作用
1) 心機能
- 代謝が少なくなり心拍数は立位時より10〜15回/分減少するので心機能の負担を少なくできる。

2) 水分の代謝
- 臥床（水平位）は、立位で下肢に貯まった血液の2/3を心臓に戻し、腎血流量が増え、尿量（体内で産生された老廃物）が多くなる。

※心臓疾患（心不全）のある患者にとっては心臓喘息の原因となる。

3) 皮膚や筋肉の血流
- 臥床（水平位）では体内の血圧が一定となり、末梢血管は拡張し皮膚や筋肉の血液量は2倍に増える。疲労の回復や創部の治癒促進となる。

4) 皮膚温
- 血液の増加により皮膚血管が拡張（皮膚温は上昇）し熱の放散を促す。

5) 呼吸運動
- 臥床により横隔膜は2cm挙上し、肺活量で4〜7％が減少するが、代謝が少ないので呼吸運動はゆるやかになる。

※呼吸不全の場合は臥床できず起座呼吸となる。

2．安静による効果
- 疼痛のあるときに体を動かすと増強するので、痛みを抑えることができる。
- 傷の安静と血流の安定により創の治癒が促進される。
- 重力による足のうっ血や浮腫は傷や化膿創の回復を妨げるが、安静により血流をよくし、うっ滞をとることができる。
- 全身衰弱や肝機能障害でタンパク合成ができない場合に代謝を抑えエネルギーの消耗を防ぐことができる。
- 臥床により筋肉は弛緩し、骨や関節は重力に対して体を支持しなくてよいので疲労をとることができる。
- 体の緊張（交感神経作働：血管の収縮）から解放される（副交感神経作働：血管の拡張）ので血行がよくなる。

※安静の害（廃用症候群）に気をつける。

★安静のデメリット
- 安静臥床が長期間続くと、関節拘縮、廃用性筋萎縮・筋力低下、廃用性骨萎縮、皮膚萎縮、褥瘡、静脈血栓などの局所的な問題だけでなく、全身にも影響が生じる。
- 全身への影響は、心肺機能低下、起立性低血圧、食欲不振・便秘などの消化器機能低下、尿量の増加などがある。
- 身体機能だけでなく、うつ状態、知的活動低下、周囲への無関心、自律神経不安定、姿勢・運動調節機能低下などの精神・神経系への影響もある。

画像検査・造影検査

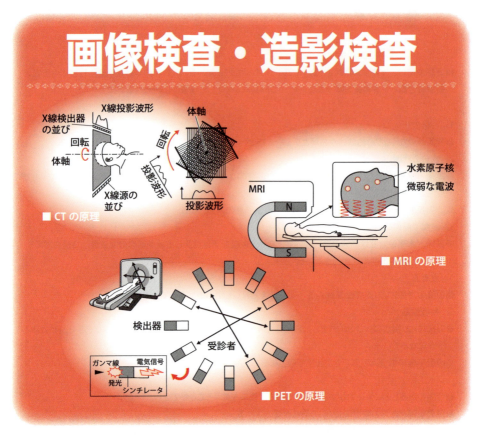

■ CTの原理
■ MRIの原理
■ PETの原理

胸部X線検査
chest X-ray examination

🌿 胸部X線検査とは

- X線は空気を素通り（透過）してネガを感光させるため、フィルムには肺や気道などは黒く写る。しかし、肺に腫瘍や炎症などの病変があると、白い陰影が写る。一方、筋肉や骨、水、血液（心臓）などは白っぽく写る。この原理を利用して病変部を調べることができる。
- 胸部の平面（ときに側面）を撮影し、肺や心臓と、左右の肺の間にある縦隔などの胸部臓器の形状や病変について、多くの情報を得ることができる。

1. 検査方法
- 検査はX線撮影室（レントゲン検査室）で行われる。
- 撮影時の体位はほとんどの場合は立位で

あるが、仰臥位の場合もある。
● 胸部をフィルムに当てて、背後からX線を照射して撮影する。

2．検査時間
● 数分である。

異常が示唆する疾病・病態
● 肺炎、肺結核、肺癌、肺膿瘍、胸膜炎、心肥大、胸腺腫瘍など。

検査時の看護のポイント
● 妊娠していないかどうかを確認する。
● 金属製の装飾やボタン・留め金が付いた衣類、アクセサリーなどを取り除いてもらい確認する。
● 撮影するときは、息を深く吸った状態で息を止め、撮影が終了するまで動かないことを伝える。

マンモグラフィー
mammography

マンモグラフィー（乳房X線）検査とは
● 一般に、乳癌検診の問診や触診、乳腺分泌物の確認などで乳房に腫瘤（しこり）やひきつれなど異常が認められた場合に行う検査である。
● 乳房内部が鮮明に撮影できるように被曝線量の少ないX線を用い、触診ではわからない小さな腫瘍や石灰化病変が乳房内部にないかを調べる。
● 乳頭に血性の分泌物が認められるときには、乳管から造影剤を注入して撮影する。
● 検査は、立位の姿勢で乳房をフィルムカセット（撮影台）の上にのせ、圧迫筒で乳房を上から軽く抑え、乳房の厚みが4〜5cmになるようにして撮影する。
● 1回の検査で、上下左右方向の計4枚のX線（両側）を撮影する。

異常が示唆する疾病・病態
● 乳癌、乳腺線維腺腫（乳房良性腫瘍）、乳腺症など。

看護の必要性
● 羞恥心を伴うので時間をかけずに円滑に検査が終了するように心がける。

検査時の看護のポイント
● 金属製のものが、からだにないか確認する。
● 呼吸により乳房が動かないように息を止め、体動しないように説明する。
● X線による放射線被曝の危険があるので、妊娠の有無を確認する。
● 撮影の際、検査の精度を向上させるために乳房を圧迫することとそれによって軽い疼痛を感じることがあることを説明する。

X線造影検査
radiographic contrast study

🌹 X線造影検査とは

- 単純X線検査では写りにくい体の部分に、造影剤と呼ばれるX線の吸収を多くするものを注入して画像を撮影する検査を造影検査という。
- 上部消化管である、食道、胃、十二指腸に行う上部消化管造影検査、下部消化管である大腸に行う注腸造影、血管に行う血管造影、子宮の内部の形の異常と卵管の通過性を調べる子宮卵管造影、膵管と胆管を調べるために行う膵胆管造影、そのほかにも、脊髄を観察する脊髄腔造影があり、透視像を利用した脱臼や骨折の整復・固定や外科的処置も行う。

🌹 上部消化管X線造影検査
upper gastrointestinal series

- 胃や食道や腸などの管状の臓器はX線撮影だけではうまく写らないので、バリウム等の造影剤（X線を透過しない硫酸バリウムの乳化剤）と発泡剤を飲んで、発泡剤から発生した二酸化炭素で胃を膨らませ、胃の内壁に薄くまんべんなくバリウムを付着させて食道、胃、十二指腸の疾患の発見と診断のために行う検査で、胃壁などに生じた病変を早い段階から発見することができる。

1. **検査にかかる時間**
- およそ10〜15分かかる。

2. **検査結果の判定基準**
- 消化管X線造影写真は、粘膜に付着したバリウムが白く写り、空気（発泡剤で発生したガスなど）は黒く写り、消化管粘膜の微細部までわかるコントラストのはっきりした二重造影となる。

3. **異常の判断法**
- 消化管の形状に狭窄や周囲に臓器による圧迫、偏位、変形がないか、癌や潰瘍、

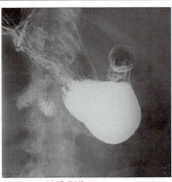
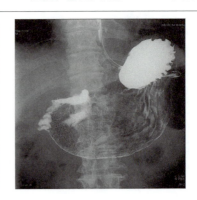

■胃のX線造影像

炎症はないかなど、X線撮影された消化管像の形状で診断される。
- 胃潰瘍の場合は胃粘膜がえぐれるため、側面像ではニッシェ（欠損部へのバリウムの溜まり）が見えたり、二重造影ではバリウムのたまりや、雛壁の集中像がみられる。
- 胃癌の場合は、不整なニッシェや大きな隆起像がみられる。
- 胃ポリープはいぼ状の突起物のため、小さな円形の抜けた像としてみられる。
- 十二指腸潰瘍は十二指腸球部の変形やニッシェがみられる。

異常が示唆する疾病・病態

- 食道癌、食道炎、食道静脈瘤、胃潰瘍、胃癌、胃炎、胃ポリープ、十二指腸潰瘍など。

看護の必要性

- 検査がスムーズに行えるように、また検査後のバリウムによる便秘、イレウスに注意する。

検査時の看護のポイント

- 検査当日の朝食を抜き、一切の飲食をしない状態で検査を行うことを説明する。
- 検査前には、胃の蠕動運動を抑えて鮮明な画像を得るため、上腕部に鎮痙薬の筋肉注射をすることを伝える。
- 消化管の内壁をはっきりと写し出すためには、内壁に薄くまんべんなくバリウムを付着させる必要があり、そのため、機械で透視台を動かしたり、患者自身に体の向きを変えてもらったりし、胃の内壁全体に行きわたるようにすることを伝える。
- バリウムと発泡剤を飲むと、発泡剤から発生した二酸化炭素で胃が膨らみ、げっぷをしたくなるが、げっぷをしないようにがまんすることを伝える。
- 検査後に下剤を服用しバリウムがすべて排泄され、普通便になるまで確認する。

◆ X線検査による被曝量
- 人は、1年間に2.4mSv（ミリシーベルト：人体に及ぼす影響を表す単位で1S＝1000mSv）の放射線を自然界から受けている。
- X線検査で受ける1回の放射線量は、0.2〜8mSvである。

※不妊の危険性が生じる被爆量（1回あたり）
　女性：3,000〜5,000mSv
　男性：2,500mSv

※癌や白血病になる放射線の被曝線量は、一度に1,000mSv以上を被爆したときである。

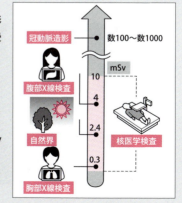

注腸X線検査
radiographic contrast enema study

🌿 注腸X線検査とは

- 血便や便通異常、腹痛などの症状や便の変化で大腸癌が疑われた場合、はじめに行われるのが注腸X線検査（下部消化管X線検査）で、大腸癌のほか、大腸ポリープ、クローン病、潰瘍性大腸炎、大腸憩室などが診断できる。

1．注腸X線検査の方法
- 前日に下剤を服用し腸の中を空にする。
- 検査直前に、腸の動きを抑えて鮮明な画像を得るため、抗コリン薬を注射する。
- 重篤な心疾患・緑内障・前立腺肥大症の既往がある場合、抗コリン薬の使用は禁忌。
- 検査は、肛門からバリウム（200mL）と空気を注入し、大腸を膨らませ、体位を変えて粘膜にバリウムを付着・伸展させ、直腸から回盲部まで大腸全体の撮影を行う。

2．撮影にかかる時間
- およそ15分かかる。
- 検査後には、再び下剤を服用し、また水分をできるだけ摂ってバリウムの排出をうながす。

3．検査結果の判定
- 大腸癌やポリープはバリウムをはじくので、黒っぽい影で判断する。
- 大腸癌が進行すると腸の内腔が狭くなり、リンゴの芯のような形（アップル・コアサインという）がみられる。
- 憩室は腸壁に白い出っ張りとして写る。

🌿 異常が示唆する疾病・病態

- 大腸癌、大腸ポリープ、潰瘍性大腸炎、クローン病、大腸結核、大腸憩室など。

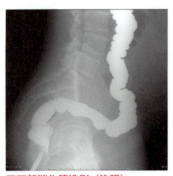
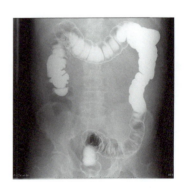

■下部消化管造影（注腸）

画像検査・造影検査

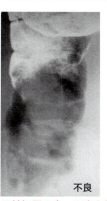
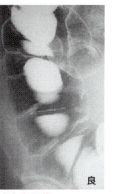

■前処置の良・不良と得られた画像

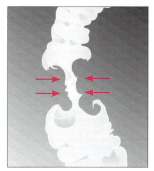

■アップル・コアサイン
結腸の病変が全周性の場合、腸管が狭窄し、りんごの芯のように撮影される

看護の必要性

- バリウムにより腸内圧が亢進するので穿孔などによる異常徴候に気をつける。
- 検査後の便秘・イレウスを起こさないように移行便（普通便）を確認する。

看護のポイント

- 妊娠の可能性がある、もしくは妊娠中の場合は、状況によって検査を中止する必要があるので、確認する。
- 金属類（時計、ヘアピン、義歯、ピアス、ネックレスなど）、プリント柄の衣服、カイロ、コルセット、湿布、ブラジャーなどの有無を事前に必ず確認し、外してもらう。
- 放射線について不安を訴える患者には、不安の除去に努める。「放射線治療の放射線量より自然から受ける放射線量のほうが大きく人体への影響はほとんどないこと」「放射線を受けるメリット（適切な治療を受けられるなど）」を伝え、不安を軽減させる。
- 検査中に起こりうる偶発症を理解し、緊急時対応の準備をしておく。
- 検査に立ち会う場合、放射線被曝からの防護の3原則（「距離」「遮蔽」「時間」）を遵守し、介助が必要な場合は必ずプロテクターを着用する。
- 消化管造影検査の場合、前日からの食事制限や、常用薬の服用指示があれば患者への指導を行う。
- 検査中にバリウムを注入すると、消化管抵抗減弱部の穿孔・破裂、迷走神経反射によるショックを起こす可能性がある。
- 検査後はバリウムの排泄を促すため、下剤の服用が必要となることを説明しておく。
- バリウムを含む便は白くなるが、正常な反応であること、徐々に色は戻ることなどをあらかじめ説明しておく。
- 移行便（普通便）になったかどうかを知らせるように依頼する。または排便時に知らせてもらい便の性状を確認する。

脊髄造影検査（ミエログラフィー）
myelo : myelography

🌿 脊髄造影検査とは

●脊髄造影検査は、さまざまな原因による脊髄腔内の神経組織の形状や交通性から圧迫や狭窄の位置、程度を評価する検査である。脊椎脊髄疾患の病態把握や今後の治療方針を決定するために行われる（写真○印に圧迫）。

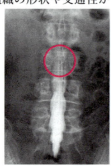

1．検査方法
●当日は絶食とする。
●排泄を済ませる。
●検査着に着替える。
●血管を確保し、点滴を開始する。
●検査室の撮影台で側臥位になる。
●腰椎穿刺により硬膜外腔にヨード造影剤を注入する。
●体を曲げたり伸ばしたりして脊髄・馬尾神経の圧迫の状態を透視・撮影する。頸椎部の評価ではベッドを傾けて頸部に造影剤を流して行う。
●検査終了後CT撮影をする。

2．検査時間
●20分程度かかる。

🌿 異常が示唆する疾病・病態

●頸椎・腰椎等椎間板ヘルニア、後縦靱帯骨化症など。

🌿 看護の必要性

●検査が安全に終了するように援助する。

🌿 看護のポイント

●検査前日に目的、方法を説明し、必要に応じ穿刺部位を剃毛・清拭する。
●前もってヨードや絆創膏に対するアレルギーはないか確認する。
●検査前日までにベッド上での排泄練習を行う。
●検査当日の食事は禁食とする。
●出棟時、体温、血圧、脈拍を測定し、指示薬を注射する。
●患者を透視室へ移送する。
●検査終了後、造影剤が頭蓋内に入らないように頭部を10～15度挙上し、一般状態の観察とバイタルサインの測定、穿刺部位の状態（出血、血腫、疼痛の有無）、意識状態、頭痛、嘔吐、痙攣の有無を観察する。異常がなければを食事を摂取してもらう。副作用が出現した場合、48時間以内には回復する。
●8時間の床上安静を守るように伝え、排泄や日常生活の支援を行う。

画像検査・造影検査

腎・尿路造影検査
urography

🌿 腎・尿路造影検査とは

- 造影剤を注射すると、数分後には腎臓から尿として排泄される。
- 造影剤を含んだ尿は腎盂に一時停滞し尿管を経て膀胱にためられた後、尿道から体外へと排出される。このような過程を経時的に撮影する。

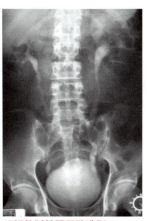
■経静脈性腎尿路造影

🌿 異常が示唆する疾病・病態

- 尿路系全域の形態、排泄の機能、尿路の通過状態、尿路結石や腫瘍、炎症。

🌿 看護の必要性

- 検査が円滑に行えるように前処置を整えて検査に臨む。

🌿 検査時の看護のポイント

- 検査開始3時間前から絶食とする。
- 診断能の高い造影像を得るため、腸内ガスを少なくする薬と下剤を、前日に服用してもらう。
- 造影剤を腕の静脈から注入して検査を開始することを伝え、ヨード過敏症がないか、喘息、蕁麻疹など、アレルギー体質でないかを確認する。
- 造影剤注入前と注入後5分間隔で計5回の腹部撮影を行うことを伝える。
- 検査終了後は水分を多めに摂って造影剤が尿中に排泄されるのを促進させる。

★放射能とは
- 放射線を出すアイソトープ（α線・β線・γ線等）を含んだ物質を放射性物質といい、原子核が放射線を出して他の種類の原子核に変わる性質（その現象を壊変、崩壊という）、能力を放射能という。
- 身近で使われている放射性同位元素（RI）には、夜光塗料・蛍光灯のグロー管・煙探知器などがある。

血管造影検査（アンギオグラフィー）
AG：angiography

血管造影検査とは

- X線を通しにくい造影剤を目的の血管に流し込んでから、X線撮影をする検査である。
- 造影剤の入った部分の血管の形をはっきりと写し出すことができ、血管の走行・形状・分布などがわかるため、血管の異常や臓器の形体、機能異常、腫瘍についてはその部位、良性か悪性かの診断も行える。
- 造影剤をどこに入れるかによって、動脈造影法と静脈造影法に分けられる。

1. 血管造影検査法の仕組み

- 一般的には、手や足の血管からワイヤーを使って管（カテーテル）を入れ、遠く離れた脳や心臓まで血管の走行に沿って推し進めていき、目的の部分の血管に達したところでカテーテルから造影剤を流し込む方法（セルディンガー法）が多く用いられている（34頁参照）。
- ワイヤーは、よれたりねじれたりしないため、これを導線として血管の中をたどっていくことで、柔らかいカテーテルを目的の血管まで自在に到達させることができる。

2. インターベンショナル・ラジオロジー（IVR）

- 血管造影検査法の手技を使って、目的の血管の内部から治療を行うのが、インターベンショナル・ラジオロジー（IVR）である。
- 動脈硬化などで狭くなった血管を広げたり（血管形成術）、コイルを詰めて血管が破れる恐れのある動脈瘤に血液が流れ込まないようにしたり、癌組織に栄養を与える血管の血液を遮断する（血管塞栓術）といった治療を行う。
- 抗癌薬や血栓を溶かす薬を、動脈から直

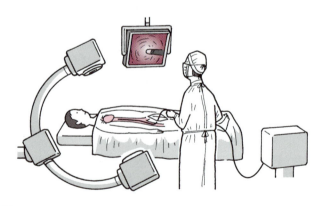

■心臓血管造影

接患部に注入することもできる。
3．検査時間
- 血管造影のみの場合：約1時間程度かかる。
- 治療まで行う場合：数時間かかる。

検査が示唆する疾病・病態

- 脳血管障害：動脈瘤、血管腫、血管奇形、血管閉塞、動脈硬化、クモ膜下出血、硬膜内・外血腫、脳梗塞。
- 腫瘍：脳腫瘍。
- 外傷：交通事故等の頭部障害。
- 肺：肺癌、肺梗塞、気管支疾患、縦隔腫瘍。
- 肝臓・膵臓：肝硬変、肝腫瘍、門脈圧亢進症、膵腫瘍。
- その他：腎臓、泌尿器系腫瘍、子宮癌、骨腫瘍、四肢血管狭窄。

看護の必要性

- 前処置を確実に行って検査に臨むことと、血管の状況で検査時間が延長したり、処

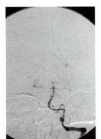
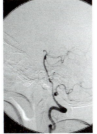

正面像　　　　　側面像
■脳血管撮影
椎骨動脈 - 後小脳動脈分岐部動脈瘤の症例

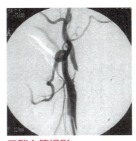

■脳血管撮影
内頸動脈狭窄の症例

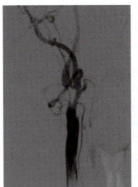
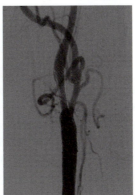

術前　　　　　　　術後
■ステントによる内頸動脈狭窄の拡張術

置が行われること、また、検査後にも出血など二次的な状態が起こりやすいので観察を密に行う。

🌸 看護のポイント

- 造影剤を使用するので、薬剤に含まれるヨードアレルギーのある患者には行えない。また、重篤な甲状腺機能障害、腎機能障害のある患者も同様に検査を行うことができないので、確認を十分に行う。
- 検査・治療の3〜4時間前から、食事・水分は摂らないように指導する。薬も原則として服用しない。
- 検査前に排尿を済ませる。
- 検査前に、カテーテルを挿入する部分の剃毛を行う。
- 検査前に検査着に着替え、血管造影室に入る。
- カテーテルを挿入するための小さな穴を皮膚に開けるので、その部位に痛み止めを注射する。
- 局所麻酔なので、意識は保たれる。不安や不都合は遠慮なく伝えるように説明する。
- 造影剤を注入して気分が悪くなった時は、がまんせずに医師や看護師、放射線技師に伝えるように指導する。
- カテーテルを挿入する場所は、一般的に肘関節か、股関節の血管が用いられる。
- 検査後に、カテーテルを挿入した部分から、手先、足先側にしびれなどの異常を感じた時は、遠慮なく、すぐに医師、看護師、放射線技師に伝えるように指導する。
- 検査後、カテーテルを挿入した部分の関節を動かすと、出血を起こしたり、痛みが出る場合があるので、しばらくの間、曲げ伸ばしをしないように指導する。
- 股関節からカテーテルを入れた場合は、検査後6時間は絶対安静であることを伝える。肘関節からなら2〜3時間は絶対安静となることを伝える。
- バイタルサインの測定と一般状態の観察カテーテル挿入部の観察を行う。
- 造影剤の排泄を促すために、水分を多めに摂取するように指導し、摂取状況を確認する。

★脳梗塞発症直後にCTで診断できないのはなぜ？

- 血栓や塞栓、狭窄により脳血管の血流がストップすると、栓が堰となり血管の圧力（血管の透過性）が高まる。すると血清タンパクが漏出し、水分が細胞外腔にたまる。
- 脳血流の遮断で血液脳関門（BBB：脳毛細血管を構成している内皮細胞）が破綻し、細胞膜のイオンの出入りが障害されて、細胞内に水分がたまり脳浮腫（水分：低吸収）が発生する。
- 脳実質の虚血により、浮腫性変化をきたした後でないと、CTでは脳梗塞を描出できない。こうした変化は、脳梗塞の発症後、6時間ほどかかるため、発症後6時間未満の脳梗塞巣はCTには写らない。
- X線は、原子番号の大きいものほど吸収されやすく、X線を透過しない（高吸収：骨や血液、石灰化などは白く見える）。一方、空気や水、髄液、脂肪、梗塞などはX線が透過し、ほとんど吸収しない(低吸収：黒く見える)。脳実質は等吸収という。

画像検査・造影検査

コンピュータ断層撮影
CT : computed tomography

コンピュータ断層撮影とは

- 人体の横断面を輪切りにするようにX線をあてて得た透過率などの情報をコンピュータで解析し、正確な断層画像を合成して、体内の病変を調べる検査である。
- X線は物体を透過する性質があり、体にあてると器官や組織ごとに透過率に違いがあるため、陰影の濃淡として画像を撮影することができ、脳梗塞や脳出血などの頭蓋内疾患をはじめ、腹部や胸部など全身のあらゆる部位の疾患の診断に利用される。

1．検査方法
- CT装置のベッドに仰臥位となる。
- ベッドごとガントリーという大きな円筒状の部分まで移動する。
- 撮影開始（回転するX線管球がからだの横断面にX線を照射）する。

2．検査時間
- 撮影枚数にもよるが10〜20分かかる。

異常が示唆する疾病・病態

- 血管疾患（脳梗塞、脳出血、クモ膜下出血、動脈瘤など）、頭部外傷、全身の腫瘍（肺癌、肝癌、腎癌、リンパ腫など）、結石など。

看護の必要性

- 検査がスムーズに進むようにベッド上では静臥を心がけるように説明し、不安が強ければ被曝防止プロテクターを着用し付き添う。

検査時の看護のポイント

- X線による放射線被曝の危険があるので、妊娠している可能性のある人は事前に申し出るように伝える。
- 造影剤を使う場合、ヨード系薬剤でアレルギー反応を起こしたことがあるかないかを確認する。
- 検査時は金属類をすべて取り外す。金属のついている下着もはずし検査着を着用する。
- X線照射時には、動かないように指導する。
- 胸部・腹部検査や造影ＣＴ検査の前には食事制限がある。造影予定の患者には食事摂取の有無を確認する。

> ★ヘリカルCT（螺旋CT・スパイラルCT）とは
> - 従来のCT装置は、X線管球のあるガントリーと呼ばれる大きな円筒状の部分へベッドを少しずつスライドさせてはいったん止め、X線を照射することを繰り返していた。しかし、このヘリカルCT装置では、X線管球自体をらせん状に回転させながらX線を照射することにより検査時間の大幅な短縮や連続した正確な情報を得ることができ、診断の質が高まった。

磁気共鳴画像撮影
MRI : magnetic resonance imaging

🍃MRI とは

- 体内に存在する水素原子核は、大きな磁場の中ではある特定の周波数で振動する。磁気共鳴の仕組みは、これと同じ周波数のラジオ波と呼ばれる電磁波を外からあてると、水素原子核は共鳴し、ラジオ波のエネルギーを吸収する。このときラジオ波を止めると、今度は逆に水素原子核から同じ周波数のラジオ波が放出されてくる。このときに放出されるラジオ波をMR信号と呼ぶ。
- MRI検査はMR信号を収集してコンピュー

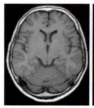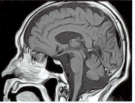

■ MRI画像

タ解析し、画像化する検査で、筋肉や脂肪、血管系などの柔らかい部位の変化の撮影に優れている。
- 組織により水素原子の密度の差があることから立体的に各臓器を写し出せ、骨は水素原子が少ないので見えないが、骨に囲まれた脳や脊髄、骨盤内臓器や軟部組織なども鮮明な画像が得られ、病変部の観察や診断に利用することができる。

1．検査方法
- MRI装置に付設するベッドに横になる。
- ベッドごとガントリーという大きな円筒状の部分まで移動させる。
- そこから強力な磁気をあて撮影が開始される。

※造影剤を静脈から注入して撮影すること

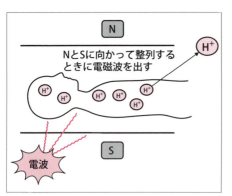

■ MRIの仕組み

■ MRI検査の利点（対：X線、CT検査）
1．磁気や電波は骨に邪魔されないので、脳や脊髄の鮮明画像が得られる
2．X線を使用しないため、被曝の心配がない
3．血液の流れまでも調べることができる
4．撮影方向が多様なため、あらゆる部位の任意の鮮明な断層画像が得られる

もある。

2. 検査時間
● 20〜40分かかる。

異常が示唆する疾病・病態

● 血管疾患（脳梗塞、脳出血、クモ膜下出血、動脈瘤など）、頭部外傷、全身の腫瘍（脳腫瘍、肺癌、肝癌、腎癌、リンパ腫など）、結石、腰や関節の異常など。

看護の必要性

● 検査では強力な磁場が発生するので磁気に影響する物の着用、装着（医療器具を含む）にくれぐれも注意し安全で円滑な検査に心がける。

検査時の看護のポイント

● 電磁波を使用するため、心臓ペースメーカーをつけている人は検査を受けられない。
● 手術で体内に医療用金属類を埋め込んでいる人は危険な場合があるので、必ず医師の指示を受ける。
● クレジットカードなどの磁気カードは磁気の影響で使用できなくなるので、検査室に持ち込まない。
● 造影剤を使う場合、ヨード系薬剤でアレルギー反応を起こしたことがないか確認する。
● 強力な磁気を使用するので、金属製のものや金属を含む以下のものについて持っていないか身に着けていないかを確認し、MRIの吸着・火傷事故に注意する：車椅子やストレッチャー、点滴スタンド、輸液ポンプ、酸素ボンベなど金属製の医療器具。入れ歯やカイロ、ホッカイロ、湿布剤、ヘアピン、ネックレス、時計、指輪、イヤリングやピアス、メガネ、コンタクトレンズ、ペデュキア、マニュキア、金属を含む化粧品、補聴器、かつら、ピップエレキバン、金属の付いた下着などの生活用品多種。
● ガントリー内では工事現場のようなドーンという音が連続で聞こえるが、検査終了まで動かないで静臥するように説明する。

★ MRI検査と医療機器の使用可否分類
● 2005年に米国材料試験協会（ASTM）が設定したMRI適合性試験結果の3分類表示がある。

MRI検査を行うことはできない
国内で使用されている徐脈治療用ペーシングシステムのほとんどは、MRI検査に対応しない医療機器として、このカテゴリーに属する

安全にMRI検査を行うことができる
MRI検査に影響のない医療機器（プラスティック製のもの）

一定の条件の下で、MRI検査が可能
特定の使用条件、特定のMRI環境下におけるMRI検査が可能。「条件付きMRI対応ペースメーカー」はこのカテゴリーに属する

陽電子放射断層撮影
PET : positron emission tomography

🌹 PET とは

- 癌細胞は通常の細胞よりも増殖スピードが速いため、正常細胞の3～8倍のブドウ糖を必要とする。細胞のエネルギー源となるブドウ糖に似た糖に放射性物質を結合させた検査薬（フルオロデオキシグルコース：FDG）を静脈注射し、その薬が発する放射線（ガンマ線）を特殊なカメラを使って外部から検出し画像化する検査がPETである
- 癌のあるところから放射線が多く放出され、白黒の場合は黒く、カラー画像では明るく映し出される。
- PET検診で最もよく発見される癌は、甲状腺癌と肺癌で、その他、食道癌、肝臓への転移癌、子宮癌、卵巣癌、悪性リンパ腫などの発見に有用とされる。
- 癌以外では、アルツハイマー病、心筋梗塞の発見・診断に有用である。
- 検査は、苦痛がほとんどなく一度の検査で全身を調べることができ、小さな癌も発見することができる。

🌹 異常が示唆する疾病・病態

- 白黒画像：癌が黒く描出される。
- カラー画像：癌が明るく描出される。

🌹 検査の流れと看護のポイント

- 検査前日から検査までの間、激しい運動や飲酒は控える。
- 検査前4～6時間は絶飲食（糖分の含まれるガムや飴もダメ。飲水は可）とする。
- 痛みのない検査であることを十分に理解して不安を取り除く。
- FDGの静脈注射後は1時間ほど安静にする（体内に入ったFDGを全身にいきわたらせ癌細胞に多く取り込ませる）。
- 20～30分で撮影が終了するので、その間は動かないように注意する。
- 撮影終了後、2時間ほどは周囲の人に放射線被曝の恐れがあるので休憩する。
- 軽食程度の飲食が可能である。
- 妊娠あるいは授乳中の場合は、胎児への影響、および授乳による乳児への影響があるため医師に申し出る。
- 血糖がコントロールできていない場合、正しい検査結果が得られない。直前などの血糖値が高い場合、必ず担当医に報告する。糖尿病薬を内服あるいはインスリン注射を行っている場合は検査終了まで使用中止とする。
- 点滴をしている場合は、補液パックの成分に糖分が混入されていないか確認する。

画像検査・造影検査

シンチグラフィー
scintigraphy

🌸 シンチグラフィーとは

- 微量の放射線を出す放射性同位元素（RI：ラジオアイソトープ）を患者に投与し、その体内での分布を外部から画像や数値としてとらえて、形態、病態の把握、治療効果、判定に役立てる検査方法である。
- 用いるRIによって体内での動きや分布が異なることを利用して各臓器の形態や血流・代謝の状況、腫瘍の原発巣、骨や多臓器への転移などがわかる。

1．RIの特徴

- RIは、圧力や温度、化学的な処理など外部から加えられた条件に関係なくひとりでに放射線を出して他の種類の原子核に代わる。
- 原子核がα線、β線、γ線等の放射線を出して他の原子核に変わる性質を壊変、崩壊といい、RIは細胞分裂の盛んな部位に集まる（集積という）。
- RIは一定の時間で放射能が半分ずつに減少する性質がある。半分に減少する時間を半減期といい、短命である。

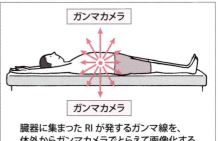

臓器に集まったRIが発するガンマ線を、体外からガンマカメラでとらえて画像化する

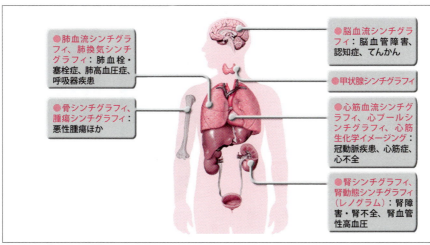

■シンチグラフィの種類

■放射線医薬品の種類と半減期

RI	半減期	通称
^{67}Ga	3.261 日	ガリウム
^{99m}Tc	6.01 時間	テクネ
^{111}In	2.805 日	インジウム
^{123}I	13,27 時間	123 ヨード
^{131}I	8.021 日	131 ヨード
^{133}Xe	5.243 日	キセノン
^{201}Tl	72.91 時間	タリウム

2．検査法と検査時間

- RI 投与後（多くは静脈注射による投与）、一定の時間の後にガンマカメラの下に寝て撮影を行う。
- 1 回の検査時間は臓器により、機器の性能により異なる。5 分から 1 時間と幅が広い。

🌿 骨シンチグラフィー

- 骨腫瘍、癌の骨転移、炎症箇所の検索、骨の外傷・骨折などの診断で行われる。

1．検査法
- 食事制限等の前処置はない。
- RI を注射して約 4 時間後に撮影する。
- 膀胱に尿がたまっていると薬液により画像が黒く映るので水分を摂って尿量を増やし、撮影前に排尿を済ませる。

2．検査時間
- 30 分ほどかかる。

🌿 ガリウムシンチグラフィー

- 臓器やリンパ節などの腫瘍や炎症、発熱の原因検索で行われる。

■検査部位と検査開始時間
※ガリウム使用の場合、注射後 2〜3 日後の検査となる。

検査部位	注射後、検査開始時間
脳血流	15〜40 分後（使用薬剤により 5 分後）
肝臓	10 分後
腎臓	2 時間後
骨	2〜3 時間後
肺	5 分後
心筋	5 分後
副腎	7〜8 日後

1．検査方法

- ガリウムシンチグラフィーは、RI シンチグラフィーの静脈注射日と撮影日が異なり、3 日後の撮影となる。
- ガリウムは消化管に排泄されるため、検査まで毎日下剤を服用する。
- 撮影前日は注腸食とする。
- 撮影当日は絶食とする。

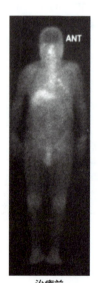 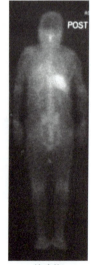

治療前　　　　　治療後

■ガリウムシンチグラフィー
小脳部分に淡い陽性部分がみられる。転移性小脳腫瘍である。

- 撮影前に浣腸を行う。

2．検査時間
- 1時間ほどかかる。

甲状腺シンチグラフィー

- 甲状腺の形状、大きさ、位置異常、悪性腫瘍の診断、治療の経過の判断で行われる。

1．検査方法
- 使用する薬剤により前処置や撮影方法が異なる。

1) ヨードカプセルの場合
- 前々日：ヨード禁食とする。タラ・カキ、牛乳、牛乳加工品、海藻類、小魚、動物の内臓、大豆、にんじん、ホウレンソウなどヨードの含まれる食品を摂取しない。
- 当日：朝絶食とする。10時にヨードカプセルを内服し、3時間後に検査する。
- 仰臥位で20分撮影する。24時間後に撮影することもある。

2) 塩化タリウムの場合
- 当日：朝絶食とする。それ以外の処置はない。
- 仰臥位で急速静脈注射をし撮影する。2時間後に撮影することもある。

3) テクネシウムの場合
- 当日：特に処置はない。仰臥位で静脈注射し、10〜30分後に10分ほど撮影する。

2．検査時間
- 10〜20分ほどである。

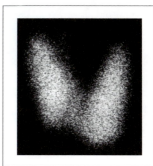

■甲状腺シンチグラフィー

★肺シンチグラフィーとは
- 肺血流の分布や肺換気能を調べる核医学検査で、肺血流シンチグラフィーと肺換気シンチグラフィーがある。
- 肺血流シンチグラフィーは、^{99m}Tcを用い、テクネシウムが肺の毛細血管に一時的にとどまる性質を利用して、分布状態を知ることで、肺塞栓症の診断・治療効果判定、肺高血圧症・閉塞性肺疾患・肺癌・大動脈炎症候群などの診断に用いられる。
- 肺換気シンチグラフィーは^{133}Xe（キセノン）ガスあるいは^{81m}Kr（クリプトン）ガスを吸引しながら行う検査で、これらのガスが肺に分布し、呼気中に排泄されるため、肺換気能を調べることができる。閉塞性肺疾患などのびまん性肺疾患の換気評価、肺塞栓症の診断、気腫性囊胞や気道閉塞部位の診断、肺手術後の機能評価に用いられる。

内視鏡検査

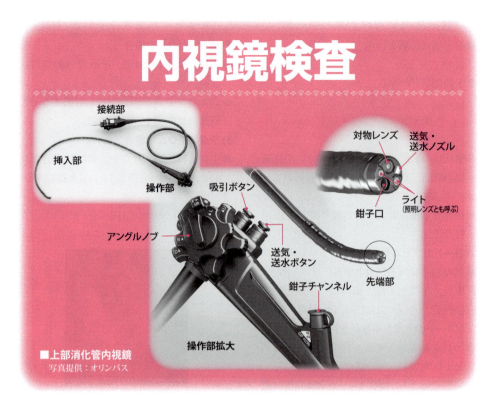

■上部消化管内視鏡
写真提供：オリンパス

消化管内視鏡検査
esophagogastroduodenoscopy

消化管内視鏡検査とは

- 口または鼻からファイバースコープを挿入し、上部消化管（食道・胃・十二指腸）の粘膜面の色調の変化や粘膜の微細な凹凸に異常がないかを、直接観察して調べる検査である。
- スコープの鉗子口を通して直接組織をとり（生検）、詳細に検査ができ、止血、ポリペクトミー、異物除去などの治療も行える。
- ファイバースコープは、細いもので外径約4〜5mmで、コンパクトになり患者の苦痛の軽減が図られている。
- 検査には、一般検査（経口内視鏡、経鼻内視鏡）と特殊検査・治療（内視鏡的切除術、超音波内視鏡：病変が組織のどの程度の深さまで達しているかを調べるなど）がある。

胃内視鏡検査とは

- 胃のバリウム検査（上部消化管X線造影検査）を行った結果、癌や潰瘍が疑われた時に行う確定診断のための最終検査で、ファイバースコープ、もしくは電子内視鏡により行う。
- 電子内視鏡の場合、細い内視鏡の先端に超小型テレビカメラ（CCD）が付いているので、テレビモニターに映像が映し出され、複数の医師が同時に病変を見て、診断・治療を行うことができる。

1．検査の禁忌
- ①消化管穿孔の患者、②消化管に高度の炎症（腐食性食道炎など）のある患者、③咽頭・食道上部の通過障害のある患者、④重篤な心肺疾患のある患者。

2．検査の方法
- 検査台に体の左側を下にして横になり、マウスピースをくわえてもらう。
- 先端にレンズの付いたファイバースコープを挿入する。先端が喉を通るとき、一瞬息がつまる感じがあるが、通ってしまえば苦痛はない。
- 観察、生検（擦過）後、ファイバースコープを通して止血薬を胃の中に散布し、空気を吸引し、ファイバースコープをゆっくり抜いて検査は終了となる。
- ※検査が終了しスコープが抜去された直後に上を向くと唾液を誤嚥することがあるので注意をする。

3．検査による合併症
- 胃・十二指腸穿孔：深い潰瘍や癌などがある場合に起こりやすい。
- 出血：内視鏡検査や生検などで粘膜下の血管を傷つけた場合起こることがある。
- 咽頭麻酔によるショックなど（救急カートを準備しておく）。

4．検査時間
- およそ10〜15分、検査後20分くらいは安静を保つ。

異常が示唆する疾病・病態

- 逆流性食道炎、アカラシア、食道静脈瘤、食道癌、悪性黒色腫、バレット食道、食道カンジダ、マロリーワイス症候群、胃炎・胃潰瘍、アニサキス症、胃静脈瘤、胃癌、十二指腸潰瘍、乳頭部癌など。

看護の必要性

- 患者の不安を軽減する。
- 患者の状態を確認し、安全に検査が終了するようにする：病歴、出血凝固系の検査データ、心臓や肺の重大な疾患の有無、緑内障・前立腺肥大の有無、抗凝固薬（ワルファリンカリウム：ワーファリンや塩酸チクロピジン：パナルジンなど）の服用の有無など。

看護のポイント

- 前日21時より絶食であるが、検査当日1時間前まで水分は可能である。
- 基本的に検査当日の薬は中止する。糖尿病患者のインスリン・経口血糖降下薬も絶食のため中止する。医師の指示に従う。
- 排泄を済ませ、メガネ・入れ歯などの金属類を外して検査室へ誘導する。
- 既往歴・アレルギーの再確認を行う。前

立腺肥大、心疾患、緑内障、糖尿病、内服抗凝固薬の有無などによってブスコパンやキシロカインが使えないなどがある。
- 座位になり泡沫粘液除去剤（シメチルポリシロキサン：ガスコン）を飲んでもらう。
- キシロカインビスカスを喉にためて5分後に出しキシロカインスプレーにて麻酔を行う。スプレーは8％と濃度が高く、吸収も早いため、ショックに注意する。
- ブスコパン（胃液分泌抑制と胃運動抑制の目的）の筋注を行い、左側臥位になってもらう。
- ※ブスコパン禁忌患者（心疾患や緑内障、前立腺肥大、高齢者など）にはグルカゴンを使用する。
- 不安の強い人、反射の強い人などには、鎮静薬が使用されることがある。
- 医師によりマウスピースをセットしテープで固定後、内視鏡を挿入する。
- ※内視鏡検査中は口がきけないので、つらい時は手を挙げてもらうなど方法を決めておく。唾液は飲みこまず膿盆に出すように説明する。苦しさのあまり、患者がスコープを手でつかんだり、引き抜こうとすることがある。表情や姿勢などをよく観察する。
- 内視鏡抜去後バイタルサインを測定し、うがいをしてもらう。
- ふらつきがなければ歩行可である。
- 内視鏡検査後の飲食・飲水を医師に確認し、患者に説明する。
  ① 通常は、咽頭麻酔が残るため検査後約1時間は禁飲食である。
  ② 飲食開始時は、まず水分を少量飲んでみて、むせないことを確認してから飲食してもらう。
  ③ 生検を行った場合は1時間30分～2時間後以降に飲食してもらう。
  ④ その日のアルコール飲用は控えるように説明する。

★大腸カプセル内視鏡

- 大腸カプセル内視鏡は、長さ26mm、幅11mmで、これを飲み込むと、消化管の蠕動運動によって体内を進み、およそ10時間後に肛門より排泄される。
- 腸の動きが遅いときは毎秒4枚、早い時は毎秒35枚の画像を撮ることができ、画像は腹部に貼ったアンテナからデータレコーダーに送信される。
- メリット：口から飲み込むだけなので身体的な負担が少なく、簡便に実施できる。
- デメリット：組織採取やポリープ切除は行えない。大量の下剤服用が必要である（4L：大腸内視鏡の2倍）。内視鏡を自由に動かせない。カプセルが詰まって出てこない場合は手術が必要となる。

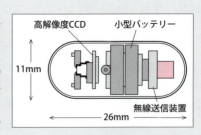

内視鏡検査

気管支鏡検査
bronc : bronchoscopy

気管支鏡検査とは

- 直径6mm程度の柔らかく折れ曲がるファイバースコープを使い、口または鼻から喉の奥を通って、空気の通り道の気管支を観察し、肺の疾患の診断をする。

1. 検査方法

- ファイバイースコープの先端にはカメラとライトが付き、暗くても観察が可能である。また先端には鉗子の出口があり、さまざまな処置が行える。
  ① 気管支洗浄：気管支を生理食塩液20mLぐらいで洗浄する。
  ② 気管支肺胞洗浄：肺の肺胞領域の病変を調べるために150mLの生理食塩液を注入して肺を洗浄する。
  ③ 生検：生検鉗子を使って肺や腫瘍の組織を採取する。
  ④ 擦過：キュレットかブラシで病変部をこすり取る。
  ⑤ 吸引生検・細胞診：吸引生検針を使って気管支壁のむこうのリンパ節を突き刺し検体を採取する。
- 疾病の種類により方法を選んで検査を行う。
  ① 肺腫瘍の疑い：気管支洗浄、キュレット、生検。
  ② 間質性肺炎や好酸球性肺炎、サルコイドーシスなど：気管支肺胞洗浄、肺生検。

2. 検査時間

- 1時間程度はかかる（麻酔法や検査法で異なる）。

看護の必要性

- 検査がスムーズに進むように支援し合併

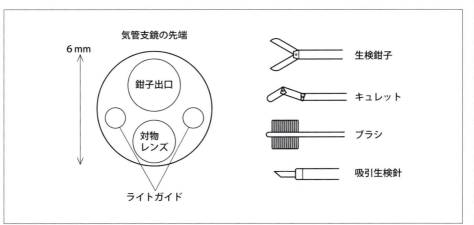

■気管支鏡の先端と鉗子の種類

症の早期発見に努める。

🌿 検査前の看護のポイント

- 医師の検査説明と麻酔の選択を確認する。
- 抗凝固薬（ワルファリン、アスピリン、パナルジンなど）の服用がないか確認する。服用していれば、前もって中止することを伝える。
- 検査当日は、直前の食事が絶食になる。降圧薬や抗狭心症薬は服用する。インスリンなど糖尿病治療薬を服用している場合は服用しないことを伝える。
- 検査前に排尿を済ませ、入れ歯がある場合は外す。
- 唾液、痰などの分泌物を減らす薬（硫酸アトロピン）と鎮静薬（ペンタジン）を筋肉注射する。心臓疾患、緑内障、前立腺肥大のある場合は、薬剤の変更がある。
- 麻酔方法の選択を確認する。
  - ①局所麻酔：咽頭反射や咳反射を抑えるために、局所麻酔薬（キシロカインスプレー）を噴霧し、喉と気管の麻酔を行う。咽頭の麻酔と局所麻酔薬を呼吸に合わせて吸うことで気管の中まで麻酔できる。
  - ②静脈麻酔：点滴をしながら点滴ラインから麻酔薬（ドルミカム）を注射（静脈麻酔）して、眠った状態で検査をする。ある程度の呼吸抑制があるので、酸素吸入と酸素飽和度のモニターをしながら行う。準備に時間がかかることや検査中のことをほとんど覚えていない人が多いが、楽に検査を受けることができる。

🌿 検査時の看護のポイント

- 麻酔が効きにくい場合や麻酔をしなかった場合は、マウスピースをくわえて、目に麻酔など薬が入らないように目隠しをして検査を始める。
- 検査中は口からファイバーが入っていくので声が出ない。苦しい、あるいは咳が出そうな時、喉に痰がたまった場合は手で合図をするように説明する。
- 意識がある場合に右向き、左向きなど体位変換に協力してもらえるか確認する。

🌿 検査後の看護のポイント

- 静脈麻酔（ドルミカム）を使用した場合、検査終了後麻酔を覚ます薬（アネキセート）を注射する。
- 生検など出血を伴う処置をした場合、処置をしたほうを下にした側臥位で1時間安静が必要である。
- 局所麻酔薬（キシロカイン）は検査直後は全身的にも効いている。生検をしていなくても1時間は安静にする。ふらふらする場合があるので転倒に気を付ける。
- 検査後2時間以内の、水分、食事の摂取はやめる。うがいはかまわない。局所麻酔薬が2時間ぐらいは効いているので水を飲んでむせることがある。
- 2時間たった時点で水を一口飲んで、むせなければ麻酔が切れた証拠なので食事をしてもかまわない。
- 検査後、抗菌薬、止血薬を必ず飲む。検査後には、熱が出たり、痰に血液が混ることがある。

- 副作用や合併症の観察を行う。
  - ①麻酔に伴う副作用：一過性であるが、局所麻酔薬（キシロカイン）の中毒症状（血圧低下、意識混濁、痙攣、不随運動を）起こすことがある。
  - ②麻酔薬のアナフィラキシーショック（薬に対するアレルギー反応による突然の血圧低下）を起こすことがある。
  - ③組織検査のために検体を採取する際に出血が認められることがある。検査後の血痰出現は多いが、多くの場合、自然に止まる。長いと1週間ぐらいかかる。出血量が多い場合は知らせるように指導する。
  - ④検査当日に38℃前後の発熱を認めることがあるが翌日には解熱する。翌日以降も続くようであれば知らせるように説明する。
  - ⑤検査後、喉の違和感や痛みを認めることがあるが、一過性である。
  - ⑥経気管支肺生検の際に肺をおおっている胸膜に穴があき、気胸（胸腔内に空気が入り肺が縮むこと）を起こすことがある。咳、呼吸困難が出現し、ひどい場合は知らせてもらうように説明する。
  - ⑦間質性肺疾患の種類によっては、気管支肺胞洗浄後に増悪が起こることがある。呼吸困難などの異常徴候がないか観察する。

★気管支の区域

- 気管は、喉頭から左右の気管分岐部までの約10cmの細長い管で、気管支は左右に分岐し、右気管支は左気管支に比べて、短く、太く、分岐より肺門に至る傾斜が急で（右20度、左40〜50度）、飲み込まれた異物は、右気管支に流れることが多い。右肺の肺炎が多いのはこのためである。

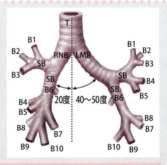

右肺	左肺
右上葉気管支	左上葉気管支
1 肺尖枝 (B1) Apical br.	1 肺尖枝 (B1) Apical br.
2 後上葉枝 (B2) Posterior br.	2 肺後枝 (B2) Posterior br.
3 前上葉枝 (B3) Anterior br.	3 前上葉枝 (B3) Anterior br.
右中葉気管支	
4 外側中葉枝 (B4) Lateral br.	4 上舌枝 (B4) Superior br.
5 内側中葉枝 (B5) Medial br.	5 下舌枝 (B5) Inferior br.
右下葉気管支	左下葉気管支
6 上-下葉枝 (B6) Superior br.	6 上-下葉枝 (B6) Superior br.
7 内側肺底枝 (B7) Medial basal br.	7 内側肺底枝 (B7) Medial basal br.
8 前肺底枝 (B8) Anterior basal br.	8 前肺底枝 (B8) Anterior basal br.
9 外側肺底枝 (B9) Lateral basal br.	9 外側肺底枝 (B9) Lateral basal br.
10 後肺底枝 (B10) posterior basal br.	10 後肺底枝 (B10) posterior basal br.

大腸内視鏡検査
colon fiberscopy

🌿 大腸内視鏡検査（大腸ファイバー）

- 屈曲自在なファイバースコープを肛門から盲腸まで挿入し、戻ってくる時に小腸末端から肛門まで全大腸を観察する検査である。

1．検査内容
- 隆起性病変（ポリープなど）や腫瘍がないかどうか、また、下痢や血便、腹痛などの症状の原因となるような病変がないかを精密に検査する。
- 必要に応じて、病変組織の生検や小切除（ポリープ切除など）が行われる。

2．検査の禁忌
- 腸管穿孔、もしくはその危険性が非常に高い腸閉塞。

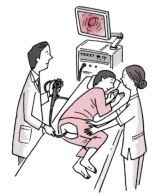

- 中毒性巨大結腸症。
- 重篤な炎症性疾患。

3．検査時間
- 15分～1時間である。

4．前処置
1) **PEG液**（ポリエチレン含有非吸収性非分泌性電解質配合剤）を使用した前処置

■検査の対象
1. 大腸X線検査で異常を指摘された：ポリープ・腫瘍・潰瘍
2. 便に血が混じっている：大腸癌検診で便潜血陽性のとき
3. 肉眼的にあきらかな血便が出た
4. 種々の治療にもかかわらず下痢が続く
5. 下痢、便秘が交互にみられる
6. 便柱（便の太さ）が急に細くなった
7. 下腹部を中心とした痛みや不快感が持続する

■検査の可否判断を要する状態
1. 心疾患・緑内障・前立腺肥大症・アレルギー体質の患者
2. 胃の手術を受けたことのある患者
3. 人工透析中の患者

- 検査前日は繊維の少ない食事をとる。特に、海藻類、コンニャク、トマト（皮）、トウモロコシ、種のある果実などは避ける。
- 前日夜9時に下剤センノシド（プルゼニド2錠）を内服する。
- 検査当日の朝食は軽くするか、もしくはとらない。
- 来院時、メトクロプラミド（プリンペラン2錠）を内服する。
- PEG液（ニフレック）を2000mLの水で溶解し、1回につきカップ1杯（350mL）を、15～20分で6回に分けて、2時間かけて服用する。
- 通常、1時間後に排便が始まり、排便が完了して透明の水のような下痢になったら検査が可能である。

2) 従来法
- 検査前日21時に下剤を内服してから検査終了まで、禁食とする。
- 飲水は、お茶や紅茶程度ならば検査当日の朝9時まで口にできる。牛乳やジュースは控えてもらう。
- 検査前日の夕食は軽くする場合や決められた検査食を食べていただくことがある。

異常が示唆する疾病・病態
- 大腸癌、ポリープなど多くの大腸疾患。

看護の必要性
- 苦痛に対する不安や羞恥心を抱きがちなので、訴えの内容に十分に耳を傾け、検査の必要性をよく理解してもらいつつ、精神的に安定した状態で検査を受けられるよう援助する。

看護のポイント
- 検査着に着替える。検査着の下には、お尻にスリットの入ったディスポのパンツを着用してもらう。
- 検査室へ移動し、ストレッチャーの上に横になる。
- バイタルサインを測定しながら緊張の緩和を図る。
- 静脈麻酔が施行される。
- 腸管内が観察しやすいように腸管内に空気を入れる。
- キシロカインゼリーを挿入機器や肛門にたっぷりと塗布しファイバーが挿入される。
- 検査は観察のみであれば短時間で終了する。検査後はストレッチャーの上で眠ったまま、リカバリースペースへ移動する。普通は1時間ぐらいで覚醒するが、個人差がある。
- 検査終了後は少し腹部が張った感じがするがガス（おなら）が出れば改善する。
- 食事は特別な処置（ポリープ切除等）をした場合を除き、普通にとってよいことを伝える。

神経・運動系の機能検査

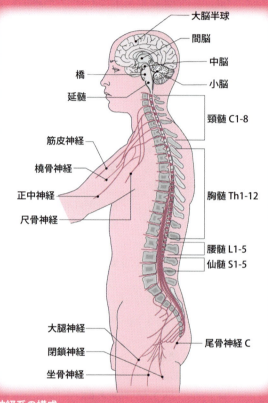

■神経系の構成

脳幹反射テスト
brain-stem reflex test

🌿 脳幹反射テストとは

●脳幹反射テストは、刺激を与えて、脳幹の機能を調べるテストである。

●脳幹は、間脳（視床・視床下部）、中脳、橋、延髄からなる重さ200gの太い幹状の組織で、嗅神経以外の重要な神経（感覚神

神経・運動系の機能検査

経や運動神経）が集まって、脳と全身を中継して、生命を維持する中枢である。
- 視床：嗅覚以外の視覚や聴覚などの知覚情報を大脳に伝える。
- 視床下部：自律神経系や内分泌系の中枢で、代謝、体温、呼吸、消化、性を司る。
- 間脳：視覚や聴覚の中継点で眼球運動や体の調節している。
- 橋：顔面神経の中継点で、咀嚼運動、呼吸を調節している。
- 延髄：心臓や血管、呼吸の運動中枢があり、生命維持に必要な神経核がある。
- 脳下垂体：ホルモンの分泌を司る。
- 脳幹網様体：延髄から間脳（視床）の間（脳幹全体）にあり、意識を維持し、覚醒と睡眠のサイクルの調節や神経系全体を調節する。

看護の必要性

- 障害による生活や体への影響を把握して適切な援助を行う。

看護のポイント

- 反射障害の意味を理解して看護を展開する。
  ① 対光反射障害（まぶしくて目が開けられない、物がはっきり見えない）では、患者の目の代わりとなり声かけで状況を伝える。
  ② 角膜反射障害（閉眼できない）では、角膜の乾燥や異物の侵入を防ぎ、角膜損傷、感染を防ぐ。
  ③ 眼球頭位反射障害（正面で物を見ることができない）では、患者の目の代わりとなり声かけで状況を伝え、危険などを回避する。
  ④ 催吐反射障害（誤嚥しても嘔気反射が起きない）では、摂食による誤嚥防止に努める。
  ⑤ 網様体脊髄反射障害（遠近感が取れない）では、事故防止や日常生活動作の介助を行う。

■脳幹反射テストの種類と方法、判断

反射名	検査法	中枢	正常	異常	反射経路
対光反射	光を瞳孔に当てる	中脳レベル	縮瞳する	縮瞳しない	視細胞→視神経→視神経交叉→視索→外側膝状体→視放線→鳥距溝、中脳上丘、動眼神経核、輻輳中枢核
角膜反射	角膜を綿などで刺激する	橋レベル	閉眼する	閉眼しない	三叉神経→橋→顔面神経
眼球頭位反射	頭を中央から側方へ回転する	橋レベル	眼球が顔と反対側を向く	眼球が顔と同じ方を向く	前庭神経→橋→動眼神経
催吐反射	吸引や舌圧子で舌を刺激する	延髄レベル	嘔気を催す	嘔気が起きない	舌咽神経→延髄→迷走神経
網様体脊髄反射	首の皮膚に痛み刺激を与える	脳幹・視床下部レベル	刺激を与えた側の瞳孔が散大する	瞳孔反射が起きない	刺激→脳幹→視床下部→交感神経核→脳幹→頸部交感神経核→瞳孔散大筋

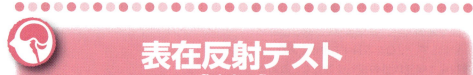

表在反射テスト
superficial reflexe test

表在反射テストとは

- 表在反射テストは、知覚異常を調べるテストである。

- 知覚には触覚、痛覚、温度覚、振動覚、位置覚があり、異常かどうかをチェックして、過敏、鈍麻、消失の3種類で異常を判断する。

- 皮膚の知覚は各神経によって支配されて

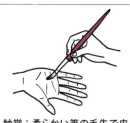

a. 触覚：柔らかい筆の毛先で皮膚に軽く触れ、触れたら患者に「はい」と答えてもらう

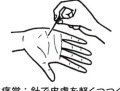

b. 痛覚：針で皮膚を軽くつつく。敏感な部分をいきなりつつくと、その痛みでその後の部位の痛覚が修飾されるので、痛覚鈍麻のある障害部位から始める

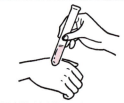

c. 温度覚：試験管に湯（40℃くらい）と冷水（10℃くらい）を入れたものを皮膚に触れ、患者に「熱い」「冷たい」を答えてもらう

■触覚、痛覚、温度覚のテスト

■表在反射テストの種類と方法、判断

反射名	検査法	中枢	求心路	遠心路	正常	異常	異常の意味
角膜反射	脱脂綿で角膜を軽く刺激する	橋	V	VII	閉眼する	閉眼できない	三叉神経障害で消失する
鼻反射	鼻腔粘膜をこよりなどで刺激する	橋〜延髄	V	IX X	くしゃみを催す	くしゃみを催さない	三叉神経障害で消失する
咽頭反射	舌圧子で咽頭を刺激する	延髄	IX X	IX	嘔気を催す	嘔気を催さない	舌咽神経障害で消失する
腹壁反射	針かルーレットで刺激を与える	T5〜T12	T5〜T12	T5〜T12	刺激側に臍が動く	刺激しても動かない	錘体路障害で消失する
挙睾筋反射	大腿内側を下に向かってこする	L1〜2	大腿神経	陰部大腿神経	同側の睾丸が拳上する	刺激しても動かない	錘体路障害で消失する
肛門反射	肛門に指を挿入するか周囲に触れる	S3〜5	陰部神経	陰部神経	肛門括約筋が収縮する	刺激しても収縮しない	陰部神経障害で収縮低下、弛緩する

神経・運動系の機能検査

いるので、軽く刺激を与えて評価し、皮膚の知覚に異常があれば、そこを支配する神経に異常があることがわかる。

- 飲食物の誤嚥や便秘に注意する。
- 漏便・失禁などによる倫理的配慮を徹底する。
- 知覚鈍麻による熱傷や転倒事故に注意する。
- 角膜の乾燥防止に点眼を行う。

🌿 看護の必要性

- 障害による生活や体への影響を把握して適切な援助を行う。

🌿 看護のポイント

■表在感覚の判定

表在感覚	判定
触覚	痛覚鈍麻 hypoalgesia
	痛覚消失 analgesia
	痛覚過敏 hyperalgesia
痛覚温度覚	鈍麻 hypoesthesia
	消失 anesthesia
	過敏 hyperesthesia
	外的刺激の感覚異常 paraesthesia
	自発的な感覚異常 dysesthesia

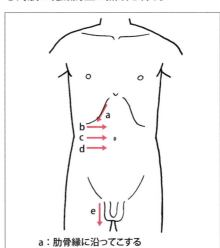

a：肋骨縁に沿ってこする
b：臍と肋骨縁との間を水平にこする
c：臍の高さを水平にこする
d：臍より下を水平にこする
e：大腿内側を下に向かってこする

■腹壁反射と挙睾筋反射

★錐体路、錐体外路とは

錐体路とは

- 大脳皮質から発し延髄錐体を通過する遠心性神経伝導路で、哺乳類における随意運動の指令を伝える主要経路である。
- 大脳皮質の運動野の巨大錐体細胞から出た神経線維が集まったもので、大脳の中の内包を通り延髄に下る。
- 錐体路障害には、筋萎縮性側索硬化症や髄膜炎、脊髄空洞症、髄液減少症などがある。
- 症状としては、深部腱反射亢進や、痙性麻痺（筋緊張亢進）、手・指・足クローヌスの出現等により精神的生活、身体的生活、社会的生活に影響を及ぼす。

錐体外路とは

- 大脳皮質から脊髄に向って下行する運動経路のうち、錐体路以外のものをいう。
- 骨格筋の緊張と運動を反射的、不随意的に支配する働きをし、随意運動を支配する錐体路と協調して働く。
- 錐体外路系が障害を受けると、不随意性の運動が起きるようになる。また随意運動もうまくできなくなる。
- アカシジア（静座不能）、パーキンソン病（筋固縮など）などが生じる。

深部反射テスト
deep reflex test

🌿 深部反射テストとは

- 深部反射とは、腱反射で代表的な上腕二頭筋や上腕三頭筋、腕橈骨筋、アキレス腱など各部の腱（筋肉が骨に接着する部分）を打腱器（ゴムのハンマーなど）で叩くと反射的に筋肉が収縮して起きる反射をいう。
- 脳や脊髄などの神経疾患の場合には亢進し、神経根の神経の疾患では低下する。つまり、膝の例でいえば、脳や脊髄などの神経疾患の場合（亢進）には足が上がりすぎ、神経根の神経の疾患の場合（低下）では足が上がらない。疾患部位によって反射がまちまちとなる。

🌿 看護の必要性

- 障害による生活や体への影響を把握して適切な援助を行う。

🌿 看護のポイント

- 移動や洗顔・食事摂取・排泄行動など日常生活動作を観察して、できない部分を援助する。
- できる部分は必要により強化したり、支援する。
- 転倒や転落などの医療事故に注意する。

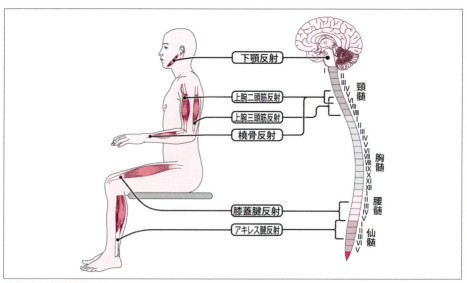

■各種反射と神経経路

神経・運動系の機能検査

■深部反射テストの種類と方法、判断

反射名	検査法	中枢	正常	異常	求心・遠心路
上腕二頭筋反射	前腕を軽く屈曲させ、検者は左手の母指を二頭筋の腱の上に置き、素指をたたく	C5〜6	二頭筋が収縮し、前腕は屈曲する	前腕が屈曲しない	筋皮神経
上腕三頭筋反射	検者の左手で手首をつかみ、前腕を屈曲させ、肘関節のすぐ上の三頭筋の上をたたく	C7〜8	前腕が伸展する	前腕が伸展しない	橈骨神経
腕橈骨筋反射	肘を軽く曲げ、前腕をやや回内位とし橈骨の下端をたたく	C6〜7	前腕が肘で屈曲する	前腕の屈曲が起きない	橈骨神経
尺骨反射	前腕中間位で、橈骨の遠位1/4の円回内筋付着部をたたく	C8〜T1	前腕が回内する	前腕の回内が起きない	正中神経
膝蓋腱反射	腰を掛け下肢をぶらりとさせた状態で膝蓋の下の大腿四頭筋腱をたたく	L2〜4	下肢が伸展する	下肢が伸展しない	大腿神経
アキレス腱反射	検者の左手で足をやや背屈位で保持しアキレス腱をたたく	S1〜2	足が足底側に屈曲する	足の足底側への屈曲がみられない	脛骨神経

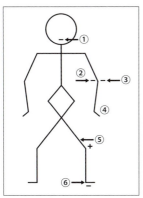

＋＋＋	著明亢進（指で叩打など、ごくわずかな刺激で、誘発できるくらい）
＋＋	亢進
＋	正常
±	低下
−	消失

①下顎反射
②上腕二頭筋反射
③上腕三頭筋反射
④腕橈骨筋反射
⑤膝蓋腱反射
⑥アキレス腱反射

■深部反射テストの評価

運動機能検査
motor function test

- 運動にかかわる重要な機能検査には、筋力、筋肉量、筋トーヌス（緊張）、反射、協調運動、不随意運動による運動（活動）の検査がある。これらに異常があれば、運動障害が起こる。

筋力テスト

- 筋力低下は、上位運動ニューロン（錐体路、皮質脊髄路）→下位運動ニューロン（脊髄前角細胞、α運動ニューロン）→筋肉のいずれの障害でも生じる。

1．徒手筋力テスト（MMT：manual muscle testing）

- 筋力を6段階に分けて評価するテストで、筋力を数値によって表し、異常があれば筋力低下と診断される。筋力の回復経過を判断するために有効だが、筋力テスト単体ではさほど重要とはならない。
- 徒手筋力テストで以下の筋肉を診察する。
  - 頸部：頸部屈筋群、頸部伸筋群など。
  - 上肢：三角筋、二頭筋、三頭筋、手根屈筋、手首伸筋群など。
  - 下肢：腸腰筋、大殿筋、大腿四頭筋、ハムストリング、前脛骨筋など。

2．上肢のバレー徴候

- 一側上肢の軽い麻痺をみるのに用いる。
- 両腕を手のひらを上にして前方に水平に挙上させて、閉眼しそのままにしてもらう。
- 麻痺側の上肢は重力の影響で回内して、だんだん下に落ちてくる。

3．下肢のバレー徴候

- 一側下肢の軽い麻痺をみるのに用いる。
- 腹臥位にさせて下腿を約135度くらいに膝を屈曲させてそのままにしてもらう。
- 麻痺側の下肢が重力でだんだん下に落ちてくる。

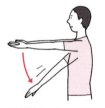 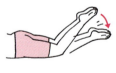

■上肢のバレー徴候　　■下肢のバレー徴候

■ MMT評価の6段階

MMT段階	筋力の状態
0	筋肉の収縮が認められない
1	筋肉の収縮は認められるが動かない
2	重力を無視すれば自由に動かすことができる
3	重力に抵抗して自由に動かすことができる
4	ある程度抵抗を加えても完全に動かすことができる
5	強い抵抗を加えても完全に動かすことができる

※数字の中間と判断された場合には、MMT3 −や MMT4 ＋のように表す場合もある。

神経・運動系の機能検査

■徒手筋力テストの方法

部位	中枢	方法
頸部屈曲（前屈）	C1〜6	・頸部を前屈してもらい、患者の前額を背側に押して、抵抗する筋力を判定する
頸部伸展（後屈）	C1〜T1	・頸部を後屈してもらい、患者の後頭部を前方に押して、抵抗する筋力を判定する
三角筋	C5、6	・両上肢を90度まで側方挙上してもらい、肘関節のやや近位部を両手で上から押して筋力を判定する※
上腕二頭筋	C5、6	・一側の肘関節を屈曲してもらい、患者の肩口を左手で押さえ、右手で前腕の遠位端を握り、肘関節を伸展して抵抗する筋力を判定する※
上腕三頭筋	C6〜8	・一側の肘関節を伸展してもらい、患者の肘関節のやや近位部前面を左手で押さえ、右手で前腕遠位端を持ち、肘関節を屈曲して抵抗する筋力を判定する※
手関節の背屈（手根伸筋群）	C6〜8	・手指を握り手関節を背屈してもらい、左手で患者の前腕を手関節の近くで握り、右手の掌側を患者の手背にあてがい、手関節を掌屈して抵抗する筋力を判定する※
手関節の掌屈（手根屈筋群）	C6〜8、T1	・手指を握り手関節を掌屈してもらい、左手で患者の前腕を手関節の近くで握り、右手掌を患者の手掌にあてがい、手関節を背屈して抵抗する筋力を判定する※
腸腰筋	L1〜4	・大腿部が腹部につくような方向に股関節を屈曲してもらい（膝は曲げたまま）、大腿前面に手をあて、股関節を伸展させようとする時の抵抗する筋力を判定する※
大腿四頭筋	L2〜4	・膝関節をピーンと伸ばしてもらい、大腿部を左手で下から支え、右手で足関節の近位部を上から握り、膝関節を屈曲させようとする時の抵抗する筋力を判定する※
大腿屈筋群	L4、5、S1、2	・膝関節を最大屈曲してもらい、患者の下腿遠位部を右手で握って下肢を伸展するように引っ張り、抵抗する筋力を判定する※
前脛骨筋	L4、5	・足関節を背屈してもらい、患者の足背に手をあてがい、足関節を底屈し抵抗する筋力を判定する（両側同時でもよい）

➡徒手的に抵抗を加える方向　※は必ず両側を検査する
日本神経学会．神経学的検査チャート作成の手引き．2010を参考に作成

■病的反射テストの種類と方法、判断

反射名	検査法	正常	異常
ホフマン反射	被験者の中指を検者の示指と母指ではさみ、母指で被験者の中指の爪を強く弾く	反射なし	母指が内転する
バビンスキー反射	足底を踵から指の方に向かって外縁をゆっくりこする	母趾が足底側に屈曲する	反射がないか趾が扇状に開く
チャドック反射	足の外踝の下方を後ろから前にこする	母趾が足底側に屈曲する	反射がないか趾が扇状に開く
ロッソリモ反射	足底面の足趾2～5付近の根をハンマーでたたく	反射なし	趾が足底面に屈曲する
オッペンハイム反射	脛骨の内縁を上から下へこする	反射なし	母趾が背屈する
ゴードン反射	ふくらはぎを指で強くつまむ	反射なし	母趾が背屈する
シェファー反射	アキレス腱を強くつかむ	反射なし	母趾が背屈する

🌿 筋肉量の診かた

● 筋肉量は視診や触診で判断する。
　・萎縮（atrophy）：上位運動ニューロン（錐体路、皮質脊髄路）→下位運動ニューロン（脊髄前角細胞、α運動ニューロン）→筋肉のいずれの障害でも生じる。
　・正常（normal）
　・肥大（hypertrophy）：肥大は特別な疾

患で出現する。

筋トーヌスの診かた

- 筋トーヌス（緊張）は、反射の消失・減弱、正常、亢進、病的亢進、左右差の亢進・低下の異常を判断する。
- 力を抜くように指示し、肘、手、膝、足関節を他動的に屈伸するときに受ける抵抗から筋トーヌスを判断する。
  - 緊張低下（hypotonic）：抵抗をほとんど感じない場合で、小脳障害などで出現する。
  - 正常（normal）
  - 痙縮（spastic）：亢進した状態で、伸展の始めに抵抗が強く途中で急に弱くなる（折りたたみナイフ様）。錐体路が障害された場合に出現する。
  - 固縮（rigid）：亢進した状態で、抵抗はほぼ一定であるが、歯車用にガクガクすることもある（歯車現象）。パーキンソニズムで出現する。

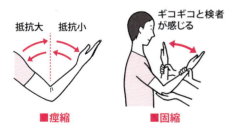

病的反射テスト

1．病的反射テストとは
- 皮膚の表面に刺激を与えて指や足趾に異常な動きが引き起こされるかチェックする。
- 病的反射は正常では認められないが、錐体路障害があると現れ、深部反射の亢進は反射中枢より上（上位ニューロン）の障害を、消失は脊髄神経から出た末梢神経（下位ニューロン：反射弓）の障害を意味する。

2．看護の必要性
- 障害による生活や体への影響を把握して適切な援助を行う。

3．看護のポイント
- 協調運動（スムーズな動き）や反射動作を失うので、座位、立位、歩行や、食事、排泄行動、整容動作などすべての日常生活動作の援助や見守りを行う。
- 転倒や転落、熱傷などに注意する。

その他の神経学的テスト

1．大腿神経伸展テスト：FNSテスト（femoral nerve stretching test）
- 腰椎ヘルニアなどで神経根が圧迫されたときに異常がみられるテストで、L2-L3、L3-L4高位の腰椎椎間板ヘルニアなどがあると、うつ伏せになり片足を膝で曲げると、太ももに放射痛、しびれ（大腿神経痛）が発生する。

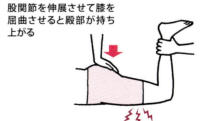

股関節を伸展させて膝を屈曲させると殿部が持ち上がる

2．バレーサイン（valleix）
- おしりの下の坐骨神経の神経根を圧迫すると圧痛が出現する。

3．ライトテスト（Wright test）

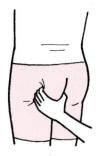

- 両肩関節を外転90度、外旋90度、肘90度屈曲位で橈骨動脈の脈拍の強弱を調べる。
- 陽性では脈拍が減弱する。

4．SLRテスト（staraight leg raising test）

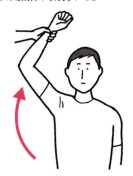

- SLRテストは腰椎ヘルニアなどで神経根が圧迫されたときに異常がみられるテストで、ラセーグ徴候ともいう。

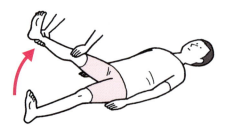

- 仰向けになり片足を上げると、おしりから足にかけて放射痛、しびれ（坐骨神経痛）が発生し、足を伸ばしたまま上げることができなくなる。
- L4-L5、L5-S1高位の腰椎椎間板ヘルニアなどで上記症状が現れ、腰椎ヘルニアを診断する上では、最も有効とされている。神経学的所見というよりは理学的所見といえる。

5．イートンテスト

- 頸椎神経根の症状誘発テストで、頭を痛まない側に傾け、痛む側の腕を斜め下方に引き、神経を牽引するようにする。その時に痛みが再現されれば陽性（＋）である。

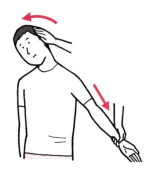

6．ジャクソンテスト（Jackson test）

- 頸椎椎間板ヘルニアなどで、頸椎の神経根が圧迫されている場合に異常がみられるテストで、頸椎を後ろに曲げて頭を上から押すと、悪いほうの肩、腕、手指に放射痛、しびれが発生する。

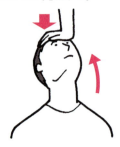

協調運動の診かた

- 運動の正確さの障害、共同筋と拮抗筋の協調の障害、共同筋から拮抗筋へのスムーズな運動の変換の障害、体の一側への偏位などを生じた状態を判断する。
- 運動失調には、小脳失調（酩酊歩行や企図振戦などがみられる）、深部感覚障害（脊髄）性失調（ロンベルグ徴候陽性、パタンパタンと歩く、筋緊張低下、粗大振戦などがみられる）、前庭性（迷路性）失調（眼振、千鳥足歩行、起立と歩行時の平衡障害がみられる）、大脳性失調（腱反射の亢進、病的反射の陽性）がある。
- 小脳失調の診察内容には、指鼻試験、回内回外試験、膝踵試験がある。
  ① 指鼻試験：人指し指を膝の上に置き、肩の高さで人差し指を前に出して、指の先で鼻の頭に触り戻したり、自分の鼻の頭と検者の指との間を行ったり来たりさせる。小脳失調があると正確に行えず、目標に到達できずに前後左右にずれる（dysmetria：測定障害）。
  ② 回内回外試験：前腕を回内回外させる。小脳失調があると周期が不規則になる（decomposition）
  ③ 膝踵試験：仰臥位や座位で一方の踵を他側の膝につけてすねにそってすべらせて戻す運動を繰り返させる。小脳失調があると正確に行えず、目標に到達できずに前後左右にずれる（dysmetria：測定障害）。

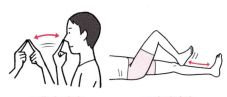

■指鼻試験　　■膝踵試験

★ロコモ（運動器症候群）への対応を

- 筋肉、骨、関節、軟骨、椎間板といった運動器のいずれか、もしくは複数に障害が起き、歩行や日常生活に何らかの障害をきたしている状態をロコモティブシンドローム（略称：ロコモ、和名：運動器症候群）という。
- 2007年、日本整形外科学会が超高齢社会・日本の未来を見据え、ロコモという概念を提唱した。

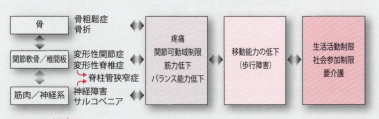

■ロコモ概念図

不随意運動の診かた

● 振戦（tremor）、舞踏運動（chorea）、アテトーゼ（athetosis）、ジストニア（dystonia）、ミオクローヌス（myoclonus）などによる動きの有無を見て判断する。

■不随意運動の種類と特徴

不随意運動	特徴	病変部位	原因疾患
振戦	体の一部あるいは全身の規則的な震え	大脳基底核、小脳、中脳	パーキンソン病、本態性振戦
ミオクローヌス	急速に起こる筋攣縮によって体の一部がピクッと動く	大脳皮質、脳幹、脊髄	ミオクローヌス、てんかん、リピトーシス、クロイツフェルト・ヤコブ病、亜急性硬化性全脳炎、無酸素脳症
舞踏様運動	手・足・顔などが不規則に動き、踊るような動作の運動	線条体、視床下核	ハンチントン病、小舞踏病、シデナム舞踏病、老人性舞踏病、脳血管障害
バリズム	舞踏様運動より振幅が大きく、上下肢の投げ出すような粗大で激しい運動	視床下核	脳血管障害、腫瘍、脳動脈奇形、多発性硬化症、高血糖高浸透圧症候群
ジストニア	舌の捻転突出、体幹のねじれや四肢のつっぱり、眼球上転といった筋緊張の異常な亢進	大脳基底核、感覚系	遺伝性ジストニア、ウィルソン病、脳性麻痺
ジスキネジア	舌や口をもぐもぐ、くちゃくちゃさせるような、ゆっくりとした不規則、多様な運動	錐体外路	抗精神病薬・抗パーキンソン薬・抗てんかん薬などの薬剤

★ロンベルグ徴候（運動失調性動揺徴候）テストとは
● 下半身からの深部感覚が侵された時（後索路障害）に発現し、開眼では閉脚起立が可能だが、閉眼直後は大きく動揺し、方向不定の転倒を起こす。
● 閉眼させて立位を保持できるかを見るテストをいう。

平衡機能検査
EFT : equilibrium function test

🌿 平衡機能検査とは

- 三半規管や視覚、深部知覚（関節や筋肉などが備えている受容器の働きで、目を閉じているときでも関節の曲がり具合や手足の位置などがわかること）などにより、平衡機能が正しく働いているかどうかを調べる検査である。
- 特にめまいのときに、平衡機能検査により中枢性のめまいか末梢性のめまいか判断される。
- 中枢性めまい（小脳障害）：非回転性、持続性のめまいで、小脳の変化、頭部外傷、脳出血、脳梗塞、脳腫瘍などで起きる。
- 末梢性めまい（内耳の前庭障害）：回転性、発作性、反復性で、メニエール病や突発性難聴、内耳炎、頭位変換性めまいなどで起きる。
- 検査には、以下の方法がある。

1．両脚直立検査
- 両足をそろえて直立し、開眼時、閉眼時の身体の平衡を比較して判断する。
- 内耳、前庭神経障害、下肢深部知覚障害では、明るいところでは、平衡は保たれるが、暗い所でふらつきが著しい。
- 小脳障害では、明所、暗所ともにふらつきが著しく、両者に差が少ない。

2．Mann 検査
- 両足を前後一直線上にそろえ、両足に体重を均等に荷重して身体動揺を検査する。
- 陽性では、開眼、閉眼時ともに30秒以内の転倒傾向となる。

3．単脚直立検査
- 片足で直立し、身体の動揺、転倒傾向を検査する。

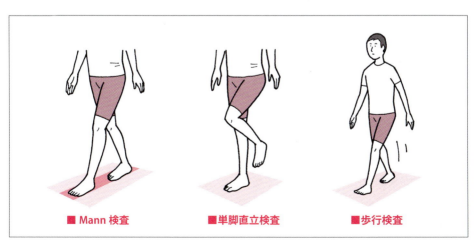

■ Mann 検査　　■単脚直立検査　　■歩行検査

- 開眼 30 秒の単脚直立で、挙上足を 1 回以上、脚を床につく。閉眼 30 秒以内に挙上足が 3 回以上、床につくことを異常と判定する。

4．重心動揺検査

- 静かで、明るさが均等な部屋、音や視刺激による身体偏位が生じない条件のもと、裸足で検査する（薄い靴下であればそのままでもよい）。
- 視点を固定し、バラツキを少なくして、重心動揺計を用いて、重心位置の移動により、疾患の経時的変動を推察する。
- 開閉眼の比較により、視覚による姿勢制御の影響、障害が脊髄求心系か迷路系か小脳障害かをおおまかに診断する。

5．足踏検査

- 照明、騒音などに偏りのない、床は平坦な硬い（敷物のない）場所で、下肢の運動障害のない対象に行う。
- 平衡障害の有無・程度の把握、患側の推定、経過観察のために行う検査で、閉（遮）眼で足踏みを一定歩数行ってもらい、中枢性による平衡障害か末梢性によるものかを下肢の筋緊張の左右差（変化）をみて判断する。同時に平衡失調（動揺、転倒）も調べる。
- 動揺、失調性歩行、転倒など明らかなものは、病的と判定され、開眼時の動揺は中枢障害が疑われる。

6．歩行検査

- 履物を脱いで、6 m の直線上を閉（遮）眼にて前進・後退歩行をしてもらい、左右への偏位を測定し、中枢性による平衡障害か末梢性によるものかを下肢の筋緊張の左右差（変化）をみて判断する。
- 眼振との対比や数日間の間隔を置いて再検査をすることで、診断や予後の予測を行う。
- 前進で 1 m 未満、後退で 1.4m 未満の左右への偏位閉眼歩行中に動揺のない場合が正常で、前進で 1 m 以上、後退で 1.4m 以上の左右への偏位、一定方向への偏位は前庭障害を疑い、歩行中の動揺、失調性歩行、転倒傾向の明らかなものは病的で、開眼における動揺は中枢性障害を疑う。

7．注視眼振検査

- 患者の眼前 50cm 正面の位置に検者の指先またはボールペンなどの指標を示し、両眼で、正面、左 30 度、右 30 度、上 30 度、下 30 度の各点の指先または指標を 30 秒以上注視してもらい、前庭性異常または眼運動系障害に基づく眼振の有無を調べる。
- 患者の協力と、集中力を要するため、疲労時には休憩をはさんで行うことや頭を動かさないように注意する。
- 眼鏡は原則として外し、コンタクトレンズはそのままで行う。
- 正面視および左右上下 30 度注視で出現する眼振は病的で、左右差のある場合や持続性の眼振は病的の可能性ありと判断される。

8．頭位眼振検査

- フレンツェル眼鏡あるいは赤外線 CCD カメラを装着し、座位正面から、前屈、背屈、右下、左下に頭位を変化させて眼振を観察する。
- 仰臥位正面から、頭部を右回し・左回し、次いで、懸垂頭位、懸垂頭位から、頭部を右回し・左回しに頭位を変化させて眼振を観察する。

神経・運動系の機能検査

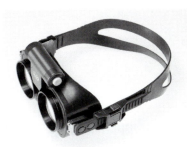

■フレンツェル眼鏡
写真提供：永島医科器械

9．その他の眼振検査
●頭位変換眼振検査、頭振り眼振検査がある。

看護の必要性
●インシデントやアクシデントが起こらないように気をつけながら検査の介助を行い、スムーズに検査が終わるように援助する。

検査前の看護のポイント
●左右に不安定な姿勢のときは、被検者ができる範囲で検査を行う。無理をしない。
●転倒に注意を払う。
●視点の固定（固視点を設定、閉眼時は固視点をイメージさせる）に気をつける。
●閉眼での検査は開眼で検査足位をとらせ、ふらつきがほぼ安定してから閉眼させて行う。
●ロンベルグ現象陽性：開眼と比べて閉眼の動揺が著しい場合は注意するか無理に行わない。
●小児や高齢者には不向きな場合は行わない。

★メニエール病とは
●内耳の内リンパ水腫（内リンパ液が外リンパ液に対して相対的に過剰になった状態で、内リンパ液の過剰産生か、内リンパ液の代謝吸収の障害）で生じる、①反復する回転性めまい、②耳鳴り、③難聴を主徴とする疾患である。
●めまい発作時には、①耳鳴りが大きくなり、②次第に耳が聞こえなくなって、③ふらふらし始め、④天井がぐるぐる回る回転性めまいが現れ、30分から数時間続く。
●音に敏感になりやすく（音響過敏症）、音が割れて聴こえる（複聴）などの症状や、動いているものを見ると気持ちが悪くなるので音楽や騒音を避け、目を閉じ、部屋を暗くして静かに休む。頭や体を動かすと耳を刺激してめまいが強くなったり、嘔吐を起こす。
●転倒して損傷しないように、耳閉感のある耳を下にして横になって安静にするよう患者に説明する。
●めまい発作の治療：
　①メイロン（重炭酸ナトリウム）、抗ヒスタミン薬、精神安定薬などの投与。
　②内リンパ水腫を改善する目的で、利尿薬（イソソルビド）の内服やグリセオール（高浸透圧利尿薬）の投与。
　③内耳の神経細胞や内耳神経の活動を改善する目的でビタミン剤や末梢血流改善薬の投与。
　④不安の改善、ストレスの軽減に鎮静薬の投与。
　⑤前庭機能低下の目的で、ゲンタマイシンなどのアミノ配糖体の鼓室内注入。
　⑥内リンパ嚢に穴を開けて増えすぎたリンパ液を排出する内リンパ嚢開放術。

脳波検査
EEG : electroencephalography

🌿 脳波検査とは

- 脳は、その活動に伴って、非常に微弱な電流を流し続けている。その微細な電位差は頭部の表皮上でたえず変化しているので、頭部に電極を付け、その電流を誘導して増幅器で増幅させ、波形として記録するのが脳波検査で、脳波の波形によって脳の活動の変化や機能的異常を知ることができる。
- 特にてんかんでは、発作の種類（小発作、大発作、精神運動発作など）によって特徴的な波形を示すため、診断上欠かせない。
- 頭部外傷で脳の組織は壊れてはいないが働きが悪くなった場合にも行われる。

1．検査方法
- 外部からの電気的交流を遮断したシールドルームとよばれる特別な部屋で検査を行う。
- ベッドにあお向けになる。
- 電極に伝導性をよくするためのペースト（糊）を塗り、頭皮に十数個の電極を付ける。
- 安静時、覚醒時、閉眼時の電位差を記録する。
- てんかんの検査の場合は、脳に刺激を与えて異常脳波を誘発する負荷脳波記録を行う。病状によっては睡眠中の脳波を記録することもある。

2．検査時間
- 電極装着時間も含めて30分〜1時間程かかる。
- 検査法により時間は異なる。

🌿 異常が示唆する疾病・病態

- てんかん、脳腫瘍、脳血管障害、頭部外傷、肝性昏睡や薬物中毒などの意識障害など。

🌿 看護の必要性

- 痛みのない検査であるが、検査室は刺激が入らないように密閉された環境にある。圧迫感や不安を持ちやすいので、十分に説明をして検査に臨むようにする。

🌿 検査時の看護のポイント

- 痛みのない検査であることや検査中は、できるだけ気分を楽にして、からだの力を抜き、リラックスするように説明する。
- 検査の途中で「目をつぶって」や「目を開けて」などの指示が出た時は従ってもらえるように説明する。
- 検査に長時間かかるので、検査前にトイレを済ませるように説明する。
- ペーストで電極を固定するため、検査後は髪を洗うことを説明する。

神経・運動系の機能検査

筋電図検査
EMG : electromyography

🌿 筋電図検査とは

- 顔や上肢、下肢の筋肉の働き具合（収縮性）やその異常が、筋肉自体の変化なのか（筋肉疾患）、神経からの刺激が伝わらなくて筋肉の働きが弱いのか（神経疾患）を調べる検査である。
- 皮膚の表面に数mmの電極を2個置いて検査する表面導出法と、細い針を筋肉に刺して検査する針電極法がある。
- 個々の筋肉の変化が判定できる針電極法が一般的に行われる。ここでは、針電極法について述べる。

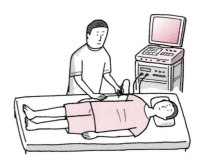

1．針電極法
- 針電極を検査筋に刺入し、筋肉の活動を、刺入時、安静時、最少収縮時、最大収縮時の各電位を電気的に記録する。
- 検査で、筋力低下の有無、筋力低下が、筋原性の症状か神経原性の症状かの鑑別、どこの神経損傷なのかがわかる。

2．検査方法
- 貴金属類をつけていないかを確認する。
- 上肢の検査は座位で行うこともあるが、検査台にあお向けになって臥床してもらう。
- 検査する筋肉にアースをつける。
- 筋肉をアルコール綿で消毒し、筋電図検

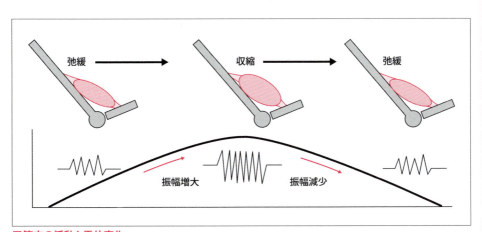

■筋肉の活動と電位変化

査装置と接続している細い電極針を1本刺す。麻酔をすると正確な筋肉の動きがわからなくなるので、麻酔はしない。刺す時に痛みがあるががまんしてもらう。
- 針を刺す深さは検査部位によって異なるが、手や足では数 mm、上腕では1～2 cm 刺す。
- 電極針は、検査装置と連結されているので、筋肉に針を刺すとすぐに画面に筋肉の収縮波形が現れる。静かにしている時の波形と、筋肉にいろいろな力を入れた時の波形を記録して解析する。
- 電極針を抜き、刺したところを消毒し、絆創膏で止めて終了する。疾患によっては、数か所の筋肉を調べることもある。

3．検査時間
- 20～30分くらいかかる。

4．結果判断基準

末梢神経障害
筋線維は脱神経（筋が神経の支配を受けなくなった状態）を受け、脱神経が部分的で慢性化または再生しない場合、電位は高振幅長持続化する
筋疾患
運動単位電位は小さくなり、振幅は 200μV 以下、持続は 5msec になることが多く、波形も虫食い状になる

- 刺入時：筋原性の障害の場合、電位の持続時間が長くなる。
- 安静時：放電はみられないが、脱神経が生じた筋では、線維自発電位や陽性鋭波などの自家放電（脱神経電位）が計測される。
- 最少収縮時：正常な振幅は 0.5～2mA、持続時間 5～10msec。2～5相の活動電位が計測されるが、筋ジストロフィーや筋無力症では、筋電図の波が低く、周期もゆっくりになる。
- 神経障害：多相性で持続が 15msec 以上の電位が計測される。
- 筋原性疾患：低振幅で持続時間の短い波形がみられる。
- 最大収縮時：多くの筋線維が収縮するため干渉波がみられるが、神経原性の場合干渉波が減少し振幅の低下は生じない。筋原性の場合干渉波の減少は認められないが、振幅は減少する。

異常が示唆する疾病・病態
- 進行性筋ジストロフィー、重症筋無力症、多発性筋炎・皮膚筋炎、神経炎、筋痙攣、筋萎縮、脊髄腫瘍、筋萎縮性側索硬化症、ギラン・バレー症候群など。

看護の必要性
- 筋肉は、ニーズを満たす活動の原動力である。筋肉の運動が弱くなることによって立ったり、座ったり、歩くことや噛んだり飲み込んだり、吐き出したり、話したり、手を伸ばしたり、つまんだり、多くの活動に支障が出て、自力でニーズが満たせなくなる。できる動作は見守り、できない動作は援助する看護を展開する。

看護のポイント
- 活動の状態（筋力の程度）を把握し、援助する ADL 動作を理解する。
- 摂食や嚥下状態を観察し、誤嚥や窒息のないように注意する。状況により食形態を工夫する。
- 転倒や転落のないように気をつける。

神経・運動系の機能検査

- 褥瘡を発生させないように、また皮膚のかぶれに気をつける。
- 便秘にならないように計画する。
- 整容を行い生活のリズムを付けたり、趣味を生かしたり気分転換を図る。
- 痛みやしびれなどの不快な症状が軽減できるように工夫する。
- 進行性に次第に悪化する疾患の場合は、家族を含めて受容できるまで親身にかかわる。

★運動麻痺の発現機序と疾患の予測

- 麻痺を起こす疾患は数多くあるが、そのほとんどは下記のいずれかのタイプにあてはまる。
- 麻痺の部位と、発現の状況を確認することが重要である。

■麻痺発現と麻痺を起こす疾患

麻痺の発現	疾患	症状
急に起こる	脳梗塞、脳出血	意識障害、感覚障害、言語障害
	クモ膜下出血	突然の頭痛、嘔吐、意識消失
	一過性脳虚血発作	24時間以内、多くは数分で治まる麻痺
	日本脳炎	発熱、意識障害、頭痛
	急性脊髄炎	感覚障害、排尿・排便障害
	脊髄血管障害	温痛覚がなくなる、背部痛
	ギラン・バレー症候群	かぜ症状や下痢のあと
	周期性四肢麻痺	年1回〜週数回起こる手足の脱力
急〜やや急	多発性硬化症	視力低下、しびれ感、歩行障害
やや急〜徐々	神経ベーチェット病	頭痛、不眠、神経質、無力感
徐々に起こる	脳腫瘍	頭痛、嘔吐、てんかん発作、言語障害
	慢性硬膜下血腫	頭部外傷後、頭痛、認知症症状
	筋萎縮性側索硬化症	全身の筋肉がやせて力がなくなる
	脊髄空洞症	手や腕の麻痺、温痛覚がなくなる
	脊髄腫瘍	背中・手足の痛み、運動障害、便秘
	筋ジストロフィー	遺伝性・進行性の筋力低下
	重症筋無力症	疲れやすい、複視、上まぶたが垂れる
	多発性筋炎	発熱、関節炎、筋肉痛、まぶたの皮疹
手指	橈骨神経麻痺	手指・手首が伸ばしにくい→下垂手
	正中神経麻痺	手の内転・屈曲ができない→猿手
	尺骨神経麻痺	薬指と小指が伸びにくくなる→鷲手
足	腓骨神経麻痺	足首や足指を上げられない→下垂足

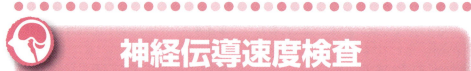

神経伝導速度検査
NCV : nerve conduction velocity

神経伝導速度とは

- 手足の神経に電気刺激を与えて、その刺激が神経を伝わる速度を測定して、神経障害部位の診断や障害内容・程度の判定、予後の予測ができる。
- 伝わる速度が遅いと、末梢神経に障害(ニューロパチーである)があると判断できる。
- 末梢神経障害には軸索変性型、脱髄型、およびその混合型があり、その判別は治療上においても重要となる。
- NCVの検査は、次の2種類が大半を占めている。
  ① 運動神経伝導速度(MCV:motor nerve conduction velocity):筋活動電位の潜時を指標とするもの。
  ② 感覚神経伝導速度(SCV:sensory nerve conduction velocity):神経活動電位の潜時を指標とするもの。

1．検査の方法

- 針電極を刺し、または表面電極を付着する。導出電極のうち、関電極(陰性電極G1)は筋腹中央に置き、不関電極(陰性電極G2)を腱に装着する、筋腹－腱法が一般的に用いられる。
- 接地電極(アース)を、刺激電極と導出電極の間に装着する。
- 定電圧(V)、定電流(mA)のどちらかを用いて、刺激電極の陰性(－)を末梢部に向けて(記録電極に向けて)、電気刺激する。刺激強度は、M波の振幅が増大しなくなる最大刺激より、さらに15～20%程度強い刺激である最大上刺激を用いる。

2．検査時間

- 90～120分かかる。

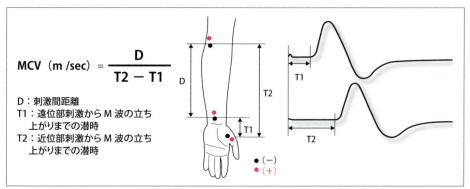

$$MCV\ (m/sec) = \frac{D}{T2-T1}$$

D：刺激間距離
T1：遠位部刺激からM波の立ち上がりまでの潜時
T2：近位部刺激からM波の立ち上がりまでの潜時

■ MCVの求め方
運動神経の神経幹を経皮的に近位部と遠位部の2点で別々に電気刺激し、末端の支配筋よりM波をそれぞれ導出する。両者の潜時差で2点の刺激間距離を割りm/secの単位で表したものが運動神経伝導速度(MCV)となる。

測定神経部位	運動神経	感覚神経
尺骨神経	49～54m/sec	44～54m/sec
正中神経	38～51m/sec	47～53m/sec
腓骨神経	40m/sec	

※基準値は、検査室の条件によって異なるため、各施設ごとに作成する

3．検査結果（複合活動電位の基準値）

- 軸索変性疾患の場合：最大神経伝導速度の低下はあまりみられないが、複合活動電位（CMAP）の振幅が低下する。また、感覚神経伝導速度は誘発不能になることが多い。
- 脱髄疾患の場合：軸索は保たれるので神経の伝導は保たれるが、著しい神経伝導の遅延が生じる。

異常が示唆する疾病・病態

- 末梢神経炎、糖尿病性ニューロパチー、変形性脊椎症、筋萎縮性側索硬化症など。

看護の必要性

- 検査が中断することのないように整えて検査に臨むようにする。

看護のポイント

- 検査時間が長いので、検査前に排尿を済ませる。
- 貴金属類は外す。
- 検査衣に着替える。
- 電気刺激をする時にやや痛みを伴うことを説明する。
- 筋肉の力を抜いてリラックスできるように不安や恐怖を取り除く。

★神経伝達の仕組み

- 神経細胞の軸索の末端の枝がシナプスと呼ばれる結合部位から他の細胞の細胞体や樹状突起に信号を送る。細胞からの信号が樹状突起を通して神経細胞の細胞体に送られ、信号がある閾値を超えると軸索の末端の枝に向かって信号が伝達されていく。

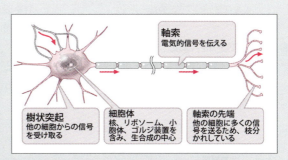

- 軸索の末端の枝は他の神経細胞の細胞体や樹状突起とシナプス結合していて、さらに他の細胞に信号を伝える。
- シナプスでは、電気的シグナルを化学的シグナルに変え、それをさらにもう一度電気的シグナルに変える。化学的シグナルはシナプス間隙に種々の化学物質を放出して伝えている。

■神経伝達物質（3大分類）

1. アミノ酸	グルタミン酸、γ－アミノ酪酸（GABA）、アスパラギン酸、グリシンなど
2. ペプチド類	バソプレシン、ソマトスタチン、ニューロテンシンなど
3. モノアミン類	ノルアドレナリン、ドパミン、セロトニン、アセチルコリン

テンシロンテスト
edrophonium (tensilon) chloride test

テンシロンテストとは

- 重症筋無力症（MG）が疑われる患者に対して行われる診断検査で、エドロホニウム（抗コリンエステラーゼの一種、商品名アンチレクス）という注射薬を、静脈にゆっくり注射していくと、今まで下がっていた瞼が開き、手足にも全身にも力が戻ることで診断をする。
- エドロホニウムは静注終了後30秒から1分で効果が最高となり、約10分で消失する非常に作用時間の短い薬である。

重症筋無力症とは

- 神経と筋肉の接合部の神経末端部には隙間があり、大脳から送られた運動伝達物質（アセチルコリン）が神経から放出され、それを筋肉側にあるアセチルコリン受容体が受け取って筋肉が収縮する。
- 神経・筋接合部の隙間にはコリンエステラーゼという酵素があり、アセチルコリンを壊すと脳からの命令が消えて、筋肉の収縮が元に戻る。
- 何らかの原因で、間違った抗体（自己抗体）をリンパ節で作り、この抗体が自分の体の一部（アセチルコリン受容体）を攻撃し、重症筋無力症が発症する。
- アセチルコリン受容体に抗体がついているために、アセチルコリンを受け取ることができず（脳からの運動の命令が届かない）、また抗体がついていると、アセチルコリン受容体が壊れてしまい、脳からの命令を受け取るものがなくなってしまう。
- 重症筋無力症では、筋力が弱まり、疲れやすく、1つの筋肉をくり返し使うと急速に力が落ちて、動かなくなり、全身的な脱力が生じる。

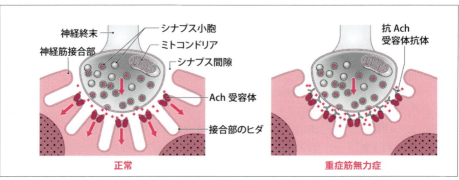

■アセチルコリン受容体抗体による神経伝導障害

神経・運動系の機能検査

看護の必要性

● 自立が障害されることを理解し支援する。

看護のポイント

● 病気の診断がつかないで「治るのか、自分はどうなっていくんだろう」と不安な気持ちを抱いている患者に、テンシロンは「この病気は治る!」と希望を与えてくれるので、病気に立ち向かう気持ちや生きる望みを維持できるように関わる。
● 筋力が低下しているのですべての日常生活の状況を確認し、必要な動作を支援する。

■ 重症筋無力症の診断基準

A. 症状	1) 眼瞼下垂 2) 眼球運動障害 3) 顔面筋力低下 4) 構音障害 5) 嚥下障害 6) 咀嚼障害 7) 頸部筋力低下 8) 四肢筋力低下 9) 呼吸障害 ＜補足＞上記症状は易疲労性や日内変動を呈する
B. 病原性自己抗体	1) アセチルコリン受容体（AChR）抗体陽性 2) 筋特異的受容体型チロシンキナーゼ（MuSK）抗体陽性
C. 神経筋接合部障害	1) 眼球の易疲労性試験陽性 2) アイスパック試験陽性 3) エドロホニウム（テンシロン）試験陽性 4) 反復刺激試験陽性 5) 単線維筋電図でジッターの増大
D. 判定	以下のいずれかの場合、重症筋無力症と診断する 1) Aの1つ以上があり、かつBのいずれかが認められる 2) Aの1つ以上があり、かつCのいずれかが認められ、他の疾患が鑑別できる

日本神経学会．重症筋無力症診療ガイドライン 2014 より

★ 重症筋無力症の検査

1．アイスパックテスト
● 冷やすと症状が改善することを利用した検査で、片目の上に保冷剤などをあててしばらく冷やすと、瞼の下がりといった症状が改善することを確認する。確認できれば重症筋無力症である。

2．筋電図検査
● 腕や足に弱い電流を流して、筋肉の働きの状態を調べる検査で、神経を反復刺激すると、重症筋無力症ではだんだんと筋肉の反応が鈍くなってきて疲れの現象（Waning 現象という）が起こる。Waning 現象が出現した場合、テンシロンテストでそれが改善することを確認することにより、診断は確実なものとなる。

3．抗アセチルコリン受容体抗体検査
● 血液検査で陽性になれば診断の手がかりとなる。また、同じ患者でのその数値の変動は病状をある程度反映するため、治療の指標にもなる。なお、すべての重症筋無力症患者に検出されるわけではない。
● 抗アセチルコリン受容体抗体は 80～90％程度の患者で陽性となり、陰性の患者の一部に筋特異的チロシンキナーゼ（MuSK）に対する抗体（抗 MuSK 抗体）が検出される。症状があるのに抗体が検出されない人もいる。「未知の抗体」の存在や検出しにくい抗アセチルコリン受容体抗体の存在を示唆すると考えられる。

4．CT・MRI による胸腺の検査
● CT や MRI によって胸腺の状態を調べ、胸腺腫や大きな胸腺（過形成という）が発見される場合もある。

骨密度検査
bone density test

骨密度検査とは

- 骨量（骨の中身としての組織に隙間がないかなどの骨の密度のこと）は成長期に増加し、30～40歳代で最大に達し、それ以降は年齢とともに減少する。
- 骨量が低下していないか、骨量が極度に減少し、ちょっとしたことで骨折しやすくなる骨粗鬆症がないかを調べる検査である。

骨梁は厚く、骨梁の間隔は狭い
正常海綿骨

骨梁は薄く、骨梁の間隔が広がる
骨粗鬆症海綿骨

■骨粗鬆症の骨

1．検査法と特徴

1) 超音波法
- 超音波を発信すると、骨の部分で伝わる速度や強さが変わることを利用して、骨量を測定する。
- 測定器の上に足のかかとをのせて、超音波で骨量を測定する。
- 精密度はやや劣るが、簡単に短時間で測定できる。

2) MD法
- アルミニウム階段と呼ばれるアルミ製の濃度表と手を並べてX線撮影し、手と階段の濃度を対比して第2中指骨のフィルム濃度から骨塩量を測定する。
- 骨の断面濃度の低下があれば骨粗鬆症と診断される。

3) DEXA（デキサ）法
- 二重エネルギーX線吸収法ともいい、高低2種類のエネルギーのX線を照射し、透過度が骨と周囲とで異なることを利用して骨量を測定する。
- 検査は、検査台に横になり、X線で骨量を測定する。
- 超音波法よりも精度が高く、腰椎や大腿骨頸部のほか、全身どこでも測定できる。

2．検査時間
- 検査法によるが、約15～20分かかる。

異常が示唆する疾病・病態
- 骨粗鬆症、カルシウム代謝異常、悪性腫瘍など。

看護の必要性
- 検査時の転倒による骨折事故に注意する。

検査時の看護のポイント
- 撮影部位にある金属類は外す。
- X線を用いる検査では、妊娠の有無を確認する。
- 検査中は動かないように指導する。

Part 2
検体検査

糞便検査	104
尿検査	112
腎機能検査	130
穿刺検査／生検検査	144
血液型・血球算定・血液像検査	170
凝固・線溶系検査	184
ビタミン系検査	198
タンパク系検査	212
電解質・金属系検査	220
酵素系検査	240
肝・胆道系検査	256
糖質系検査	268
脂質系検査	274
免疫系検査	282
内分泌系検査	292
感染症系検査	322
細菌培養検査	342
腫瘍マーカー検査／細胞診	352
薬物血中濃度検査	358
目・耳・喉・鼻の検査	368

糞便検査

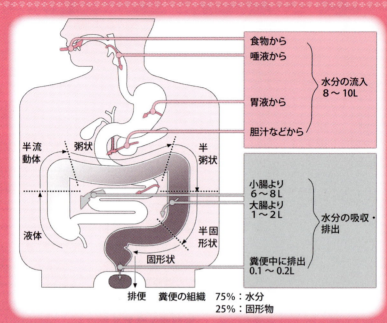

■便形成のプロセス

便性状検査
stool characteristics

便性状検査とは

- 便の形や硬さ、色調や付着物などを調べる。
- 消化酵素によって分解された栄養素は、食物繊維などの消化されなかったものを除き、小腸で吸収される。
- 小腸に流れ込む約9Lの消化物のうち6〜8Lは栄養素とともに小腸で吸収され、残り1〜2Lが大腸に流れる。食物繊維が混ざった1〜2Lの消化物は、完全に水のような状態だが、大腸では主に水分や電解質が吸収されるので、食べもののカス（食物残渣）だけが集められ、それが固まりとなったものが便である。
- 便は、通常は黄褐色（主にウロビリン、ステルコビリン）の有形便で、食事内容

糞便検査

によって緑褐色（緑野菜食）から黒褐色（肉食）に変化する。pHはおおむね中性で、臭気はそれほど強くない。
●便は消化器の状態を反映している。肉眼的に便の形状や色調などを調べることにより、腸管での消化・吸収・運動の状態や腸管の狭窄や出血の有無、胆汁色素排泄の状況などを知ることができる。

異常が示唆する疾病・病態

●性状や色調、混入物の異常は、下記表のような疾患・病態を示唆する。

■性状の異常が示唆する疾患・病態

性状	考えられる疾患・病態
軟便～水様便（下痢便）	・腸管の水分吸収不足、蠕動運動亢進
白色下痢便（乳児）	・ロタウイルスによる胃腸炎
米のとぎ汁様便	・コレラ、重金属中毒症
兎糞状便（水分の少ない小塊状）	・宿便や痙攣性便秘
硬く、太い便	・弛緩性便秘（ひどいときは大腸無力症）
鉛筆様便	・大腸に痙攣性収縮や直腸に狭窄がある
粘液便	・潰瘍性大腸炎、過敏性大腸炎
粘血便	・赤痢、腸炎ビブリオ感染、潰瘍性大腸炎、日本住血吸虫症

■色調の異常が示唆する疾患・病態

色調	考えられる疾患・病態
鮮血便	・大腸炎、痔疾、大腸癌、赤痢など
タール便	・胃・十二指腸潰瘍、胃癌、食道静脈瘤破裂
黒色便（斑点状）	・鉄剤服用など
黄色便	・下痢
緑色便	・強い酸性便（小児）、抗生物質服用、緑黄色野菜の多量摂取
灰白色便	・胆道閉塞、重症肝炎、慢性膵炎、バリウム検査後

■混入物の異常が示唆する疾病・病態

混入物	考えられる疾患・病態
血液（直腸、肛門などからの出血）	・痔疾、大腸ポリープ、大腸癌、腸重積症
粘液（光沢があり透明な綿状）	・腸管の炎症、腫瘍
膿（多くは粘液・血液と混在）	・大腸の潰瘍性疾患、細菌性赤痢、アメーバ赤痢
脂肪（石鹸カス状、灰白色軟膏状）	・脂肪の消化吸収障害（慢性膵炎、胆道閉塞）
固形物	・胆石、膵石、腸石、食物残渣（消化不良）

■色調・性状の異常が示唆する疾病・病態

色調と性状	考えられる疾患・病態
便の表面に鮮紅色の血液が付着した赤色便	・痔、大腸ポリープ、大腸の潰瘍、大腸癌、潰瘍性大腸炎、赤痢、アメーバ赤痢、サルモネラ、腸重積症、過敏性大腸炎など
粘液性血性の赤色下痢便	・大腸菌下痢症、腸炎ビブリオ、カンピロバクター腸炎、抗生物質起因性大腸炎など
イチゴゼリー様の血便	・アメーバ赤痢
レンガ色の便	・リファンピシン（抗結核薬）の服用
タール様の光沢のある黒色便	・食道静脈瘤の破裂、胃潰瘍、胃癌など
斑点状に黒色が混在した便	・鉄剤の内服、ビスマスの内服など
光沢のある黒色便	・慢性膵炎、胆道閉塞、吸収不良症候群など
光沢のない黒色便	・肝炎
白色の下痢便	・慢性膵炎、胆道閉塞、吸収不良症候群、大腸菌下痢症、乳児嘔吐下痢症、MRSA腸炎、鞭毛虫感染症など
米のとぎ汁様の灰白色便	・コレラ、重金属中毒症
黄色の便	・脂肪便、乳製品の摂取、センナの服用、大黄の服用、サントニン（駆虫薬）の服用
緑色の便	・抗生物質服用、新生児（母乳栄養）、MRSA腸炎、SMON、緑色野菜摂取など
粘液の含有がみられる便	・過敏性大腸炎、回腸炎、結腸炎など

看護の必要性

- 排泄物によって、食物の消化の状況、体内水分の状況、器官の破綻や機能状況、炎症（感染）や異物までさまざまな体内の状況が把握できることを理解し観察する。
- 便の状況に応じたケアを提供する。

看護のポイント

- 下痢の場合は寒冷刺激を避けて保温に努め、肛門部の清潔に心がける。
- 食事は、絶食から流動食、半流動食、粥食、軟食という段階を経ながら、十分な栄養と水分を摂るように工夫する。
- 出血の場合は、安静を促し、行動を制限し血圧などに注意する。
- 感染の恐れのある時は、スタンダードプリコーションに則り、便の取り扱い、消毒方法に十分に注意し、隔離の必要性も検討し感染拡大に注意する。

糞便検査

■ブリストルスケールによる便の性状分類

非常に遅い （約100時間）↑	1. コロコロ便	硬くてコロコロのウサギの糞状の排便困難な便	
｜	2. 硬い便	ソーセージ状の硬い便	
｜	3. やや硬い便	表面にひび割れのあるソーセージ状の便	
消化管の 通過時間	4. 普通便	表面がなめらかで軟らかいソーセージ状、あるいは蛇状のようなとぐろを巻いた便	
｜	5. やや軟らかい便	水分が多く、やや軟らかい便	
｜	6. 泥状便	境界がほぐれて、ふにゃふにゃの不定形の小片便、泥のような便	
非常に速い （約10時間）↓	7. 水様便	水様で、固形物を含まない液体状の便	

★なぜ、タール便になるのか
- 上部消化管から右側結腸までの出血が黒色便（タール便）となるのは、赤血球中のヘモグロビンの成分である鉄が胃酸（塩酸）に触れると酸化されて暗黒色となるからである。
- ちなみに、左側結腸から肛門にかけての出血は胃酸の影響を受けないので鮮紅色の血便となる。

★腸の役割
- 小腸は、十二指腸、空腸、回腸からなる約4mの管腔で、栄養や水分（飲料水・消化液約10L）の95％を吸収する。
- 大腸は、盲腸、上行結腸、横行結腸、下行結腸、S状結腸、直腸からなる約1.5mの管腔で、小腸で消化された食物の残りを発酵させてカスを作り、水分（4％）と電解質を吸収しながら、吸収されないカスを便として運搬する。
- 常時500種類以上の腸内細菌が存在し、外部からの細菌やウイルスによる感染を防ぐために、吸収せずに便として体外に排出する。
- 血液中を流れるリンパ球の多くが腸の粘膜やヒダに集まってバイエル板というリンパ組織を形成して外部からの侵入を防いでいる。
- 腸では、ビタミンを合成したり、ビリルビン、胆汁酸の再吸収を行う。

寄生虫卵検査
fecal ova-parasite examination

★基準値（塗抹法、集卵法）：陰性

寄生虫卵検査とは

- 人の消化管に寄生した虫卵、寄生虫（蟯虫、回虫、条虫、鉤虫、鞭虫など）の有無を調べる。

★検体採取法
- 回虫：カバーグラス法、セロファン厚層塗抹法
- 蟯虫：セロハンテープ法

異常が示唆する疾病・病態

- 寄生虫感染：経口的な摂取（手指の汚染、食品の汚染など）や経皮的な侵入により感染する。

看護の必要性

- 寄生虫は人の栄養物を吸収して成長し、また消化管壁を破るものもいるので、徴

■寄生虫の種類と特徴

蟯虫	・白く小さな（雄：2～5mm、雌：8～13mm）線虫で、1匹の雌は人が寝てる時に5000～15000個の卵を肛門周囲に産み、数時間で感染性をもつ ・経口的に摂取すると、小腸で孵化し盲腸で2～6週を経て成虫となり寄生する ・肛門の痒み、不眠などを起こす
回虫	・線虫の中では大型（雄：17cm、雌：25cm）で、1匹あたり20～30万個の卵は便に混じり排泄され、2～3週間で幼虫が発育し感染性をもつ ・卵を経口的に摂取すると、小腸で卵殻が破れ幼虫は腸壁を穿通し肺に入る。肺で成長して気管や咽頭を経て嚥下され小腸で成虫になり、感染後2か月で産卵するようになる ・肺炎、消化障害、下痢、腹痛、栄養障害、腸閉塞、迷入や穿孔により肝臓や腹腔、胆管、胃に入り急性症状を呈する
条虫	・雌雄同体で5～10数mのものまでおり、卵を便中に産むものや条虫の体節により産み出されるものがいる ・中間宿主（魚、豚、牛など）を経て人に入ったり、幼虫が経皮的に侵入し腸壁に固着し生長し成虫となる。迷入して脳に入ると重篤となる
鉤虫	・十二指腸虫ともいい、小腸に寄生する小線虫（雄：11mm、雌：9mm）で小腸上部に咬着し、吸血する ・卵は便とともに排泄され、2～3日で感染幼虫になり、経口的（ズビニ鉤虫）か経皮的（アメリカ鉤虫）に侵入する ・貧血になり、動悸や息切れ、全身倦怠感、食欲減退などを起こす
鞭虫	・盲腸や大腸、虫垂の粘膜に体を刺し込んで寄生し、成虫（雄：3～4.5cm、雌：3.5～5cm）は卵を便中に排泄し外界で幼虫となり感染性をもつ

糞便検査

候を見逃さないことや感染させない（予防）看護を提供する。

🌿 看護のポイント

- 指示により駆虫薬を投与し、便の性状や内容の確認をする。
- 手洗いを励行し感染を予防する。
- フェノールやクレゾールなどで排泄物（便）の殺虫処理を確実に行う。
- 食品の洗浄を十分に行う。
- 栄養状態を改善する。

■ 駆虫薬一覧

寄生虫名	一般名（商品名）
蟯虫	ピランテル（コンバントリン）
回虫	ピランテル（コンバントリン）、サントニン（サントニン）
条虫	アルベンダゾール（エスカゾール）
鉤虫	ピランテル（コンバントリン）
鞭虫	メベンダゾール（メベンダゾール100）
吸虫	プラジカンテル（ビルトリシド）
フィラリア	ジエチルカルバマジン（スパトニン）

★腸蠕動音の聴診と判定

- 聴診器の膜側で、腸蠕動音の回数、音の性質を聴取する。
- 1か所で1分間、回数を聴取する。
- 腸蠕動音消失と判断するためには5分間以上の聴診が必要。

■ 腸蠕動音の判定

判定	消失 ←	減少 ←	正常 ──	→ 亢進
時間	0回/5分	0回/分	4〜12回/分	35回以上/分
腸音	5分間、まったく聞こえない	1分間、まったく聞こえない	グルグル・ゴロゴロ	グルグルと突進するような音
原因	イレウス	便秘、腹膜炎、腹部の術後		感染性胃腸炎、下痢、イレウスの沈静化時

■ 異常腸蠕動音

腸蠕動微弱（1〜3回/分で低音）	・麻痺性イレウス
腸蠕動音消失	
腸蠕動亢進（12回/分以上）	・下痢、初期のイレウス
メタリックサウンド（12回/分以上で金属性の高音）	・閉塞性イレウス

便潜血検査
fecal occult blood test

★基準値（免疫法）：陰性

便潜血検査とは

- 血液中のヘモグロビンが酵素の働きで青く発色する作用（Hbのパーオキシダーゼ様活性）を利用し、便に試験紙を付けて変色具合で潜血の有無を判定する。
- 肉や魚、緑黄色野菜などを食べると偽陽性（±）となりやすいので、検査前の食事内容等の制限の必要性がある。また、鉄剤の服用で陽性反応が出てしまう。
- 上部消化管の出血をとらえるのに役立つ。
- 化学法では、肉、魚の血液や鉄剤により偽陽性となる。

異常が示唆する疾病・病態

- 陽性：消化管からの出血（消化器の潰瘍や腫瘍、炎症、ポリープ、鉤虫症、条虫症、痔など）。

看護の必要性

- 出血を助長しないように消化管の安静と血液の役割を考えた看護を提供する。

看護のポイント

- 食事内容や量の確認をし、消化管に負担をかけないようにする。出血の程度により消化のよい（消化器に負担をかけない）食事内容としたり、絶飲食を守る。
- 副作用で消化管に障害を及ぼす内服薬の有無を確認する。
- 消化管以外の出血（歯肉出血、鼻出血）の有無を確認する。
- 排便の性状（血液の混入）を確認し、量を計測する。
- 腹部冷罨法により腸の運動（循環促進）を抑制し出血を助長しないようにする。また、安静を守る。
- ストレスを除去する。
- バイタルサインや一般状態の変化を観察し、異常徴候の早期発見に努める：血圧の低下、徐脈、低体温、頻呼吸、眼球結膜や皮膚の蒼白、チアノーゼ（口唇や爪）、めまい、疼痛など。
- 保温（環境調整）や安静によりエネルギーの消耗を防ぐ。
- 感染症による出血が考えられる場合は、汚物の処理を確実に行い、また手洗いを励行し、感染経路を断つ。

★検体採取法
- 2か所以上から母指大の採便を行う。
- 表面：下部大腸、直腸の出血を意味する。
- 中心部：上部消化管からの出血を意味する。

便ヘモグロビン検査
fecal hemoglobin test

★基準値（ラテックス法）：100ng/mL 未満

便ヘモグロビン検査とは

- 免疫学的便潜血検査で、ヒトヘモグロビンにのみ反応するため、化学法と比べると食事制限や薬物制限の必要がない。しかし、変性したヘモグロビン（ヘモグロビンが胃液や十二指腸液で変性を受け、腸管粘液および細菌によって分解・変性を受ける）に反応しないので、上部消化管（胃や十二指腸）出血などをとらえることはできない。
- 大腸癌は出血しやすいタイプの腫瘍ができることが多いため、便中ヘモグロビンの検出は大腸癌検診の重要な要素を占めている。しかし、早期癌や出血を伴わない大腸癌もあるので、検査が陰性であっても100％確実に大腸癌を否定できない。逆に陽性反応であっても切れ痔のこともあり、あくまでも大腸癌の目安となる検査である。
- 正確に検査をする場合は、2日法（便中ヘモグロビンの検査を2日間に分けて行うもので、一度の検査だけで見過ごす可能性を低減できる）で検査を行う。
- 上部大腸（上行結腸付近）の出血を検出するために、便中の細菌等の影響を最も受けにくく安定した物質（便トランスフェリン）の検査を併用することが多い。

異常が示唆する疾病・病態

- 陽性：大腸癌、痔、大腸ポリープ。

看護の必要性

- 栄養や水分を吸収する腸に障害を受けていることを理解し、腸の安静と水分や栄養の補給とともに感染の予防に努める。

看護のポイント

- バイタルサインや症状の変化を観察する。
- 排便状況（色や性状）を確認する。
- 貧血の程度を確認し行動を制限する。
- 貧血による転倒等の事故に注意する。
- 感染予防とエネルギーの消耗を防ぐために許可された行動範囲を守る。
- 薬物の投与を確実に行う。
- 栄養と水分の補給を行う。
- 感染が疑われる場合は個室隔離とし、感染経路を断つ。
- 排泄物や手指の消毒を確実に行う。
- 面会の制限を行う。
- 検体採取法は、前項参照。

尿検査

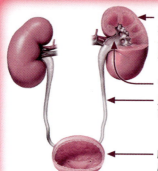

腎臓：血液を濾過し原尿を作り必要成分を再吸収し、不必要な成分を尿管へ排泄する
長径10cm、横径5cm、厚さ4cm、重さ120g

腎盂：腎実質によりつくられた尿が集まる

尿管：尿を膀胱に導く管
直径4〜7mm、長さ30cm

膀胱：尿を蓄える（250〜300mLで尿意を感じる）

尿道：男性20〜25cm、女性4cm

尿の成分：水（85%）＋固形成分（15%）
- 尿素（25〜35g/日）
- 塩分（8〜9g/日）
- クレアチニン（1〜1.5g/日）
- 尿酸（0.5〜0.8g/日）
- ウロビリン、アンモニア、K、Mg
- 上皮細胞、白血球、赤血球

■尿の生成と成分

尿量・尿色
urine volume, urine color

★基準値：尿量　1000〜1500mL/日
　　　　　尿色　淡黄色〜黄褐色

尿量・尿色とは

●ウロクローム（色素）の排泄量は1日75mgと一定で、尿中に無色のウロクロモゲンとして含まれているが、熱や光、酸化作用により黄色を呈する。

●ウロクロームの排泄は一定で再吸収されないことから尿色は尿量により変化する。これ以外の尿色の異常は、血液、細胞成

- 分、ビリルビンの混入を意味する。
- 尿量・尿色は、水分の摂取状況、腎機能、中等度以上の発熱を伴う炎症、血流量などを反映する。

異常が示唆する疾病・病態

1. 尿量が少なく尿色が濃い濃縮尿：乏尿（1日500mL以下）
- 水分の摂取量が少ない。
- 水分の喪失量が多い。
- 腎血流量が少ない。

2. 尿量が多く尿色が薄い（希尿）：多尿（1日3000mL以上）
- 水分の摂取量が多い。
- 水分の排泄が少ない。
- 腎臓の機能が低下している。

看護の必要性

- 尿量と尿色の観察から、水分の摂取状況や腎機能、炎症、血流量の状態を推測し看護上整えられることを行う。

看護のポイント

- 発熱の場合は水分の補給と解熱を図る。
- 脱水による場合は水分を補給する。
- 水分摂取量と排泄量（排尿量、下痢、発汗、嘔吐など）の出納が均等になるように調整する。
- 出血はないか確認する。
- 体内の水分貯留や喪失の有無を体重や腹囲の測定で確認する。

■乏尿の原因と分類

分類	原因	疾患
腎前性乏尿	腎臓への灌流圧低下による	・腎前性急性腎不全：出血、熱傷、多発性骨髄腫、多血症
腎性乏尿	腎実質の障害による	・腎性急性腎不全：血管炎、急速進行性糸球体腎炎、溶血性尿毒症症候群など ・慢性腎不全
腎後性乏尿	尿管・膀胱・尿道の閉塞などによる	・腎後性急性腎不全：尿管への腫瘍の浸潤、尿管結石

■多尿の原因と分類

分類	成因	主な原因
水利尿	水分過剰摂取	・心因性多飲、口渇中枢刺激、低張輸液の多量投与
水利尿	尿濃縮力障害	・中枢性尿崩症（特発性、続発性）、腎性尿崩症（先天性、後天性）、高カルシウム血症、低カリウム血症
浸透圧利尿	電解質利尿	・利尿薬、塩類喪失性腎症
浸透圧利尿	非電解質利尿	・グルコース（糖尿病）、多量尿素負荷、造影剤・浸透圧利尿薬投与
浸透圧利尿	非電解質利尿	・急性腎不全後の多尿期、慢性腎不全の代償期

- 低栄養状態の場合は栄養を改善し、膠質浸透圧の維持により尿の排泄を促す。
- 腎機能が低下している場合は、安静により循環を促進したり代謝を亢進させないようにする。

★正常時間排尿量の判定
- 体重1kg当たり、1時間に0.5〜2.0mLを目安として観察する。
- それ以上は多尿、それ以下は乏尿となる。

★尿流量の測定
- 1秒当たりの排尿量（平均尿流率）を測定することで、排尿障害の程度を知ることができる。

  目安値：排尿時間20〜30秒　平均尿流率15mL/秒

★濃縮尿のメカニズム
- 体内水分が不足すると、その情報を浸透圧受容器が感知し視床下部に伝え、生理的に口渇を感じる。
- 脳下垂体後葉に刺激が伝わり、バゾプレシン（抗利尿ホルモン）を放出し、体内から尿として水分が奪われるのを防ぐ。したがって溶質である水分量が減少して尿量の減少とともに、ウロクロームの1日量は変化しないので尿色が濃くなる。

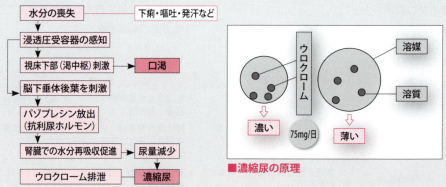

■濃縮尿の原理

尿比重
specific gravity of urine

★基準値（試験紙法）：1.010〜1.025

🌿 尿比重とは

- 尿中の固形物と溶質を含まない水との重量比をいい、尿中の固形物の量を反映しており、腎臓での尿の濃縮力を知ることができる。

異常が示唆する疾病・病態

1. 高比重（1.030以上）
- 糖尿病：尿中の糖分により比重が高くなる。
- 発熱、下痢、嘔吐：水分の喪失により尿が濃縮され比重が高くなる。
- 心不全：水分の体内貯留により乏尿になり、尿が濃縮され比重が高くなる。
- ネフローゼ症候群：タンパクが尿中に多く含まれ比重が高くなる。

2. 低比重（1.010以下）
- 尿崩症、多量の水分摂取、腎臓疾患、利尿薬の服用。
- 多尿により溶質が薄まるため、比重は低くなる。

看護の必要性

- 尿比重は、水分と塩分の摂取量のバランス、糖、タンパクの影響を示唆しているので、看護的に生命力の消耗が最小限にできるように関わる。

看護のポイント

- 1日の水分摂取量と排泄量を確認し、適切な水分摂取量と塩分摂取量を維持する。
- 水分喪失の原因を確認し冷罨法を効果的に実施する。
  ① 頸部や腋窩、鼠径部：発熱を抑える。
  ② 胃部：迷走神経の作用を抑制し嘔吐を防ぐ。
  ③ 腹部：腸の血流低下と交感神経を作動させ蠕動を抑制する。
- 外気温や着衣の状況を確認し調整する。
- 体温上昇による代謝亢進、タンパクの喪失、栄養吸収障害などでは栄養摂取状況の確認と、効率のよい栄養摂取を工夫する。

★尿比重の補正
- 分子量の大きいタンパクやブドウ糖が尿中に排泄されている場合は実際の尿濃縮以上の値を示すので補正する。
  ブドウ糖：尿比重値－（0.004×ブドウ糖量）
  タンパク：尿比重値－（0.0003×タンパク量）

★尿浸透圧とは
  基準値：800～1300mOsm/L
- 尿浸透圧は尿比重に比例する。
- 尿比重や尿浸透圧は、尿生成の最終段階である、水分の吸収（尿濃縮）の状態を反映するので、腎機能を知ることができる。
  高値：ネフローゼ症候群、糖尿病、心不全、熱性疾患、脱水症や糖・タンパクの漏出など。
  低値：腎不全、尿崩症、慢性腎盂腎炎など。

尿 pH
pH of urine

★基準値（試験紙法）：4.5 〜 7.4

尿 pH とは

- 体内では水素イオン濃度が至適濃度に保たれている。
- 尿 pH は、尿の酸－塩基平衡（水素イオン濃度が適切に保たれている調節機構）の状態を表し、腎臓疾患、血液の酸－塩基平衡状態、尿路結石、タンパク尿など尿に含まれる溶質により水素イオン濃度が変化する。

異常が示唆する疾病・病態

1．アルカリ尿（pH：7.4 以上）
- 呼吸性、代謝性のアルカローシス：体内の酸素が不足し血液がアルカリ性となり尿に反映する。
- 尿路感染：細菌が尿中の尿素を分解してアンモニアを発生させアルカリ尿となる。
- タンパク尿：118 頁を参照。
- アルカリ性の薬品：ビタミン B_2 や造影剤など。
- 食後。

2．酸性尿（pH：4.5 以下）
- 呼吸性、代謝性アシドーシス：二酸化炭素が体内に蓄積され酸性となる。
- 発熱：熱による代謝が亢進し尿酸産生が多くなる。
- 酸性の薬品：胃薬などの服用。
- 運動後：乳酸の産生により酸性となる。

看護の必要性

- 呼吸状態や代謝の亢進（発熱や運動）を整え、至適 pH に近づけるように看護的な関わりを考える。

看護のポイント

1．アルカリ尿
- 呼吸状態（気道の確保や体位など）を整え低酸素状態を改善する。
- 水分の制限がなければ水分摂取を多めにし尿路の洗浄を図る。
- 喪失タンパク量を補給できる食事内容を考え摂取状況を確認する。
- 安静により酸素消費を抑える。
- カリウム減少の場合は、カリウムを多く含む食品の摂取を促す。
- 植物性食品の摂取を制限する。

★検体採取法と取り扱い
- 室温で尿を放置しておくと細菌が繁殖してアンモニアを生じ、アルカリ性となるので、新鮮尿を採取したら速やかに検査科へ提出する。
- 中間尿を採取する。

2．酸性尿

- 安静の保持や寒冷環境を改善し、乳酸の産生を抑え代謝による二酸化炭素の産生や蓄積を防ぐ。
- 発熱による代謝亢進を冷罨法などで抑える。
- 穀物や動物性食品（牛乳や肉など）は、クロール、イオウ、リンなどを多く含み、酸化分解されて酸性となるので摂取を制限する。

★腎機能低下に伴う尿pHの調節

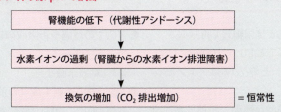

- 水素イオンが体内に増加すると、①腎尿細管からの排泄、②呼吸による調節、③細胞内への取り込み、④細胞外液での緩衝作用によって恒常性が保たれる。
- 腎機能が低下し水素イオンが排泄されないと体内に蓄積され過剰となった水素イオンは、呼吸により二酸化炭素を排泄してpHを維持しようとする代償作用により恒常性が保たれる。
- 血清重炭酸塩（HCO_3^-）の低下による代謝性アシドーシスでクロールイオンが増加する場合は重炭酸塩（メイロンなど）が投与される。

★生体のpH

- 尿や汗に含まれるアンモニア（NH_3）だけを抽出するとpH11.0の強アルカリである。したがって尿や汗を放置すると、皮膚（弱酸性）はアルカリ性に傾き、酸性膜（バリア機能）が破壊され、皮膚表面のかぶれが起きたり感染を起こしやすくなる。
- 不感蒸泄により皮膚は汗で湿潤しているので、石鹸を使った清拭や入浴による皮膚の清潔は重要である。

酸性 ←―――――――― 中性 ――――――――→ アルカリ性
0　　　　　　　　　　7　　　　　　　　　　14

物質・部位	pH	物質・部位	pH
血液	7.35～7.45	唾液	5.0～7.5
汗	7.0～8.0	母乳	6.6～7.0
涙	7.2～7.8	十二指腸液	5.0
体液	7.3～7.4	胃液	1.0～2.0
皮膚	4.5～6.0	膵液	7.1～8.2
脳脊髄液	7.3～7.5	胆汁	7.6～8.6
腟液	3.5～4.5	腸液	7.7～8.3
精液	8.9～9.5	便	7.15
リンパ液	7.35～7.45	尿	5.0～7.0

尿タンパク
urinary protein

★基準値（比濁法・比色法）：150mg/日以下

尿タンパクとは

- 尿タンパクのほとんどは尿細管で再吸収されているが、正常でも50〜100mg/日は排泄されている。その70％はアルブミンタンパクである。
- 生理的な場合（過激な運動、精神興奮、便秘、妊娠など）と、腎臓、尿路の異常やタンパクの過剰生成によりタンパク尿が出現する。
- 尿タンパクは、腎臓や尿路の疾患が疑われたときに重要な指標となる。

異常が示唆する疾病・病態

- 腎臓での濾過や再吸収障害（腎性）：腎炎、ネフローゼ、ショック（急性尿細管壊死）、粘液水腫など。
- タンパクの過剰生成（腎前性）：骨髄腫、外傷、筋肉の炎症、薬物、輸血、溶血など。
- タンパクの過剰分泌（腎後性）：尿管、膀胱、前立腺、尿道の炎症、結石や腫瘍。

看護の必要性

- タンパクの働き（212頁参照）を理解し、

■タンパク尿の原因

分類	病態	タンパクの種類	疾病
腎前性タンパク尿	体内でのタンパク質の過剰生成	アルブミン α₁-糖タンパクなど	急性感染症（発熱）、静脈うっ血など
		ヘモグロビン	溶血性貧血
		ミオグロビン	骨格筋の障害
		ベンスジョーンズタンパク	多発性骨髄腫など
腎性タンパク尿	糸球体や尿細管での濾過・再吸収の障害	アルブミン α₁-糖タンパクなど	糸球体腎炎、ネフローゼ症候群、糖尿病腎症、腎不全、痛風腎
		β₂-ミクログロブリン α₁-ミクログログロブリンなど	重金属中毒、急性尿細管壊死、ネフローゼ症候群、流行性出血熱、溶血性尿毒症症候群
腎後性タンパク尿	尿管・下部尿路・前立腺からのタンパク質過剰排出	アルブモーゼ、酢酸体、ムチンなど類タンパク	尿路感染症、尿路結石、尿路腫瘍、前立腺疾患

タンパクの喪失や過剰生成が軽減できるように看護を提供する。

🌿 看護のポイント

- 栄養摂取状態をチェックし、タンパク質を補給する。
- タンパク質が不足すると膠質浸透圧が低下し体内に水分が貯留しやすい。さらに水分貯留を助長するナトリウムを制限する。
- 蓄尿を確実に行い1日のタンパク排泄量を正確に把握する。
- 安静を保持することでエネルギーの代謝（タンパクの喪失）を減らし、老廃物の産生による腎臓の負担を軽減する。
- タンパク尿が1g/日以上の場合は最低限の活動範囲とし、トイレに近い病室を配慮するなどの環境調整を図り、安静を保持する。
- 炎症部位の冷罨法によりタンパクの過剰生成を抑える。
- グロブリンタンパクの減少により抵抗力が減退し感染しやすいので、皮膚や口腔、陰部、殿部などの清潔を保持する。
- 面会人の調整を行い疲労させないことや感染に注意する。
- 代謝を亢進させないように、また感染を起こさないように室温や湿度などの環境調整を行う。

★タンパク尿になる理由

- 健康であれば、アルブミンのような大きいタンパク（高分子タンパク）は、腎臓にある糸球体を通過できないので、尿中にはみられない。
- 小さなタンパク（低分子タンパク：リゾチームなど）の場合は、糸球体を通過することができるが、尿細管で吸収されるので、尿中にはほとんど排泄されない。
- 腎臓の障害によって糸球体や尿細管に障害が起こると、タンパクを濾過・吸収する能力が低下するため、尿タンパクが陽性となる。
- 腎前性（腎臓に異常がない）タンパク尿では、腎臓以外の臓器の障害や感染症・悪性腫瘍などにより、血液中に低分子タンパクの増加が起こり、その結果、尿細管でのタンパクの再吸収が追いつかず発生する。
- 腎性タンパク尿では、腎臓の障害部位によって、糸球体性タンパク尿（血液を濾過する糸球体に障害が起き、アルブミンが糸球体を通過し、タンパクが尿中に多く出現する）となる。また、尿細管性タンパク尿（尿細管では、糸球体の濾過作業によって通過してきた低分子のタンパクを体内に再吸収するが、尿細管が障害を受けると、タンパクの再吸収ができなくなり、タンパクが尿中に多く出現する）となる。
- 腎後性（腎臓より下部の腫瘍や前立腺炎、膀胱炎など）タンパク尿では、血液や粘液などが尿に混入し、タンパクが尿中に多く出現する。
- 妊娠による尿タンパクでは、腎血漿流量が妊娠前に比べ約30％、糸球体濾過量が約50％増加するため、糸球体に負担がかかることによって尿タンパクが出やすくなる。また、妊娠により腎盂や尿管が拡張するので、膀胱炎や腎盂腎炎などの尿路感染症に罹患しやすくなり、その影響で尿中にタンパクが出ることがある。

尿糖
urine sugar

★基準値（試験紙法、ニーランデル法、ベネディクト法）：陰性

🌿 尿糖とは

- 腎臓で濾過された尿中の糖は、近位尿細管で大部分が吸収され、残りの糖も遠位尿細管で再吸収され、血液中に戻る。
- 尿細管の吸収は、毎分 300〜400mg であるので、これ以上の尿糖は再吸収されず、尿中に排泄される。
- 腎臓での再吸収能力が低下しても尿糖が増える。

🌿 異常が示唆する疾病・病態

1. 血漿グルコースの増加

- インスリンの分泌不足やインスリン抵抗性の増加、肝臓の糖新生亢進、インスリン拮抗ホルモンの分泌亢進、腸管における糖の吸収亢進などにより血漿グルコースが増加して、尿中グルコース量が増加する。
- 疾患：糖尿病、脂質異常症、肥満、肝炎、肝硬変、脂肪肝、慢性膵炎、膵臓癌、膵臓や胃切除後、甲状腺機能亢進症、アルドステロン症、ACTH や LH 産生腫瘍、脳腫瘍、脳血管障害、感染症、麻酔、ストレスなど。

2. 糸球体濾過量の増加

- 糸球体で濾過される血漿の量が増加して尿中グルコース量が増加する。
- 疾患：クッシング症候群、グルカゴノーマ、妊娠、ステロイド剤の投与など。

3. 尿細管の糖再吸収極量の低下

- 腎障害により糖を再吸収する極量の値が低下し尿中のグルコースが増加する。
- 疾患：腎炎、腎硬化症、ネフローゼ症候群、ビタミン D 過剰、重金属中毒、腎性糖尿病など。

🌿 看護の必要性

- 糖は生命活動を維持するエネルギー源であることを理解し、患者自身が糖代謝をコントロールできるように看護を提供する。

🌿 看護のポイント

- 糸球体で多量の糖が濾過されると尿細管の浸透圧が上昇し、尿細管でのナトリウムや水の再吸収が抑制され多尿となるので水分の補給に気をつける。
- 血糖コントロールの知識や認識を高める指導や看護を行う。
  ① 食事療法により糖代謝がスムーズに行われるように必要最小限のカロリーに制限されるので、守れるように指導、教育および支援を行う。
  ② インスリンによる糖の代謝が少なくてすむように運動療法を行い、エネルギー

の消費を増やす目的で、適切な運動（歩き方と時間）が行えるように指導、教育および支援を行う。
③薬物療法（血糖降下薬）が管理できるように指導、教育する。
④低血糖によるショックなど、生命の危機状態を回避できるように指導する。
●蓄尿を確実に行い、1日の糖の排泄の状態を確認する。
●異常徴候の観察（低血糖、高血糖）を行い、低血糖によるショックなどを未然に防ぐとともに二次的な事故につながらないように気をつける。
●清潔の保持により、また外傷による感染を起こさないように気をつける。
●環境（温湿度）を整え、空気の乾燥（口渇）による上気道炎を防ぐ。

★尿培養時に中間尿を採取する意味
●膀胱内の尿は無菌であるが、採尿時に尿道口周辺の菌が混入する可能性があるため外尿道口を洗浄する意味で中間尿を採尿する。正確には導尿が必要となる。

★国際前立腺症状スコア（IPSS）
●前立腺障害に伴う排尿障害の症状を査定するための指標に国際前立腺症状スコアがある。
●排尿障害に関する7項目の質問からなり、それぞれ0～5点の評価を行って、合計点数により軽度障害（0～7点）、中等度障害（8～19点）、高度障害（20～35点）に分類する。
●4点以上があれば要注意、7点以上は治療の対象となり、20点以上は手術適応である。

■国際前立腺症状スコア（IPSS）

最近1か月で	全くなし	5回に1回未満	2回に1回未満	2回に1回	2回に1回以上	ほとんど常に
1. 排尿後に尿がまだに残っている感じがありましたか	0	1	2	3	4	5
2. 排尿後2時間以内にもう一度行かねばならないことがありましたか	0	1	2	3	4	5
3. 排尿途中に尿がとぎれることがありましたか	0	1	2	3	4	5
4. 排尿をがまんするのがつらいことがありましたか	0	1	2	3	4	5
5. 尿の勢いが弱いことがありましたか	0	1	2	3	4	5
6. 排尿開始時に息む必要がありましたか	0	1	2	3	4	5
7. 床に就いてから朝起きるまでにふつう何回排尿に起きますか	0回 0	1回 1	2回 2	3回 3	4回 4	5回 5

計： 点

尿潜血
occult blooding urine

★基準値（O トルイジン法）：陰性

尿潜血とは

- 尿中に存在する赤血球、ヘモグロビン、ミオグロビンを検出する検査である。
- 正常では尿中に血液が混入することはないが、腎臓から尿道口までの組織破壊があると尿中に血液が混入し、尿中にヘモグロビンが遊離する。その量により異常を判断する。

異常が示唆する疾病・病態

- 陽性：腎臓や尿路の出血。
- ※具体的には尿沈査（顕微鏡 400 倍）を行う。
- 偽陽性：ビタミン C の大量服用。

看護の必要性

- 出血は、血球成分の喪失、血漿の喪失を意味しているので、血球や血漿の働きを理解し看護的に止血が図れるように、また凝血による尿閉を起こさないように援助する。

看護のポイント

- 安静により血液循環速度を緩徐にして止血を促進する。
- 保温により副交感神経を作動させ血液循環を緩徐にする。また不必要なエネルギーの消耗を抑える。
- 出血量が多い場合は局所冷罨法を行い、血管の収縮による止血効果を高める。
- 水分の制限がなければ多めにとり、膀胱洗浄を図る。
- 血尿が強い場合は、凝血塊による膀胱タンポナーデを起こし尿閉となりやすいので、カテーテルを留置し指示により膀胱洗浄を行う。
- 高カロリー食の摂取により体力の保持と創の回復を図る。
- 刺激物やアルコールは出血を助長するので禁止する。
- 努責は腹腔内圧を高め出血を助長するので便秘をしないようにコントロールする。
- 止血薬の投与や輸血の際は副作用に注意する。
- バイタルサインや一般状態、尿量を確認しショックなどの異常の早期発見に努める。
- 尿路結石の場合は、排石状態を確認するために尿漉しを行う。

★尿路結石の場合水分を多く摂るのは？
- 水分を多く摂ることで、腎臓での尿の生産を高め、尿量を増やして尿管（直径 4～7mm）を拡張させ、結石を排出させる。

尿沈渣
urinary sediment

★基準値（染色法）：
- 赤血球　　1視野1個以下
- 白血球　　1視野3個以下
- 結晶　　　1視野少量
- 上皮細胞　1視野少量
- 円柱細胞　陰性

尿沈査とは

- 尿に含まれる固形成分（赤血球、白血球、上皮細胞、円柱、結晶など）を400倍顕微鏡で調べ、腎臓ー尿路系の異常を判断する。

異常が示唆する疾病・病態

1．赤血球2個以上
- 正常でも赤血球は1日に10^6個（1個/1視野に相当）は排泄されている。それ以上では糸球体腎炎や腎盂腎炎、腎腫瘍、膀胱炎、尿路結石、外傷、出血性素因（白血病、血友病、DICなど）を示唆する。

2．白血球4個以上
- 膀胱炎や尿道炎などの下部尿路から腎盂腎炎の上部尿路までの感染を示唆する。

3．円柱細胞陽性
- 尿流の停滞や尿細管の閉塞により血球や細胞成分が閉じ込められタンパクがゲル状態になって排泄されたもので、尿タンパクの増加する腎実質の障害（急性腎炎、ネフローゼ、腎不全など）を示唆する。

4．上皮細胞多量
- 遠位尿細管より後の尿細管細胞が脱落したことを意味し、膀胱炎や尿管癌、糸球体腎炎、悪性腫瘍、腎盂腎炎などの炎症や急性尿細管壊死の状態を示唆する。

5．結晶成分多量
- シュウ酸塩や尿酸塩、リン酸塩、シスチン、アミノ酸、ビリルビンなどの結晶成分が尿中に排泄され、腎結石、急性肝炎、痛風などを示唆する。

※腎前性（腎臓、尿路以外）の障害では脂肪や結晶、腎性、尿路の障害では赤血球、白血球、上皮細胞、円柱がみられる。

看護の必要性

- 看護的な関わりにより尿中の固形成分が正常に近づけるように努める。

看護のポイント

- タンポナーデや細菌の貯留を防ぐために膀胱洗浄を行う。
- 尿の性状や量を確認し経過を観察する。
- 排石の確認のために尿漉しを行う。
- カテーテルの挿入による管理を行う。
- 水分を補給し、尿路の洗浄効果を高める。

ウロビリノーゲン・ビリルビン
urobilinogen, billirubin

★基準値（試験紙法）：ウロビリノーゲン 弱陽性
ビリルビン 陰性

🌿 ウロビリノーゲン・ビリルビンとは

- 古くなった赤血球が壊され、1日250〜350mgのビリルビンが生成される。肝臓で水溶性ビリルビン（直接ビリルビン）に変化した後、十二指腸に排泄され、腸内で細菌によりウロビリノーゲンに分解されて便中に排泄されるが（40〜280mg/日）、少量（1〜4mg/日）は腎臓を経て尿中に排泄される。
- 血清ビリルビンが2〜3g/dL以上で、尿中のビリルビンが陽性（黄疸尿：閉塞性黄疸）となる。

🌿 異常が示唆する疾病・病態

- ウロビリノーゲン増加：肝機能障害（肝炎、発熱、循環不全）、体内のビリルビン生成亢進（溶血：内出血、血球破壊）、腸内容停滞（便秘、腸閉塞）。
- ウロビリノーゲン低下：総胆管閉塞、抗生物質の長期多量投与による腸内細菌の減少。
- ビリルビンの陽性：胆道の閉塞、肝臓内胆管の閉塞。

🌿 看護の必要性

- 日常生活を整えることとストレスを除去することにより肝機能の正常化を図る。

🌿 看護のポイント

- 肝臓の血流を増加させ肝臓細胞の修復と庇護のために安静臥床とし、ADLが低下したり、制限されていることを援助する。
- 腹部膨満（腹水や鼓腸）がある場合の臥床は、横隔膜が挙上され呼吸困難を招きやすいので、ファーラー位で膝を曲げるなど腹部の緊張を緩和し、代謝に必要な酸素の供給を十分に図る。
- 痛みは肝臓の血流量を減少させエネルギーの消耗をきたすので除痛に心がける。
- 胆汁の排泄障害により脂肪分の消化が低下しているので下痢を起こしやすく、必要なエネルギー量を喪失するので脂肪を制限する。また脂肪の摂取は胆嚢を収縮させ痛みを助長する。
- 腹水がある場合は、水分や塩分を制限し、浮腫を助長しない。
- アルコールや喫煙（ニコチン）は肝臓で解毒処理されているので、肝臓に負担をかけないように禁酒、禁煙とする。
- 瘙痒感（血液中の胆汁酸が末梢知覚神経

を刺激して起きる）による不眠や不快を緩和する。
①２％重曹水清拭
②カラミンローションの塗布
③室温、湿度の調整
④衣類や寝具の調整
⑤氷枕や氷嚢の利用
●便秘はビリルビンの再吸収を促進する、またアンモニア生成や吸収を助長するので排便コントロールを図る。
①マッサージ
②罨法
③食品
④水分摂取
⑤下剤
●黄疸による全身倦怠感や嘔気、悪心・瘙痒感、食欲不振、焦燥感などの状況を観察する。

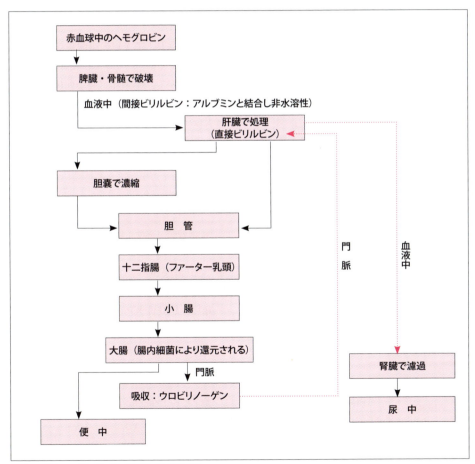

■ウロビリノーゲン生成－吸収、排泄過程
※肝障害では、ビリルビン代謝過程が障害され尿中のウロビリノーゲンが増加し、胆道の閉塞などで胆汁が腸に排出されないと尿中ウロビリノーゲンは減少する。

尿中微量アルブミン
urine albumin

★基準値：定法（試験紙）　　陰性（30mg/L 未満）
　　　　　定量（免疫比濁法）　蓄尿：23.8mg/L 以下（18.6mg/g・Cr 以下）
　　　　　　　　　　　　　　　早朝尿：16.5mg/L 以下（10.8mg/g・Cr 以下）
　　　　　　　　　　　　　　　随時尿：29.3mg/L 以下（24.6mg/g・Cr 以下）

尿中微量アルブミンとは

- アルブミンは、体液の浸透圧を維持し、いろいろな物質の運搬を行う重要な物質であるが、糖尿病腎症になって腎臓の濾過機能が低下した状態になると、尿中へ排泄されないはずのタンパク質が排泄されてしまう。
- 生体内の多くのタンパク質の中で、アルブミンは分子量が比較的小さく、腎臓の濾過機能が低下すると早期に尿中に出てくる。
- 尿中微量アルブミンを検出することで糖尿病腎症の早期発見を行うことができる。
- アルブミンの尿中への排泄量は、いろいろな要因によって変動するので、1日（24時間）蓄尿して1日の排泄量を調べるのがベストである。しかし、蓄尿は手間がかかるので、早朝尿（寝る前に排尿して翌朝起床後最初の尿）や随時尿（尿をしたくなったときにする尿）で検査する場合もある。糖尿病腎症を疑う場合、1回の検査だけでは判定せず日を変えて数回行い、尿中にアルブミンが持続して出ていることを確認する。

異常（陽性）が示唆する疾病・病態

- 増加（蓄尿 30mg 以上 300mg 未満 / 日）：糖尿病腎症（初期）、高血圧、心不全、発熱、起立性タンパク尿症など。
- 高度増加（300mg 以上 / 日）：糖尿病腎

■糖尿病腎症早期診断基準

測定対象	・試験紙法で尿タンパク陰性か陽性（1+ 程度）の糖尿病患者を対象とする
必須事項	・3回測定して2回以上で尿中アルブミン値が 30〜299mg/g・Cr であれば微量アルブミン尿と判定する
参考事項	時間尿で判定する場合は ・尿中アルブミン排泄率　30〜299mg/日または 20〜199μg/分 ・尿中 IV 型コラーゲン　7〜8μg/g・Cr ・腎サイズ　腎肥大

日本糖尿病学会・日本腎臓学会糖尿病性腎症合同委員会．糖尿病性腎症の新しい早期診断基準．2005．

症、糸球体腎炎、ループス腎炎など。

看護の必要性

- 正しく検体を採取し正確な診断に結びつける。

検査時の看護のポイント

- 外来の場合の随時尿は、なるべく午前中の来院後に採った尿で行う。
- 入院の場合は蓄尿で行う。蓄尿開始前に排尿を済ませて開始し、終了時間に排尿を促しその尿量までを蓄尿量とする。
- 高血圧（良性腎硬化症）、高度肥満、メタボリックシンドローム、尿路系異常・尿路感染症、うっ血性心不全などでも微量アルブミン尿を認めることがあることを理解しておく。
- 高度の希釈尿、妊娠中・月経時の女性、過度な運動後・疲労・感冒などの条件下では検査を控える。
- 定性法で微量アルブミン尿を判定するのはスクリーニングの場合に限り、後日必ず定量法を行う。
- 血糖や血圧コントロールが不良な場合、微量アルブミン尿の判定は避ける。

★アルブミン指数

- 尿中アルブミン濃度は同一人でも運動や尿量、採取時間等によって異なるので、アルブミン指数を求め、早期診断基準とする。
- アルブミン指数（mg/g・Cr）とは、随時尿を用いて尿中アルブミン濃度と尿中クレアチニン濃度を同時に測定し、その比をとった指数である

$$\text{アルブミン指数 (mg/g·Cr)} = \frac{\text{尿中クレアチニン (g/L)}}{\text{尿中アルブミン (mg/L)}}$$

★糖尿病腎症の糸球体変化

- 高血糖によりメサンギウム細胞（毛細血管の固定・支持・代謝を行っている）で糖化タンパク質が作られ、細胞の肥大によって毛細血管が圧迫され、血流障害が生じて血液濾過機能が低下する（糖尿病性腎障害）。
- 血管の細胞が肥厚してフィルターの目が粗くなり、タンパク質など体に必要な成分を排泄してしまう。

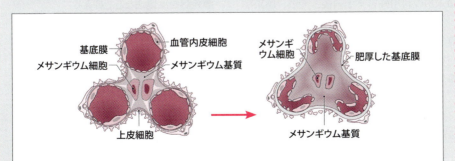

正常毛細血管　　　糖尿病性腎障害の毛細血管

ケトン体
urine ketone bodies

★基準値（試験紙法）：陰性

ケトン体とは

- ケトン体は、アセト酢酸、β-ヒドロキシ酪酸、アセトンの総称で、肝臓においてアセトン体の生成が増し、筋肉がこれを消費できないと血液にケトン体（エネルギー源）が増え尿中に排泄される。
- 糖の不完全燃焼（ブドウ糖がエネルギーとして利用されない）や脂肪の不完全燃焼（脂肪は糖を利用して燃焼するが脂質が完全に分解されない）によりケトン体が生じ、尿中に排泄される。
- ケトン体が増加するとpHが低下しアシドーシスとなり、細胞内の水分や脂質を拡散して細胞を乾燥状態にする。

異常（陽性）が示唆する疾病・病態

- 末梢の利用障害：手術後、発熱、感染症など。
- 重症消化不良に伴う脱水：嘔吐、下痢、自家中毒、食中毒など。
- ケトン体の過剰生成：重症糖尿病、糖原病、グルカゴノーマ、クッシング症候群、褐色細胞腫、甲状腺機能亢進症など。
- 脂肪の摂取過多：肥満、アルコール摂取、過脂肪食など。

看護の必要性

- アセトン体が増加しないように看護的に関わる。

看護のポイント

- 食事や水分の摂取量、内容を確認する。
- 体内の水分が奪われる量を把握し必要量を補給する。
- 排便の性状を確認し、消化しやすい状態に整える。
- 糖尿病をコントロールする（運動、食事、薬物治療、271頁参照）。
- 標準体重を維持する。
- 禁酒を守る。
- 脂肪食の制限（60g以下/日）と摂取状況を確認する。
- 発熱を冷罨法などで抑える。

★検体の取り扱い
- β-ヒドロキシ酪酸は試験紙法に反応しない。また、アセトンは揮発性であるため新鮮尿を採取したら速やかに検査科へ提出する。

尿中β-D-Nアセチルグルコサミニダーゼ
NAG：N-acetyl-β-D-glucosaminidase

★基準値（酵素法）：0.3～11.5U/L（1.6～15.0U/g・Cr）（24時間蓄尿または早朝尿）

NAGとは

- リソゾーム中に含まれる加水分解酵素の1つ（糖の分解酵素の一種で、細胞中に取込んだ糖の一種を分解する）で、前立腺と腎（近位尿細管）に多く含まれている。
- NAGの分子量は比較的大きいため、血清中のNAGは通常尿中にはほとんど排泄されない。NAGは腎尿細管や糸球体の障害で尿中に出現し、特に尿細管障害の程度の軽い時期（試験紙法で尿タンパクが陰性の時期）から尿中に逸脱するため、腎病変の早期発見に有用である。
- 腎移植後の経過観察や上部尿路感染の指標としても用いられる。

異常が示唆する疾病・病態

- 高値：ネフローゼ症候群、急性腎不全、糸球体腎炎、糖尿病腎症、薬物による腎障害。

看護の必要性

- 患者の身体状況、活動状況を加味して検査を遂行する。

検査時の看護のポイント

- 尿中NAG活性は朝高く、日中から夜間にかけて低くなる傾向があるので、冷暗所に24時間蓄尿するか早朝尿で測定する。
- pH 8以上のアルカリ尿、およびpH 4以下の酸性尿では失活し、見かけ上低値になる。また室温保存でも1～2日で活性が半減するので、冷蔵または冷凍保存が必要である。

★ネフローゼ症候群
- ネフローゼ症候群は、尿にタンパク（アルブミン）がたくさん出てしまうために、血液中のタンパクが減り（低タンパク血症）、その結果、浮腫が起こる疾患で、腎臓が主因となるもの（一次性）と、全身性の疾患の結果尿タンパクが出るもの（二次性）がある。
- 一次性ネフローゼ症候群は、ステロイドと免疫抑制薬で治療することが多い。
- 浮腫は、低タンパク血症が起こるために血管の中の水分が減って血管の外に水分と塩分が増えるために発生する。

腎機能検査

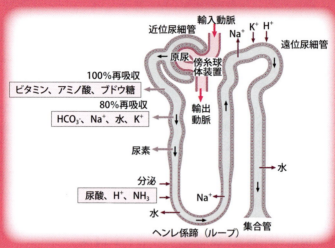

■腎臓の機能

フィッシュバーグ濃縮試験
Fishberg concentration test

★基準値：		尿浸透圧値（単位：mOsm/kg、健常青年、高タンパク食）		
		第1尿	第2尿	第3尿
男性	夏季	1,108±82	1,342±100	1,349±102
	冬季	983±102	943±93	940±96
女性		912±173	1,000±124	941±144

フィッシュバーグ濃縮試験とは

- 一定時間の飲水制限後に採尿し、尿の浸透圧を測定し、尿の濃縮の程度を調べる検査である。
- 飲水制限を続ける間に不感蒸泄などにより血漿浸透圧が上昇し、抗利尿ホルモン（ADH）の分泌が増加する。これにより集合管での水再吸収量が増え、体内への

水分貯留と尿の濃縮が生じる。
- 尿細管での再吸収機能を知ることができる検査であり、ADHの分泌に異常がなければ、腎髄質の機能をみる検査といえる。
- 性、年齢、季節、タンパク摂取量により差がみられるが、3回のうち、少なくとも1つの浸透圧が850mOsm/kg以上を正常とみなす。

異常が示唆する疾病・病態

- 低値：750mOsm/kg以下の場合は濃縮能低下であり、腎不全では300〜350mOsm/kgに固定する。

看護の必要性

- 検査の意味や正しい検査法を理解して検査を進める。

検査時の看護のポイント

- 試験前日18時までに夕食をすませ、以後試験終了まで飲食を禁ずる。
- 就寝前に排尿し、夜間に排尿したものは捨てる。
- 翌朝起床時に第1回目の採尿を行う。
- 患者は臥床のままとし、1時間後に第2回目の採尿を行う。
- その後は起床、臥床は任意とし、さらに1時間後に第3回目の採尿を行う。
- 各尿につき正確に浸透圧を測定する。

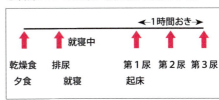

■フィッシュバーグ濃縮試験の手順

★検査中の注意
- 試験前日から利尿薬の使用は禁ずる。
- タンパク制限食は尿素不足により濃縮能の低下をきたすため、試験前数日間はタンパク摂取を十分に行う。
- 寒冷によりADHが低下するので、患者の保温に注意する。
- 喫煙は利尿を抑制するので、当日は禁煙とする。
- 腎不全患者ではその悪化を、ネフローゼ症候群では血栓症の誘発をきたすことがあるのでこの検査は行わない。尿崩症が強く疑われる場合も禁忌である。

★抗利尿ホルモン不適合分泌症候群（SIADH）と尿崩症の関係
- 抗利尿ホルモン（ADH）は脳の視床下部で合成され、下垂体の後葉から血中に分泌されるホルモンで、腎臓で作用を発揮し、腎臓から体内に水を取り込み保持する。
- 抗利尿ホルモンの分泌が不足すると中枢性尿崩症が起こり、尿意頻数、多尿、口渇や口の中のねばねば感、多飲が生じる。
- 血中浸透圧に比較してADHの分泌が過剰になると、抗利尿ホルモン不適合分泌症候群（SIADH）が起こる。SIADHは、特徴的な症状はなく、倦怠感や食欲低下、低ナトリウム血症を生じる。

水制限／バソプレシン負荷試験
water deprivation test, vasopressin test

水制限／バソプレシン負荷試験とは

- 尿崩症の鑑別のために行う検査である。
- 尿崩症には、腎性尿崩症（うすい尿が大量に出る）や中枢性尿崩症（抗利尿ホルモンの合成・分泌障害）および心因性多飲症（心の問題により大量の水を飲む結果、多尿になる）がある。この鑑別に、水制限試験とピトレシン（バソプレシン製剤＝抗利尿ホルモン）負荷試験を行う。
- ピトレシンを投与すると、心因性多飲症では尿が濃縮されるため、中枢性尿崩症では抗利尿ホルモンに反応して尿が濃縮される。

1．検査方法
- バソプレシン（ピトレシン）を投与する。投与量は、体重15kg以下なら1.3μg筋注、体重15kg以上なら2.7μg筋注。
- ※はじめは飲水を与えない。食事も試験中は与えない。
- 60〜90分ごとに、体重と尿量（排泄量と膀胱尿）を測定。失われた尿量と同量の水を供与する。
- 尿量および尿比重を順次測定し、7時間程度で試験を終了する。尿比重の最大値とそれが得られる時間を測定する。

2．水制限試験の実施方法
- ※水分摂取を制限しても、腎性尿崩症や中枢性尿崩症では尿が濃縮されない。
- 絶食後12時間の時点で試験開始とする。膀胱尿を採尿して膀胱を空にし、体重を測定する。採尿した尿は廃棄する。
- 水分の投与を完全に制限する。試験中はできるだけ空腹が望ましい。
- 1、2時間間隔で採尿と体重測定を行う。採尿間隔は多尿の程度に合わせて設定する。採尿した尿について尿比重と尿浸透圧を測定する。

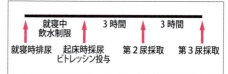

■バソプレシン負荷試験の手順

- 尿比重が1.040以上であれば正常な濃縮能を保持していると考え、試験は中止する。それ以下の場合は、12時間ないしそれ以上試験を続行し24時間の試験終了時点まで、採尿、体重測定、尿比重（尿浸透圧）測定を反復実施する。
- 24時間の時点で尿比重が1.040以上であれば、試験を中止する。1.030以下の場合は血液尿素窒素（BUN）や脱水の程度、体重の変化などから続行を検討する。
- BUNが高値を示し、体重減少が5％以上の場合は中止する。BUNは正常で体重減少も5％以下の場合はさらに6〜12時間試験を続行し、尿比重（尿浸透圧）を測定する。

🌿 異常が示唆する疾病・病態（鑑別）

●尿崩症、心因性多飲。

🌿 看護の必要性

●患者に検査による長時間の制約がかかることから支援しながら採尿・体重測定・尿比重測定を定時に実施する。

🌿 看護のポイント

●実施方法の注意事項をよく理解して実施する。特に、ADH分泌に異常がある時は正しい尿濃縮能を反映しないことや試験中の過度の脱水、体重が5％減少した場合、尿浸透圧が5％未満の上昇をみた場合は試験をただちに中止する。
●長時間に及ぶ検査なので患者を励ましながら行う。

■水制限／バソプレシン負荷試験の鑑別

種類＼項目	水制限試験	尿浸透圧	尿比重	バソプレシン試験
下垂体性尿崩症	反応なし	300mOsm/kgH$_2$O	1.001〜1.006	反応する 尿比重の上昇
部分的尿崩症	若干反応する	300〜1000mOsm/kgH$_2$O		ある程度反応する
腎性尿崩症	反応しない	300mOsm/kgH$_2$O以下	1.010前後	反応しない
心因性多飲	反応する		上昇する	反応する

★尿崩症（DI）とは

●脳下垂体後葉の機能不全または脳底の腫瘍や炎症によって抗利尿ホルモン（バソプレシン）の合成または作用の障害により水保持機構が正常に働かず、腎臓の水分再吸収機能が低下して、多量の尿が排泄される状態である。
●尿量は1日8〜12L（正常人では1日1.2〜1.5L）に及ぶため、著しい低比重尿、皮膚の乾燥、口渇が生じる。水分摂取量が少ないと脱水となる。
●中枢性尿崩症には、下垂体後葉製剤による補充療法が行われる。一般には、デスモプレシン（DDAVP）の点鼻薬を用い、水分の再吸収を増やして産生される尿量を抑制する。
●腎性尿崩症の治療には、経口抗利尿薬療法が行われる。
●DDAVPの吸収は、鼻粘膜の状態によって変化するため、尿量が正常であるか、体重の変化を常に確認する必要がある。吸収量が多すぎると、尿量が減って体内の水が過剰になり、「水中毒」になることがある。水中毒の症状は、軽度の疲労感から始まり、頭痛、嘔吐、人格変化・錯乱などの神経症状を引き起こす。重度になると、神経の伝達が阻害され、呼吸困難などで死亡することがある。
●ハンドクリームやオリーブオイルなどで保護や保湿を心がけ肌の乾燥を防ぐ。

フェノールスルホンフタレイン試験
PSP : phenolsulfonphthalein test

★基準値（チャプマン・ハルステッド法）： 15分値　28～51%
　　　　　　　　　　　　　　　　　　　2時間値　63%以上

PSPとは

- PSP試薬はアルブミンと結合し腎臓に運ばれ、尿細管で再吸収されずすべて排泄されるので尿細管での分泌機能を知ることができる。

異常が示唆する疾病・病態

1．高　値
- 低タンパク：試薬のアルブミンとの結合割合が増加し、尿量と比べ排泄される試薬の割合が高くなる。
- 発熱：発汗や不感蒸泄量が増え、尿の量に比べ排泄される試薬の割合が高くなる。
- 肝硬変：アルブミン合成や解毒処理力が低下している分、尿量に比べ排泄される試薬の割合が高くなる。
- 前立腺肥大症、結石：尿の流出が少ない分、試薬の割合が高くなる。
- 妊娠：尿に流出が少ない分、試薬の割合が高くなる。
- 膀胱炎、尿道炎：タンパクの漏出や尿の排泄不十分により試薬の割合が高くなる。

2．低　値
- 腎臓疾患：尿細管の障害により分泌機能が低下するため低値となる。
- 循環不全、ショック、出血：腎臓への循環血液量が減少し、分泌量が減少し低値となる。
- 浮腫、腹水：尿が十分に排泄されないので低値となる。
- 脱水：体内の水分不足により尿の排泄が少なくなり低値となる。

看護の必要性

- 検査を確実に行い、誤った検査結果にならないように注意する。

看護のポイント

- PSP試薬1mL（6mg）を正確に静脈注射する。
- ※1アンプルは1.3mL入りなので注意する。
- 時間を記載した尿カップを患者に渡し、15分後、30分後、1時間後、2時間後の尿を全量採取する。尿が出ない場合は導尿をして採取する。特に15分後の尿が重要視される。

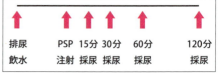

■フェノールスルホンフタレイン試験の手順

腎機能検査

血液尿素窒素
BUN : blood urea nitrogen

★基準値（ジアセチルモノオキシウム法、ウレアーゼ法）：8〜20mg/dL

血液尿素窒素とは

- 尿素は、肝臓でアンモニアから合成されてできるタンパク質の最終代謝物質で腎臓から排泄される。
- 尿素中に含まれる窒素量により、腎機能の障害か肝機能（タンパク代謝）の障害かを知ることができる。

異常が示唆する疾病・病態

1．高値
- 原料の増加：高タンパクの食事摂取、消化管出血など。
- 排泄の減少：腎血流量の減少（ショック、手術、脱水、大量の発汗、嘔吐、下痢など）、腎糸球体の障害、尿路の閉塞。
※ 50mg/dL 以上は腎機能不全（腎不全）、100mg/dL 以上は尿毒症を疑う。

2．低値
- 原料の減少：タンパク摂取量が少ない、妊娠末期、慢性腎不全。
- 合成の障害：肝臓不全（アンモニアから尿素がつくれない）。

看護の必要性

- 腎機能の障害か肝機能（タンパク代謝）の障害かを知り、看護による生命力の消耗を最小限にする。

看護のポイント

- 高熱や血圧に気をつけ、高熱の場合は冷罨法により、エネルギーの消耗と代謝の亢進による肝臓や腎臓の負担を軽減する。
- 皮膚（浮腫や乾燥、発汗など）の状態を観察し、脱水症状に気をつける。
- 排泄量（嘔吐や下痢、出血、尿量、ドレーン類からの排泄量）と摂取量をバランスシートを用いてチェックする。
- 食事の摂取状況（特にタンパク質の摂取量）を確認する。
- 体重を測定したり、浮腫部分を測定する。
- 意識状態（肝性脳症やショック症状）を観察する。
- 治療に伴う看護を確実に行う：①食事療法、②薬物療法、③安静療法。

★腎機能の判定
- BUN（血液尿素窒素）とCre（血清クレアチニン）の比は、10：1の関係にある。この比率の変化により以下のように判断する。
- 10：1以下の場合は腎臓に障害がある腎性の疾患とみなす。
- 10：1以上の場合は腎臓以外に障害がある腎外性の疾患と判断する。

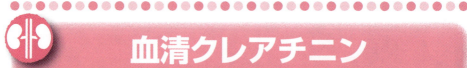

血清クレアチニン
Cre : creatinine

★基準値（酵素法）：0.6～1.0mg/dL

血清クレアチニンとは

- クレアチニンは、筋肉内でエネルギーとして使用された後のクレアチンとクレアチンリン酸で合成される最終物質である。
- 血液中に放出されたクレアチニンは、腎臓の糸球体で濾過され、尿細管で再吸収されずに尿中に排泄されることから糸球体濾過（腎臓）機能を反映する指標となる。

異常が示唆する疾病・病態

1．高　値
- 排泄障害：前立腺肥大や癌、結石など腎臓障害や尿路閉塞、乏尿などによりクレアチニンの排泄障害が生じ上昇する。
- 体内水分量の不足：腸閉塞、血液の濃縮（脱水）。
- 腎血流量の低下：ショック、心不全。

2．低　値
- 大量輸液、人工透析、尿崩症：循環血液量（水分）が多くなり低値となる。

※肉食摂取や加齢で高値に、妊娠時に低値になることがある。

看護の必要性

- 腎前性、腎性、腎後性の障害によって起こるので、その原因に応じた看護を提供する。

看護のポイント

- バイタルサイン（特に血圧）に注意する。
- 尿量、尿線と水分摂取量を観察する。
- 留置カテーテルを管理し、排泄量や尿性状を観察する。

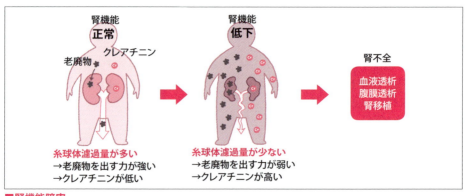

■腎機能障害

- 体重測定を行う。
- 浮腫や皮膚の状態を観察する。
- 輸液や利尿薬、昇圧薬、心不全改善薬を管理する。
- 食事摂取量や排便状況を観察する。
- 疼痛を確認し、除痛に努める。

★ eGFR（推定糸球体濾過量）と慢性腎臓病

基準値　＜ 60mL/ 分 /1.73m^2*　＊日本人成人の平均体表面積

- 正確な GFR（糸球体濾過量）を求める検査には、イヌリンクリアランス、シスタチン C、内因性クレアチニンクリアランスなどがある。いずれも蓄尿が必要で、さらに煩雑な検査手技のため、利用が限られているので、血清クレアチニン量と年齢、性別などから糸球体濾過量を推定する計算式が用いられている。
- eGFR（推定糸球体濾過量）の計算式：
  男性：eGFR = 194 × Cr$^{-1.094}$ × 年齢$^{-0.287}$
  女性：eGFR = 194 × Cr$^{-1.094}$ × 年齢$^{-0.287}$ × 0.739
- 糸球体濾過量、タンパク尿は、CKD（慢性腎臓病）のステージ分類に用いられる。
- CKD とは、腎障害を示す所見（特にタンパク尿）や腎機能低下（糸球体濾過量の低下）が、3 か月以上持続するものである。
- CKD の重症度は原因（Cause）、腎機能（GFR）、タンパク尿（A：アルブミン尿）による CGA 分類で評価する。

CKD の重症度分類

原疾患	タンパク尿区分		A1	A2	A3
糖尿病	尿アルブミン定量（mg/ 日） 尿アルブミン／ Cr 比（mg/g・Cr）		正常 30 未満	微量アルブミン尿 30 〜 299	顕性アルブミン尿 300 以上
高血圧 腎炎 多発性嚢胞腎 移植腎 不明 その他	尿タンパク定量（g/ 日）		正常	軽度タンパク尿	高度タンパク尿
	尿タンパク／ Cr 比（g/g・Cr）		0.15 未満	0.15 〜 0.49	0.5 以上
GFR 区分 (mL/ 分 / 1.73m^2	G1	正常または高値	≧ 90		
	G2	正常または軽度低下	60 〜 89		
	G3a	軽度〜中等度低下	45 〜 59		
	G3b	中等度〜高度低下	30 〜 44		
	G4	高度低下（腎不全）	15 〜 29		
	G5	末期腎不全（ESKD）	＜ 15		

重症度は原疾患・GFR 区分・タンパク尿区分を合わせたステージにより評価する。CKD の重症度は死亡、末期腎不全、心血管死亡発症のリスクを、グレー　のステージを基準に、ピンク　、赤　、濃赤　の順にステージが上昇するほどリスクは上昇する

クレアチニン・クリアランス
CCr : creatinine clearance

★基準値（酵素法）：70～130mL/分

クレアチニン・クリアランスとは

- クレアチニンは筋肉内でエネルギーとして使用された後のクレアチンとクレアチンリン酸で合成される最終物質で、クレアチニンは尿細管で再吸収されないため、糸球体の濾過能力を表す。
- クレアチニン・クリアランスは、血清クレアチニン値と尿中のクレアチニン値を測定して比較し、腎臓で老廃物を排泄する能力（糸球体濾過量 GFR と近似値を示す）を把握する検査である。
- GFR は 1 分間に糸球体で濾過される血漿量をいい糸球体機能を反映する。

異常が示唆する疾病・病態

1．高　値
- 原料の増加：高タンパクの食事摂取、消化管出血など。
- 排泄の減少：腎血流量の減少（ショック、手術、脱水、大量の発汗、嘔吐、下痢など）、腎糸球体の障害、尿路の閉塞。

2．低　値
- 原料の減少：タンパク摂取量が少ない、妊娠末期、慢性腎不全。
- 合成の障害：肝臓不全（アンモニアから尿素がつくれない）。

看護の必要性

- 検査が間違いなく終了するように説明し実施する。

■腎機能異常の程度

軽度異常	51～70mL/分
中等度異常	30～50mL/分
高度異常	30mL/分以下

検査時の看護のポイント
（24時間 CCr の場合）

- 蓄尿の必要性を患者や家族に十分に説明し、24 時間の尿をすべて蓄尿する。便と混ざらないように採尿するように注意する。
- 蓄尿開始にあたっては、開始時間前に排尿を済ませてから開始し、終了時間に排尿をして蓄尿に加えることを伝える。
- 採尿は、尿器または大き目の採尿カップで行う。
- 検体の採尿では、蓄尿の全体を撹拌し、尿 5mL を採取する。
- 静脈血液 5mL を採血する。
- 24 時間の正確な尿量、身長、体重を記載し検体とともに提出する。

★レニン-アンジオテンシン系の働き

- 腎皮質が虚血になると、糸球体からレニン（酵素）が分泌され、これがα₂-グロブリン（アンジオテンシノーゲン）に作用し、アンジオテンシンⅠとなる。さらに他の酵素によりアンジオテンシンⅡとなる。
- アンジオテンシンⅡは、心拍動圧を増加させ細動脈を収縮して血圧を上昇させる。
- 副腎髄質からアドレナリンを分泌し、交感神経を刺激して末梢血管を収縮させ、主要臓器（細胞）へ血液を送ろうとする。
- 副腎皮質からコルチゾールなどのホルモンを分泌し、ナトリウムの再吸収を促し血液中の濃度を高めて血管内水分を維持しようとする。

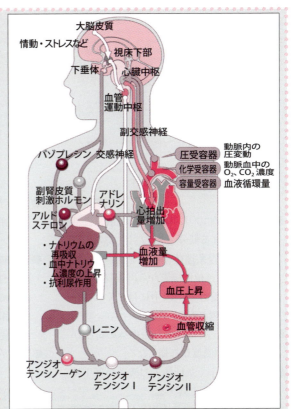

■レニン-アンジオテンシン系の働き

★腎不全とは

- 腎炎などにより、血液を濾過する糸球体の網の目がつまって、腎臓の機能が正常の30％以下に低下した状態を腎不全という。
- 慢性腎不全になると、腎機能は回復不可能となる。放置すると死に至るので、血液透析、連続携行式腹膜透析（CAPD）、腎移植が選択される。

■体内に蓄積される老廃物の体への影響

尿毒症症状	酸が貯留すると尿毒症症状が出現する（尿毒症性物質の正体はわかっていない） 尿毒症症状：思考力の低下、易怒的、不眠、頭痛、全身倦怠感、食欲低下、悪心、口臭、瘙痒感、皮膚の黒色変化、血圧上昇、尿量減少、呼吸困難、浮腫
心不全	水分が貯留し、症状が悪化すると心不全になる
心停止	電解質の調整ができなくなり、カリウムがたまると心停止を起こす
貧血	エリスロポエチン（赤血球の産生を促進するホルモン）の分泌が低下し、貧血になる
血圧上昇	レニンが過剰に分泌され、体内に水がたまると、血圧上昇をきたす
骨折	血液中のカルシウムが減少し、骨がもろくなり骨折しやすくなる

β₂-ミクログロブリン
β₂-MG：beta 2-microglobulin

★基準値（ラテックス法）：男 1.3〜2.1mg/L
　　　　　　　　　　　　女 1.2〜2.2mg/L

β₂-ミクログロブリンとは

- β₂-ミクログロブリンは血液、唾液、髄液などに存在する低分子タンパクである。低分子のため腎糸球体基底膜を通過し、約95％以上が近位尿細管から再吸収・異化（分解）を受ける。尿中にはごくわずかの量しか排泄されない。
- 尿細管に障害があると、尿中への排出が多くなり尿中濃度が高値となる。
- 腎機能の低下で糸球体での濾過が低下すると血清濃度が上昇する。
- 悪性腫瘍や、炎症性疾患ではこれらの細胞から過剰産生され、血清濃度が上昇し、腎の再吸収量を超えた場合は尿中濃度も上昇する。
- 尿中β₂-ミクログロブリンの評価は、血中濃度の増加の有無と、尿細管吸収能を総合的に評価する。

※糸球体濾過または尿細管再吸収機能の低下により、それぞれ血中・尿中で増加する低分子血漿タンパクである。

異常値（増加）が示唆する疾病・病態

- 腎前性増加、腎不全も合併：骨髄腫、白血病、固形腫瘍、自己免疫疾患（SLE、シェーグレン症候群）、ウイルス感染症（AIDS、伝染性単核症）。
- 腎糸球体性増加：一次性糸球体疾患、二次性糸球体疾患（SLE、糖尿病、アミロイドーシス、痛風）。
- 腎尿細管性増加：間質性肺炎、腎盂腎炎、遺伝性疾患（ファンコニ症候群、ウィルソン症候群、シスチン尿症）、薬物・金属（有機水銀、カドミウム）、抗生物質（アミノ糖類）、自己免疫疾患（SLE、シェーグレン症候群）。
- 生理的変動：妊娠、運動負荷により増加する。前者は、腎前性の増加、糸球体濾過能、後者は尿細管機能の変化による。日内変動では、活動性の高い午前中から午後にかけて排泄が高まる。加齢に伴い、尿中排泄量は増加傾向を示す。

看護の必要性（骨髄腫）

- 疾病による症状や治療による副作用、合併症などによる苦痛が大きいので、予防するとともに前向きに治療に臨めるように支持する。

看護のポイント（骨髄腫）

- 症状が安定していれば、日常生活に特別の制約はない。過度の安静は骨病変の進

- 行につながるので、打撲・転倒などや中腰の姿勢を伴う作業や急な姿勢変換などによる骨折にはくれぐれも注意し、適度な運動を取り入れ、また安全に配慮した環境整備を行う。
- 免疫グロブリンの産生低下や化学療法の結果、免疫不全状態になり、細菌やウイルスに対する抵抗力が低下するので、口腔ケア、マスク着用、手洗いなどで感染を予防する。
- 脱水状態により腎障害を悪化させないように、水分を十分に摂取させる。
- 抗癌薬の副作用（血球減少、悪心・嘔吐、食欲不振、口内炎、倦怠感、手足のしびれなど）に対する予防、対症療法、ケアを行う。
- クリーンルームや無菌室での生活の場合、話し相手になるなど精神的な緩和を図る。
- 症状による苦痛、不安の除去、訴えを聞いて、不安を取り除く。
- 化学療法の副作用で好中球減少（易感染）、貧血、食欲低下などに対するケアを行う。
- 日常生活動作を観察し、トイレ、シャワーの介助の必要性を検討する。
- 疼痛や倦怠感により動かないことや鎮痛薬、食事摂取量の低下により便秘になるので排便をコントロールする。
- もてる能力を低下させないようにし、廃用症候群を予防する。
- 栄養バランスのとれたたくさんの品目をバランスよく、少しずつでも食べられる物を食べ栄養状態を維持できるようにする。

★骨髄腫とは

- 骨髄は骨の中心にあり、骨髄中の造血幹細胞では白血球、赤血球、血小板が作られ血液中に放出される。
- 骨髄腫は、骨髄中の形質細胞が腫瘍化した疾患で、細菌やウイルスなどの異物を攻撃する能力を持たない異常な抗体（Mタンパク）が産生され、正常な抗体は低下するために免疫力が低下する。
- 骨髄中で骨髄腫細胞が異常に増えるため、貧血（倦怠感など）、感染症、出血などが起こり、骨の新陳代謝に悪影響を及ぼすことから、背骨や腰の痛み、病的骨折、圧迫骨折などを起こす。
- 主な治療は、化学療法と放射線療法で、放射線療法は、骨髄腫細胞が腫瘤を形成した場合や疼痛緩和の目的で行われる。大量化学療法後に造血幹細胞移植を行うこともある。
- 治療抵抗性の場合に、ボルテゾミブ（ベルケイド）やサリドマイドなどの分子標的薬も用いられる。
- 骨病変の改善にはビスホスホネートが用いられる。
- 看護は、症状の軽減と出血予防や骨粗鬆症による骨折に注意し、支援することを目的とし、以下をポイントとする。
    - ①感染予防を図る。
    - ②転倒や外傷による出血を起こさない。
    - ③疼痛の軽減に努める。
    - ④便秘を予防し、バランスのよい栄養価の高い食事を摂取する。
    - ⑤バイタルサイン、一般状態、尿量を観察し、異常の早期発見に努める。
    - ⑥ケアにより出血させない。
    - ⑦精神的支援・安楽を図ることなどに心掛ける。

シスタチン C
Cys-C：cystatin C

★基準値（金コロイド凝集法）：0.5 〜 0.9mg/L

シスタチン C とは

- シスタチンは、分泌タンパク（細胞が造るタンパク質で細胞内輸送を受けて細胞外に放出される）で、全身の体細胞で産生、分泌される。酵素分子に結合して細菌やウイルスなどの増殖を抑え、活性を低下または消失させる物質（タンパク質分解酵素阻害物質）である。
- シスタチン C は低分子なので、腎糸球体を自由に通過でき、腎糸球体濾過量（GFR）の低下に伴い血中濃度が上昇する。
- 血清クレアチニンや尿素窒素は、食事や筋肉量、運動の影響を受けるが、血清シスタチン C 値は、腎機能以外の影響を受けずにコンスタントに産生、分泌されているので、血中濃度が一定で、疾患による濃度変化がきわめて少ない。したがって、シスタチン C の異常は、尿細管や糸球体の機能変化を速やかに示し、腎疾患の早期発見につながる。

異常が示唆する疾病・病態

- 高値：腎機能（糸球体濾過量）低下、甲状腺機能亢進症、糖尿病性腎症、腎尿細管障害、生後 3 か月までの乳児など。
- 低値：甲状腺機能低下症。

看護の必要性

- 体内で不要になった物質が体内にたまることによる影響を理解して看護にあたる必要がある。

看護のポイント

- 腎機能が低下している場合は、安静に心がけ、循環促進や代謝亢進を避けるようにする。
- 腎機能に応じた食事療法（減塩、低タンパク、高エネルギー）が行われるので摂取量を観察する。
- 水分摂取量や浮腫の状態を観察する。
- 尿量（蓄尿量）を観察する。
- 塩分がコントロールされるので間食に注意する。
- 生理的欲求が制限されるので心理的サポートを計画する。

★細胞内輸送とは

- 約 60 兆個の細胞は、すべて細胞膜で覆われ、その中には核があり、核の周りは細胞質で満たされ、小胞体、ミトコンドリア、ゴルジ体、リボソームなどの細胞小器官が点在する。
- 小胞体（主にタンパク質の生成）は、設計図である DNA によりさまざまなタンパク質を利用して作られ、それによって身体が作り出される。
- DNA は、細胞中央の核に収蔵されて外部に持ち出すことはできないので、RNA が DNA の遺伝情報をコピーして、本体を動かさずに情報だけを外に持ち出す。DNA の遺伝情報をコピーした RNA は、核の周りの小胞体に運ばれてゆき、小胞体内のリボソームが大量に待機し、受け取った設計図を基にタンパク質を組み立ててゆく。
- 小胞体は、タンパク質を最後まで組み立てられないため、小胞体は自分の一部をちぎって、途中まで組み上がったタンパク質をくるんで、最終的な仕上げをするゴルジ体へと送り出す。
- ゴルジ体では、送られてきたタンパク質を、目的に応じた形に加工して、でき上がったタンパク質は、細胞の中で消費されたり、他の細胞に送り出したりして、身体を作り上げている。
- 送り出すときには、物質の表面に行き先を指定するタンパク質があり、そのタンパク質だけが輸送先に届くように、司令塔が、適切にコントロールして細胞内の物質のやりとりを行っている。
- 内因性のシステインタンパク分解酵素阻害物質（細胞傷害性のあるタンパク分解酵素などから細胞を保護する）であるシスタチン C も同様に作られ、細胞外に放出されて、RNA による正確な輸送により、正しい時に正しい場所で働き細胞を守る。

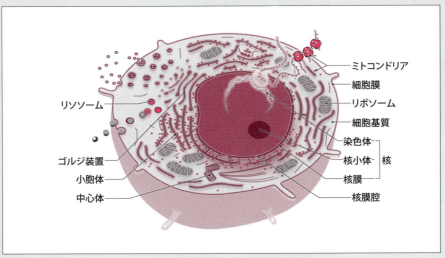

■細胞の構造

穿刺検査／生検検査

腰椎穿刺：スパイナル針

写真提供：テルモ

骨髄穿刺：ボーンマロー
アスピレーションニードル

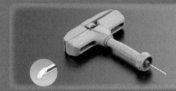

写真提供：シーマン

胸腔穿刺：トロッカー
アスピレーションキット

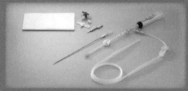

写真提供：日本コヴィディエン

■穿刺針

脳脊髄液検査
examination of cerebrospinal fluid

★基準値：	
外観	無色透明
圧	12〜15cmH$_2$O
タンパク	15〜45mg/dL
ブドウ糖	50〜80mg/dL
細胞数	白血球；0〜5
	赤血球；0
梅毒反応（パンディ反応、ノンネアペルト反応）	陰性
クロール	118〜130mEq/L
γ-グロブリン	タンパクの3〜12%
トリプトファン反応	陰性

穿刺検査／生検検査

脳脊髄液検査とは

- 脳脊髄液は脳室（側脳室、第3、4脳室）の脈絡叢で血液を濾過して産生されクモ膜の絨毛で吸収され排泄されている。
- 脳脊髄液の量は一定で約100～150mLがあり、その半分が脳室内にあり、その半分がクモ膜下腔にある。
- 1日に3～4回入れ替わっているが脊柱管に流れる脳脊髄液は約10％といわれている。
- 脳脊髄液は、脳や脊髄の栄養やクッションとしての役割をもっていると考えられている。
- 脳脊髄液検査は、腰椎穿刺により脊髄液を採取し、性状の観察、髄液圧の測定、生化学検査、細菌学検査を行う検査である。

異常が示唆する疾病・病態

1. 外　観
- 混濁：化膿性髄膜炎などの感染を示唆する。
- 血性：脳室穿破、クモ膜下出血などを示唆する。
- フィブリン網：結核性髄膜炎を示唆する。

2. 脳脊髄圧
- 上昇：出血、脳腫瘍などにより頭蓋内圧が亢進している。
- 低下：穿刺部位より上部のクモ膜下腔の

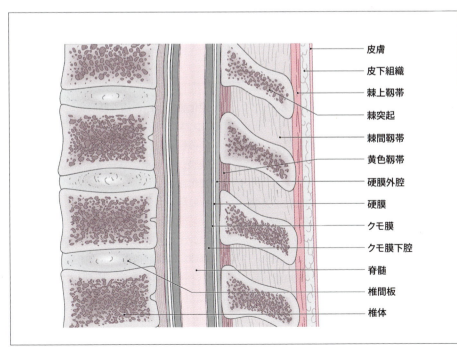

■脊椎の構造（断面）

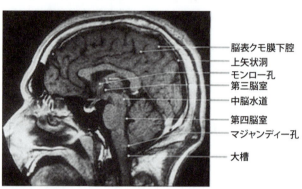

髄液は脈絡叢で作られ、脳室は髄液で満たされている。脳室の髄液は、側脳室→室間孔→第三脳室→中脳水道→第四脳室→正中口・外側口→脳槽→クモ膜下腔→クモ膜顆粒→上矢状静脈洞に流れる

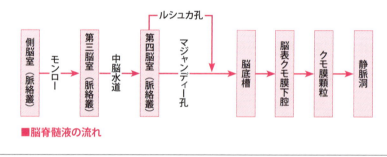

■脳脊髄液の流れ

閉塞を示唆する。

3．タンパク定量
- 増加：化膿性髄膜炎、結核性髄膜炎、進行麻痺、脳出血、クモ膜下出血。
- 減少：髄液漏、甲状腺機能亢進症。

※ミエリンベーシックタンパク（高値）：多発性硬化症、脊髄症、脳血管障害、ベーチェット病、髄膜炎。

4．糖定量
- 増加：糖尿病、流行性脳炎（軽度増加）、てんかん、脳腫瘍。
- 減少：髄膜炎、クモ膜下出血。

5．細胞数
- 多核白血球：化膿性髄膜炎、脳腫瘍、硬膜化膿症、白血病性髄膜炎。
- リンパ球：日本脳炎、ウイルス性髄膜炎、結核性髄膜炎、真菌性髄膜炎、梅毒性髄膜炎、脳腫瘍、ベーチェット病、多発性硬化症。
- 赤血球：出血。

6．梅毒反応
- パンディー反応（陽性）：脊髄癆、進行麻痺、脳脊髄梅毒を示唆する。
- ノンネアペルト反応（陽性）：化膿性髄膜炎、結核性髄膜炎、神経梅毒、脳血管障害、多発性硬化症。

7．クロール
- 増加：尿毒症、脱水、慢性腎炎。

- 減少：髄膜炎、流行性脳炎、急性灰白脊髄炎。

8．トリプトファン反応（陽性）
- 髄液中のタンパクが細菌により酵素を放出することを利用した検査で、結核性髄膜炎を示唆する。

9．クリプトコッカス抗体
- クリプトコッカス症、亜急性髄膜炎、慢性髄膜炎。

看護の必要性

- 脳や脊髄内の障害は脊髄液に反映されるので脊髄の異常の状態に応じた看護を提供する。

看護のポイント

1．頭蓋内圧亢進の軽減
- 動脈血液中の二酸化炭素過剰や酸素不足は脳血管を拡張させ脳血流量が増加し、その増加が頭蓋内圧を亢進させるので、気道の確保やエネルギーの代謝が亢進しないようにケアや処置を行う。
  ①吸引前に深呼吸を行わせ吸引時間（10〜15秒以内）を守り二酸化炭素の蓄積を防ぐ。
  ②患者の酸素投与を確実に行う。
- 静脈還流量が減少すると毛細血管圧を上昇させて髄液の吸収が減少し、二酸化炭素と乳酸が脳内に蓄積して、脳血管を拡張させる。
  ①患者の体位を指示位（一般的には頭部を30度挙上）とし、水平位やトレンデンブルグ体位にはしない。
  ②頸動脈を圧迫しないように頭と首を正中位に保つ。
- 胸腔や腹腔内圧が高まると中心静脈圧が上昇し頭蓋内圧が上昇するので息み動作や体位に気をつける。
  ①便秘をさせないように食事内容や水分量などに気をつけ、軟らかめに保つ。
  ②体位変換時は息を吐き出すように指示する。
  ③股関節を屈曲するような体位をとらない。
- 血圧の上昇は脳血流量を増加させ頭蓋内圧を上昇させる。血圧の低下は脳虚血となり二酸化炭素と乳酸の蓄積を増加させ頭蓋内圧を上昇させるので、血圧の変動に気をつける。体位変換や看護ケア、疼痛、安全のための抑制などによりストレスが加わらないように注意する。
- バイタルサインや頭痛、項部硬直、悪心、嘔吐、麻痺や瞳孔の状態などや意識の状態、尿量、輸液量などを経時的に観察する。
- 治療に伴う看護を実施する。
  ①浸透圧利尿薬（マニトールやグリセオール）などやステロイド剤（デキサメサゾンなど：脳内のナトリウムと水の濃度を下げる）を正確に投与し、電解質のバランスに注意する。
  ②水分の制限（1200〜1500mL/日）により脳浮腫を減らす。
  ③脳代謝を減らす目的でフェノバルビタールなどが投与されたら呼吸状態などバイタルサインに気をつける。
  ④頭蓋骨片除去が行われた場合は感染に気をつけ無菌操作を徹底する。
  ⑤腰椎穿刺や脳槽穿刺が行われる場合は無菌操作に留意し脳ヘルニアによる神

経症状に気をつける。
- 脳室ドレナージ中は、ドレーンの抜去や閉塞、感染に注意しながらその管理を行う。

2．日常生活の援助
- コミュニケーションの手段を確立する。
- 残存機能を維持し合併症を防ぐとともにADLを援助する。
  ① 良肢位の保持とROM（関節可動域）訓練を行う。
  ② 廃用症候群を防ぐ。
  ③ 清潔を保持する。
- 栄養状態を整え、摂取量の把握と管理を行う。
  ① 経口摂取（濃厚流動食など）。
  ② 経管栄養（経鼻栄養、経腸栄養など）。
  ③ 経静脈栄養（中心静脈栄養など）。
- 鎮痛薬や抗生物質などの薬剤の適切な管理を行う。
- 冷罨法などにより解熱を図る。

検査時の看護

- 検査前は絶飲食とし、髄膜刺激症状（嘔吐）による誤嚥や悪心などを防ぎ検査がスムーズに行えるように患者の状況を整える。
- 排尿を済ませベッドに側臥位か座位となり、穿刺部位の腰椎間が開くような姿勢を保つ。
- 広範囲に消毒をし、ヤコビー線（両腸骨稜上縁を結ぶ線）に印をつける。
- 患者の姿勢が変わらないように保持する。
- 穿刺が行われ髄液が流出したら、髄液圧測定の介助、クエッケンシュテット試験（頸静脈の圧迫）の介助を行い、必要検体量を滅菌試験管に採取する。
- 終圧測定後、穿刺部位を消毒し滅菌ガーゼで圧迫固定する。
- 3時間ほどの安静水平仰臥位と絶飲食を説明する。

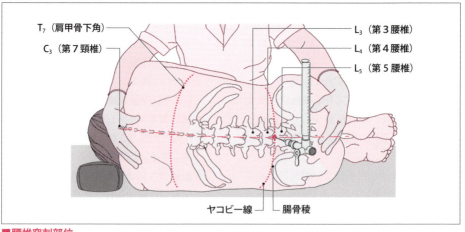

■腰椎穿刺部位

穿刺検査／生検検査

胸腔穿刺（胸水）検査
examination of pleural puncture

🌿 胸腔穿刺検査とは

- 胸膜腔内には漿液性の液体が10〜15mLあり、運動による肺胸膜と壁側胸膜との摩擦や癒着を防ぐ潤滑油としての役割をもっている。
- 漿液は胸膜の毛細血管網から分泌され縦隔および壁側胸膜のリンパ管から吸収され一定の量を保っているが、分泌と吸収のバランスが崩れた時に胸水が出現し、その性状や量、化学的数値（細菌培養や細胞診など）により疾病を診断する。

🌿 異常が示唆する疾病・病態

1. **胸水貯留の主要因**
- 血漿膠質浸透圧の低下：うっ血性心不全、肝硬変、ネフローゼ症候群など。
- 胸膜毛細血管の透過性亢進：胸膜炎（炎症）、癌など。
- 胸膜毛細血管内圧の上昇：うっ血性心不全など。
- リンパ液の生産過剰：胸膜炎、癌など。

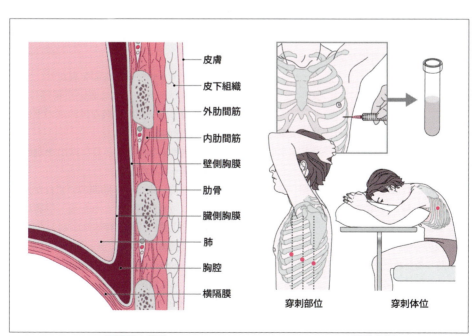

■胸腔の構造　　■胸腔穿刺

2．胸水の性状

- 濾出液：塩分過剰、水分過剰、うっ血性心不全、ネフローゼ症候群、肝硬変、メーグス症候群、上大静脈閉塞症候群、癌など。
- 滲出液：結核、細菌性肺炎などの感染症、癌、肺梗塞など。
- 血性：外傷、癌、肺梗塞、結核、自然気胸など。
- 膿様：膿胸（炎症性疾患）。
- 乳糜：胸腔内腫瘍、炎症性疾患、胸管の外傷性破裂など。

看護の必要性

- 胸腔内は陰圧（安静呼気時：－2.5cmH$_2$O、吸気時：－8.5cmH$_2$O）で肺の拡張と収縮作用が営まれている。
- 胸腔内に水が貯留すると陰圧の程度が変化し肺の拡張、収縮に影響し十分な呼気、吸気ができなくなる。したがって呼吸状態の改善のための看護が必要となる。

看護のポイント

- 胸痛、胸部圧迫感、呼吸困難、咳嗽、頻脈、脱力、食欲不振、発熱など胸水貯留に伴う症状を観察する。
- 労作は、呼吸や循環の負担を増し咳や疼痛、呼吸障害を増強させるので安静を保持する。
- 呼吸の安楽や疼痛の軽減、肺のうっ血を予防するためにファーラー位や側臥位など体位を工夫する。
- 便秘による腹部膨満は横隔膜を押し上げ呼吸運動を妨げるので便通を調整する。
- 胸部の温湿布（医師の指示）により血液循環を促進し胸水の吸収を促進する。
- 低タンパク血症や水分、塩分の過剰摂取は胸水を増加させるため高カロリー、高タンパク、塩分制限食とし、摂取量を確認する。
- 衣服や寝具の緊迫や圧迫は、循環障害や呼吸困難を悪化させるのでゆったりとした衣服や離被架などを用い調整する。
- 水分出納（摂取量と尿量）を確認する。
- タンパク製剤や抗生物質、副腎皮質ホルモン剤、利尿薬、抗癌薬などを適切に投与し、副作用を観察する。

> ★1回吸引量
> - 一般的に1回500mL以内の胸水が吸引されるが、量によって以下のように判断される。
>   ① 少量：800mL以下
>   ② 中等量：800〜1000mL
>   ③ 大量：2000〜3000mL

検査時の看護

- 排尿を済ませた後、衣服を脱がせ、上肢をオーバーテーブルに置いた起座位か、半座位で穿刺側の上肢を後頭部の下に置く体位をとる。
- バスタオルなどで不必要な露出を避け処置用シーツを敷く。
- 穿刺部位（第5〜8肋間のいずれか）を消毒し局所麻酔が行われた後、患者に呼吸を停止させ、胸腔穿刺針が刺入される。
- 胸水を滅菌スピッツに無菌的に採取する。
- 穿刺部位を消毒し胸水の漏出がないことを確かめて滅菌ガーゼで圧迫固定する。
- 検査後はバイタルサインや一般状態をチェックし、出血、気胸、ショックなどの合併症に注意する。

■胸水の評価

	濾出性胸水	滲出性胸水
機序	静水圧上昇 膠質浸透圧低下	毛細血管透過性上昇
外観	淡黄色、透明で凝固しない	淡黄色、混濁、ときに血性でしばしば凝固
比重	1.015 以下	1.018 以上
pH	7.29 以上	7.29 以下
タンパク量	2.5g/dL 以下	4.0g/dL 以上
胸水タンパク / 血清タンパク	0.5 未満	0.5 以上
LDH	200U/dL 未満	200U/dL 以上
胸水 LDH/ 血清 LDH	0.6 未満	0.6 以上
リバルタ反応	陰性	陽性
糖	血糖値とほぼ同じ	血糖値より低い
白血球	1000/mL 以下	1000/mL 以上
細胞数	少数（1000/μL 未満）	多数（1000/μL 以上）
細胞種類	中皮細胞・組織球	多核白血球・リンパ球
赤血球	5000/mL 以下	多いことがある
フィブリン	微量	多量
性状	リンパ球に似る	血漿成分に似る
疾患	うっ血性心不全、腎炎、ネフローゼ症候群、肝硬変、メイグス症候群、粘液水腫、低タンパク血症	肺炎、結核、膠原病、関節リウマチ、癌性胸膜炎、肺塞栓症、膵疾患

★滲出液と濾出液の違い
- 炎症などで血液の状状成分（タンパク質）や有形成分（白血球など）が組織間隙や体腔内に集まった液体をいい、比重が 1.018 以上でタンパク質が 4％以上の液体を滲出液、比重が 1.012 以下でタンパク質が 3％以下の液体を濾出液という。
- 液体の成分（性状）により体液を分類する
- ■ Light の基準：濾出液、滲出液の区別の式
  ① 胸水総タンパク / 血清総タンパク＞ 0.5
  ② 胸水 LDH/ 血清 LDH ＞ 0.6
  ③ 胸水 LDH ＞血清 LDH の基準値上限の 2/3

※以上の 1 つでも陽性であれば滲出性胸水、すべて満たさなければ濾出性胸水。

★胸腔穿刺：観察と注意事項
- 胸腔穿刺中は、呼吸状態の異常の有無・程度、咳嗽の増加、脈拍異常、顔色の変化、気分不良、チアノーゼ、痛みの有無・程度を観察する。
- 穿刺後は、バイタルサインの変化、気胸の有無（呼吸状態、呼吸音に注意する）、肋間動脈損傷による出血、肋間神経刺激による疼痛、感染、皮下気腫などを観察する。

腹腔穿刺（腹水）検査
examination of abdominal puncture

★基準値：
- 外観 …………… 無菌性で無臭、淡黄色、量は 50mL 以下
- 赤血球 ………… 検出されない
- 白血球 ………… 300/μL 以下
- タンパク ……… 0.3 ～ 4.1g/dL
- ブドウ糖 ……… 70 ～ 100mg/dL
- アミラーゼ …… 138 ～ 404U/L
- ALP …………… 90 ～ 239U/L
- 細胞診 ………… 悪性細胞は検出されない
- 細菌 …………… 検出されない

🌿 腹腔穿刺検査とは

- 腹水とは、腹腔内に貯留した液体で、肝疾患に伴う門脈圧の亢進、肝臓内血流障害、腹膜炎による滲出液の貯留、非炎症性の濾出液の貯留など、さまざまな原因がある。
- 腹腔穿刺により腹水を採取し、色調、混濁、凝固、沈殿物の有無や漿液性、血性、膿性、乳糜性などの性状、成分（濾出液か滲出液か）を調べる。
- 腹水の排除により他臓器の圧迫を軽減することができる。

🌿 異常が示唆する疾病・病態

1. 外　観
- 漿液性：水様透明で濾出液の場合で、肝硬変やうっ血性心不全にみられる。
- 血性：血液の滲出液で、外傷や癌性腹膜

■腹水の性状と疾患

性状	疾患
漿液性（淡黄色透明）	肝硬変、うっ血性心不全、ネフローゼ症候群、門脈血栓症、肝癌
膿性（黄色混濁）	癌性腹膜炎、細菌性腹膜炎、急性化膿性腹膜炎、結核性腹膜炎
乳糜性（白濁）	胸管・リンパ管閉塞、悪性リンパ腫、結核、フィラリア症、腸管リンパ管拡張症、膵癌、肝硬変
血性	癌性腹膜炎、結核性腹膜炎、急性膵炎、腹腔内出血、子宮外妊娠、卵巣腫瘍、大動脈瘤破裂
粘液性（ゼリー状）	腹膜偽粘液腫
胆汁性（黄褐色）	胆嚢・胆管穿孔、胆汁性腹膜炎

炎、急性出血性膵炎など組織（血管）の破綻により生じる。
- 膿性：黄色混濁の滲出液で、細菌や腸管破裂による腹膜炎などにみられる。
- 乳糜性：白色混濁の滲出液（胸管損傷により小腸の消化により作られる混濁した液体）で、外傷や悪性腫瘍などがリンパ管を破綻して起きる。
- 胆汁性：黄褐色または緑色の滲出液で、腸管潰瘍や十二指腸潰瘍、胆嚢の穿孔により腹腔内に胆汁が貯留して起きる。

2．比　重
- 濾出液：1.015 以下。
- 滲出液：1.018 以上。

3．リバルタ反応
- 濾出液：陰性。
- 滲出液：陽性。

4．ルネベルク反応
- 濾出液：陰性。
- 滲出液：陽性。

5．タンパク質量
- 濾出液：2.5g/dL 以下。
- 滲出液：4g/dL 以上。．

※詳細は細菌学的検査や細胞診検査で判断する。

看護の必要性

- 腹水の貯留は、呼吸や循環、栄養状態、排泄に影響を及ぼすため、その状態を改善し、悪化させないようにする。

看護のポイント

- バイタルサインや意識状態、一般状態を観察し異常の早期発見に努める。
- 行動によるエネルギーの喪失や血液循環の増大により腹水を悪化させないようにADLに関わる援助と工夫をする。
- 腹水が横隔膜を押し上げ胸部圧迫や呼吸困難を惹起するので腹筋をやわらげるファーラー位などの安楽な体位を工夫する。ただし、この体位は肝血流量を低下させるので肝障害患者には好ましくない。
- 便秘、鼓腸（腸管内にガスが貯留）は腹部膨満を助長し、呼吸困難の原因となるので便通をコントロールし、ガス発生の多い食品（いも類、豆類、牛乳、乳製品など）の摂取を控える。
- 塩分の制限を行い体液の貯留を防ぐ。
- 同一時間の尿量測定や腹囲測定（同一部位）、体重測定を行い水分の出納状況をチェックする。
- 水分の貯留により皮膚粘膜が薄くなり傷つきやすく抵抗力も低下し感染や褥瘡を併発しやすいので皮膚や口腔の清潔を保

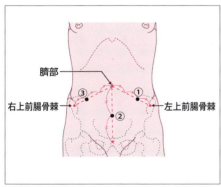

■腹腔穿刺部位
① モンローリヒター（Monro-Richter）線（臍と左上前腸骨棘を結ぶ線）を三等分し左腸骨前上棘側 1/3 の点
② 臍下正中線上の点
③ マックバーネー（Mcburney）点：臍と右上前腸骨棘を結ぶ線を三等分し、右上前腸骨棘側 1/3 の点

つ。
- 低栄養状態では高タンパク食を、肝臓疾患でアンモニアが増加傾向にある者や昏睡が切迫している者はタンパク制限食とする。
- 胃部、腹部の冷罨法を行い皮膚の血管が収縮し血行が緩やかになることで新陳代謝を低下させ滲出の抑制、鎮静を図る。
- 悪寒戦慄がなく38℃以上の発熱が続く場合は太い動脈が皮膚に近い頸部、腋窩、鼠径部の冷罨法を行う。
- 腹腔ドレナージが行われている時はその管理を行う。
- 薬物投与など治療に伴う看護を確実に行う。

■ 腹腔ドレーンの観察

・ドレーン挿入中・後の患者の状態、バイタルサイン

・ドレーンの屈曲の有無、ドレーンの緊張、ドレーン接続部の外れ、閉塞、脱落の有無

・排液量、性状、腹腔内出血、腹腔内膿瘍、消化管の穿孔などによる症状の有無（腹痛、発熱、腹満感、貧血、ショック症状）

🌸 検査時の看護

- 患者が排泄をすませたら仰臥位安静で腹囲やバイタルサインを測定する。
- 穿刺部位（153頁参照）が決定したら、穿刺部位周辺を消毒する。
- 局所麻酔が施行された後、穿刺が行われるので動かないように指導する。
- ※エコーで診察した後に穿刺されることもある。
- 必要量の腹水を滅菌試験管に採取する。
- 一定量を排液する場合は、排液バッグ（瓶）にラインを固定し、排液が終了するまでバイタルサインや一般状態、意識レベルを観察する。
- 排液が終了したら抜針後に消毒をし圧迫固定を行う。
- 腹囲測定を行い、安静時間を伝える。
- 安静の解除まで経時的にバイタルサインや穿刺部位からの出血や腹水の漏出の有無を観察し合併症の早期発見に努める。
- ※万一に備え救急カートを準備しておく。

★ 腹腔穿刺：観察と注意事項
- 施行中・後のバイタルサインの測定を行い、異常を早期発見する。
- 合併症状（出血、消化管損傷など）の有無、穿刺液の量、性状に注意する。腸管損傷の徴候は、腹痛・発熱・腹膜炎症状などである。
- バイタルサインの変化、穿刺液性状の変化、液漏れなどを認めたら、ただちに医師に連絡する。
- 急速大量の腹水除去により、血圧低下をきたすことがあるため、施行後ショック症状を認めた場合には排液を中止し、下肢を挙上するとともに、速やかに輸液を行う。
- 急激な大量排液による腹圧低下、内臓下垂によるショック・腹膜炎・血腫を起こすことがある。繰り返して排液すると体液・タンパクの喪失につながるので注意する。排液は1日に1～2Lまでとする。

骨髄穿刺検査
examination of bone-marrow puncture

★基準値

項目	基準値
有核細胞数	10～25×10^4/μL
骨髄巨核球数	50～150/μL
骨髄芽球	0.1～0.7（0.9）%
前骨髄球	1.9～4.7（3.3）%
骨髄球	8.5～16.9（12.7）%
後骨髄球	7.1～24.7（15.9）%
桿状核球	9.4～15.4（12.4）%
分節核球	3.8～11.0（7.4）%
好酸球	1.1～5.2（3.1）%
好塩基球	＜0.1%
顆粒球系小計	34.7～78.8（56.8）%
前赤芽球	0.1～1.1（0.6）%
塩基性赤芽球	0.4～2.4（1.4）%
多染性赤芽球	13.1～30.1（21.6）%
正染性赤芽球	0.3～3.7（2.0）%
赤芽球系小計	15.0～36.2（25.6）%
リンパ球	8.6～23.8（16.9）%
形質細胞	0.0～3.5（1.3）%
単球	0.0～0.6（0.3）%
巨核球	＜0.1%
細網細胞	0.0～0.8（0.3）%
M/E比	1.1～3.5（2.3）

🌿 骨髄穿刺検査とは

● 骨髄液を採取する検査であり、血液疾患の診断、経過観察に役立てられる。

● 主に白血病の診断をするため、骨髄を穿刺して血液を採取し、造血能力や血液の成熟度、異常細胞の有無などをみる。

● 白血病は「造血器の癌」であり、骨髄や脾臓など血液を産生したり処理したりする

器官が、何らかの原因により異常な白血球細胞を無制限に増殖してしまう疾患である。
- 異常な細胞がたくさん作られる分、正常な血液を作る機能が低下してしまい、そのために障害をきたす。
- 骨髄は重要な造血器で骨の中心にある。骨髄の中にある血液を骨髄血といって、これが血液の元になるものである。骨髄穿刺で骨髄血を採取し、その中の白血病細胞を確認することによって、白血病を確定的に診断することができる。
- 白血病の治療中にその経過を観察し、治療効果があがっているかどうかを確認することにも役立つ。各種の癌が骨髄へ転移しているかどうかを調べる際にも有用である。

1．検査の方法
- 胸の正面にある胸骨、あるいは腰の横にある腸骨から採取する方法がある。
- 採取する場所を局所麻酔して、骨に穴を開け、そこに穿刺針を刺して骨髄液を採取し、それを染色し、顕微鏡で調べる。

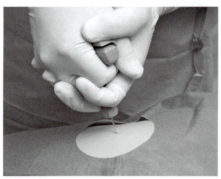

■骨髄穿刺

2．検査結果の判定
- 血液検査の結果と比較し、血球のでき方、成熟、血液中への放出などをみて、血液疾患の診断をする。癌の場合には癌細胞をみつける。

🌹 異常が示唆する疾病・病態

- 悪性貧血、再生不良性貧血、白血病、骨髄腫、癌の骨転移、血小板減少性紫斑病、溶血性貧血、リンパ腫など。

🌹 看護の必要性

- 検査時は患者の状態（苦痛、不安など）を支援しながら、的確な検査の補助を行う。

🌹 看護のポイント

- マルクセット＊や骨髄穿刺針、5 mL注射器（針付き）2本、10mL注射器、注射針18G・23G、局所麻酔薬（1％キシロカインポリアンプ）、消毒キット、防水シート、ドライヤーまたはうちわ、砂嚢、スライドガラス、鉛筆、膿盆、消毒液、滅菌手袋、穴あき四角布、滅菌ガーゼ、ヘパリン原液、イソジン、ハイポエタノール、酒精綿を準備する。
- ＊チュルク液と容器、時計皿、白血球メランジュール、スライドガラス、吸引用ゴムチューブ保持バンドからなる穿刺キット。
- ベッドに防水シートを敷く。
- 穿刺部位により体位を整える。
  ・腸骨稜→腹臥位または側臥位
  ・腰椎棘突→腹臥位または側臥位
  ・胸骨→仰臥位（15歳以上）
- 医師により穿刺部位の皮膚消毒が行われる。
- 滅菌手袋を渡し医師が着用する。

- 滅菌穴あき四角布を医師へ渡し医師が術野を覆う。
- 穿刺部位に局所麻酔が行われる。
- 針付き注射器にヘパリン原液（1 mL 入り）を2本準備する。
- 患者に痛みの有無を確認後、医師が骨髄穿刺針を胸骨（あるいは腸骨）に穿刺し、骨髄穿刺針の内筒を抜き、ヘパリン入りの5 mLのディスポ注射器を装着する。
- 骨髄液を吸引する（5 mLディスポ注射器2本分）。
- 骨髄穿刺針の抜去と同時に看護師が圧迫止血する。検査技師が参加するときは医師が圧迫止血する。
- 穿刺部位を消毒し滅菌ガーゼで圧迫固定する。
- ガーゼにハイポエタノールを染み込ませ、余分なイソジンを拭き取る。
- 医師により止血の確認が行われ、穿刺部位に砂嚢1 kgを乗せ、30分安静について説明する。
- バイタルサインの測定時に穿刺部の観察（ガーゼ上の出血、内出血、血腫、穿刺部の感染の有無）を行う。
- 出血防止のために安静を守ることや検査当日は入浴・シャワー浴ができないことを説明する。

★ダグラス窩穿刺液検査とは

- 女性の直腸と子宮との間の腹膜腔（男性には存在しないが直腸と膀胱との間の腹膜腔をダグラス窩という）を穿刺して行う検査である。
- ダグラス窩に貯留した体液や血液の有無を確認したり、性状（色や混入物など）を観察したり、吸引した体液を検体として細胞診や細菌培養を行う。
- 検査によって、子宮外妊娠破裂、卵巣嚢胞による腹腔内出血、癌、骨盤内感染などが診断できる。
- ダグラス窩穿刺は、合併症を伴う侵襲的な検査であり、非侵襲的な経腟超音波が開発されたことから腹腔内出血や腹水の有無を検査する目的だけのために行うことは少なくなってきている。
- 検査を行う時は、以下のプロセスで行う。
  - 患者に内診台で砕石位をとらせる。
  - 外陰部を消毒し腟鏡を挿入する。
  - 後腟円蓋部を中心に消毒する。
  - ダグラス窩穿刺針に注射器を付ける。
  - ダグラス窩を穿刺し吸引する。
  - 穿刺液を滅菌スピッツに採取する。
  - 抜針後、穿刺部を消毒し、必要によりガーゼやタンポンを挿入する。

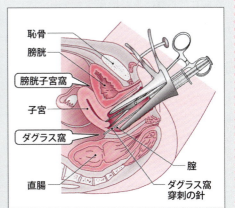

■ダグラス窩穿刺

心嚢穿刺検査
examination of pericardial puncture

心嚢穿刺検査とは

- 心膜と心筋との間の心膜腔にたまった液体を心嚢水という。心嚢水は10〜30mLあり、心臓の動きに対して潤滑剤の役割を担っている。
- 心嚢内に大量の液体が貯留すると心タンポナーデとなり、心臓の拡張障害により心拍出量が低下する状態が生じる。
- 漿膜の炎症によってタンパクの透過性が亢進し、心嚢に水が増加する（滲出液）場合や、毛細血管の内圧上昇、毛細血管透過性亢進、膠質浸透圧低下により、心嚢に水が増加する（濾出液）場合の鑑別を行い、診断するために行われる。

1．検査の方法
- 医師により心嚢が穿刺され、液体を吸引する（看護のポイント参照）。

2．検査の内容

1) 理学的検査
- 外観：色調、清濁、性状（漿液性、粘液性、膿性、血性、乳糜性、脂肪性、胆汁性など）。
- 比重：屈折計で行う。

2) 細胞学的検査
- 細胞数：チュルク液で10倍希釈し、ビュルケルチュルク計算盤で算定する。
- 細胞種類：ギムザ染色標本を作製し、引きガラス法で塗抹後、直ちに乾燥させる。

3) 化学的検査
- リバルタ反応：酢酸添加量や水道水の温度によって反応が左右されるので、酢酸添加混和後、しばらく静置してから検査する。
- タンパク量：タンパク計を用いる。冷蔵庫保存の検体は室温にもどしてから実施する。

4) 微生物学的検査
- 感染性心膜炎の原因の同定：ウイルス（コクサッキーB群、エコー、アデノ、ムンプスなど）、細菌（肺炎球菌、ブドウ球菌、

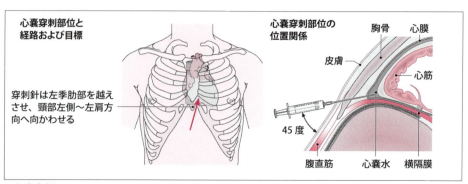

■心嚢穿刺

穿刺検査／生検検査

連鎖球菌、結核菌）、真菌。

3．検査に必要な物品
- 16Gセントラルカテーテルキット、1％キシロカインポリアンプ、10mL注射器、滅菌手袋、消毒キット、イソジン、ハイポアルコール、滅菌スピッツ、23Gカテラン針、20mL注射器、防水シーツ、穴あき、穴なしドレープ、滅菌ガーゼ。

異常が示唆する疾病・病態

- 心嚢水貯留の原因：心筋梗塞、外傷や大動脈解離による出血、心不全、腎不全、心膜炎、癌の心膜転移など。
- 心嚢液は、成分や性状から滲出液と濾出液がある。
- 濾出液：SLE、粘液水腫、低タンパク血症。
- 滲出液：感染性心膜炎（細菌性、ウイルス性）、リウマチ性心膜炎、腫瘍性心膜炎。

看護の必要性

- 検査時は患者の状態（苦痛、不安など）を支援しながら、的確な検査の補助を行う。

検査時の看護のポイント

- 患者に検査の必要性を説明し納得してもらう。また、検査中は動かないことや咳やくしゃみが出そうなときは知らせるように十分に説明する。
- モニターを装着する。
- 防水シーツを下に敷く。
- 医師に消毒キットにイソジンを入れたものを渡し、医師が穿刺部位の消毒を行う。
- 医師が滅菌手袋を着用する。
- 穴あき四角布を医師へ渡し、穿刺部を覆う。
- 医師に10mL注射器を渡し、1％キシロカインポリアンプを不潔にならないように吸ってもらい、23Gカテラン針を医師へ渡し、局所麻酔を医師が行う。
- ※その間に看護師は20mL注射器＋滅菌ガーゼ＋16Gセントラルカテーテルキットを、滅菌ドレープ上に不潔にならないように出す。
- 医師はカテーテルキットを使用し、胸壁より穿刺を行う。
- 穿刺後、心嚢液を20mL注射器を使用し、医師が吸引をする。
- 検体を滅菌試験管に採取する。
- 穿刺後滅菌ガーゼにて医師が圧迫、その後圧迫ガーゼにて保護する。
- 指示された時間安静を守れるよう説明し終了する。

低圧持続吸引時の観察のポイント

- ドレーンの位置の確認：抜けていないか、入りすぎていないか確認する。
- 挿入部の発赤の有無、胸部痛の有無、発熱の有無、呼吸苦の有無（感染による症状）を確認する。
- ドレーンの感染徴候の有無、排液の量や色、性状を観察する。
- ドレーンが閉塞していないか確認する。チューブ内の液体（血液貯留）を適時誘導し、ミルキングを行う。

★**心嚢穿刺の注意事項**
- 救急カートを準備しておく。
- 検査前後の心電図をチェックする。
- 不安の軽減や鎮静薬を必要時使用する。

関節穿刺検査
examination of joint puncture

関節穿刺検査とは

- 関節包の内部にある関節液は、滑膜により作られ、関節の滑らかな動きを助けている。
- 健康な人の関節液の量は数mL程度だが、関節に強い炎症が起こると関節液が多く作り出され、数十mLと過剰にたまる。関節液が過剰にたまると滑膜を圧迫し、さらに炎症を悪化させてしまうため関節液を抜く治療を行う必要がある。
- 関節液が再びたまらないように炎症の原因を探るため、関節腔を穿刺し、採取した関節液で検査を行う。
- 赤色系が混ざると出血が示唆され、混濁があると細胞結晶、細菌の混入が考えられる。
- 関節液は通常、強い粘性を示すが、炎症が強くなるに従い、粘性は弱くなる。
- 関節液中の細胞数から非炎症性、炎症性、化膿性などに分類する。

異常が示唆する疾病・病態

- 非炎症性：変形性膝関節症、外傷、骨軟骨症。
- 炎症性：痛風、偽痛風、関節リウマチ、SLE、リウマチ熱。
- 化膿性：細菌性関節炎。

看護の必要性

- 穿刺時に関節を動かさないように固定し、スムーズに終了するように補助する。

看護のポイント

- 関節液を採取することを伝え了解を得る。
- 検査に必要な物品（シリンジ、関節液採取用針、検査用スピッツ、患者名等のラベル、アルコール綿、非滅菌手袋など）

■関節液鑑別分類

		正常	非炎症性	炎症性	化膿性
量		3.5mL以下	3.5mL以上	3.5mL以上	3.5mL以上
外観	粘性	高	高	低	多様
	色調	無職～淡黄色	淡黄色	黄色	多様
	透明度	清澄	清澄	半透明～混濁	混濁
細胞数/μL		200以下	200～2000	2000～10万	10万以上
多核白血球 %		25以下	25以下	50以下	75以下
培養		陰性	陰性	陰性	しばしば陽性

を準備する。
- 穿刺の際に少し痛むことを伝える。
- 医師が、穿刺部位を消毒し穿刺する。
- 関節液を滅菌スピッツに受け、検査科に提出する。
- 滅菌ガーゼを当て固定する。

★痛風と偽痛風の鑑別
- 関節液中の結晶によって誘発される急性関節炎には痛風や偽痛風がある。
- 痛風は高尿酸血症が原因で関節液中に尿酸が増えて結晶ができ、関節に沈着する。尿酸結晶（MSU 結晶）を白血球が溶かそうと攻撃するため、痛風発作が起こる。
- 偽痛風では、ピロリン酸カルシウム結晶（CPPD 結晶）が沈着して起こる。
- 痛風と偽痛風を鑑別するため、関節液を簡易偏光装置を付けた顕微鏡で観察して検査する。

■結晶の特徴

ピロリン酸カルシウム（CPPD）結晶	尿酸（MSU）結晶
・長方形や棒状 ・尖った針状にならない。 ・結晶は様々な方向を向いている。	・針状に見える物が多い。 ・長い物が多い。 ・結晶が束状になりやすい。

★関節に水がたまるとなぜ痛いの？
- 関節は、凸型の関節頭と凹型の関節窩が向き合い、そのまわりを関節包という丈夫な膜が包んでいる。
- 関節包の内側には滑膜があり、そこから滑液（透明の 1 mL の液体）が絶えず分泌され、骨が摩耗しないように潤滑油の働きをしている。
- 老化や関節の炎症により滑液の分泌量が増えると関節包が引き伸ばされて痛みを生じる。

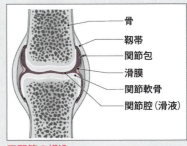

■関節の構造

■関節痛の原因
1. 関節軟骨がすり減ったり消失し、骨同士がこすれ合う
2. 軟骨のすぐ下にある骨で異常が起こる
3. 関節包が引っ張られる
4. 滑膜が炎症を起こして腫れる
5. 靭帯が引き伸ばされて切れる

肺生検
lung biopsy

🌿 肺生検とは

- 画像検査や気管支内視鏡検査などで診断のつかない場合に、肺の病巣から組織片を採取して、悪性か良性かを調べたり、肺結核、肺炎などの呼吸器系疾患を鑑別するために行われる。
- 経気管支肺生検、経皮穿刺吸引肺生検、CTガイド下肺生検がある。

1．経気管支肺生検

- X線透視下に、気管支内視鏡の管を病巣まで進め、先端の鉗子を開いて組織片を採取する。
- 検査前3時間は、検査中の嘔吐を防ぐために、飲食は避ける。
- 検査にあたっては、まず唾液などの気道からの分泌物を抑える薬を注射し、次に、麻酔薬（キシロカイン）を喉に噴霧してから、ファイバースコープの管を口から挿入していく。
- 管の先端にあるレンズで肺の内部を直接観察しながら、病変部に進めて組織片を採取する。
- この検査では、同時に、気管支の細胞片を擦り取ったり（細胞診）、生理食塩液を注入して肺胞中の粘液や細胞を回収する検査（気管支肺胞洗浄法）を行うこともある。

2．経皮穿刺吸引肺生検

- 検査前の食事は控え、局所麻酔を行う。

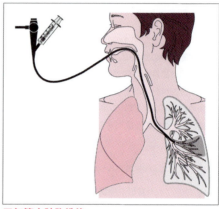

■気管支肺胞洗浄

仰臥位、または背臥位の姿勢で、酸素吸入をしながら行う。
- X線透視下に、皮膚の外から太さ約1mmの針で病変部分を突き刺し、次に、針に内蔵されたカッターで肺病巣部の組織を少量採取する。
- 近年は、検査の確実性を上げるため、X線の単純透視ではなく、CTを使って穿刺する施設が増えている。
- 検査は15分ほどで終了する。検査後は安静が必要となる。

3．CTガイド下肺生検

- 検診などで肺内に病変が見つかった場合、それがどういった細胞からできているのか、良・悪性の診断が必要なことがある。一般的には気管支内視鏡検査を行い、組織の一部を採取し、病理検査で調べる。しかし、病変が小さかったり、あるいは病

変のできている場所によっては、診断に十分な組織の採取が困難なことがある。
- CTガイド下肺生検とは、CTを撮影しながらその画像を参考に、直接体外から肺内の病変に向けて検査針を刺入し、確実に組織を採取する方法をいう。
- CTガイド下肺生検の対象疾患は、肺癌が疑われる病変、縦隔腫瘍、胸壁腫瘍、胸膜腫瘍などさまざまある。また気管支内視鏡検査で組織採取が不十分だった場合や、ほかの方法で診断に至らなかった場合が対象になる。感染性病変の原因菌の検索にも行われる。

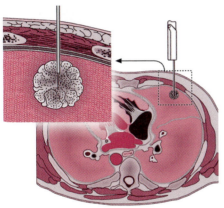

■経皮的CTガイド下肺生検

- 検査はCT検査台の上で行われる。病変部近くの皮膚に十分な局所麻酔を行い、対象病変に向けて組織採取用の検査針を刺入する。
- 針を刺し進めていく際、同時にCT撮影を行う。CT撮影は、針が確実に病変に当たっていることを確認するため、また、誤って周囲の重要臓器を傷つけないために行われる。
- 針を肺内に刺入し、組織を採取するまでの時間は、多くの場合、約30秒以内である。

異常が示唆する疾病・病態

- 肺癌、肺結核、肺炎、びまん性肺疾患など。

看護の必要性

- 声かけをしながら不安を除去し、体動しないように促し、合併症に伴う観察を行う。

看護のポイント

- 検査の合併症として、肺に針を刺すので気胸（肺から胸腔内に空気が漏れる状態）が生じる可能性があるので、呼吸状態を十分に観察する。
- 肺に針を刺すので出血が生じる可能性がある。バイタルサインやショック症状に注意して観察する。
- 心身の安静状態が保てるように環境を整える。
- 脱気処置や止血処置が行われることもあることを理解しておく。

肝生検
liver biopsy

肝生検とは

- 肝生検は、肝臓に針を刺して組織や細胞を採取し、顕微鏡で細かく観察する検査である。
- 直接、肝組織を目で観察できるので、確実な検査法の1つとされており、肝障害の程度の判定、原因不明の肝障害の診断、黄疸の原因究明などの目的で行われる。
- 癌が疑われるとき、細胞を調べて良性か悪性かを鑑別し、悪性の場合は、その性質や悪性度、さらに組織の変化がどの程度進んでいるかを調べることができる。
- 腹腔鏡下で行う肝生検とエコー下で行う肝生検があるが、ここでは、エコー下肝生検について述べる。

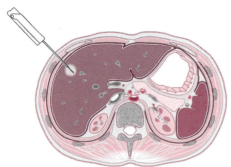

■エコー下肝生検

1．検査方法

- 穿刺部位は右胸下部の肋間で、術前に超音波検査装置を用いて穿刺部が安全かうかを確認のうえ、穿刺部を消毒し、皮膚から肝臓の表面まで麻酔をする。
- 穿刺部の皮膚をメスで小切開した後、穿刺針を穿刺する。

2．検査時間

- 準備から終了まで1時間くらいかかる。生検そのものは15分くらいである。

検査の結果

- 肝疾患のほとんどは、この検査で確定診断がつく。

異常が示唆する疾病・病態

- 肝臓癌、肝硬変、慢性肝炎、脂肪肝、自己免疫性肝炎、胆嚢胞など。

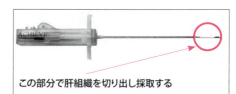

■生検針

看護の必要性

- 検査が安全に終了するように援助する。

穿刺検査／生検検査

検査前の看護のポイント

- 検査前日：検査後ベッド上安静になるので、床上で排尿訓練を行う。胸腹部を剃毛する。午後9時以降から飲食禁止。
- 検査当日：絶食。排泄を済ませ検査着に着替える（T字帯をつける）。バイタルサインの測定後、迷走神経反射抑制薬（アトロピン）を筋注する。

検査時の看護のポイント

- ベッドに防水シーツを敷き、横になってもらい、血管確保をする（検査中に止血薬を投与するため）。
- 軽く左側臥位になってもらい右側に枕等を入れる。
- 医師が穿刺部（右第8〜9肋間部）を中心に広範囲に消毒する。
- 医師に滅菌手袋を渡し、装着後、ディスポエプロンを着用する。
- 穴あき四角布を渡し、医師が患者の穿刺部中央部に四角筋の穴がくるように掛ける。
- 10mL注射器を医師に無菌的に渡し、医師は局所麻酔用のキシロカインを吸引する。
- 滅菌エコープローベ（エコー）＋穿刺針＋滅菌ガーゼなどの必要物品を四角布の上に準備する。
- 医師は、エコーで場所を確認しながら患者に呼吸を一時的に止めてもらい、穿刺を行う。
- ※穿刺針にて穿刺をするときバチンと音がするため事前に患者に伝える。
- 採取した組織を固定液に入れ検査室へ提出する。
- 穿刺針を抜いたあと医師は穿刺部を滅菌ガーゼで圧迫する（5〜10分程度）。
- 穿刺部に圧迫用ガーゼ（滅菌ガーゼを俵にして作成）を当て伸縮性のあるテープで圧迫固定する。その上に砂嚢をあて終了する。
- バイタルサインをチェックし異常がないか確認する。検査後4時間程度は安静にする（安静時間は医師の指示に従う）。
- 検査後出血に注意し、帰室後、30分・1時間・2時間でバイタルサインの測定、一般状態、穿刺部出血の有無の確認、患者の安静度や翌朝まで絶食の理解度を確認する。
- 合併症として、疼痛、腹腔内出血、肝内出血(肝血腫)、胆道出血、肝内血管シャント、感染、気胸、胸腔内出血、胆汁性腹膜炎、ショックなどがあるので状態の観察を十分に行い異常徴候を早期に発見し医師へ報告する。

腎生検
renal biopsy

🌿 腎生検とは

- 腎臓を細い針で刺して、一部組織を取ってくる検査をいう。その組織を顕微鏡で調べると疾病により特徴のあるパターンから診断を行うことができる。
- 腎炎やネフローゼの原因により、将来腎臓の働きが悪くなる可能性がどれくらいあるか、あるいはどんな治療薬を使ったらよいのかを推測することができる。

1．腎生検の適応
- 1日1.0g以上の尿タンパクがみられる場合。
- 原因不明の腎機能障害があるが、画像検査で腎臓が小さく縮んでいない場合。
- 血尿が持続し、進行する慢性腎炎が疑われる場合。
- 急速に腎機能が低下している場合。

2．腎生検の禁忌
- 慢性的な腎臓障害のため、画像検査ですでに腎臓が小さく縮んでいる場合。
- 出血傾向や、コントロール不十分な高血圧のため血が止まりにくい場合。
- 多発性嚢胞腎の場合。
- 腎生検の実施中および検査後の安静が守れない方や指示に従えない場合。

3．腎生検の方法
1) 超音波ガイド下腎生検
- 超音波を使って腎臓を見ながら行う。
- 病棟の処置室で行える。
- 検査中、医師の声はよく聞こえるので、すべて指示に従ってもらい、勝手に動くと危ないので、注意する。

2) 開放腎生検
- 開放腎生検は、通常の超音波ガイド下

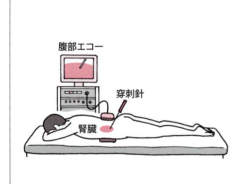

■超音波ガイド下腎生検

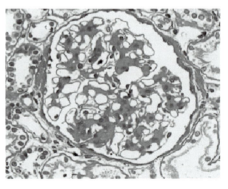

■腎組織の写真

腎生検で行うのに非常に危険性が高い患者、生まれつき1個しか腎臓がないか、あるいは手術などで片方の腎臓を取った患者や、腎臓が2個あっても、うち1個がほとんど働いていない患者、また極度の肥満のため通常の生検用の針が届かない患者などが対象となる。
- 手術室で、全身麻酔をかけて、腹部を少し切開して、腎臓まで到達したら、メスで組織を一部採る。

3) 腹腔鏡下腎生検
- 腹腔に空気を入れて膨らませて、細い内視鏡を刺してみながら腎臓に生検用の針を刺してとる方法である。
- 一般の開放腎生検に比べて、傷も小さく、術後の回復も早い。

異常が示唆する疾病・病態

- 腎炎、ネフローゼ症候群。

看護の必要性

- 術後の合併症予防ために十分な観察を行う。
- 絶対安静の時間が長いので十分な生活支援を行う。

検査時の看護のポイント

- 腎生検の合併症に気をつけてバイタルサインの観察や出血に伴う観察を行う。
- 合併症には、出血、肉眼的血尿、感染症などがあり、出血では検査後の安静期間が長くなったりする。目に見えるほどの血尿量を肉眼的血尿といい、まれに起こることがある。感染症も、ごくまれに起こる。
- 検査後は、ベッド上仰臥位で絶対安静となる。トイレに行ったり、起きあがることも禁止されるので、ADLの援助が必要となる。
- 患者やその家族に検査について十分に説明を行い、同意を得たうえで実施する。

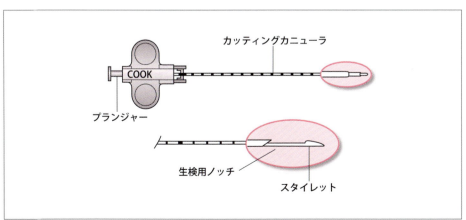

■腎生検針

前立腺生検
prostatic biopsy

🌿 前立腺生検とは

- 前立腺は、栗の実くらいの大きさで、膀胱からの尿の出口を取り囲むように存在する男性生殖器の1つで、精液の一部を作っている。
- 血中のPSA（前立腺特異抗原）という腫瘍マーカーの濃度が上昇し、直腸診や超音波・MRIなどの画像検査の結果、前立腺癌の存在が疑われた場合には、実際に前立腺組織を採取して癌細胞の有無を顕微鏡で確認するための検査が前立腺生検である。

1．検査方法
- 検査（手術）台の上で、足を大きく広げた体位をとる。
- 麻酔薬入りのゼリーを肛門、直腸に塗布・注入したあと、肛門から超音波検査の機械を挿入する。
- 前立腺の大きさ・異常所見の有無を観察する。
- 前立腺周囲に局所麻酔薬を注射した後、会陰部と直腸から直径約1mmの針を刺入して前立腺組織を採取する。

2．検査時間
- 約30分かかる。

🌿 異常が示唆する疾病・病態

- 前立腺癌、前立腺肥大症。

🌿 看護の必要性

- 術後の合併症予防ために十分な観察と生活指導を行う。

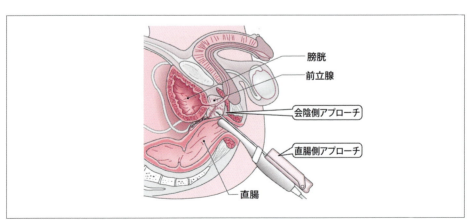

■前立腺生検

検査後の看護のポイント

- 検査後の合併症として、血尿・尿道出血・血精液症がある。前立腺は膀胱の出口と尿道を取り囲んでいるので、血尿や尿道からの出血が起こる。
- 出血：通常数日で改善する。しかし、血尿が強い場合は入院期間の延長や再入院、まれに輸血などの処置が必要になる場合もある。精液に血液が混じることもあるが、自然に軽快する。
- 血便・直腸出血：直腸から前立腺に向かって針を刺すので、検査後は直腸粘膜から多少の出血がみられる。検査直後に穿刺部を圧迫し、止血を確認して検査を終了しているが、直腸からの出血が強い場合は入院期間の延長や再入院、まれに輸血などの処置が必要になる場合もある。
- 発熱：前立腺に針を穿刺することによって、感染（前立腺炎）を起こす可能性があり、予防的に抗生物質の内服もしくは点滴投与を行う。発熱した場合は、入院延長や再入院処置が必要になることがある。
- 生検後は、飲酒は1週間控える。アルコールは血管を拡張する作用があるので、前立腺の炎症や出血を助長する危険がある。
- 自転車やバイクの乗車も1週間はできるだけ控える。サドルがぶつかることによって、機械的に前立腺の出血を助長する危険がある。
- 入浴は検査翌日から可能であるが、長時間の入浴は前立腺の出血を助長する危険があるので控える。

★前立腺肥大症とは

- 前立腺（内腺）の細胞数が加齢とともに増加し肥大化する疾患が前立腺肥大症で、年齢とともに生殖能力が必要でなくなるために、前立腺は萎縮するか肥大する。
- 前立腺が肥大すると、尿道閉塞により膀胱の機能が変化（収縮力の低下）し、①排尿開始遅延（出るまでの息み時間が長い）、②尿線細小（尿線が細く、チョロチョロしか出ない）、③尿線分裂（尿が散るために便器を汚してしまう）、④排尿終末時滴下（尿の最後のほうがポタポタしか出ない）、⑤残尿感（排尿直後にまだ出し足りない感じがする）、⑥尿意頻拍（常に尿意が襲ってくる）、⑦頻尿（頻回にトイレに行きたくなる）、⑧夜間頻尿（就寝してから何度もトイレに足を運ぶ）、⑨尿混濁（黄色透明尿が混濁し汚れる）、⑩尿閉（尿がほとんど出なくなる）などの症状が出る。

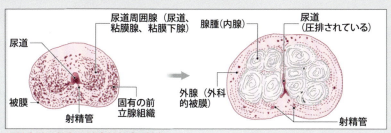

■前立腺の解剖と前立腺肥大（右）

血液型・血球算定・血液像検査

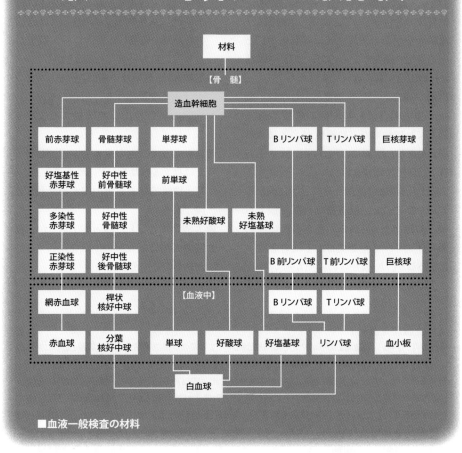

■血液一般検査の材料

血液型検査
blood typing

血液型検査とは

● 1900年、オーストリアのラントシュタイナー（1868〜1943）によって、人の血清に他の人の赤血球を混合すると、凝集する（固まる）場合と凝集しない場合がある（血液に型がある）ことが発見された。

- 血液型は赤血球の表面にある抗原によって決まり、血清学的方法によって多くの型に分けられる。その中でも、輸血のときに最も大切なのがABOとRhの2つの血液型である。

1．ABO血液型

- 血液はA型、B型、O型、AB型の4つに分けられる。
- 赤血球を調べると、A型にはA抗原、B型にはB抗原、AB型にはAとBの両抗原があるが、O型にはどちらの抗原もない。
- 血清を調べると、赤血球と反応する抗体があって、A型にはB抗原と反応する抗B、B型にはA抗原と反応する抗A、O型には抗Aと抗Bがある。しかしAB型にはどちらの抗体もない。
- ABO血液型は赤血球の検査（おもて検査）と血清の検査（うら検査）の両方の検査を行い判定する。

2．Rh血液型

- 1940年、ラントシュタイナーと弟子のウィーナーは、人の赤血球にアカゲザル（Rhesus monkey）と共通の血液型抗原があることを発見し、この抗原の有無に

■ 血液型と抗原・抗体

血液型	赤血球の抗原	血清中の抗体	日本人の割合（近似値）
A型	A	抗B	40%
B型	B	抗A	20%
O型	AもBもない	抗Aと抗B	30%
AB型	AとB	抗Aも抗Bもない	10%

■ ABO血液型おもて検査

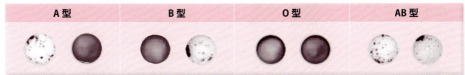

血液を青い試薬（抗A）と黄色い試薬（抗B）に1滴ずつ加えて凝集する（固まる）かどうかを観察する。写真左は青い試薬に凝集していることからA型、その右は黄色い試薬に凝集していることからB型となる。両方の試薬に凝集すればAB型、両方の試薬とも凝集しなければO型となる。

■ ABO血液型の組み合わせ　　●：あり得る型　×：あり得ない型

母	O				A				B				AB			
父	O	A	B	AB	O	A	B	AB	O	A	B	AB	O	A	B	AB
子 O	●	●	●	×	●	●	●	×	●	●	●	×	×	×	×	×
子 A	×	●	×	●	●	●	●	●	×	●	×	●	●	●	●	●
子 B	×	×	●	●	×	×	●	●	●	●	●	●	●	●	●	●
子 AB	×	×	×	×	×	×	●	●	×	●	×	●	×	●	●	●

同一染色体上にAとBの遺伝子がのる場合（シスAB = cis AB）がまれにあり、この場合、片親がAB型でありながらO型の子が生まれたり、逆に片方がO型の親からAB型の子が生まれることがある。

よって分ける血液型を Rh 血液型とした。
- Rh 抗原は非常に複雑だが、一般には C・c・D・E・e などの抗原がよく知られている。Rh 陽性は D 抗原がある場合で、Rh 陰性は D 抗原がない場合をいう。
- 日本人の Rh 陰性の頻度は 0.5％で、白人の頻度 15％に比べると相当低い。

■ ABO 血液型の組み合わせ
- ●：あり得る型　×：あり得ない型

	母	Rh（＋）		Rh（－）	
	父	Rh（＋）	Rh（－）	Rh（＋）	Rh（－）
子	Rh（＋）	●	●	●	×
	Rh（－）	●	●	●	●

看護の必要性

- 不適合輸血をしないように確実な確認を行い、輸液終了までの観察を十分に行う。

■輸血の副作用

感染性	細菌性	即時型	敗血症性ショック
	ウイルス性	遅発型	肝炎ウイルス、HIV　など
非感染性	溶血性	即時型	ABO 不適合
		遅発型	不規則抗体による溶血性貧血
	非溶血性	即時型	発熱、蕁麻疹、アレルギー反応、アナフィラキシー反応・ショック、輸血関連急性肺障害、容量負荷
		遅発型	移植片対宿主病、同種抗体産生

輸血時の看護のポイント

- 輸血する患者氏名やロット番号、交差適合試験が陰性であることを確認する。
- ABO 血液型が同じ型かを複数人で確認する。誤った赤血球を患者に輸血すると、赤血球が破壊され、発熱などの軽い症状から、急性腎不全のような重篤な副作用を起こし、死に至ることがある。
- Rh 陰性の患者には、同じ ABO 型の Rh 陰性の血液かを複数人で確認する。
- 輸血開始 5 分間はベットサイドで患者の様子を観察する。その後、15 分後にも同様に観察する。
- 溶血性副作用症状（背部痛、悪寒戦慄、体液貯留、浮腫、息切れ）や非溶血性副作用（アナフィラキシーショック、肺障害、循環不全など）が出現したらすぐに輸血を止め医師に知らせる。

★不規則抗体とは
- 抗 A 抗体、抗 B 抗体を法則に従った規則抗体というのに対し、抗 D 抗体や抗 E 抗体など ABO 血液型以外の血液型に対する抗体を総称して不規則抗体という。
- 不規則抗体は生まれつき自然に持っている場合（IgM 型）と、輸血や妊娠で免疫されて作られる場合（IgG 型）があり、不規則抗体は約 0.2〜4％に認められる。
- 不規則抗体を持つ患者にその抗体が反応する血液型の赤血球を輸血すると、体内で抗原抗体反応が起こり、輸血した赤血球が破壊され副作用を引き起こす。
- 妊娠においては、母体血液中に IgG 型が存在し、胎児が対応する血液型を有している場合、その抗体は胎盤を通過して胎児の赤血球を破壊し、新生児溶血性疾患を引き起こすことがある。

血液型・血球算定・血液像検査

交叉適合試験
cross-match test

🌿 交叉適合試験とは

- 輸血に伴う副作用を防止するために行われる検査である。クロスマッチテスト（cross-match test）ともいう。
- 受血者（患者）の血液と供血者（ドナー）の血液を混合して反応の有無をみるもので、ABO血液型の不適合や、その他の血液型に対する免疫抗体（IgG）を検出できる方法を用いる必要がある。
- 交叉適合試験には、受血者血清中に供血者血球に対する抗体があるかどうかを調べる主試験と、供血者血清中に受血者血球に対する抗体があるかどうかを調べる副試験がある。
- 副試験は、受血者の血液型、供血者の血液型および不規則抗体の検査が正しく行われている場合には省略することができる。
- 試験結果が陰性（反応なし）であれば輸血が可能である。

🌿 異常が示唆する疾病・病態

- 陽性、すなわち凝集または溶血反応が確認されれば抗体が存在することを意味する。この場合、供血者血液が受血者体内に入ることにより免疫反応が起こるため、原則として輸血を行うことはできない。
- 主試験と副試験の結果が合致しなかった場合は他の血液を使用することが望ましいが、緊急時には主試験の判定を優先する。

🌿 看護の必要性

- 不適合輸血をしないように確実な確認を行い、輸液終了までの観察を十分に行う。

🌿 看護のポイント

- 172頁参照。

■交叉適合試験の方法

生理食塩液法	・生理食塩液を使用する ・陽性時は自然抗体（IgM）の存在が考えられる ・ABO血液型不適合などの可能性がある
間接抗グロブリン法	・陽性の場合はABO血液型以外の血液型に対する免疫抗体（IgG）の存在などが考えられる
酵素法	・ブロメリンなどが使用される ・特にRh血液型抗原に対する免疫抗体（IgG）の検出感度が高い

赤血球数
RBC：red blood cell

★基準値（自動血球計数器）： 男性　440〜560万/μL
　　　　　　　　　　　　　　女性　380〜520万/μL

赤血球とは

- 赤血球はヘモグロビンや塩類、酵素を含み、肺から組織へ酸素を、組織から肺へ二酸化炭素を運搬する。
- 骨髄で毎日200億個の赤血球が生産され、同量が崩壊しているが、このバランスが何らかの原因で崩れたとき、赤血球数の変化が現れる。

異常が示唆する疾病・病態

1．高　値
- 脱水、ショック、多血症（脱水により血漿量が減少して赤血球が見かけ上、増加する。また、異常な骨髄での増殖や酸素不足により赤血球数が増加して酸素不足を補おうとする）。

2．低　値
- 貧血（骨髄抑制、ホルモン不足、溶血）、出血など。

看護の必要性

- 赤血球の喪失や増加、エネルギーの喪失、酸素の消費などが最小限になるように生活を援助する。

看護のポイント

- バイタルサインや一般状態、脱水症状、血栓症状、貧血症状を観察する。
- 多血症（ヘマトクリット50％以上）の場合、血液の粘稠度が高まり血栓症を起こしやすくなるので、胸痛や呼吸困難、頭痛やめまい、耳鳴などの症状に注意し、心筋梗塞や肺梗塞、脳梗塞（脳血栓）の早期発見に努める。
- 瀉血（対症療法）をする場合はその介助を行う。一般的に1日200〜400mLを採血しヘマトクリットが50％以下になるまで行われる。
- 栄養状態を維持、改善する。
  ①食事摂取法を工夫する。
  ②摂取量および摂取内容（カロリー、鉄分、ビタミン類など）を観察する。
- 呼吸のしやすい状態を整える。
  ①呼吸状態を観察し姿勢を工夫する。
  ②酸素療法を管理する。
- 不必要に酸素（エネルギー）を消費する状況を作らない。
  ①安静（疲労させない）に努め、ADLの援助を行う。
  ②一度にたくさんのケアを行わない。
  ③保温に気をつける。

- 脱水時は必要水分量（水分のバランス）を観察し補給する。
- ショック状態の観察と改善（体位や保温、安静）を図る。
- 止血（出血の状態）の観察と出血を助長させない。
  ① 出血の量を観察する。
  ② ケアや褥瘡により傷を作らないようにする。
  ③ 安静を保ち循環を促進させない。
- 転倒などの二次的事故防止を図る。
- ADLに障害をきたしている状況を把握し援助する。
- 内服薬、点滴、輸血の適切な管理を行う。

■ヘモグロビン量と貧血症状および生活状況

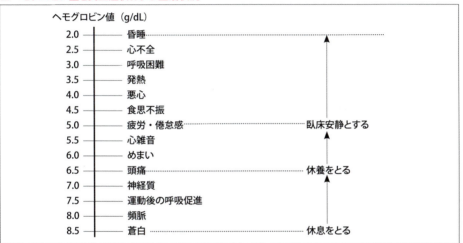

■水分欠乏率と症状

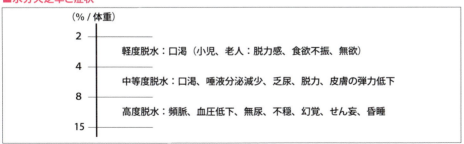

★骨髄における造血能力の判断
- 網状赤血球（幼若赤血球）数（RET）を調べると骨髄での赤血球産生能力がわかり、基準値（Brecher法：0.8〜2％）が低下するときは高度の再生不良性貧血や骨髄線維症、急性白血病などを、亢進すると溶血性貧血や鉄欠乏性貧血などを示唆する。

ヘマトクリット
Ht：hematocrit

★基準値（赤血球パルス波高値積算法）： 男性　39〜52%
　　　　　　　　　　　　　　　　　　 女性　34〜46%

ヘマトクリットとは

- 血液中に占める赤血球の割合（%）をいう。
- ヘマトクリット値が赤血球数に占める割合（容積指数）やヘモグロビンとヘマトクリットの割合（平均赤血球ヘモグロビン濃度）から、貧血の種類を判断することができる。

異常が示唆する疾病・病態

- 174頁参照。

看護の必要性

- 赤血球の割合が少ないのか、血漿が多い（水血症）ために赤血球の割合が低くなるのか、血漿が少ないために赤血球の割合が高くなるのかを赤血球数や血色素と併せて判断し、看護のポイントを絞る。
- 出血（吐血、下血、創出血など）の場合は、赤血球と血漿が同比率で失われるので、失血後2〜3時間経過しないとヘマトクリット値の変化は現れない。

看護のポイント

- 174〜175頁参照。

★貧血の種類・原因・症状

- 貧血とは、酸素を運ぶ赤血球か、赤血球の中で酸素と結合するヘモグロビンが少ない状態のことで、体の酸素が少ない状態になっている。

貧血の種類	原因	貧血の症状
鉄欠乏性貧血	鉄分の不足	疲れやすい、食欲不振、頭痛、息切れ、動悸、めまい、立ちくらみ、食べ物がしみる、口角炎、脱毛、スプーン状爪、しびれ、失神など
悪性貧血	ビタミンB_{12}、葉酸の不足	
溶血性貧血	溶血による赤血球の不足	
再生不良性貧血	骨髄の障害により赤血球が十分に作られない	
腎性貧血	腎機能障害でエリスロポエチン（骨髄で赤血球を作るように指令する）の分泌が減少する	
出血性貧血	出血により体内の血液（赤血球）が減少する	
鉄芽球性貧血	ヘモグロビンの合成過程で何らかのトラブルが生じ、ヘモグロビンの生成ができない	

血液型・血球算定・血液像検査

ヘモグロビン
Hb : hemoglobin

★基準値（オキシヘモグロビン法）： 男性　13〜17g/dL
　　　　　　　　　　　　　　　　　女性　12〜15g/dL

ヘモグロビンとは

- ヘモグロビンは赤血球の中にあり、細胞のエネルギー産生（活性）のための酸素や不要になった二酸化炭素を吸着する。血色素ともいう。
- 体に必要な酸素が組織に運搬され、また組織で不要な二酸化炭素を代謝できるか否かを知ることができる。

異常が示唆する疾病・病態

- 174頁参照。

看護の必要性

- ヘモグロビンの量を知ることにより体に必要な酸素が組織に運搬され、また組織で不要な二酸化炭素を代謝できるか否かを理解し、ヘモグロビンの働きが最大限に活かせるように生活を援助する。

看護のポイント

- 174〜175頁参照。

★悪性貧血とは？
- ビタミン B_{12} の吸収に必要な因子（胃粘膜の壁細胞から分泌される）が傍細胞の萎縮により欠乏して起こるビタミン B_{12} 欠乏症で、貧血、舌炎、白髪、精神神経症状（妄想、錯乱など）、歩行障害、排泄（尿、便）障害、手足のしびれなどを呈する。
- ビタミン B_{12} の投与（注射）が著効し貧血が改善するまで続けられ、改善後も維持療法が行われる。

★鉄欠乏性貧血と症状
- 鉄摂取不足や鉄吸収の不良、鉄排泄の増加、鉄需要の増大などの原因により血清鉄の著明な低下をきたす低色素性小球性の貧血をいう。
- 顔面蒼白、眼瞼結膜や爪甲の蒼白、倦怠感、眠気、めまい、耳鳴、食欲不振、動悸、頻脈、息切れ、頭重感、脱毛、頭痛、浮腫、微熱、注意力減退、舌炎、血圧低下、呼吸困難などの症状を呈する。
- 鉄剤の投与により著効する。

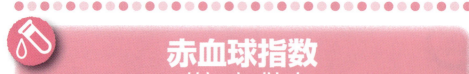

赤血球指数
red blood cell index

🌿 赤血球指数とは

- 赤血球数やヘモグロビン（Hb）、ヘマトクリット（Ht）の値から算出した指数で、VI（容積指数）、MCV（平均赤血球容積）、MCH（平均赤血球ヘモグロビン量）、MCHC（平均赤血球ヘモグロビン濃度）がある。
- 赤血球指数を計算すると貧血のおおまかな分類ができ、原因の推測や治療方針の決定に役立つ。

1．容積指数（VI）
1) 算出の意味
- ヘマトクリットが赤血球に占める割合を求め貧血の種類を判断する。

2) 算出式
$VI = Ht (\%) \div RBC (10^6/\mu L) \times 9$

3) 基準値
- $0.9 \sim 1.1$

4) 異常が示唆する疾病・病態
- 高値：大球性貧血
- 低値：小球性貧血

2．平均赤血球容積（MCV）
1) 算出の意味
- 赤血球が大きいか小さいかをみる。

2) 算出式
$MCV = Ht (\%) \div RBC (10^6/\mu L) \times 10$

3) 基準値
- $80 \sim 100 fL$（フェムトリットル）

4) 異常が示唆する疾病・病態
- 高値：大球性貧血
- 低値：小球性貧血

3．平均赤血球ヘモグロビン濃度（MCHC）
1) 算出の意味
- ヘモグロビンとヘマトクリットの割合を求める。

2) 算出式
$MCHC = Hb (g/dL) \div Ht (\%) \times 100$

3) 基準値
- $32 \sim 36\%$

4) 異常が示唆する疾病・病態
- 小球性低色素性貧血：ヘモグロビンの合成障害（慢性出血による鉄喪失）
- 大球性高色素性貧血：DNAの合成障害（造血性ビタミン：ビタミンB_{12}、葉酸の吸収障害）

4．色素指数（CI）
1) 算出の意味
- HbがRBC中に占める指数を求め、貧血の種類を判断する。

2) 算出式
$CI = Hb (g/dL) \div RBC (10^6/\mu L) \times 3.2$

3) 基準値
- $0.9 \sim 1.1$

4) 異常が示唆する疾病・病態
- 高値：高色素性貧血（悪性貧血、再生不良性貧血、後天性溶血性貧血、肝臓疾患・栄養失調による貧血）
- 低値：低色素性貧血（鉄欠乏性貧血）

5. 平均赤血球ヘモグロビン量（MCH）

1) 算出の意味
- ヘモグロビンの含有が多いか少ないかをみる。

2) 算出式
MCH ＝ Hb（g/dL）÷ RBC（$10^6/\mu L$）× 10

3) 基準値
- 29〜35pg

4) 異常が示唆する疾病・病態
- 高値：高色素性貧血
- 低値：低色素性貧血

🌿 看護の必要性
- 貧血の原因（失血・赤血球の産生不足・赤血球の大量破壊）を理解し、異常徴候の早期発見とさまざまな症状に対する苦痛の軽減を図る。

🌿 看護のポイント
- バイタルサインの測定と貧血症状、一般状態を観察する。
- 出血による貧血では、傷や創部の観察、出血量の測定を行い、出血を助長させない。
- 鉄欠乏性貧血では、鉄剤の投与を確実に行い、鉄剤を多く含む栄養を工夫する。
- 赤血球産生不足では、鉄、ビタミンB_{12}、葉酸などの重要な栄養素の摂取を促す。
- 自己免疫性溶血性貧血（温式抗体溶血性貧血、冷式抗体溶血性貧血）では、環境調整を行う。
- 輸血に伴う看護（172頁）、酸素吸入に伴う看護を行う。
- 貧血（ヘモグロビンの減少）に伴う症状（①脳の酸欠：失神や立ちくらみ、めまいなど、②心臓の酸欠：息切れ、動悸、胸痛などによる息苦しさなど、③筋肉の酸欠：肩こり、だるさ、疲れやすくなるなど身体的疲労感）によるADL低下の援助と苦痛の軽減を図る。

★ **高色素性貧血とは？**
- 色素指数が1.0より高い貧血をいう。
- 赤血球の血色素濃度は正常より高くなることはないので、平均赤血球容積（MCV）の大きくなる大球性貧血と同様で、悪性貧血が代表的である。
- 肝臓疾患、再生不良性貧血や後天性溶血性貧血、栄養失調による貧血でも高色素性貧血になることがある。

★ **低色素性貧血とは？**
- 色素指数が0.9より低くなる貧血をいう。
- 食事内の鉄分欠乏（供給不足）や胃腸管の障害（低酸や無酸）による鉄吸収不足、体内の鉄需要の増加、鉄利用不全、出血による鉄喪失などの原因による。
- 鉄欠乏性貧血が代表的である。

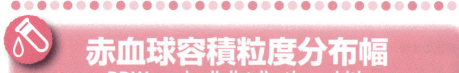

赤血球容積粒度分布幅
RDW : red cell distribution width

★基準値（CV法）：15%以下

REWとは

- 赤血球の大きさにばらつきがあるかどうかを確認する検査で、赤血球の大きさにばらつきがあれば、RDWの数値は大きくなる。
- 救急外来や病棟などでの急な貧血（出血）の可能性がある場合に貧血の鑑別を行うときに参照する。
- 出血などで、血が出てすぐは赤血球の大きさにばらつきがなく、大きさは一定しているので、RDWは小さい。

異常が示唆する疾病・病態

- 貧血：鉄欠乏性貧血、出血（外傷、下血、吐血、体内出血）サラセミア、MDS。

1. Hbが低く、MCV：90%、RDW：12の場合

- RDWの開大がなく、正球性の貧血がある場合は、同じ大きさの血球の急激な減少から出血の可能性がある。血球の再生が始まっていない段階（出血してすぐのような状態）と推測できる。

2. Hbが低く、MCV：68%、RDW：20の場合

- 低球性、低色素性貧血で、RDWが開いているので鉄欠乏性貧血の改善過程の可能性が高い。

看護の必要性

- 179頁参照。

看護のポイント

- 179頁参照。

■ RDWと血球の大きさによる鑑別

	RDW 正常	RDW > 15
小球性貧血	二次性貧血 αサラセミア	鉄欠乏 βサラセミア
正球性貧血	二次性貧血 遺伝性球状赤血球症	溶血
大球性貧血	再生不良性貧血 MDS	巨赤芽球性貧血

※二次性貧血：ほかの病気の症状として起こる貧血。
αサラセミア：ヘモグロビンを構成するグロビン遺伝子の異状による貧血で、地中海沿岸に多いので地中海貧血ともいう。
βサラセミア：βポリペプチド鎖の産生低下により生じる小球性貧血をいう。
MDS（骨髄異形成症候群）：骨髄中の造血幹細胞に異常が起こり、正常な血液細胞が作られなくなる疾病。

血液型・血球算定・血液像検査

赤血球沈降速度検査（赤沈）
BSR : blood sedimentation rate

★基準値（ウェスターグレン法）：1時間値　男性 1〜7mm
　　　　　　　　　　　　　　　　　　　女性 3〜11mm

赤血球沈降速度とは

- 血液中の成分、赤血球や線維素（フィブリノゲン）、血漿（アルブミン、グロブリンなど）と赤血球の割合（ヘマトクリット値）により、赤血球がくっついて塊になる速度（重力の影響で沈む作用速度）は異なる。それを利用して、血液成分の異常や炎症の程度などを知る検査である。

異常が示唆する疾病・病態

- 亢進：組織の破壊、炎症、膠原病、貧血、フィブリノゲン増加などの血漿タンパクの異常（低アルブミン、グロブリン増加）や血球成分の異常による。
- 遅延：赤血球増多症、フィブリノゲンの減少などや水分増加、アルブミン増加、膠原病による。

看護の必要性

- 血液成分の状態や炎症の状態を理解し、看護援助で軽減できることを行う。

看護のポイント

- バイタルサインのチェックや一般状態、炎症徴候を観察する。
- 炎症部の冷罨法を行う。
- 栄養の改善、維持および脱水（水分摂取、尿量の把握）を改善する。
- 薬剤を確実に投与する。
- 寝たきり（身体不動）患者の廃用症候群に気をつける。

★赤沈の検査方法
- 3.8％のクエン酸ナトリウム（0.4mL）を入れた容器に1.6mLの血液を混和しガラス管の0の目盛り（20cm）まで下から血液を注入し、ガラス棒を垂直に立てて、血漿と赤血球の分離した血漿部分の長さを時間ごとに測定する。

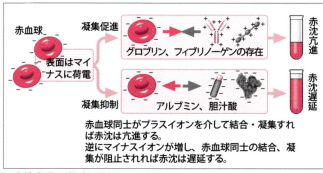

■赤沈亢進・遅延の原理

白血球数
WBC : white blood cell

★基準値（自動血球計数器）：4500～9000/μL

白血球数とは

- 白血球は細菌感染に際し体を防衛する細胞で、成分として、好中球、リンパ球、単球、好塩基球、好酸球がある。
- 白血球数の変化は、白血球成分のいずれか1つの増減が原因となる。これらの増減は、白血球成分が担っている機能の障害を現している。

1．好中球（neutrophilic leukocyte）
- 百分比：32～70％
- 有害物質が体内に入ると血管外に出て（遊走作用）、細菌や異物を取り込み（貪食作用）、細胞内で消化（殺菌作用）する。

2．リンパ球（lymphocyte）
- 百分比：27～47％
- Tリンパ球が抗原と接し、Bリンパ球と抗原抗体反応（免疫作用）を行う。

3．単球（monocyte）
- 百分比：2～8％
- 食菌作用を行う。

4．好塩基球（basophilic leukocyte）
- 百分比：0～1％
- ヘパリン産生を行う。

5．好酸球（acidophilic leukocyte）
- 百分比：0.2～7％
- 遊走、貪食作用を有し、アレルギー反応に作用する。

異常が示唆する疾病・病態

1．高 値
- 出血、炎症、急性白血病、心筋梗塞、精神的ストレス、肉体的ストレス（疼痛、運動、寒冷）、ヘビースモーカーなど。

2．低 値
- 造血幹細胞の障害（再生不良性貧血、白血病）、悪性貧血、SLE、腸チフス、感冒、麻疹、薬物による障害（抗癌薬、抗生物質、鎮痛解熱薬）、骨髄障害（放射線）、細胞破壊の亢進（肝硬変）。

看護の必要性

- 白血球の数と質的な変化により、体の防衛機構（外敵から身を守る能力がどれぐらいあるか、外敵にどの程度侵されているか）の状態を知り、防衛機構が最大限に働くように援助する。

看護のポイント

- バイタルサインや炎症徴候（発赤、腫脹、熱感、疼痛）を観察する。
- 精神的、肉体的ストレス（疼痛、運動、寒冷）を除去する。
- 十分な休息と栄養を保持する。
- 脱水を改善（水分出納の観察、制限と補

血液型・血球算定・血液像検査

給）する。
- 出血状態の観察と確実な止血を図る。
- 冷罨法などで炎症を改善する。
- 指示された量、速度（時間）を厳守し、薬物を投与する。
- 創部、体の安静を図る。
- 必要に応じ（感染予防のために）クリーンルームなど環境を調整する。
- 禁煙の必要性を指導、教育する。

★輸血用血液製剤に影響を及ぼす薬剤

- 輸血用血液製剤を投与する際は、他の薬剤との混注を避け、輸血用血液製剤の終了後に行うか別ルートを確保して行う。

■輸血用血液製剤に影響を及ぼす薬剤

分類	薬剤名	影響
カルシウム含有製剤	カルチコール、パレメンタールA など	カルシウムが凝固系に作用し、血液が凝固する
ブトウ糖含有製剤	5％ブドウ糖液、フィジオゾール3号、ピーエヌツインなど ブドウ糖電解質溶液	赤血球の凝集を高め、泥状になる
糖単独薬剤	5％ブドウ糖、5％キシリトールなど	溶血
ビタミン剤	ビタメジン、アスコルチン、ケイツー、M.V.I	赤血球製剤は褐色〜黒褐色に変化する（微小凝集、沈殿が生じることがある）
抗生物質	ケフリン	赤血球製剤は褐色〜黒褐色に変化する
	ミノマイシン、トブラシン	血液製剤と混注すると凝固することがある
血漿代用剤	高分子デキストラン	赤血球集合を促進する
グロブリン製剤	ベニロン、ヴェノグロブリンなど	抗A、抗B凝集素等により赤血球凝集を促進する

★炎症の5徴候

- 炎症は、感染や外傷・熱傷、アレルギー反応によって引き起こされる体の防衛反応である。体のすべての部位で発症する可能性がある。
- 発赤（rubor）・熱感（calor）・腫脹（tumor）・疼痛（dolor）は、「炎症の4徴候」として有名である。1858年に機能障害がウィルヒョーによって炎症の定義に加えられ炎症の第5番目の徴候になった。
- 発赤や熱感は、炎症部位の血管が拡張し、血流が増加することにより起き、腫脹は、血管透過性が亢進して血漿や白血球が血管壁より滲出して浮腫ができる。疼痛は、内因性発痛物質（リポタンパクなど）が出現して発生する。また、炎症の部位によって全身・局在のさまざまの解剖生理学的な能力（感覚や運動、消化など）の亢進や低下により機能障害が起きる。

凝固・線溶系検査

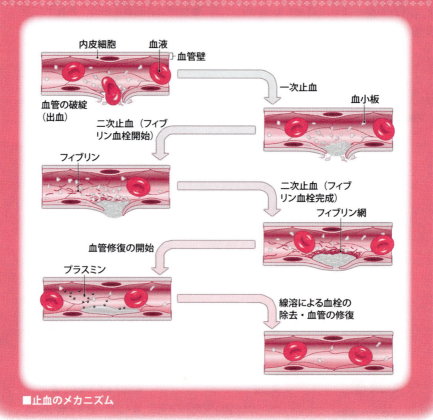

■止血のメカニズム

血小板数
Plt : platelet count

★基準値（自動計数法）：15〜35万/μL

🌿 血小板とは

●血小板は、出血した場合に粘着と凝集作用により血栓を形成し、血管内皮細胞の間隙を埋めて内壁を保護し、血液が血管外に漏出するのを防ぐ。

- 血小板内のセロトニンが血管内に流出し、血管を収縮させ出血量を少なくして血圧を維持する。
- 血小板は、血液凝固に関与し、プロトロンビンをトロンビンに変える働きをもつ。

🌿 異常(減少)が示唆する疾病・病態

- 骨髄での産生低下：再生不良性貧血、急性白血病、癌の骨転移、薬物による骨髄障害など。
- 血小板の破壊亢進：肝硬変により脾臓腫大が起き亢進する。血小板減少性紫斑病、膠原病（免疫疾患）など。
- 消費性凝血障害：敗血症、不適合輸血など。

🌿 看護の必要性

- 血小板が減少すると出血しやすくなり、出血すると血液凝固機能が低下しているためになかなか止血しない。治療の補助業務や看護ケア、生活上で傷をつくらないように注意する。

🌿 看護のポイント

- 出血を起こさない。
  ① 歯磨き、剃毛、爪切りなどのケアの際に傷をつけないように十分に注意し患者、家族への指導、教育を怠らない。
  ② 転倒などで怪我をしないように環境整備に心がける。
  ③ 採血など血管損傷を伴う医療補助行為の際は十分な止血を行う。
  ④ 喀痰吸引など皮膚、血管損傷を伴いやすい医療補助行為を行う場合は、吸引圧（80〜120mmHg）に注意し出血しないようにする。
- 不動状態の患者では廃用症候群に気をつけ、二次障害を防ぐとともに日常生活の援助を行う。
- DICの徴候（出血斑、ショック、各臓器の循環障害に伴う機能不全）に気をつけ、異常の早期発見に努める。

■血小板数と症状

血小板数	症状
5万／μL以下	出血傾向出現
3〜5万／μL	粘膜・皮下出血（皮膚、鼻、歯肉など）
3万／μL以下	臓器出血の可能性（消化管、腎・膀胱［血尿］、肺・気管［喀血］、眼底、性器、関節など）
1万／μL以下	致命的な出血の可能性

出血時間
BT : bleeding time

★基準値：Duke 法　1〜5分
　　　　　Ivy 法　　2〜6分

🌿 出血時間とは

- 皮膚に傷をつけて出血させ、止血するまでの時間を調べる検査で、止血の異常を調べる。
- 止血は一次止血と二次止血に分けられる。
  ① 一次止血：血小板の粘着作用により（184 頁図■止血のメカニズム参照）。血管内皮のコラーゲンに血小板が付着し、凝集作用により血小板が塊になって血小板血栓を作り、また出血による血管内圧の低下は血管運動神経を作動させ、血小板内のセロトニンの作用と併せて血管を収縮させる。
  ② 二次止血：血液凝固因子が活性化され最終的にフィブリンを生じ、赤血球や血小板を取り込んで強固な血栓を作る。

🌿 異常（延長）が示唆する疾病・病態

- 血小板異常：血小板減少症、血小板無力症、血小板増多症など。
- 血管異常：遺伝性出血性末梢血管拡張症など。
- 凝血異常：先天性無フィブリノゲン血症、線溶亢進性紫斑病、クマリン系薬剤投与患者の一部など。
- 血漿タンパク異常：マクログロブリン血症。
- 血小板、血管、凝固因子異常：尿毒症、消耗性凝固障害症など。
- 薬剤による異常：アスピリン、コカイン、フェントラミンの筋肉注射、デキストランなどの静脈注射など。

★出血時間の検査法
1．Duke 法
- 耳朶を充血（摩擦）させ、カミソリの刃で一定の深さと長さの傷をつけると同時にストップウォッチを押し、30 秒ごとに濾紙で血液を吸い取り、傷口からの出血が自然に止まる（濾紙に血液が付着しなくなる）までの時間を測定する。

2．Ivy 法
- 血圧計を上腕部に巻き 40mmHg の圧力を加えておき、前腕中央部に 2mm の長さと深さの傷をつけると同時にストップウォッチを押し、30 秒ごとに濾紙で血液を吸い取り、傷口から出血が自然に止まるまでの時間を測定する。

凝固・線溶系検査

看護の必要性

- 治療の補助業務や看護ケア、生活上で傷をつくらないように注意する。

看護のポイント

- 出血状態の観察と確実な止血を図る。
- 冷罨法などで炎症を改善する。
- 創部、体の安静を図る。

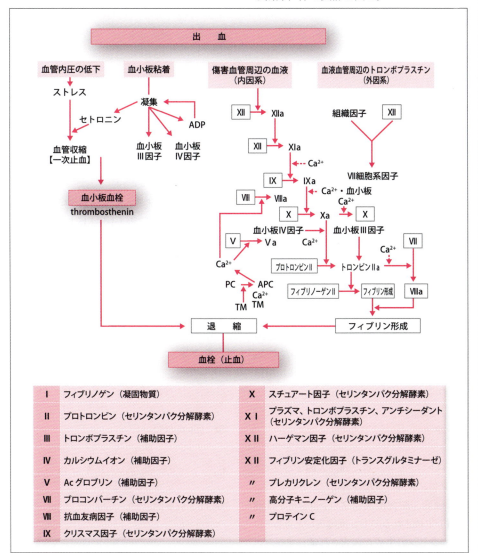

■血液凝固因子

プロトロンビン時間
PT : prothrombin time

★基準値（キット法）：凝固時間　　　10〜13秒
　　　　　　　　　　プロトロンビン活性　80〜100％
　　　　　　　　　　プロトロンビン比　　1.0±0.15
　　　　　　　　　　INR　　　　　　　　0.9〜1.1

プロトロンビン時間とは

- 止血に関わる外因系凝固因子（Ⅱ、Ⅴ、Ⅶ、Ⅹ因子）の状態を総合的に判断する検査で、外因系凝固因子はビタミンKの下で、肝臓で合成されるので肝機能の判断にも用いられる。
- プロトロンビン時間の表示には、①実測の凝固時間、②正常対照値を100％とし、それと対比する方法（プロトロンビン活性）、③標準血漿のPTに対する被検血漿のPTの比率（プロトロンビン比）、④プロトロンビン比に標準化された試薬の感度（ISI）を乗じた指数（INR）の4つがある。ワルファリンのモニターには、INRが用いられる。

異常（延長）が示唆する疾病・病態

- プロトロンビン、Ⅵ、Ⅶ、Ⅹ因子、フィブリノゲンの欠乏または異常。
- 肝硬変、劇症肝炎：プロトロンビンは肝臓で生成されるので肝臓障害があるとプロトロンビンの生成が阻害され延長する。
※劇症肝炎の診断基準：プロトロンビン時間の40％以下。
- ビタミンK欠乏症：ビタミンKはプロトロンビンの産生に関与し、摂取不足や胆汁（ビタミンKを多く含む）流出障害で起こる。
- 腸疾患：ビタミンK（プロトロンビン産生因子）の吸収障害（不足）により延長する。
- 抗凝固薬投与：ヘパリンやワルファリンの服用により延長する。
- DIC：フィブリノゲン、凝固因子（Ⅱ、Ⅴ、Ⅷ）などの著しい減少により延長する。
- 線溶亢進：線維素に凝固因子が凝集し血中の線維素が減少することにより延長する。

看護の必要性

- 193頁参照。

看護のポイント

- 193頁参照。

活性化部分トロンボプラスチン時間
APTT : activated partial thromboplastin time

★基準値（キット法）：25～40秒 *対照値±25%

活性化部分トロンビプラスチン時間とは

- 血漿に十分な部分トロンボプラスチンとカルシウムイオンを加え内因系凝固に関わるⅧ、Ⅸ、ⅩⅠ因子の状態を調べる。
- Ⅴ、Ⅶ、Ⅹ、ⅩⅠ、ⅩⅡ因子、プロトロンビン、フィブリノゲンの欠乏または異常によって、APTTは延長する。

異常（延長）が示唆する疾病・病態

- 血友病：第Ⅷ因子欠乏（血友病A）と第Ⅸ因子欠乏（血友病B）。
- 肝機能障害：188頁参照。
- 抗凝固薬投与：188頁参照。
- DIC：188頁参照。
- 線溶亢進：188頁参照。

看護の必要性

- 193頁参照。

看護のポイント

- 193頁参照。

■血管、血小板異常と凝固異常の観察のポイント

出血症状	血管、血小板異常	凝固異常
点状出血	特徴的	まれ
体表面斑状出血	小さく多発する	大きく単発
関節内出血	まれ	特徴的
深部出血	まれ	特徴的

■止血に関わる検査所見一覧

	出血時間	血小板数	APTT	PT	フィブリノゲン	FDP
血友病			延長			
ITP	延長	減少				
DIC	延長	減少	延長	延長	減少	増加
VWD	延長			延長		

（空欄は変化しない）

ITP：特発性血小板減少性紫斑病　　VWD：フォンウィルブラント病
FDP：フィブリン分解産物　　APTT：活性化トロンボプラスチン時間
PT：プロトロンビン時間

★ブランチテスト

- 爪の下には毛細血管（直径 0.01mm の動脈と静脈をつなぐ網の目状の血管）があり、健康な爪はピンク色をしている。
- ブランチ（毛細血管）テストとは、片方の母指でもう片方の母指を 5 秒ほど圧迫し、毛細血管に再び血液が戻る時間を測るテストで、2 秒以内に元の色にもどらなければ循環障害があると判断する。毛細血管再灌流テスト（CRT）ともいう。

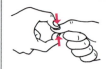

爪床を軽く 5 秒押さえる。血流がなくなり、指先は白くなる

指先を離す。元の色に戻るのに何秒かかるかを測る

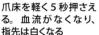
■ブランチテスト

★爪の色・形の観察

- 爪は、主にタンパク質の一種であるケラチンから構成され、指の先端の背面にある表皮の角質が変化し硬化してできた板状の皮膚の付属器官で、角質器ともいう。
- 指先を保護することで、手足の動作時に指先に力を加えたり、うまく歩いたりすることができるなど重要な役割を果たしている。
- 爪の表面も滑らかで、血液の健康状態に影響されやすく、色や形により疾病を推測することができる。
- 爪の健康には良質のタンパク質、ビタミン A・B・D を食事で摂取する必要がある。

■爪の色による異常の判断

黒色	皮膚癌、ウィルソン病	陥入	巻き爪
紫色	心臓病、糖尿病、膠原病	スプーン状	貧血、レイノー病
緑色	緑膿菌感染	ばち状	心臓病、肺気腫
黄色	黄色爪症候群	横線	栄養障害
白色	爪白癬、肝硬変、腎臓病、貧血	縦線	老化現象

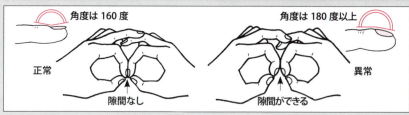

角度は 160 度　正常　隙間なし　　角度は 180 度以上　異常　隙間ができる

■ばち状指

ばち状指は、血液の循環機能の異常によって起こる。指趾の血行異常により爪や指先が変形したり丸くなったりする。肺癌、間質性肺炎などの慢性肺疾患、チアノーゼ性心疾患、肝硬変、クローン病、潰瘍性大腸炎などでみられる。

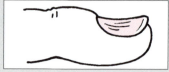

■スプーン状爪
貧血やレイノー病の特徴的所見である

凝固・線溶系検査

ヘパプラスチンテスト
HPT : hepaplastin test

★基準値（キット法）：70〜130％

ヘパプラスチンテストとは

- ビタミンK依存性凝固因子活性の異常を検出する血液凝固検査の1つで、トロンボテスト（360頁参照）と同様、試薬中に組織因子および吸着ウシ血漿が添加され、I、V因子が補われているので、ビタミンK依存性凝固因子であるII、VII、およびX因子の変化をよく反映する。
- HPTでは、組織因子としてウサギ（またはサル）の脳トロンボプラスチンを用いているためPIVKA-II（ビタミンK欠乏誘導タンパク-II）の影響を受けない点がトロンボテストと異なっており、より鋭敏に肝の合成能を反映する。
- 肝の合成能障害の有無の判定およびビタミンK欠乏状態のスクリーニングを目的に行われる。

異常が示唆する疾病・病態

- 低値：先天性II、VII、X因子欠乏症・異常症、肝硬変、DIC、新生児出血性疾患。
- 高値：脂質異常症、ネフローゼ症候群など。

看護の必要性

- 検査の意味を理解し、正確に検体の処理を行う。

看護のポイント

- クエン酸ナトリウム1血液9の割合で採血し、転倒混和を5〜6回繰り返した後、検査科にすみやかに提出する。
- 溶血すると不正確になるため注意が必要である。
- 検体採取時には、組織トロンボプラスチンの検体への混入を避けるため、ダブルシリンジ法を用いるとよい。

★検体採取時の注意：ダブルシリンジ法
- 採血手技の未熟さや被検者静脈の狭細や硬化、脆弱などにより、すみやかに静脈内穿刺ができない場合、静脈周囲から組織トロンボプラスチンの混入が避けられずHPTは短縮傾向を示す。
- 組織トロンボプラスチンの検体への混入を避けるため、最初に吸引した検体は他の検査項目にまわし、2番目の採血管（採血シリンジ）からの検体を使用するダブルシリンジ法を用いる。

フィブリン分解産物
FDP: fibrin degradation products

★基準値（ラテックス凝集反応）：10μg/mL以下

フィブリン分解産物とは

- 血管内に血栓ができると血漿中の酵素（プラスミン）がフィブリンを分解（線溶現象）してできる分解産物で、血液の流動性（出血傾向）を知る指標となる。

異常（高値）が示唆する疾病・病態

- DIC：血栓形成にフィブリノゲンと血小板が消費され出血傾向を呈する。
- 血栓症（心筋梗塞など）：血栓をプラスミンが線溶することにより増加する。
- 線溶亢進状態：線維素に凝固因子が凝集する作用が亢進して、FDPが増加する。
- 悪性腫瘍：腫瘍細胞が小血管に詰まりプラスミンが線溶することで増加する。
- 火傷：損傷組織でフィブリノゲンと血小板が動員されプラスミンが増加して線溶することにより増加する。
- 血小板減少性紫斑病：血小板の産生低下、破壊亢進、喪失などによる。
- 手術後感染：創部にフィブリノゲンや血小板が動員されプラスミンが増加して線溶することにより増加する。
- 肝硬変：肝機能低下により、肝臓でのFDP処理能力が低下し、血液中にFDPが増加する。
- ウロキナーゼ大量投与：フィブリンなどの線維物質を溶かす物質が多い。

看護の必要性

- 193頁参照。

看護のポイント

- 193頁参照。

フィブリノゲン
fibrinogen

★基準値（トロンビン法）：170～410mg/dL

フィブリノゲンとは

- 血漿中に約0.3g/dL含まれるグロブリンの一種でトロンビンにより活性化され、フィブリン（不溶性タンパク質）となり血液凝

固に関わる。
- フィブリノゲン値が 50mg/dL 以下ではなかなか凝固せず、10mg/dL では凝固しない。また、700mg/dL では血栓形成となる。

異常が示唆する疾病・病態

1. 高値
- 血管（損傷、炎症）部位から線維素原が血漿中に滲出して起こる。
- 疾患：脳血管障害、心筋梗塞、悪性腫瘍、感染症、炎症、ネフローゼ、妊娠、フィブリノゲン製剤投与。

2. 低値
- 線維素原が生産されないか、消費、喪失が多くなり減少する。
- 疾患：重症肝障害、DIC、大量出血、悪性貧血、白血病、線溶性紫斑病、無フィブリン血症。

看護の必要性

- 生理的な止血が不十分であることを理解し、出血を伴う検査や処置、二次的な事故（出血）に注意する。

看護のポイント

- 出血しないように予防することや出血を最小限にすることに努める。
  ① 皮下出血：うっ血や摩擦、衣類の緊縛、転倒や転落を避ける。
  ② 鼻出血：鼻根部の冷罨法や鼻翼を鼻中隔に向かって圧迫する。
  ③ 歯肉出血：歯ブラシやつま楊枝を禁止し、出血の場合は圧迫止血を行う。
  ④ 吐血：安静と前胸部の冷罨法を行う。
  ⑤ 血尿：安静と凝血によるタンポナーデを防ぐために水分を多くとる。
- 制限された ADL を援助する。
- 安静を保持し血液循環を緩徐にし出血を助長しないようにする。
- バイタルサイン（特に血圧や脈拍）、一般状態、意識状態の観察を十分に行う。
- 清潔を保持し感染を起こさないように注意する。
- 身体を圧迫し、うっ血を起こさないように衣類やリネンに注意する。
- 血液の臭気や嘔吐物により悪心を起こさないように配慮する。
- 出血量を把握する。特に視覚的に観察できない部位に気をつける。
- 排泄量や性状を観察し報告する。
- 治療に伴う看護を実施する。
  ① 抗凝血薬（ヘパリンなど）や線溶阻害薬（ε-アミノカプロン酸）の適正な管理を行う。
  ② 必要に応じ酸素療法を管理する。
  ③ 補液や昇圧薬、利尿薬を正確に投与する。
  ④ 血液製剤（血小板、凍結血漿）を正確に投与する。

Dダイマー
D-dimer

★基準値*： LPIA法　1.0μg/mL
　　　　　ELISA法　0.5μg/mL

❦ Dダイマーとは

- 出血が起こると、まず血小板が集まって固まり、傷口を塞いで出血を止め、次にフィブリノゲンがフィブリンに変わって、血小板の隙間などを埋め、傷口を塞いで止血する。
- 止血後もこのフィブリンが傷口に存在し続けると、血流を阻害することになるため、プラスミンが働きだし、血液凝固因子であるフィブリンを溶解する。この現象を線溶現象（フィブリン溶解現象）という。
- 線溶現象によって分解された物質がFDP（フィブリン分解産物）で、その分解される過程で、FDPは4種類の姿に変わっていく。その1つがDダイマーである。
- FDPには、フィブリノゲン由来（一次線溶）とフィブリン由来（二次線溶）があるため、二次線溶を鑑別するために、フィブリン分解の最終産物であるDダイマーが測定される。
- 体の中のどこかに血栓ができていれば線溶現象が亢進し、FDP、Dダイマーが高値を示す。
- 検査法（検体）：血液を採取し、ラテックスの粒子にFDPが反応する物質を結合させて、採取した血液を入れ、ラテックス凝集反応（FDPが集まって固まりをつくる反応）を起こさせて測定する。

❦ 異常が示唆する疾病・病態

- 高値：播種性血管内凝固（DIC）、肺塞栓症、心筋梗塞、脳梗塞など血栓を起こす疾患。白血病、重症感染症、性ホルモンの分泌異常、胎盤早期剥離、妊娠高血圧症候群、膠原病、劇症肝炎や肝硬変（肝臓でのFDP処理能力が低下する）、心筋梗塞や脳梗塞の治療薬アルテプラーゼ（t-PA）やウロキナーゼなどの作用。
- 低値：低フィブリノゲン血症など。

❦ 看護の必要性

- 血栓ができやすいので駆血帯の巻き方に気をつけ、駆血時間が短時間で終了するように、また、採血を失敗しないようにする。

❦ 看護のポイント

- バイタルサインの測定を行う。
- 血栓ができやすいので循環状態や意識レベル、腫脹や痛み、下肢の循環障害の有無を観察する。

＊多くの種類の試薬が市販されている。試薬によって基準値が異なるので、試薬添付文書を参照のこと。

凝固・線溶系検査

アンチトロンビン
AT : antithrombin

★基準値（合成基質法）：80〜130%

アンチトロンビンとは

- 肝臓で産生される血液中にあるタンパク質で、血が固まる（凝固）のを抑える働きがある。
- アンチトロンビン（antithrombin）のアンチ（anti）は、「反対する」または「抵抗する」といった意味があり、トロンビンは、血を固まらせる一群のタンパク質である凝固因子の1つのプロトロンビンが活性化されたものである。したがって、アンチトロンビンは血が固まるのを抑制する因子であり、アンチトロンビンが血液中になかったら、血液は体の血管の中で固まってしまう。
- アンチトロンビンは、肝臓で産生されるため、肝機能を反映するとともに、DICや重症感染症では低下するので、これらの状態を知ることができる。

異常が示唆する疾病・病態

- 増加：急性肝炎、急性炎症、腎移植後。
- 減少：
  ①先天性：アンチトロンビンⅢ欠乏症・異常症。
  ②後天性：手術、外傷、肝障害、ネフローゼ症候群、播種性血管内凝固（DIC）、線溶亢進状態。

看護の必要性

- 低値の場合は、血液が凝固する可能性があるので、観察を密にし、脱水などにより血栓の発生を助長しないようにする。

看護のポイント（DICの場合）

- 非常に出血しやすい状態になるので、バイタルサイン（特に血圧や脈拍）や顔色、意識状態を観察し、異常の早期発見に努める。
- 出血症状として、全身の紫斑や注射部位の出血の有無を観察し、採血後の止血を十分に行う。
- 創傷部の出血、頭蓋内出血による意識状態など頭蓋内圧亢進症状の観察に気をつける。また消化管出血もあるので排泄物も観察する。
- 疾患の二次的状態として発熱・乏尿・意識障害・ショック・消化管症状・黄疸などを観察する。
- 根本疾患に対する治療の看護とDICの治療（FOY・レミナロンなどの薬物投与）に対する看護を行う。

プラスミノーゲン
PLG：plasminogen

★基準値（合成基質法）：80～130％

プラスミノーゲンとは

- 肝臓で産生され、不活性化状態で血液中に保管されている。
- 血栓など血液の凝固したものを溶解するプロテアーゼ（タンパク質のペプチド結合を加水分解する反応を触媒する酵素）であるプラスミンの前駆体である。
- 血管内皮細胞によって産生されるt-PA（組織型プラスミノーゲンアクチベータ）によってプラスミノーゲンが活性化され、プラスミンになる。
- プラスミンは、フィブリン、凝固第Ⅴ・Ⅷ因子等を分解する。血栓溶解において線溶系の中心的役割を担い、フィブリン溶解作用があるので、その前駆体であるプラスミノーゲンの測定により、生体内での凝固・線溶状態がわかる。特に線溶活性を知ることができる。

異常が示唆する疾病・病態

- 増加：急性炎症性疾患。
- 減少：肝機能障害、先天性欠乏症・異常症、線溶亢進症、播種性血管内血液凝固（DIC）。

看護の必要性

- 炎症徴候による生命力の消耗を防ぎ、炎症部位の機能障害への援助を行い、沈静化へ向ける。

看護のポイント（急性炎症性疾患）

- 発熱・発赤・腫脹・疼痛・機能障害（炎症の5徴候）の状態を観察する。
- 解熱・鎮痛を図り、体力・精神力の消耗を防ぐ。
- 消化器に問題がなければ食べやすく栄養価の高い食品の摂取を計画する。
- 排尿・排便の状況を観察し、便秘や脱水に注意する。
- 高熱のある場合は、クーリングを行う。
- 絶食の場合は消化器の安静の必要性が理解できるように説明し自発的に守れるようにする。
- 無理な活動により体力が消耗しないようにする。

※肝機能障害の看護は264～265頁参照。
※DICの看護は195頁参照。

凝固・線溶系検査

★ t-PAとは
- 組織型プラスミノーゲンアクチベータ（tissue-plasminogen activator）の略語で、血中にあるプラスミノーゲンというタンパク質を、プラスミンという血栓を溶かすタンパク質に変える酵素で、血栓溶解薬として用いられる。
- 薬剤としてアルテプラーゼ（遺伝子組み換え）注射薬（アクチバシン、グルトパ）があり、脳梗塞の治療に使用が増えている。

★ 播種性血管内凝固症候群（DIC）とは？
- さまざまな原因（原因疾患：感染症、ショック、悪性腫瘍、胎盤早期剥離、羊水塞栓症、妊娠高血圧症候群、血管内溶血、大手術後、広範囲外傷、広範囲熱傷、心室瘤、大動脈瘤、血栓性血小板減少性紫斑病、膠原病など）により、全身の主として細小血管内に血液凝固を生じ、その結果、血小板やフィブリノゲンを初めとする凝固因子が血栓の材料として消費され低下するため、著明な出血傾向を示す症候群をいう。
- 血液データでは、血小板の著しい減少、凝固系のPT延長、APPT延長、フィブリノゲン低下が見られ、アンチトロンビンⅢ（AT Ⅲ）も低下する。一方、トロンビン・アンチトロンビン複合体（TAT）やFDP（フィブリノーゲン分解産物）が増加する。

■ DICの検査項目の変動

検査項目	基準値	値の変動
Dダイマー	1.0＞μg/mL	上昇
FDP（フィブリン分解産物）	FDP-E0〜100ng/mL	上昇
アンチトロンビン	70〜150%	低下
フィブリノペプタイドA	0.5〜2.0ng/mL	上昇
TAT（トロンビン・アンチトロンビン複合体）	0.5〜1.8ng/mL	上昇
プラスミノーゲン	7.0〜13.0mg/dL	低下
血小板数	15万〜40万/μL	低下
PIC（プラスミンα2・プラスミンインヒビター複合体）	0.2〜0.6μg/mL	上昇

★ 出血量と症状
- 体内や体外に出血が起きると全血液量の一割を超えたあたりから身体症状が出現してくる。特に可視化できない体内出血では症状による出血の判断が求められる。
- 体内血液量は、体重の1/13、もしくは体重の7％といわれている。

■ 出血量と症状、バイタルサインの変化

血液の消失割合（%）	症状・状態
15%	心拍数の増加、血圧は変化なし
30%	血圧の低下、意識障害、尿量減少
40%	心拍数の増加、血圧が大幅に低下、意識障害の進行
50%	死亡

ビタミン系検査

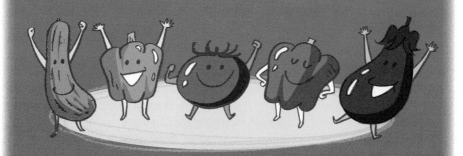

- 1日に必要なビタミンはごく微量なので、普通に食事をしていればビタミン欠乏症になることはない。
- ビタミン欠乏症を引き起こしやすい主なビタミンは、ビタミンA、B_1、B_2、ナイアシン、C、Dで、①食生活でビタミンを適切に摂取できていない、②ビタミンがうまく吸収されない、③代謝に異常があるなどである。

ビタミンA（レチノール）
vitamin A（retinol）

★基準値（HPLC）：30〜100 µg/dL

ビタミンAとは

- 動物性食品に含まれるレチノールと植物性食品に含まれるβ-カロテンは、小腸や肝臓でビタミンAに転換される。
- ビタミンAは、脂溶性ビタミンで、網膜視細胞に含まれるロドプシンの形成や生殖機能の維持、上皮組織の分化、骨形成などに不可欠な役割を果たす。
- ビタミンAの1日の摂取基準は、成人男性850〜900µgRAE、女性650〜700µgRAEである。
- ロドプシンは、暗いところで目が慣れて見えるようになる視覚の暗順応に関与するので、ビタミンA欠乏により夜盲症が起こる。
- ビタミンAは脂肪酸エステルの形で脂質とともに吸収されるため、閉塞性黄疸などにより腸管の吸収率が低下すると欠乏をきた

しやすい。
- 血中ビタミンA濃度は、肝で生成されるレチノール結合タンパク（RBP）と結合して運ばれるため、肝機能障害により血中濃度は低下する。
- 甲状腺機能亢進症の場合、末梢でのビタミンA消費亢進により血中濃度が低下する。

異常が示唆する疾病・病態

- 高値：ビタミンA過剰症、甲状腺機能低下症、過栄養状態（脂肪肝、脂質異常症）、腎不全。
- ※透析患者の血清ビタミンA値は正常者の2～3倍の高値を示す。またレチノール結合タンパク（RBP）も高値となる。
- 低値：ビタミンA欠乏症（夜盲症）、吸収不良症候群、重症肝障害、閉塞性黄疸、甲状腺機能亢進症、亜鉛欠乏症。

看護の必要性

- ビタミンAの材料不足や過剰摂取、脂質分解能（胆汁の分泌減少）の低下による吸収不足、レチノール結合タンパク不足による運搬障害などを理解して看護にあたる。

看護のポイント

- ビタミンAやカロチンを多く含むレバー、うなぎ、ウニ、ニンジン、ひじき、枇杷、牛乳、卵、カボチャ、杏子などの食品を過剰症では控え、欠乏症では摂取を促し、症状の改善に向ける。
- 欠乏症では、夜盲症、目の乾燥、皮膚の角化、粘膜の乾燥が起きる。夜盲症の場合、明るい所から暗い所に移動する時は、懐中電灯や手すりなどを利用したり、看護師に声をかけ、転倒や転落事故を防ぐ。
- 食事の摂取状況（食品目と量）を観察し、必要時に指導する。
- 過剰症、透析患者では標準体重をめざしコントロールする。
- 肝臓障害による場合は、肝臓への負荷を避け安静を保つ。
- 欠乏症では、ビタミンA製剤が処方されるので正確に服用する。
- 過剰症では、倦怠感、悪心・嘔吐、腹痛、めまい、頭痛、肝臓の腫れ、肌荒れ、脱毛が起こるので、症状を観察する。
- 血液検体は、凍結・遮光で速やかに検査科へ提出する。

★レチノール当量とは

- ビタミンAの化学名をレチノールといい、動物性食品ではビタミンAの形で存在している。植物性食品ではプロビタミンA（ビタミンAの前駆体）の形で含まれる。
- プロビタミンAには、β-カロテン、α-カロテン、クリプトキサンチンなどのカロテノイドがあり、摂取すると体内でビタミンAに変換される。
- 動物性食品に含まれるレチノールの量と、植物性食品のβ-カロテンなどのカロテノイドが体内でビタミンA作用をする場合の換算量との合計をレチノール当量という。

レチノール当量(μg) ＝レチノール(μg)＋1/12×β-カロテン当量(μg)

ビタミン B₁（サイアミン）
vitamin B₁（thiamin）

★基準値（HPLC）：28〜56ng/mL

🌿 ビタミン B₁ とは

- 水溶性ビタミンの一種で、サイアミン（チアミン）とも呼ばれ、糖質からのエネルギー産生と、皮膚や粘膜の健康維持を助ける働きをしている。
- 穀物の胚芽、酵母、肝臓などに多く含まれ、体内では1〜3分子のリン酸と結合して活性型となり、エネルギー産生に関与する代謝反応の補酵素として働く（リン酸化により、活性型のエステル型 B₁ となる）。
- 遊離型のビタミン B₁ もあり、これらの総量が測定される。

🌿 異常が示唆する疾病・病態

- 高値：ビタミン B₁ 剤過剰投与、輸液ルートからの採血など。
- 低値：ビタミン B₁ 欠乏症（脚気、ウェルニッケ脳症）、高カロリー輸液、季節変動（夏に低値となる）、発熱や過労・妊娠時には需要が増大し不足することがある。。

🌿 看護の必要性

- ビタミン欠乏の原因を理解して看護にあたる。

🌿 看護のポイント

- ビタミン B₁ の成人1日必要量は1.0〜1.2mg である。食事摂取状況を確認する。
- アルコールの摂取中止を指導する。多量のアルコールの摂取により小腸がビタミン B₁ 吸収障害を起こし、これに肝機能障害が加わりビタミン B₁ の活性化が障害されて、脚気やウェルニッケ脳症などの重症ビタミン B₁ 欠乏症を引き起こす。
- ビタミン B₁ の早期投与で改善が期待できるので、服用を確認する。
- 肝硬変などの重症肝障害では、肝におけるリン酸化障害によるビタミン B₁ 活性の低下により、血中ビタミン B₁ があまり低値でなくても、見かけ上 B₁ 欠乏症状をみることがあることを確認して看護に臨む。
- 血液検体は、凍結・遮光で検査科へ運搬する。

★脚気とウェルニッケ脳症の症状
- 脚気：知覚鈍麻、腱反射消失、心悸亢進、浮腫など。
- ウェルニッケ脳症：3主徴（①眼球運動障害〔外転神経麻痺・側方注視麻痺〕、②失調性歩行、③意識障害）、多発神経炎、低体温。

ビタミン系検査

ビタミン B₂（リボフラビン）
vitamin B₂（riboflavin）

★基準値（HPLC）：12.8〜27.6 μg/mL

🌿 ビタミン B₂ とは

- 経口摂取により、小腸粘膜上皮でホスファターゼやヌクレオチド・ピロホスファターゼにより加水分解を受けてリボフラビンとして吸収される黄色の水溶性ビタミンである。
- ビタミン B₂ は電子伝達系で働く補酵素 FAD（フラビンアデニンジヌクレオチド）や FMN（フラビンモノヌクレオチド）として生体内に存在し、糖質や脂肪、タンパク質代謝などのエネルギー産生や皮膚や粘膜の健康維持を助ける働きをする。
- ビタミン B₂ の潜在的欠乏症が起きる場合があり、血中、尿中のビタミン B₂ 測定や負荷試験を行って診断する。

🌿 異常が示唆する疾病・病態

- 高値：ビタミン B₂ 剤過剰投与、輸液ルートからの採血など。
- 低値：口内炎、口角炎、舌炎、肝障害、脂漏性皮膚炎、発育不良、潜在的欠乏症（手術後・癌の末期・慢性アルコール中毒・化学療法時）など。

🌿 看護の必要性

- 口内や口角の炎症は、摂食に影響するので、食事摂取量を確認し、摂食の低下を防ぐ。

🌿 看護のポイント

- 牛乳、レバー、卵黄、納豆、乳製品、緑黄色野菜に多く含まれ、成人の1日必要量は 1.3〜1.6mg である。味付けや温度、形態を工夫して摂食できるように努める。
- ビタミン B₂ の利用障害による欠乏状態が疑われる場合には、ビタミン B₂ 負荷試験が行われる。検査法を理解して確実に行う。
  ① 検査前に採血をする。血漿や血清中のビタミン B₂ は直前の食事の影響を受けやすいため、全血とする。
  ② 0.2mg/kg のビタミン B₂ を皮下注射し、30 分、60 分、120 分後の血中のビタミン B₂ 測定と、3 時間での尿中排泄量を並行して測定する。
  ※ ビタミン B₂ の利用障害がある場合には、30 分後の血中総ビタミン B₂ 濃度は高いが結合型ビタミン B₂（FAD、FMN）は変化せず、3 時間尿中排泄率は高い。
  ③ ビタミン B₂ 投与中に欠乏症の有無を検査する場合には、投与を 5 日程度中止して測定するのが望ましい。
- 光線、熱、アルカリに弱いため検体は遮光・冷蔵し速やかに検査科に提出する。

ビタミン B₆
vitamin B₆

★基準値（HPLC）：

	男	女
ピリドキサミン（PAM）	0.6 ng/mL 以下	0.6 ng/mL 以下
ピリドキサール（PAL）	6.0〜40.0 ng/mL	4.0〜19.0 ng/mL
ピリドキシン（PIN）	3.0 ng/mL 以下	3.0 ng/mL 以下

ビタミン B₆ とは

- ピリドキサミン（PAM）、ピリドキサール（PAL）、ピリドキシン（PIN）とそれぞれのリン酸エステルの計 6 種類からなり、その主成分はピリドキサールリン酸（PLP）である。
- 食物として摂取されるビタミン B₆ はすべて遊離型として取り込まれ、腸管細胞内でピリドキシンリン酸を経て PLP に転換される。
- 腸内細菌によって一部体内でも作られており、アミノ酸代謝の補酵素として、アミノ酸のアミノ基転移、加水分解、脱炭酸、酸化、加リン酸分解などの反応に関与し、食品中のタンパク質からのエネルギー産生、筋肉や血液などの形成、皮膚や粘膜の健康維持に関与している。
- タンパク質の代謝や皮膚炎の予防に効果があるとされるが、タンパク質の摂取が多いほどビタミン B₆ の摂取が必要となる（摂取タンパク当たり 0.016mg/g のビタミン B₆ が必要といわれている）。
- ビタミン B₆ の不足により、皮膚炎、貧血、脳波異常が生じる。

異常が示唆する疾病・病態

- 高値：ビタミン B₆ 過剰症。
- 低値：脂漏性皮膚炎、小球性貧血、ビタミン B₆ 欠乏症（摂取不良、吸収障害、妊娠、発熱などによる）、IVH 等の輸液管理下、新生児のビタミン B₆ 依存性痙攣。

看護の必要性

- 経口摂取の場合、タンパク質の摂取量によりビタミン B₆ の必要量が変化することを理解し摂取状況を確認する（過剰・過少）。

看護のポイント

- タンパク質の摂取状況に併せて、かつお、まぐろなどの魚類、レバー、肉、バナナにビタミン B₆ が比較的多く含まれているので、摂取状況を確認する。
- 検体は、冷蔵・遮光とし、速やかに検査科へ提出する。
- IVH などの輸液管理下ではビタミン B₆ 剤が指示されるので確実に投与する。

ビタミン系検査

ビタミン B$_{12}$（シアノコバラミン）
vitamin B$_{12}$（cobalamin）

★基準値（HPLC）：233〜914pg/mL

ビタミン B$_{12}$ とは

- 葉酸とともに造血ビタミンとして知られる水溶性ビタミンで、赤いビタミンとも呼ばれ、葉酸と協力して赤血球中のヘモグロビン生成を助け、悪性貧血に有効なビタミンとして知られている。
- 不足すると、巨赤芽球性貧血（赤血球の減少、あるいは異常な巨赤芽球の形成）が生じる。
- 極端な偏食でなければ不足は起こりにくいが、消化管切除術後や、ビタミン B$_{12}$ の吸収不良、動物性食品の摂取不足、または偏った菜食では、不足する可能性がある。
- 胃壁細胞から分泌される糖タンパク（内因子）と結合した複合体として腸管に運ばれ、特異的な受容体を介して吸収され血中に移行する。内因子の分泌低下や欠如があるとビタミン B$_{12}$ の吸収が障害され、欠乏症をきたす。

異常が示唆する疾病・病態

- 高値：骨髄増殖性疾患（慢性骨髄性白血病、真性多血症、骨髄線維症など）、悪性腫瘍、肝細胞壊死（急性肝炎、劇症肝炎など）。
- 低値：巨赤芽球性貧血、胃切除後、萎縮性胃炎、吸収不良症候群、blind loop 症候群、ゾリンジャー - エリソン症候群。

看護の必要性

- 不足により、巨赤芽球性貧血（悪性貧血）を起こすので、不足の原因を把握し改善する。また、エネルギーの喪失、酸素の消費などが最小限になるように生活を援助する。

看護のポイント

- ビタミン B$_{12}$ は、かきやレバーなどの動物性食品に多く含まれるので、偏食や食事摂取状況を確認し、指導する。
- 調理の工夫（味付け、食形態）などで偏食を正し摂取量を増やす。
- バイタルサインや一般状態、貧血症状を観察する、
- 呼吸困難、頭痛やめまいがないか確認し、エネルギーの消耗や転倒事故予防のために活動範囲や移動方法を指導する。
- ADL の援助を行い、安静に努める。
- 着衣や体位など、呼吸のしやすい状態を整え、必要により酸素を管理する。
- 保温に努めエネルギーの消耗を防ぐ。
- 精神的不安やストレスを除去する。
- 内服薬、点滴、輸血の適切な管理を行う。

葉酸
folic acid（folate）

★基準値（CLIA）：3.6～12.9ng/mL

葉酸とは

- 緑黄色野菜、肉、レバー、酵母、米などに多く含まれ、タンパク質や細胞を作る時に必要なDNAなどの核酸を合成する重要な役割を果たしている。
- 赤血球の細胞形成、細胞分裂が活発である胎児の正常な発育、貧血防止などの大切な働きをする。
- 葉酸欠乏症の臨床所見は巨赤芽球性貧血、白血球減少など、ビタミンB_{12}欠乏症の場合とよく似ているため、原因鑑別のためには両者を測定する。赤血球指数では、MCV（平均赤血球容積）が高値を示す。
- 葉酸は、広く食品に含まれ、特に多いのはレバーのほか、なばな、モロヘイヤ、ほうれん草、ブロッコリーといった緑黄色野菜、いちごなどである。通常の食生活では摂取不足による欠乏の心配はほとんどない。しかし、妊娠中の女性では、必要な量が通常の2倍近くになることから不足しやすいため、積極的な摂取が望まれる。

異常が示唆する疾病・病態

- 高値：葉酸製剤の投与など。
- 低値：静脈・経腸栄養、巨赤芽球性貧血、慢性下痢症、舌炎、口角炎、易刺激性の神経症状、葉酸代謝拮抗薬の投与（メトトレキサート、5-フルオロウラシルなど）、ホモシスチン尿症、慢性アルコール中毒、偏食による摂取不足、胃切除後など腸管の器質的・機能的異常による吸収障害、抗てんかん薬の服用患者、妊娠や悪性腫瘍に伴う需要増大。

看護の必要性

- 葉酸低値では、摂取の必要性を伝え、調理法などの工夫を指導する。

看護のポイント

- 葉酸欠乏により貧血が生じ、疲労感や息切れ、めまいなどで日常生活に支障が出ないように生野菜や柑橘類の摂取を指導する。
- 重度の欠乏症では、舌が赤くただれる、味覚低下、体重減少、うつ、手足のチクチク感や感覚の消失、筋力低下、反射消失、歩行困難、錯乱、認知症などが起こる。看護の関わりで可能な限り症状の軽減を図る。
- 長時間の加熱調理によって食物中の葉酸の大半が破壊されるので短時間の調理を心掛ける。また摂取量を確認する。
- 大量の飲酒は、葉酸の吸収と処理（代謝）を妨げるので控えるように指導する。

ナイアシン
niacin

ビタミン系検査

★基準値（バイオアッセイ法）：4.7〜7.9μg/mL

ナイアシンとは

- ナイアシン（ニコチン酸とニコチンアミドの総称）は水溶性のビタミンで、ビタミンB群の仲間であり、体内でトリプトファンという必須アミノ酸からも合成することができ、これらをナイアシンとして利用している。
- ナイアシンは、細胞で糖質、脂質、タンパク質からエネルギーを産生する際に補酵素として働く。
- アルコールの分解、動脈硬化予防、皮膚や粘膜の健康維持、毛細血管の拡張の作用もある。
- ナイアシンが不足すると、食欲不振、消化不良、皮膚の発疹が起こる。さらに不足すると、皮膚炎、認知症、下痢を起こすペラグラという欠乏症になる。

異常が示唆する疾病・病態

- 低値：Hartnup病、ヒドロキシキヌレニン尿症、ナイアシン欠乏症（ペラグラ）、先天性トリプトファン尿症。

看護のポイント

- ナイアシンの摂取を促し症状を軽減させる。

看護の必要性

- ナイアシンは、特にレバー、魚、鶏肉などに多く含まれている。これらの食品にはタンパク質も豊富なため、トリプトファンも同時に摂取できる。また、きのこ類、緑黄色野菜、豆類にも含まれているので食事の嗜好や摂取状況について確認し、指導する。
- ペラグラは、皮膚炎、下痢と認知症が主な症状で、皮膚炎は顔面、頸部や手足などの日光に当たる部分に両側性、左右対称性に発赤、水疱、痂皮の形成や褐色の色素沈着が現れる。日光を避けることや水泡が破れて感染しないようにする。
  ① 下痢は激しいが、一般の止痢薬は効かないので、ニコチン酸類の投与が行われる。
  ② 脱水に注意し、水分出納の確認を行う。
  ③ 精神症状としては認知症症状、不安、抑うつ状態、せん妄、幻覚が現れるので、精神的安定を図る。
  ④ 神経症状として、錐体路症状、錐体外路症状、小脳症状、末梢神経障害が現れる。発現状況に応じた介助や支援が必要となる。

ビタミンC（アスコルビン酸）
vitamin C（ascorbic acid）

★基準値（HPLC）：0.7〜1.4mg/dL

ビタミンCとは

- ビタミンCは、強い還元作用をもつ水溶性ビタミンで、体の細胞と細胞の間を結ぶ（架橋合成という）コラーゲンを作るのに不可欠で、コラーゲンが集まってできたコラーゲン繊維は、皮膚、血管、靭帯、骨、軟骨に柔軟性と強度を与えるのに役立っている。
- ビタミンCは、ストレスへの抵抗力の強化、鉄の吸収・貯蔵の促進、さらに、抗酸化作用もある。
- 欠乏すると結合織（血管や皮膚）がもろくなり、歯茎や鼻腔、消化管など全身のあらゆる所から出血する壊血病といわれる病像をきたす。
- 出血を起こす小児では歯や骨の発育が悪く、骨折を起こしやすくなり、成人では出血傾向、皮膚乾燥、毛嚢角化や紫斑が徐々に発生し、血管が脆くなるためルンペル・レーデ現象が陽性となる。また人工栄養下の新生児にみられるビタミンC欠乏症をMöller-Barlow（メラーバロー）病という。
- ビタミンCはチロシンからカテコラミンを合成する際にも必須で、アルコールや薬物などの解毒、免疫作用を増強する働きがある。欠乏すると感染症に罹患しやすくなる。

異常が示唆する疾病・病態

- 高値：ビタミンC剤投与。
- 低値：ビタミンC欠乏症（壊血病、Möller-Barlow病など）。

看護の必要性

- 欠乏によりコラーゲン生成ができず、血管壁が弱まり出血をきたすので出血の有無の観察や感染症、創傷の治癒状況を観察し、ビタミンCの摂取を促す。

看護のポイント（壊血病）

- 壊血病の初期には、皮膚の乾燥、脱力感、うつ状態が初期に見受けられるので観察する。
- 次いで大腿部に大きなあざが出るようになり、毛穴の周囲から点状の出血が多くみられるようになるので、病状の進行状況を把握する。
- さらに症状が進むと、歯ぐき、消化管、粘膜から出血がみられる。ケアにより出血を助長しないように気をつけて行う。
- 手術や外傷がある場合は、創傷治癒を阻害するので感染に気をつける。
- ビタミンCは、果物（特に柑橘類やイチゴ）、野菜、いもなどに多い。ビタミンCは水に溶けやすく熱に弱いので、できるだけ新鮮な生で食べるのがよい。洗いすぎたり、ゆですぎたり、水にさらしすぎたりしないように指導する。

ビタミン系検査

25-OH ビタミン D
vitamin D, 25-hydroxy

★基準値（CPBA（DCC 法））：20 〜 50ng/mL

ビタミン D とは

- 脂溶性ビタミンで、食べ物からとるほかに、日光を浴びると体内でもある程度つくり出せる。
- ビタミン D は、小腸や腎臓でカルシウムとリンの吸収を促進する働きと、それによって血液中のカルシウム濃度を保つ働きがある。不足すると、小腸からのカルシウム吸収が不十分となり、クル病、骨軟化症となる。
- ビタミン D 自体は代謝や脂肪組織への移行などにより血中濃度が大きく変動するため、ビタミン D の代わりにその代謝物の 25-OH-D が測定され、ビタミン D 欠乏症などの栄養状態の診断にも用いられる。
- 通常ビタミン D は、結合タンパク質と結合して血中を循環し、最終的には胆汁中に排泄されるため、肝疾患等による胆汁分泌低下や、25-hydroxylase の活性低下により低値になることがある。また、ビタミン D は脂溶性のため、胆汁分泌不良では吸収障害のため低値となる。

異常が示唆する疾病・病態

- 高値：ビタミン D 過剰症（ビタミン D 大量投与などによる）。
- 低値：クル病、骨軟化症、肝硬変、胆汁分泌不良、ネフローゼ症候群、未熟児、吸収不良症候群。

看護の必要性

- ビタミン D の摂取を心がけるように指導する。

看護のポイント

- ビタミン D を豊富に含む食品を指導する。魚介類、卵類、きのこ類などに多く含まれる。
- 丈夫な骨や歯をつくるために、若いうちから、ビタミン D とカルシウムを十分にとり、また、適度な日光浴と運動に心がけ、骨粗鬆症を防ぐように指導する。
- ビタミン D のとり過ぎは、高カルシウム血症、腎障害、軟組織の石灰化など過剰症を招くのでサプリメントや薬などから誤って大量摂取しないように注意する。通常の食事から過剰症になることはほとんどない。

1,25-ジヒドロキシビタミン D_3
1,25 dihydroxy vitamin D_3

★基準値（RIA 二抗体法）：20〜70pg/mL

1,25-ジヒドロキシビタミン D_3 とは

- 最も生物活性が強いビタミンDで、血中カルシウム濃度を上げる働きをもつ。
- 1,25-ジヒトドロキシビタミン D_3 は、ビタミンDと異なり脂肪組織への沈着が少ないため血中濃度の変動が少なく、クル病などさまざまな疾患と関連している。
- 骨の成長期や妊産婦で高値がみられることがある。

異常が示唆する疾病・病態

- 高値：ビタミンD過剰症、原発性副甲状腺機能亢進症、ビタミンD依存症Ⅱ型、高カルシウム血症を伴うサルコイドーシス、小児特発性高カルシウム血症、粟粒結核、妊娠など。
- 低値：クル病、骨軟化症、骨粗鬆症、副甲状腺機能低下症、ビタミンD依存症Ⅰ型、肝硬変、肝癌、慢性腎不全など。

看護の必要性

- ADL低下項目の支援と骨折などの二次的事故を予防し、ビタミンの摂取を指導する。

看護のポイント

- 骨などに変形が見られる場合には、手術が行われることがある。手術に向け、心身を整える。

※他は206頁参照。

★骨軟化症とは
- 骨はコラーゲンにカルシウムやリンなどのミネラル成分が沈着することにより硬くなる（石灰化という）。
- 骨軟化症はこの石灰化が十分に行われず、柔らかい骨（類骨という）が増える疾患で、最初は特に自覚症状はないが、進行してくると体のあちこちに慢性的な痛みが現れる。
- 骨の軟化により自分の体重を支えることが苦しくなり、特に腰や背中、股関節などに痛みが現れる。症状が進行すると日常生活を送るのが困難になる。
- 骨粗鬆症は類骨の割合は変わらずに骨の全量が減少するが、骨軟化症は類骨が増えても骨の全量は変わらない。
- 肝臓や腎臓などに障害があると、ビタミンDの作用が十分に発揮されず骨軟化症になることがある。また、一部の重金属やリンの摂取不足も骨軟化症の原因となる。

ビタミン系検査

ビタミンE（トコフェノール）
vitamin E（tocopherol）

★基準値（蛍光法）：0.49 〜 1.09mg/dL

ビタミンEとは

- 脂溶性ビタミンで、胆汁酸とともに腸管から吸収され、キロミクロン（脂肪およびコレステロールを血流の水性溶液中で移動できるようにするリポタンパク質の1つ）に溶け込む形で肝臓まで運ばれる。
- 肝臓内ではα型トコフェロールのみがα-トコフェロール輸送タンパク（α-TTP）によってVLDL（超低比重リポタンパク）とともに優先的に血中へ放出されるためα型が最も生物活性が高い（細胞より先に活性酸素と結びつく）。
- 体内の脂質の酸化を防ぐ抗酸化作用、血液中のLDLコレステロールの酸化による動脈硬化の予防、血行改善、美肌効果、成人病（生活習慣病）の予防をする働きがある。
- ビタミンE不足による細胞膜脂質の酸化によって細胞膜が損傷され、ごくまれに感覚障害や神経症状が生じることがある。未熟児では赤血球が破壊されて溶血性貧血が起こることがある。
- 過剰症では出血傾向がみられる。
- 肝障害による胆汁うっ滞時には脂肪吸収障害により血中ビタミンEは低下する。ビタミンEは血清脂質の値に影響されることが多く、栄養状態の把握には赤血球中のビタミンE測定を推奨する説もある。

異常が示唆する疾病・病態

- 高値：ビタミンE製剤投与、妊婦、脂質異常症など。
- 低値：新生児・未熟児、胆汁うっ滞、ビタミンE吸収障害症、栄養失調症、家族性ビタミンE欠乏症など。

看護の必要性

- ビタミンEの摂取に心がけるように指導する。

看護のポイント

- ビタミンEの含まれるひまわり油や米ぬか油、大豆油、マーガリンなどの植物油、アーモンドやひまわりの種などの種実類、小麦胚芽、煎茶・抹茶、うなぎ、たらこ、すじこなどの魚介類、西洋かぼちゃ、アボカド、マヨネーズなどの摂取を促す。
- 活性酸素と結合したビタミンEはその抗酸化力を失っているが、ビタミンCの働きにより再び抗酸化力を回復するので、ビタミンCの摂取も指導する。
- ビタミンEは脂溶性なので油との相性がよい。油を使って料理すると、体への吸収がよくなり効率的に摂取できる。
- ビタミンEの1日の目安量は、成人男性が6.5mg、成人女性が6.0mgである。

- ●活性酸素の発生しやすい要因（ストレス、アルコール飲用、喫煙・排出ガス、紫外線など）を避ける。

■ **活性酸素が生じやすい要因と理由**

要因	理由
ストレス	抗ストレスホルモン生成過程で副産物として活性酸素が発生する
アルコール	肝臓で解毒する時、副産物として活性酸素が発生する
喫煙・排出ガス	煙など体に好ましくない物質が侵入すると撃退すべく活性酸素が多量に造られる
紫外線	皮膚を守るためのメラニン色素の生成を促すべく活性酸素が発生する

★ビタミンEと溶血性貧血のメカニズム
- ●酸素を運搬する赤血球は不飽和脂肪酸の膜で覆われていて、活性酸素により酸化すると過酸化脂質となり、赤血球の膜は破れて赤血球が壊れてしまう。
- ●ビタミンEが不足し体内での酸化が進む際、赤血球への影響が大きいため、ビタミンEの欠乏が溶血性貧血を引き起こす。

★新生児メレナ
- ●母乳中のビタミンK含有量が少ないことと腸内細菌叢でのビタミンK産生が未熟なことから生後2～3日に吐血や下血などの消化管出血を起こす。
- ●分娩時の母体血嚥下や授乳の際の乳頭周囲からの出血を飲み込んだために生じた吐血、下血（仮性メレナ）が新生児メレナと間違えられることがある。
- ●腸内細菌叢の発達とともにビタミンKの生産が増加し自然に改善する。改善しないときは治療の対象となる。
- ●新生児・乳児の、ビタミンK所要量は、0～5か月の乳児で4μg、6～11か月の乳児では7μgの摂取がすすめられている。

★Apt（アプト）試験
- ●新生児の血液に含まれているヘモグロビンF（HbF）がアルカリ性に抵抗性があることを利用した簡便な検査で、新生児の血便や吐血が、母体由来か新生児由来かを鑑別する目的で行われる。
- ●試験管に蒸留水を半分くらい入れて検体を溶かし、濃さは同様にして作った試験管に成人血を2滴加えたものをつくり、それぞれの試験管に1/5容量の1％NaOHを加え、1～2分以内に色調が変化するか観察する。
- ●黄褐色になれば母体血（対照の成人血と同じで陰性）、鮮紅色のままならベビー血（対照の本人血と同じで陽性）と判断する。

ビタミン K
vitamin K

★基準値（HPLC）： K_1　　　0.15〜1.25ng/mL
　　　　　　　　　K_2（MK-4）　0.10ng/mL 以下

🌿 ビタミン K とは

- 緑黄色野菜（小松菜やほうれん草など）や納豆に多く含まれる脂溶性ビタミンで、食品から摂取するビタミン K_1 と、体内の腸内細菌や組織で作られるビタミン K_2 がある。
- ビタミン K は、ビタミン K 依存性タンパクである血液凝固促進因子（第Ⅱ、Ⅶ、Ⅸ、Ⅹ因子）や血液凝固阻止因子（プロテイン C・S）の産生や活性化の働きをする。
- 骨にあるタンパク質を活性化し、骨形成を促す作用があり、骨粗鬆症の治療薬としても用いられる。
- ビタミン K は通常の場合は不足することはないが、抗菌薬を長期間飲み続けている場合、体内の腸内細菌からの供給が不十分になるため不足する場合がある。

🌿 異常が示唆する疾病・病態

- 高値：ビタミン K 大量投与時。
- 低値：新生児メレナ、乳児ビタミン K 欠乏性出血症、胆道閉鎖、吸収不全症候群、肝硬変、劇症肝炎、クマリン系経口抗凝固薬投与時。

🌿 看護の必要性（新生児メレナ）

- 新生児の様子を十分に観察して異常時は早急な対応を行う。

🌿 看護のポイント（新生児メレナ）

- 多量の吐血・下血によって出血性ショックの可能性があるので、吐血・下血の量や回数、発生状況（持続的・間欠的・徐々・突発的など）の観察を行い、出現したら窒息に気をつけ、早急に医師に知らせる。その他、残渣量や性状を観察する。
- 出血時の随伴症状と程度を観察する：全身蒼白、チアノーゼ、冷感・低体温、心拍数の増加、血圧低下、活気など。
- 検査所見（血液像、ヘパプラスチンテスト、便潜血）などを把握しておく。
- 安静とし、保温に努める。また不必要な刺激はさけたり、啼泣を少なくする。
- 保清に努める（外陰部〜殿部、口腔）。
- ビタミン K 補充、新鮮凍結血漿輸血、血小板輸血などの治療に伴う看護を行う。
- APT（アプト）試験、血液検査、便培養などが行われるので検体を採取する。

タンパク系検査

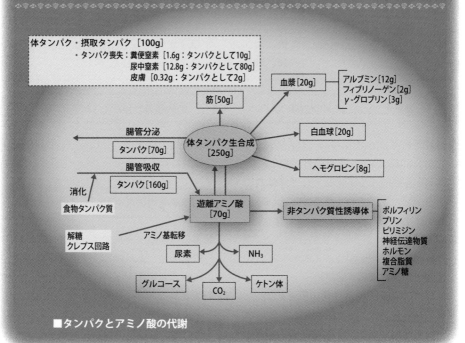

■タンパクとアミノ酸の代謝

総タンパク
TP : total protein

★基準値（ビューレット法）：6.5～8.0g/dL

総タンパクとは

- 血漿中のタンパク質（アルブミン、グロブリン）の増減は、栄養状態、免疫反応状態を反映する。
- 食物より摂取したタンパク質は、小腸内でアミノ酸に分解され門脈（消化管から吸収した栄養を運ぶ）を経て肝臓に運ばれ解毒処理された後、体に必要なタンパクに再合成され組織の細胞へ送り出され細胞の新陳代謝に関与する。
- 血漿中には8％のタンパク質（アルブミン、

グロブリン）がある。
- アルブミンは、血漿タンパク質の50〜69％を占め、肝臓で体重1kgあたり1日200mgが合成され、血漿浸透圧の維持とホルモンや脂肪の輸送をしている。
- グロブリン（α_1、α_2、β、γ）は、リンパ系細胞によって生産され、次のような働きをしている。
    ① α-グロブリンは、リポタンパク（HDL）やα-フェトプロテイン、ハプトグロビン、マクログロブリンなどを含み、抗動脈硬化作用、鉄や銅の運搬、血行性感染の防御、遊離ヘモグロビンによる尿細管の防御などの働きを行っている。
    ② β-グロブリンは、リポタンパク（LDL）や糖タンパク、トランスフェリン、フィブリノゲンなどを含み、脂肪、脂溶性ビタミン（ビタミンA、D、E、K）、ホルモン、コレステリンなどを結合し輸送する。
    ※グロブリンは肝臓やリンパ節、腸管、骨髄で作られる。
    ③ γ-グロブリンは、IgA、IgG、IgM、IgD、IgE、CRPを有し、炎症（細菌やウイルス）によって産生される免疫グロブリンやホルモンの作用を中和する抗体、アレルギー反応を起こしたりする。

異常が示唆する疾病・病態

1．高値（高タンパク血症）
- グロブリンの増加：急性、慢性感染症や骨髄腫など。
- アルブミン、グロブリンの増加：脱水、消化管閉塞、ショック、アジソン病、糖尿病など。

2．低値（低タンパク血症）
- アルブミンの減少：タンパク尿、滲出液、濾出液など。
- タンパクの供給不足：消化管障害、癌など。
- 合成障害：肝臓障害、貧血など。
- 分解促進：重症糖尿病、甲状腺機能亢進など。
- 大出血による希釈など。
※詳細は血清タンパク分画検査を行い疾患を特定する。

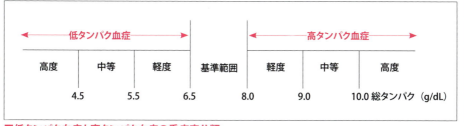

■低タンパク血症と高タンパク血症の重症度分類

■低タンパク血症の原因

タンパク質合成の低下	肝硬変、炎症性疾患など
タンパク質の漏出	ネフローゼ症候群、吸収不良症候群など
タンパク質代謝の亢進	甲状腺機能亢進症、炎症性疾患など
栄養不良	低栄養

🌸 看護の必要性

●栄養状態の改善と感染や免疫反応に伴う看護を行う。

🌸 看護のポイント

●低タンパク血症の場合、栄養状態の改善や感染に伴う看護を行う。
　①栄養の摂取状況を確認し、必要量が補給できるように関わる。
　②エネルギーの消耗にならないようにADL面の介助を行う。
　③抵抗力が低下するので皮膚感染をしないように清潔を保つ。
　④カテーテル挿入部、創部の清潔を保ち、体位交換やマッサージにより循環を促進したり、排泄物（尿や便、気道分泌物など）の貯留を防ぎ、合併症の予防（肺炎や褥瘡など）に努め二次感染を予防する。

●アレルギーの既往を十分に把握し医原性のアレルギーを予防する。
●免疫反応に伴う症状を観察し悪化を防ぐ。
　①アレルゲン（薬物や輸血など）が明確な場合は即刻中止し、症状を把握し医師に報告する。
　・喉頭浮腫：咳嗽、嗄声、喘鳴など。
　・気管支平滑筋の収縮：気道の狭窄による呼吸困難、喘鳴。
　・気道の粘液分泌過多：気道の閉塞による呼吸困難。
　・皮膚の浮腫：蕁麻疹、瘙痒感、腸粘膜の粘液分泌亢進による下痢や腸浮腫による虚血に伴う腹痛。
　②アナフィラキシーショックに注意する。
　・血管の拡張による血圧低下・徐脈・皮膚の蒼白。
　・透過性亢進による浮腫・下痢・蕁麻疹。
　・平滑筋収縮（気道狭窄や閉塞）による呼吸困難。
　※救急処置を行う。

★抗原抗体反応

●ウイルスや細菌（抗原）が侵入すると、生体は外敵から身を守るために抗体（グロブリンタンパク）を作り、次に同じ抗原が侵入したときに抗体と接着させ、異物とみなしてこれを排除する。このような生体を防御する作用を抗原抗体反応という。
●抗体にはIgM、IgG、IgA、IgEなどの免疫グロブリンがある。
●抗原抗体反応が生体に過剰に働く状態がアレルギーである。
●抗原抗体反応が正常に働かない状態が免疫不全である。
●免疫不全になると、攻撃から体を守る免疫機能が障害され、正常であればかからないような細菌、ウイルス、真菌による感染症や癌が発症する。
●自己免疫反応とは、免疫機能の異常により本来異物ではない自分の成分を異物と認識して抗体（自己抗体）が作られ、自分自身の細胞を攻撃してしまう反応である。

タンパク系検査

血清タンパク分画
serum protein fraction

★基準値（HPLC法）： ALB　60～65%
　　　　　　　　　　Glob　$α_1$　1.7～5.0%
　　　　　　　　　　　　　$α_2$　6.7～12.5%
　　　　　　　　　　　　　$β$　8.3～16.3%
　　　　　　　　　　　　　$γ$　10.7～20.0%

血清タンパク分画とは

- タンパクはその種類によってさまざまな役割を担っている（212～213頁参照）。
- そのタンパク質量の変化（高タンパク血症や低タンパク血症）がどの種類のタンパクにより起こっているのかを具体的に調べ原因を特定する。

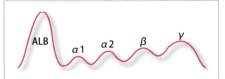

■正常分画図

異常が示唆する疾病・病態

- 下記表参照。

看護の必要性

- 高タンパク血症は、タンパク質の増加か脱水によるものであり、低タンパク血症は、タンパク質の減少か血液中の水分が多い水血症である。
- 血漿中のタンパク質量を知り、タンパク質の摂取、吸収、合成に関わる臓器の状態とタンパク質量に影響する血漿水分量や漏出、炎症に伴うグロブリンの増加などを総合的に把握し、必要な看護を実施する。

看護のポイント

- 214頁参照。

ALB	$α_1$	$α_2$	$β$	$γ$	状態、疾患名
↓↓		↓			栄養不足、腸の吸収不良、腎不全末期など
↓↓		↑↑		↓	ネフローゼ症候群
↓↓	↓	↓		↑	肝硬変、慢性肝炎など肝臓疾患
↓	↑	↑			感染、外傷、心筋梗塞、血栓症、心不全など
	↑	↑		↑	慢性感染症、悪性腫瘍、SLE、RAなど
↓		↑			妊娠

アルブミン
ALB：albumin

★基準値（比濁法）：3.7 ～ 5.2g/dL

🌿 アルブミンとは

- アルブミンは、肝臓で 1 日に約 10g 合成されるタンパク質である。
- ホルモンやビリルビン、薬剤など水に溶けない物質を臓器や組織に運んだり、血液の浸透圧を保つ働きがある。
- 栄養の摂取状況、肝機能を反映する。

🌿 異常（低値）が示唆する疾病・病態

- 栄養不足：摂取量の不足や腸管の吸収障害。
- 体外への喪失：ネフローゼ、下痢、出血、火傷、外傷、褥瘡など。
- 肝臓でのタンパク合成低下：肝硬変、劇症肝炎など。
- 崩壊亢進：急性炎症性疾患、悪性腫瘍、外傷、火傷、甲状腺機能亢進症。

🌿 看護の必要性

- アルブミンの減少（不足）の程度やその原因（肝臓細胞の機能）を知り、低アルブミンを助長する因子の除去に努める。

🌿 看護のポイント

- 栄養の摂取状況を確認し、必要量が補給できるように関わる。状況により減塩食となるので守れるように支援する。
- 疲労を防ぎ、エネルギーの保持により創

★腹水はなぜ生じるの？
- 肝臓の障害のために門脈圧が亢進し毛細血管の内圧が上昇したり、アルブミンの合成低下（血清アルブミン値 3.0g/dL 以下）により膠質浸透圧が低下すると、血液の浸透圧が保てずに腹腔内の血管から液体が漏出し、腹腔内に貯留する。

■栄養障害の原因

運動量（エネルギー消費量）が多い	・消費過多
消化が悪い	・咀嚼不足、消化液の分泌機能低下（唾液・胃液・胆汁・膵液など）
消化管の通過が早い	・胃腸の蠕動を亢進する疾患
小腸での栄養吸収が悪い	・通過が早い、小腸の疾患
栄養を全身に運べない	・心臓の疾患
毛細血管で栄養を細胞へ渡せない	・糖尿病など
栄養を蓄えられない、合成できない	・肝臓疾患

の治癒促進を図る。
- エネルギーの消耗にならないようにADL面の介助を行う。
- 排便の量と性状を確認し腸蠕動が亢進しないようにする。
- 排尿の量と水分の摂取量を観察する。
- 浮腫（体重測定）や腹水（腹囲測定）の発生状況や経過を観察する。
- 圧迫により出血やタンパクの漏出を防ぐ。
- 胸水により呼吸状態が変化していないか観察する。
- 治療に伴う看護を行う：タンパク製剤やステロイドホルモン剤、利尿薬の投与など。
- 抵抗力が低下するので皮膚感染をしないように清潔を保つ。
- 環境を調整し、上気道感染や寒冷を防ぐ。

アルブミン・グロブリン比
A/G : albumin-globulin ratio

★基準値（比濁法）：1.0～1.8

アルブミン・グロブリン比

- 血清タンパクはアルブミンとグロブリンに分かれ、比率は一定である。
- アルブミンが多いのか少ないのか、グロブリンが多いのか少ないのか、などアルブミンとグロブリンの比率により疾患を鑑別する。

異常が示唆する疾病・病態

1. 高値
- 無グロブリン血症、低グロブリン血症。
2. 低値
- アルブミン減少。
  ①肝機能障害：肝硬変、慢性肝炎、肝臓癌、急性肝炎、肝臓萎縮。
  ②その他：悪液質、糖尿病。
  ③栄養不良：食欲不振、拒食、摂取不足。
- グロブリン増加：多発性骨髄腫、マクログロブリン血症、悪性リンパ腫、膠原病、慢性感染症、梅毒、関節リウマチ。

看護の必要性

- グロブリン、アルブミンの生産機能が悪いのか、排泄が多いのかなど、検査の値に応じた看護の関わりが求められる。

看護のポイント

- 排泄、合成能力、感染症・膠原病の罹患などを他の検査や臨床症状から確認し、看護の関わりで解決できることや支援することを計画し実施する。
- 患者の生活への思いや活動状況を観察し支援する。
- 余分なエネルギーを消耗しないように配慮する。

チモール混濁反応
TTT : thymol turbidity test

★基準値（比濁法）：0〜5Kunkel 単位

チモール混濁反応とは

- γ-グロブリンがチモールと反応し血清が混濁することを利用した検査で、グロブリンが増加すると混濁度を増し、アルブミンが減少すれば混濁度は低下する。
- 脂質やリポタンパクが増加しても混濁度は増す。
- 混濁度により血清中のタンパク成分の構成比の変動を調べる。

異常（高値）が示唆する疾病・病態

- 肝臓障害：急性、慢性肝炎、肝硬変、胆汁うっ滞、脂肪肝など。
- 慢性炎症。
- 脂質異常症。
- 膠原病：関節リウマチ、SLE など。
- 食後。

看護の必要性

- 検査を正しく実施する。

看護のポイント

- 乳糜血清で高値となることがあるので、絶食で検査するように指導する。
- 検査前に食事摂取の有無を確認する。
- 食事を摂取しているときは、3〜4時間の間隔となる時間に採血をするか、検査日を改める。

★血清膠質反応とは
- TTT（チモール混濁反応）も ZTT（硫酸亜鉛混濁反応能）もともに血清膠質反応と呼ばれる。
- 血清膠質反応とは、血清中のタンパクに異常が起こったときにタンパク変性試薬を加えると、タンパクが混濁や沈殿し、膠質（コロイド）ができる反応をいう。

★乳糜血清が検査に与える影響
- 食事により血中のキロミクロンが極端に増える患者では血清が乳汁のように濁るため、①プレアルブミン、IgM など抗原抗体反応により生じた複合体を光の透過率（TIA）や散乱強度（ネフェロメトリー）で測定する検査、②総タンパク、ビリルビンなど吸光度を測定する検査、③ PT、APTT などフィブリンの析出を透過光や散乱光で調べる検査ができない。

硫酸亜鉛混濁反応
ZTT : zincsulfate turbidity test

★基準値（比濁法）：4〜10Kunkel単位

硫酸亜鉛混濁反応とは

- 肝臓疾患では免疫グロブリン値の上昇とともに、アルブミン濃度が低下する。これらの血清成分の変動を調べる検査の1つである。
- クンケル試験ともいい、血清に硫酸亜鉛液を加えると γ-グロブリンと反応し混濁する。
- 混濁度は γ-グロブリンの濃度と比例するので、肝機能を知ることができる。

異常が示唆する疾病・病態

1. 高値
- 肝臓病：慢性肝炎、肝硬変、肝臓癌など。
- 慢性炎症：結核、慢性尿路感染症、慢性気管支炎など。
- 膠原病：SLE、関節リウマチ、橋本病など。
- 多発性骨髄腫、悪性リンパ腫など。

※ γ-グロブリンが増加する疾患である。
※ 高齢者で高くなる傾向がある。

2. 低値
- 悪性高血圧症、転移性癌、糖尿病など。

看護の必要性

- 正しい検体を採取する。

看護のポイント

- 測定法が試薬を加えて濁りをみる反応なので、脂肪などが増加している血液では不正確になるため、早朝空腹時に採血する。

★肝硬変による腹水発生のメカニズム
- 肝硬変（肝細胞の壊死による線維化と結節）による腹水発生の原因は以下の3つがある。
① 肝臓では血漿膠質浸透圧（血液中の水分を血管内にとどめる）の維持に必要なアルブミンが生成されている。肝機能障害でアルブミンの合成が低下すると血漿膠質浸透圧が低下し血管壁から水分（血漿）が腹腔内に漏れ出る。
② 消化管から門脈を通じて流れる血液が肝硬変による血流の抵抗を受け、門脈圧が上昇して血管壁から水分（血漿）が腹腔内に漏れ出る。
③ 循環血液量の減少により腎血流量が減少し水分やナトリウムの排泄が減少する。

電解質・金属系検査

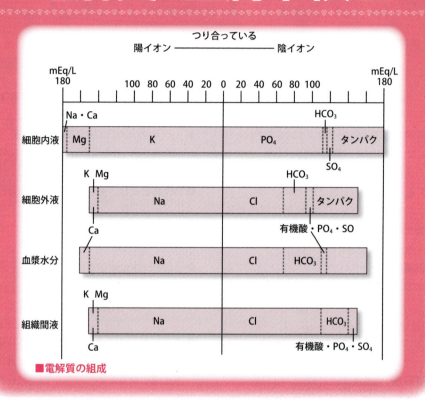

■ 電解質の組成

ナトリウム
Na : Sodium

★基準値：血液（イオン選択電極法）　136〜145mEq/L
　　　　　尿（炎光光度法）　　　　　4〜6g/日

ナトリウムとは

●ナトリウムは細胞外液（血漿、組織間液）に存在し、①細胞外液の浸透圧の維持、②神経－筋の活動の調節、③酸－塩基平衡とクロル、カリウム濃度の調節、④水

電解質・金属系検査

分排泄の調節を行っている。
- 食塩の摂取により小腸で吸収された血液中のナトリウムは、腎糸球体で濾過され尿細管で再吸収される。不要なナトリウムは尿中に排泄される。

🌿 異常が示唆する疾病・病態

1．高値（高ナトリウム血症）
- 水分の喪失：脱水症（下痢、嘔吐、発汗などや利尿薬、尿崩症などによる尿量増大、糖尿病（浸透圧利尿）によるもの）により体から水分を失いナトリウム濃度が高くなる。
- 食塩過剰摂取：ナトリウムを過剰に摂取したり、投与した場合に起こる。
- 内分泌疾患：アルドステロン症やクッシング症候群などによりナトリウム排泄を減らすホルモンが過剰な場合にナトリウムが排泄されずに高値となる。

2．低値（低ナトリウム血症）
- ナトリウムの喪失：下痢、嘔吐、火傷、外傷などにより体内からナトリウムを失うことにより起こる。
- ナトリウムの希釈：心不全、肝硬変、ネフローゼ症候群、腎不全、アジソン病、甲状腺機能低下症により水分が排泄されず（過剰な水分）、ナトリウム濃度を低下させる。

🌿 看護の必要性

- 血液中のナトリウムの濃度（水にどれぐらい溶けているか）や水とのバランスを評価する。つまり、水が多くなったり少なくなっていないか、ナトリウムが多くなったり少なくなっていないかを知り、その状態に適した看護を行う。

🌿 看護のポイント

1．高ナトリウム血症（体液過剰）
- 高血圧となるので血圧に注意する。
- 息切れ、興奮、不穏、痙攣などの症状を観察する。
- 体内に水分が貯留し体重が増加するので体重測定や皮膚や粘膜の観察（浮腫）を行い、体内の水分の状態をチェックする。
- 水分の摂取量に気をつけ、水分の出納（摂取量と排泄量）を把握する。
- 指示によりナトリウム（食塩）の制限を行う。
- 体液の過剰により安静時でも息切れ（呼吸困難）を伴う場合は、ファーラー位など呼吸の安楽を工夫する。

■高ナトリウム血症と低ナトリウム血症

電解質異常	症状	機序／疾患
高ナトリウム血症 血清ナトリウム 145mEq/L 以上	喉の渇き、皮膚の乾燥 重度になると錯乱、筋肉の痙攣発作、昏睡	・脱水症による体からの水分喪失でナトリウム濃度が増加 ・ナトリウムの過剰摂取、投与 ・内分泌疾患によりナトリウム排泄を減らすホルモンが過剰になりナトリウム排泄が増加
低ナトリウム血症 血清ナトリウム 135mEq/L 未満	虚脱感、倦怠感、精神錯乱、頭痛、悪心、食思不振 重度では痙攣、昏睡	・下痢、嘔吐、火傷、外傷などによるナトリウム喪失 ・心不全、肝硬変、ネフローゼ症候群、腎不全、アジソン病、甲状腺機能低下症に起因する水分過剰によるナトリウムの希釈

■食塩制限の程度

厳重	1〜2g/日
中等度	3〜4g/日
軽度	5〜7g/日

2．高ナトリウム血症（脱水）
- 微熱や脈拍の増加に気をつける。
- 皮膚や粘膜の乾燥、興奮、嗜眠、振戦、痙攣などの症状を観察する。
- 乏尿に気をつけ、最低量（0.5mL/体重kg/時間）を維持する。
- 脱水の状態に応じた水分を補給する。

3．低ナトリウム血症（体液貯留）
- 水中毒（ナトリウムが欠乏し過剰な水分摂取）の場合は、頭痛、悪心・嘔吐、痙攣、深部反射亢進、精神錯乱などを観察し、血漿浸透圧の低下に伴う脳浮腫に注意する。
- 体重増加（水分貯留）により、血圧上昇や浮腫が現れる。
- 臥床して呼吸困難がある場合はうっ血性心不全により肺うっ血が考えられるのでファーラー位として呼吸の安楽を図ったり、利尿薬が投与される。
- 水分の制限を行い、守られているか確認し支持する。
- 排尿量を観察する。
- 栄養状態の不良により体液が貯留している場合は食事摂取を工夫する。
- 筋力低下によるADL動作を観察し必要な援助を行う。
- 皮膚の清潔と褥瘡など廃用症候群に気をつける。

4．低ナトリウム血症（脱水）
- 低血圧、微熱、頻脈をチェックする。
- 倦怠感や食欲不振、悪心、痙攣など脱水症状を観察する。
- 塩分の多い食事を摂取させたり生理食塩液の補充輸液を管理する。

※輸液中は、循環血漿量の増加による呼吸困難、水泡音（ラ音）、静脈の怒張に気をつけて観察する。

■食塩1gの目安

食塩：小匙1/5杯	醤油：小匙1杯	減塩醤油：小匙2杯	白味噌：大匙1杯

■塩分含有量の多い食品

穀類	食パン（2枚）	1.2g	漬物類	たくあん（2切れ）	1.9g
	かけうどん（1杯）	3.5g		梅干し（大1個）	2.0g
	即席ラーメン（1袋）	4.3g		大根ぬか漬（40g）	1.7g
	カツ丼（1杯）	3.0g		白菜塩漬け（40g）	1.5g
魚・肉類	あじ干物（30g）	1.0g	おかず類	野菜の煮付け（1人分）	2.5g
	いか塩辛（30g）	3.0g		みそ汁（1椀）	1.5g
	塩さけ（1切れ）	4.1g		おひたし（50g）	1.5g
	たらこ（1/2腹）	3.3g			
	プレスハム（1切れ）	0.6g			
	焼きカマボコ（1/4本）	2.0g			

●最低尿量が維持できているかを観察する。　●水分摂取量をチェックする。

★浮腫のメカニズム

●体液は摂取と排泄が恒常性をもち維持されているが、そのメカニズムに異常が生じると体液は体内に貯留する。浮腫のメカニズムは以下のように分類される。

①肝臓障害：血漿タンパク質（アルブミン）の生成低下により血液中の膠質浸透圧が低下し組織間に体液が貯留し浮腫が起こる。

②栄養障害：タンパク質の材料不足、タンパク質の喪失により血液中の膠質浸透圧が低下し組織間に体液が貯留し浮腫が起こる。

③腎臓障害：糸球体でのナトリウムや水の濾過機能が低下したり、尿細管の再吸収力が障害を受け排泄不良となり浮腫が起きる。

④心臓、循環障害：静脈側の毛細血管圧が上昇し組織間から水を引き込めず浮腫が起こったり、腎動脈の血流低下により副腎からアルドステロンが分泌され水とナトリウムの再吸収を増加させ浮腫が起こる。

⑤ホルモンの分泌異常：アルドステロン（水とナトリウムの再吸収およびカリウムの排泄）と抗利尿ホルモン（ADH：集合管での水の濾過性を高め水を再吸収する）の分泌が多いと水とナトリウムの排泄を低下させ浮腫が起こる。

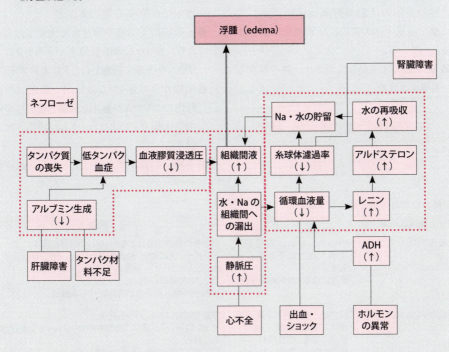

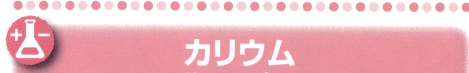

カリウム
K：potassium

★基準値： 血液（イオン選択電極法）　3.3～4.8mEq/L
　　　　　尿（炎光光度法）　　　　　0.8～1.6g/日

カリウムとは

- カリウムは、野菜や果物、肉に含まれ、経口的に摂取されたカリウムは小腸で吸収され、そのほとんどは細胞内液に存在する。
- カリウムは、①細胞内浸透圧の維持、②神経－筋の活動や酵素反応の調節、③酸－塩基平衡の調節、④腎機能の調節を行っている。
- 90％近くは尿から排泄され、便や汗からも排泄される。

異常が示唆する疾病・病態

1．高値（高カリウム血症）

- 排泄障害：腎不全やアジソン病、低アルドステロン症、尿細管障害により、カリウムの排泄が低下し、血清カリウムが上昇する。
- アシドーシス（酸性血）：細胞内のカリウムイオンが水素イオンと入れ替わり、また尿細管でのカリウムの排泄低下も加わり血液中にカリウムが増加する。
- 過剰摂取：輸液や保存血を大量に投与したり、カリウムの排泄障害があるときにカリウムを多量に摂取したときに上昇する。
- 組織からのカリウムの放出：溶血（赤血球内のカリウムが漏出し高値となる）や外傷、火傷などによりカリウムが放出され上昇する。
- 手技、知識：採血時（太った人、血管の

■高カリウム血症と低カリウム血症

電解質異常	症状	機序／疾患
高カリウム血症 血清カリウム 5.5 mEq/L 以上	四肢のしびれ、不整脈、頻脈、筋力低下、悪心・嘔吐 重度になると致死的不整脈	・腎からの排泄障害によるカリウムの排泄の低下 ・アシドーシスにより、細胞内のカリウムイオンが水素イオンと入れ替わり、細胞外へ移行 ・カリウムの過剰摂取 ・溶血や外傷、熱傷などによるカリウム放出
低カリウム血症 血清カリウム 3.6 mEq/L 未満	脱力感、筋力低下、悪心・嘔吐、便秘、多尿、多飲 重度になると四肢麻痺、呼吸筋麻痺、不整脈、腸閉塞	・下痢や嘔吐によるカリウム喪失 ・アルカローシスにより、血液中のカリウムイオンが細胞内に移行 ・利尿剤、副腎皮質ホルモン、グリチルリチル剤やアルドステロン症、クッシング症候群によるカリウム排泄増加

もろい採血の難しい人）や長時間の血液の放置（血小板のカリウムが遊離し増加する）は溶血を起こし上昇する。

2．低値（低カリウム血症）

- カリウムの喪失：下痢や嘔吐によりカリウムを喪失する。
- アルカローシス（アルカリ血症）：細胞内に血液中のカリウムイオンが移動する。
- カリウムの排泄亢進：薬剤（利尿薬、副腎皮質ホルモン、グリチルリチル剤）や内分泌疾患（アルドステロン症、クッシング症候群）の場合にカリウムの排泄が多くなり、血液中のカリウムが低下する。

看護の必要性

- 腎機能、心機能、呼吸状態などカリウムの状態により予測される生体反応を観察し、生命力の消耗を看護援助により改善する。

看護のポイント

1．高値（高カリウム血症）

- 筋力の低下や知覚障害による転倒や火傷などの二次的な事故を防ぐとともにADLの低下した状況に応じて援助を行う。
- 悪心や嘔吐により栄養摂取や水分の補給が困難になるので栄養、水分摂取を工夫する。
- 心電図をモニターし、心電図の変化に気をつけ、異常の早期発見に努める。P波の減高、P-R間隔の延長、テント状T波、QRS幅の増大を示す。
- カリウムを多く含む食品（野菜や果物など）の摂取を控えるように教育、指導を行う。
- 治療に伴う補助を行う。
  ① 重炭酸ナトリウム（メイロン）の投与（緊急処置）：血液のpHが低いときに、pHが正常に戻るとカリウムが細胞内に移行することを期待して行われる。メイロンを50〜100mL/時の速度で点滴する。
  ② ブドウ糖（インスリン混注）の投与（緊急処置）：患者が糖尿病でない場合に、ブドウ糖によりカリウムを細胞内に移行することを期待して行われる。ブドウ糖20〜50g＋インスリン5〜10単位/時の速度で点滴する。低血糖に注意する。

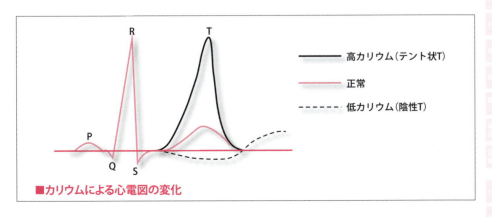

■カリウムによる心電図の変化

③イオン交換樹脂（ケイキサレート、カリメート）の内服または注腸：腸管内でKイオンを吸着し、CaイオンやNaイオンと置換することを期待して行われる。
④透析導入適応基準により血液透析が行われる。

2．低値（低カリウム血症）

- 脱力による二次的な事故を防ぐとともにADLの低下した状況に応じて援助を行う。
- 呼吸筋麻痺による低換気が起こるので呼吸の状態を観察する。
- 腸管麻痺による便秘やイレウス症状に気をつけ、排便コントロールを図る。
- 多飲、多尿により体液のバランスを崩すので水分出納をチェックする。
- 心電図をモニターし、T波の平低化やU波の増大、ST下降を観察する。
- 治療に伴う補助を行う。
  ①カリウムの補給（内服、KClの静脈注射）時で、点滴で補給する場合は血管痛や灼熱感、点滴速度、尿量（30mL以上/時）に気をつける。
  ② 1Lに40mEq/L以下のKを1時間20mEq/時以下の速度で滴下する。
- カリウムの多い食品の摂取を促す。

★ IU（国際単位）とは

- IU（国際単位：アイユー）は、ミネラルやビタミン、酵素など微量のため直接重量が量れない物質の場合、生体に対する効力でその量を示す単位である。
- ビタミンAなどのように、似たような分子構造の複数の物質（ビタミンAグループ）に同じような機能がある場合などに、基準となる特定の物質とその一定量（IU）を国際的に決め、生体内での働きがその何倍であるかの数値によって存在量を表す。
- 計測技術の進歩により、一部を除いて国際単位ではなく、存在量（重量）を用いるようになってきている。

★ 浮腫による皮膚感染のメカニズム

- 浮腫のある皮膚や粘膜が感染しやすい状態になるのは、以下のメカニズムによる。
①浮腫のある組織上の皮膚や粘膜では循環障害が起き、血液によって細胞に運ばれる栄養や酸素が不足し血液の熱も伝わらないため皮膚温が低下し、抵抗力が低下した状態になっている。
②浮腫により表皮や粘膜は引き伸ばされ、菲薄化しているため、角質層のバリア機能が低下した状態になっている。

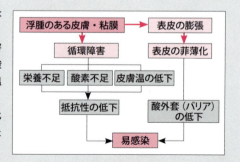

● 電解質・金属系検査

クロール
Cl : chloride

★基準値： 血液（イオン選択電極法、炎光光度法）　98～108mEq/L
尿（炎光光度法）　　　　　　　　　　　　10～15g/日

🌿 クロールとは

- 食塩として摂取したクロールは小腸で吸収され、細胞外液（血漿）の陰イオンの大部分（70％）を占め、細胞内液には存在しない。
- クロールは、①酸－塩基平衡の調節、②血液の浸透圧や動脈圧の維持を行っているが、他の電解質により異常が現れ、クロール自体の異常では症状は出ない。
- クロールは尿中に排泄される。

🌿 異常が示唆する疾病・病態

1．高値（高クロール血症）
- 脱水症、腎不全、尿細管障害。
- 呼吸性アルカローシス（過換気）。
- 食塩過剰摂取。
- 低タンパク血症。
- 副腎皮質機能亢進。

2．低値（低クロール血症）
- 脱水症（下痢や嘔吐による喪失）。
- 薬剤（利尿薬、副腎皮質ステロイドなど）。
- 慢性閉塞性肺疾患（肺気腫、慢性気管支炎など）。
- 急性腎不全。
- 副腎皮質機能低下。

🌿 看護の必要性

- クロールは、ナトリウムや重炭酸などの電解質の変化に伴い変動し、原因が異なるため、その状況に見合った看護を展開する。

🌿 看護のポイント

- 水分摂取量の観察と排尿量を観察する。
- 食事内容（タンパクや塩分）や摂取量を観察しバランスのよい摂取を指導する。
- 呼吸状態を観察し呼吸を整える。
- 点滴などによる水分やクロールの補充を確実に行う。
- 副腎皮質機能亢進・低下では血圧に注意し、安定を図る。
- 炎症性による発熱に注意し、解熱を図る。

カルシウム
Ca : calcium

★基準値（OCPC法）： 血液　8.3～10.2mg/dL
　　　　　　　　　　 尿　　0.1～0.3g/日

🌿 カルシウムとは

- カルシウムの99％はリン酸塩として骨を形成し、残りが血液中に存在している。血液中の半分は血清タンパクと結合し、残りが血液中にイオンとして存在し、①神経－筋の活動を調節し促進させたり、②血液凝固に関与している。
- 血清カルシウム量は動脈血のpHの変動に左右され、酸性に傾くとカルシウムはタンパクから離れ、アルカリに傾くとタンパクと結合する。
- カルシウムの血中濃度は、副甲状腺ホルモンやビタミンD、カルシトニンに影響を受ける。

🌿 異常が示唆する疾病・病態

1. 高値（高カルシウム血症）
- 骨破壊：悪性腫瘍の骨転移、多発性骨髄腫、白血病はカルシウムを遊離し高カルシウム血症となる。
- 副甲状腺機能亢進症：副甲状腺ホルモンの分泌が増加し、カルシウムの吸収促進（小腸）、骨からの放出、腎臓からのカルシウム再吸収を促進し高カルシウム血症となる。
- ビタミンD中毒：ビタミンDは小腸からのカルシウム吸収を促進するため高カルシウム血症となる。

2. 低値（低カルシウム血症）
- 副甲状腺機能低下症：副甲状腺ホルモンの分泌が減少し、カルシウムの吸収低下、骨からの放出、腎臓からのカルシウムの再吸収を低下させ低カルシウム血症となる。
- 慢性腎不全：腎臓でのカルシウムの再吸収が減少し、低カルシウム血症となる。
- ビタミンD欠乏症：小腸でカルシウムの吸収を促進するビタミンDが不足して低カルシウム血症となる。
- カルシウム摂取不足：1日に800～1000mgの摂取が必要なカルシウムの摂取が不足して低カルシウム血症となる。

※副甲状腺や甲状腺の手術をした患者は低カルシウム血症を起こしやすい。

🌿 看護の必要性

- 骨への沈着と融解、経口摂取と便、尿への排泄には、ビタミンD（腸での吸収促進）とリン（腸での吸収抑制）、副甲状腺ホルモン（吸収促進と抑制）が関与していることを理解し、必要な看護を提供する。

🌿 看護のポイント

1. 高値（高カルシウム血症）

- バイタルサインでは、頻脈、不整脈、高血圧に気をつけ、必要に応じ心電図をモニターする。心電図ではQT短縮（QT ÷ $\sqrt{\text{R-R 間隔}}$ ＝ 0.36 以下）が特徴である。
- 頭痛、倦怠感や脱力感（筋肉弛緩）、悪心・嘔吐、食思不振、便秘、口渇、活動性（傾眠、嗜眠状態）、精神状態（抑うつ、感情鈍麻、人格変化、錯乱）などの症状を把握する。
- 長期臥床は、骨からカルシウムが遊離するので早期離床に留意する。
- カルシウムを多く含む食品を制限する。
- 治療に伴う看護を行う。
  - ①腎臓からのカルシウムの排泄を促すためにループ利尿薬を確実に投与する。
  - ※サイアザイド利尿薬はカルシウム上昇を惹起する。
  - ②ジギタリス投与中は中毒症状（頭痛、嘔吐、不整脈など）に気をつける。
- 日光浴を制限する。

2. 低値（低カルシウム血症）

- バイタルサインでは、徐脈、不整脈、低血圧に気をつけ、必要に応じ心電図をモニターする。心電図ではST延長（0.44 − QRS幅）、QT延長（QT ÷ $\sqrt{\text{R-R 間隔}}$ ＝ 0.44 以上）が特徴である。
- 筋肉の振戦、筋肉の痙攣（テタニー徴候）、知覚異常、不安、神経や筋の易刺激性（クボスティック徴候、トルソー徴候）などを把握する。
  - ①クボスティック徴候：耳の側の顔面神経を刺激（軽く叩く）すると上口唇や鼻、顔面（片側）の筋収縮が起こる。
  - ②トルソー徴候：血圧計を上腕に巻き、血流を遮断すると1〜5分で手指の痙攣（母指の内転と指節関節の伸展）が起こる。
- カルシウムの多い食品の摂取を促す。
- 日光浴を促す。
- 血液凝固能力が低下しているのでケアや転倒で出血させないように気をつける。

■カルシウムを多く含む食品（mg/100g）

たらばがにがん漬	4200	皮付き桜エビ	2300	めざし煮干し	2200
桜エビ	2000	干しあみ	1800	ハゼ佃煮	1800
干しきびなご	1500	丸干し	1400	あみ佃煮	1400
干しひじき	1400	水前寺のり	1200	チーズ	1200
鮒甘露煮	1200	胡麻	1200	脱脂粉乳	1100

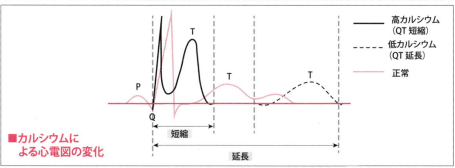

■カルシウムによる心電図の変化

マグネシウム
Mg : magnesium

★基準値（酵素法）： 血液　1.9 〜 2.5mg/dL
　　　　　　　　　 尿　　2.1 〜 16.7mg/dL

マグネシウムとは

- 食物から摂取したマグネシウムは、小腸から毎日10mEq（120mg）が吸収され、同量が尿より排泄される。
- マグネシウムは、骨中に60％、1％が細胞外液中に、残りは筋肉や軟部組織に含まれ、①酵素の活性化、②核酸やタンパクの代謝（細胞内の活動の調節）、③細胞膜でのナトリウム、カリウムの輸送促進、④副甲状腺ホルモン分泌の調節（カルシウム、リン酸の濃度を調節する）、⑤神経（シナプス）に作用しアセチルコリンの遊離を抑制する、などの働きをもつ。

異常が示唆する疾病・病態

1．高値（高マグネシウム血症）

- 腎不全、尿崩症：腎機能が低下しマグネシウムの排泄が障害されて増加する。
- アジソン病：結核や自己免疫、癌、真菌などにより両側副腎皮質の90％以上が障害され糖質コルチコイドやミネラルコルチコイド（鉱質コルチコイド、アルドステロンなど）の分泌が低下するため、マグネシウムの排泄が障害されて増加する。
- 甲状腺機能低下症：ナトリウムと水の再吸収が低下し、アンジオテンシンの産生が刺激され、輸入細動脈が収縮し腎血流量や糸球体濾過率が減少し、マグネシウムの排泄が低下して起こる。
- 薬物：マグネシウム剤の過剰投与（高カロリー輸液やマグネシウム浣腸など）、リチウム投与などで増加する。

2．低値（低マグネシウム血症）

- 慢性腎盂腎炎：腎臓の再吸収力が低下しマグネシウムの排泄が増加する。
- アルドステロン症：アルドステロンの過剰分泌によりレニンの分泌が抑制され、マグネシウムの排泄が増加する。
- 甲状腺機能亢進症：ナトリウムや水の再吸収が上昇すると、アンジオテンシンの産生が低下し、輸入細動脈が拡張することにより、腎血流量や糸球体濾過率が上昇し、マグネシウムの排泄が多くなり低値となる。
- 吸収不全：腸切除、飢餓などマグネシウムの吸収機能低下と材料不足によりマグネシウム値が低下する。
- 利尿薬投与：腎臓で再吸収されないためにマグネシウム値が低下する。
- 消化液の大量喪失：マグネシウムが腸より吸収されないうちに喪失して低値となる。

電解質・金属系検査

看護の必要性

- マグネシウムの働きを理解し、看護的に生命力の消耗を最小限にする。

看護のポイント

1．高値（高マグネシウム血症）
- 徐脈、微弱脈、低血圧、呼吸窮迫などバイタルサインに気をつける。
- 傾眠、嗜眠、錯乱などの精神状態や振戦、反射低下を観察し、必要な ADL を援助する。
- 悪心・嘔吐に気をつけ栄養状態を整える。
- 心電図の変化（QT 延長やブロック、マグ

■利尿薬と電解質の異常

分類	作用・特徴	商品名	電解質の変化					
			低Na血症	高K血症	低K血症	高Ca血症	低Cl血症	低Mg血症
サイアザイド系・類縁利尿薬	遠位尿細管でナトリウムやクロール・カリウムの再吸収を制御する。↓腎臓からのナトリウムとクロール・カリウム・水の排泄を増加させる。長期服用でカルシウムの排泄が減少する。	ハイグロトン ダイクロトライド エシドレックス レニーズ ナビドレックス フルイトラン ロンチル ダイアデミル ノルモナール ノルメラン バイカロン			●	●	●	
ループ利尿薬	ヘンレ係蹄でナトリウムとクロールの再吸収を制御する。↓利尿を促進する。	ラシックス アレリックス オイテンシン ルネトロン エデクリル	●		●		●	●
カリウム保持性利尿薬	集合管でのアルドステロン作用に拮抗して働き、ナトリウム・クロールの再吸収を抑制する。↓利尿を促進する。	アルダクトン A		●				
	集合管に作用しナトリウムの再吸収を抑制する。↓利尿を促進する。	トリテレン ジウセルピン		●				
炭酸脱水酵素阻害薬	近位尿細管に作用し重炭酸イオンの再吸収を制御し、間接的にナトリウムの再吸収を抑制する。↓利尿を促進する。	ダイアモックス					●	

ネシウム 25mEq/L 以上は心臓停止も起こる）をモニターする。
- マーロックスなどの服用は中止する。
- 治療に伴う看護を行う。
  ① グルコン酸カルシウムを投与する。
  ② 透析。

2．低値（低マグネシウム血症）

- 熱や不整脈などバイタルサインに気をつける。
- めまい、錯乱、妄想、幻覚、振戦、テタニーなどを観察し、ADL への援助を行う。
- 食思不振、悪心に気をつけ栄養状態を整える。

リン
P：phosphorus

★基準値（酵素法）：血液 2.2 ～ 4.1mg/dL

リンとは

- 食物（牛乳、乳製品、肉、魚など）から摂取したリンは、小腸で 60％が吸収され、体内のリンの約 80％は骨や歯に不溶性カルシウム塩として存在する。
- 体内のリンの 10％はタンパク質、脂質、糖質と結合し、10％は高エネルギーリン酸塩として、①カルシウム濃度の調節、②エネルギー代謝、③酸－塩基平衡の調節に関与している。
- 腎糸球体で濾過されたリンは尿細管で再吸収され残りが尿中に排泄される。
- 副甲状腺ホルモンは尿細管からのリンの再吸収を抑制し尿中排泄を増加させる。

異常が示唆する疾病・病態

1．高値（高リン血症）
- ビタミン D 過剰摂取：小腸からのリン吸収や骨吸収が促進され高値となる。
- 腎不全：リンの排泄が阻害され高値となる。
- 甲状腺機能亢進症：尿細管のリンの再吸収が亢進して起こる。
- 低カルシウム血症：リンと反比例するカルシウムの飽和度が低下し起こる。
- 副甲状腺機能低下症：副甲状腺ホルモンの分泌が低下し、尿細管でリンが再吸収され、尿中に排泄されずに増加する。

2．低値（低リン血症）
- ビタミン D 欠乏（クル病）：リン吸収や骨吸収が抑制され低値となる。
- 副甲状腺機能亢進症：副甲状腺ホルモンの分泌が亢進し、尿細管でのリンの再吸収抑制が強く尿への排泄過多により起こる。
- 慢性の下痢：リンが腸管で吸収されないうちに排泄され起こる。

看護の必要性

- リンは、小腸での吸収の状態、骨の代謝、体内での利用度、腎臓からの排泄状況に関連して変動し、副甲状腺ホルモンやビタミンDは、小腸からのリンの吸収促進、骨吸収の促進、腎臓でのリンの再吸収を抑制していることを理解し、リンの変動に伴う体の変化に看護的に関わり生命力の消耗を最小限にする。

看護のポイント

1．高値（高リン血症）
- 無症状のことが多いが、低カルシウム血症を伴う場合は、痙攣やテタニーなどの神経と筋の異常を呈する。
- 治療に伴う看護を行う：水酸化アルミニウムなどのリン酸結合性ゲルを投与する。
- マーロックスなどの制酸薬やリンを含む下剤の多量服用を避ける。

2．低値（低リン血症）
- 筋力低下、筋萎縮、振戦、感覚異常、貧血を伴うのでその観察とADLの援助を行い、疲労をさせない。
- 食思不振を伴うので食事摂取を工夫する。
- チアノーゼなど低酸素血症に気をつけ指示により酸素療法を行う。
- 治療に伴う看護を行う：リン酸を投与する。

★体内の体液量の求め方と役割
- 体内の体液量（細胞外液と細胞内液）は、体重kg×体内に占める割合（％）で求められる。
- 成人の場合、体内に占める体液の割合は60％、そのうち細胞内液が40％、細胞外液が20％（組織間液15％＋血漿5％）である。
- 体重60kgの成人の場合は、体内体液量が36L、そのうち細胞内液が24L、細胞外液12L（血漿3L＋組織間液9L）である。
- 体液は恒常性が保たれながら以下の働きをしている。
- 細胞内液：
  - カリウム、リン、マグネシウムなどイオン物質の保持。
  - 浸透圧の維持。
  - 神経－筋の活動。
  - 酸－塩基平衡。
  - エネルギー代謝。
- 細胞外液：
  - ナトリウムとクロールの保持。
  - ナトリムイオンの働き：浸透圧の維持、神経－筋活動調整、酸－塩基平衡、カリウム濃度の調節、水分排泄の調節。
  - クロールイオンの働き：酸－塩基平衡の調節、血液浸透圧の調節、動脈圧の維持。
  - 組織間の毛細血管で血漿と組織液の交換。

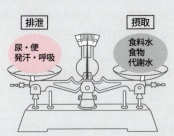

鉄
Fe：Iron

★基準値（バソフェナンスロリン法）：男性　80～200μg/dL
女性　70～180μg/dL

血清鉄とは

- 体内の総鉄量5gの内、3gはヘモグロビンを作るための材料として使われ、2gは貯蔵鉄として肝臓に貯蔵される。総鉄量の0.1％が血清鉄である。
- 血清鉄は、トランスフェリン（タンパク質）と結合して血中内を運搬される。その血清鉄の含有量を測定して、ヘモグロビンの量（貧血）を検査する。
- 血清鉄は赤血球細胞に取り込まれる形で血液に溶け込み体内を循環するため、赤血球の寿命（120日）の影響を受ける。
- 成人で1日に約1mgの鉄が汗や尿、便などから排泄され、女性の場合は、20～30mgの鉄が月経によって失われる。

異常が示唆する疾病・病態

1．高値
- 骨髄低形成：再生不良性貧血では赤血球産生障害による血色素合成能が低下するため鉄の不使用による増加となる。
- 無効造血：鉄芽球性貧血、巨核芽球性貧血、骨髄異形成症候群など。
- 溶血性貧血：赤血球産生と崩壊のバランスによる。
- ヘモジデローシス：赤血球の溶血や組織内出血で起きる組織内沈着をいう。
- ヘモクロマトーシス：先天的な新陳代謝の異常により血色素が沈着する。
- 肝炎、肝硬変：肝臓（鉄の貯蔵臓器）の細胞破壊により、細胞内の鉄が血中に増加する。

2．低値
- 鉄欠乏性貧血：鉄分の摂取が少ないか、合成に比べ喪失が多いかによる。
- 赤血球増多症：血色素が増加しているため血清鉄が不足している。
- 二次性貧血（関節リウマチ、慢性炎症、悪性腫瘍）：鉄動員障害により低値となる。

看護の必要性

- 血清鉄の異常は、鉄分の摂取状況、消化管の鉄吸収状況、網内系と骨髄への鉄の運搬状況、骨髄の造血能力を反映しており、血清鉄が正常化するような看護を提供する。

看護のポイント（鉄不足）

- 高タンパク、高カロリー、高鉄分、高ビタミン（ビタミンB_{12}、葉酸、ビタミンCを多く含む）の食事を提供し、摂取量の確

電解質・金属系検査

認と摂取法を工夫する。
- 安静を保持し、酸素不足や赤血球の破壊亢進を防ぐ。
- 新陳代謝が低下しているので保温に気をつけ余分なエネルギーを使わせない。
- 新陳代謝の低下により感染しやすいので皮膚や粘膜の清潔を保つ。
- 転倒による二次的な外傷を受けないように気をつける。
- 薬物の作用、副作用を理解し異常の発現に気をつける。
- 指示により酸素療法の管理を行う。
- 出血のある場合は止血を確実に行う。
- アルコール（飲酒）は葉酸（赤血球のDNA合成に必須な物質）の吸収障害を起こすので禁酒とする。

★鉄不足の原因
- 鉄供給量の不足：過度なダイエットや偏食などによる食事からの鉄分の摂取不足や消化管からの鉄の吸収障害。
- 鉄需要量の増大：妊娠や成長期の鉄の需要増大。
- 鉄喪失量の増加：鉄の吸収量よりも喪失量が上回る慢性的な出血や月経過多。

★加温しながら輸血を行うのは？
- 冷たい血液を急速かつ大量に輸血すると以下のような副作用を起こすので、それを防止するために加温装置を使い37℃程度に加温しながら投与する。

1．低体温に伴う身体変化

℃（中枢体温）

℃	
35	意識混濁、血圧上昇、頻脈、呼吸促進
30	意識レベルⅡ、上室性不整脈の出現、筋硬直
28	心房細動、心房粗動、心室細動の危険性
20	心臓停止

2．寒冷凝集反応
- 30℃以下の低温で、寒冷凝集素（Ig Mに属する抗体）が補体とともに赤血球に結合し、37℃に温度が上昇すると抗体は赤血球から遊離するが補体は結合したまま残るために溶血を起こす。

3．不規則抗体の発生
- 低温により血清中の抗A・抗B抗体以外の抗赤血球抗体（不規則抗体）が発生し、凝集、溶血を起こす危険性がある。

総鉄結合能
TIBC : total iron binding capacity

★基準値（比色法）：250〜400μg/dL

総鉄結合能とは

- 血清鉄は、トランスフェリン（肝臓で合成されるタンパク）の約 1/3 と結合し、残りの約 2/3 は鉄と結合せずに血液中に存在する。
- 総鉄結合能（TIBC）は、血液中のトランスフェリンが鉄と結合できる総鉄量を表し、貧血を鑑別する。
- TIBC と鉄（Fe）、不飽和鉄結合能（UIBC）の関係は、TIBC（総鉄結合能）＝血清鉄（Fe）＋ UIBC（不飽和鉄結合能）である。
- 体内が鉄不足になると消化管からの鉄吸収亢進、鉄の効率的運搬のためにトランスフェリンの量を増して鉄欠乏を解消させようとするため、TIBC は増加する。
- 感染症や炎症、悪性腫瘍、タンパクを体外に喪失するネフローゼ症候群、トランスフェリンの合成が低下する肝障害、低栄養状態で TIBC は低値を示す。

異常が示唆する疾病・病態

- 低値：悪性腫瘍、悪性貧血、再生不良性貧血、慢性感染症、溶血性貧血、ネフローゼ症候群など。
- 高値：肝障害、急性および慢性出血、多血症、鉄欠乏性貧血、妊娠末期など

看護の必要性

- 234 頁参照。

看護のポイント

- 234〜235 頁参照。

★疾病による血清鉄への影響

- 鉄欠乏性貧血：赤血球中のヘモグロビンを作るための鉄（材料）が不足するため血清鉄は低値を示す。
- 慢性出血（消化管出血、痔など）：少量の出血が体内で慢性的に起こることにより、鉄の喪失も持続的に起こるため、血清鉄は低値を示す。
- 肝障害：急性肝炎などによって肝細胞が破壊されると、肝臓内に蓄えられていた貯蔵鉄が血液中に放出されるので、血清鉄は高値を示す。
- 再生不良性貧血：骨髄における赤血球の産生が低下し、鉄の利用が減少しているため、体内に鉄が余って血清鉄は高値を示す。
- 慢性疾患（慢性感染症・慢性炎症性疾患）：慢性疾患の場合、白血球（単球・マクロファージ）からサイトカインが放出され、これにより赤血球の産生が抑制されたり、鉄の利用障害・赤血球の産生を促すエリスロポエチンの産生が抑制されたり、網内系細胞による赤血球の破壊亢進で低値を示す。

亜鉛
Zn : zinc, serum

★基準値： 血清（直接法）　80 〜 130 μg/dL
　　　　　尿（直接法）　　270 〜 660 μg/dL

亜鉛（Zn）とは

- 亜鉛は、主に骨、歯、毛髪、皮膚、肝、筋肉、白血球および精巣など体内に約2g含まれる。
- タンパク質をアミノ酸に分解する大切な酵素の材料であり、体内でできる二酸化炭素を炭酸に変え、生体内を常に弱アルカリに保つのに必要な酵素の材料でもある。
- 核酸（DNA）やその他の酵素の材料でもあり、細胞の修理や修復に欠くことができない。
- 亜鉛の不足は、免疫力の低下を招き、逆に十分な量の亜鉛がとれれば免疫力は高まる。
- 亜鉛は、ウイルスが増殖して感染を広める能力を、直接的に働きかけて弱めたり、侵入してきた病原菌を発見して破壊する免疫細胞の働きを促進し、活性酸素が細胞に与える悪影響を制限する抗酸化反応にも関わり、ビタミンAとともに白血球が体内の細菌を攻撃するのを手助けする。
- 亜鉛は、1日8〜9mgが必要とされ、

■二次性亜鉛欠乏症の原因

一部の肝不全患者（亜鉛を保持する能力が失われるため）
利尿薬を投与している患者
糖尿病
鎌状赤血球症
慢性腎不全
吸収不良またはストレスの大きい状態（例、敗血症、熱傷、頭部損傷）を抱える患者

※亜鉛欠乏症は、施設入所、在宅の高齢者、肺疾患患者にきわめて多い。
※母体の亜鉛欠乏症は、胎児奇形および低出生体重を引き起こすことがある。

■亜鉛欠乏症状

新生児	成長障害および味覚障害（味覚鈍麻）、性的成熟の遅れ、性腺機能低下症
小児・成人	乏精子症、脱毛症、免疫障害、食欲不振、皮膚炎、夜盲症、貧血、嗜眠、創傷治癒の障害、うつ状態など

※味覚異常は、味を感じ取る味蕾の細胞の入れ替わりに必要な亜鉛が欠乏するため細胞の若返りができないことによる。

鉄と同じように補給に心がけなければならない。

異常が示唆する疾病・病態

● 低値：亜鉛欠乏症。

看護の必要性

● 亜鉛の持つ体への働きを理解し不足のない状況を整え、二次障害を起こさないようにする。

看護のポイント

● 成分亜鉛 15 ～ 70mg/ 日が処方される。確実に投与する。
● 食物の摂取により血中濃度が低下するので、朝食前の午前中に採血を行う。また採血後は、速やかに血清（血漿）分離を行う。
● 味覚障害による栄養摂取不足にならないように工夫する。

■日本人のエネルギー必要量とミネラルの摂取基準（成人）

エネルギー・ミネラル	年齢		18 ～ 29	30 ～ 49	50 ～ 69	70 以上
推定エネルギー必要量* （kcal/ 日）	男性		2,650	2,650	2,450	2,200
	女性		1,950	2,000	1,900	1,750
ナトリウム目標量 （食塩相当量 [g/ 日] ）	男性		8.0 未満	8.0 未満	8.0 未満	8.0 未満
	女性		7.0 未満	7.0 未満	7.0 未満	7.0 未満
カリウム目安量 （mg/ 日）	男性		2,500	2,500	2,500	2,500
	女性		2,000	2,000	2,000	2,000
カルシウム推奨量 （mg/ 日）	男性		800	650	700	700
	女性		650	650	650	650
マグネシウム推奨量 （mg/ 日）	男性		340	370	350	320
	女性		270	290	290	270
鉄推奨量 （mg/ 日）	男性		7.0	7.5	7.5	7.0
	女性	月経あり	10.5	10.5	10.5	-
		月経なし	6.0	6.5	6.5	6.0
リン目安量 （mg/ 日）	男性		1,000	1,000	1,000	1,000
	女性		800	800	800	800
亜鉛推奨量 （mg/ 日）	男性		10	10	10	9
	女性		8	8	8	7

資料　厚生労働省「日本人の食事摂取基準」（2015 年版）
＊身体活動レベルⅡ（ふつう）の場合

★肝臓の働き

1．代謝（栄養の調整、貯蔵、分解）
- 糖質代謝：①グルコースの合成、糖新生、②単糖類（ガラクトース、フルクトースなど）の代謝。
- 脂質代謝：①ケトン体の生成、②コレステロールの生成、③リン脂質の生成、分解、④脂肪酸の合成、分解。
- タンパク、アミノ酸代謝。
- 核酸代謝：DNA、RNA の代謝。
- ビタミンの活性化、貯蔵。
- ホルモンの不活性化、排泄。
- 胆汁酸、胆汁色素の生成。
- 鉄代謝。

2．排　泄
- 胆汁酸の代謝、排泄：脂肪乳化作用。
- ビリルビンの代謝、排泄：ヘモグロビンを分解しビリルビンに変える。

3．解　毒
- 酸化：酸素を用いて基質を酸化する反応。
- 還元：物質から酸素が奪われる反応、あるいは、物質が水素と化合する反応。
- 加水分解：反応物に水が反応し、分解生成物が得られる反応。
- 抱合：生物における代謝の一型式で、薬物などの外来物質（異物）や体内由来の一部物質（ホルモン、胆汁酸、ビリルビンなど）に他の親水性分子（硫酸、グルクロン酸、グルタチオンなど）が付加される反応。

※肝臓では酸化、還元、加水分解、抱合などのさまざまな化学反応を行って、いろいろな物質を毒性の少ない水溶性物質に変え、尿中や胆汁中に排泄している。

4．血液凝固因子の形成と循環調節
- 12 ある血液凝固因子のうち、血管外で働くもの（外因系物質）はタンパクで、肝臓で合成される。
- 肝硬変や肝臓癌などにより、肝臓のタンパク合成能力が低下すると、プロトロンビンが産生されないため、トロンビンに変化できず、フィブリノーゲンをフィブリンに変えることができない。
- 肝臓に入る血管には、酸素を運ぶ肝動脈と栄養素を運ぶ門脈の 2 つの血管系があり、肝臓は、この血管系から入ってくる酸素や栄養素を使って、代謝、解毒、排泄などの活発な働きを行っている。肝臓に送り込まれる血液の量は、約 70 〜 80％が門脈から供給され、残りは肝動脈から供給され、心臓から拍出される血液量の約 1/4 に相当する血液の濾過を行っている。

酵素系検査

```
           酵素
          ／  ＼
      食物酵素  体内酵素
   ┌─────┬─────┬─────┐
   食物酵素   代謝酵素   消化酵素
   食べたものの 生命活動の  栄養を吸収しやすく
   消化を助ける 新陳代謝を司る  分解する
```

- 酵素は、生体で起こる化学反応に対して触媒として機能する分子で、酵素によって触媒される反応を"酵素的"反応という。酵素は約3000種ある。
- 酵素は生物が物質を消化する段階から吸収・輸送・代謝・排泄に至るまでのあらゆる過程に関与しており、生体が物質を変化させて利用するのに欠かせないものである。

酸ホスファターゼ
ACP : acid phosphatase

★基準値（カインド・カインド）：1.0～4.0King-Armstrong単位

酸ホスファターゼとは

- 生体膜（細胞膜や核膜、ミトコンドリアの膜）を構成するリン脂質（リン酸結合）を加水分解する酵素で、酵素反応は酸性側に至適pH 5をもつ。
- 前立腺に多く存在し、肝臓、血小板、網内系細胞にも含まれる。これらの臓器に障害を受けると逸脱し血液中に増加する。

異常が示唆する疾病・病態

1. 高 値
- 前立腺癌、悪性腫瘍の肝転移、悪性腫瘍の骨転移、前立腺疾患（肥大、炎症など）、白血病、溶血、肝臓癌、膵臓癌、甲状腺

癌など。

2. 低値
- 副腎皮質ホルモン剤や女性ホルモン剤の投与など。

看護の必要性（前立腺の障害）

- 体内で代謝された老廃物を体外へ排泄できないことを理解し、そのことによる日常生活への影響や水腎症にならないようにする。

看護のポイント（前立腺の障害）

- 尿量や尿線、尿の性状、下腹部緊満を観察し、膀胱内の尿を排泄することにより頻尿や尿閉、残尿感に伴う苦痛や日常生活への影響（活動量の増加や不眠など）が軽減できるようにする。
- 水分摂取を控える人がいるので必要量を摂取するように指導し、蓄尿により尿量を確認する。
- 間欠導尿や留置カテーテルにより感染を起こさないようにする。
- 水腎症症状（疼痛や感染による発熱）に気をつける。

アルカリホスファターゼ
ALP : alkaline phosphatase

★基準値（JSCC法）：120〜370U/L

アルカリホスファターゼとは

- リン酸エステルを、至適pH 8〜10でアルコールと無機リンに分解する酵素で、ほとんどの臓器に含まれている。
- 肝臓、小腸、骨、胎盤に多いが、ALPは肝臓から胆汁中に排出されるので、肝臓、胆道系の疾患で異常値を示す。
- ALP1〜ALP6のアイソザイムを調べると障害部位が特定できる。

異常が示唆する疾病・病態

- 高値：肝臓、胆道疾患（閉塞、胆汁うっ滞）、肝臓癌、骨疾患、甲状腺機能亢進症、慢性腎不全。

看護の必要性

- 肝臓癌や骨癌など組織の異常増殖により酵素の産生亢進が起き、また胆道の閉塞（排泄経路の障害）により上昇するので障害されている臓器を庇護し回復が図れるように看護的に関わる。

看護のポイント

- 肝臓の血流を増加させ肝細胞の修復と庇

護のために安静としADLの低下している動作を援助する。
- 代謝に必要な十分な酸素が供給できるように環境(適正温湿度、着衣の緊迫の除去)や体位、気道の確保、疼痛の除去を行う。
- 疼痛は肝血流量を減少させエネルギーの消耗をきたすので除痛に心がける。
- 胆汁の排泄障害の場合は、脂肪の消化力が低下するので下痢を起こしやすい。排泄状況を確認し必要な栄養が摂取できるように消化吸収のよい食事を工夫する。
- 黄疸による瘙痒感を除去し日常生活を安楽に過ごせるように整える(下記コラム参照)。
- 腹水のある場合は、低栄養状態の改善や適正な水分出納、塩分の制限などにより改善できるようにする。

■ ALPアイソザイムの上昇する臓器障害

分画	アイソザイム上昇による鑑別診断	
ALP1	肝臓	閉塞性黄疸 転移性肝癌
ALP2	肝臓(肝炎、原発性肝癌)	
ALP3	胆汁うっ滞、骨、甲状腺機能亢進症	
ALP4	胎盤(妊娠時など)、肺、膵臓	
ALP5	小腸、肝臓	
ALP6	大腸、肝臓、骨	

★黄疸(瘙痒感)時のケア

- 血中の胆汁酸が皮膚の末梢神経を刺激し、瘙痒感が生じる。さらに浮腫を生じ薄くなった皮膚は乾燥しやすく、瘙痒感が増す。
- 瘙痒感を緩和するケア:

① 引っ掻いて傷を作らないようにする。瘙痒感だけではなく肝臓障害では易感染、易出血状態でもあるので、爪を短く切ったり、爪で皮膚を直接刺激しないように手袋を着用したりするなどで爪(指)を保護する。

② 瘙痒感の減少と保湿を兼ねて、ヨモギローション、または0.5%メントールと0.25%フェノールを含むローションや重曹による清拭を行う。

③ ウールや化学繊維などの衣類の刺激がかゆみを誘発するので、綿やガーゼ、パイルやネルなど柔らかい素材のものを工夫する。

④ 暑さや寒さ、発汗、乾燥などでかゆみは強くなるので、至適温度(24〜26℃)、至適湿度(40〜60%)により快適な環境を維持する。外気と掛け物、着衣内温度を検討する。

⑤ かゆみによる不眠に睡眠導入薬を用いる場合、睡眠導入薬の代謝過程で肝臓への負担があるので医師と相談する。

⑥ 汗(NH_3)による皮膚の瘙痒や酸性膜の破壊によるかぶれ(易感染)などを起こさないように身体の清潔を保つ。

コリンエステラーゼ
Ch-E : cholinesterase

★基準値（JSCC法）：168～470U/L

コリンエステラーゼとは

- コリンエステルをコリンと酢酸に加水分解する触媒酵素で、骨格筋や神経組織に分布するアセチルコリンエステラーゼと、血清、膵臓などに分布する偽コリンエステラーゼがある。
- アセチルコリンエステラーゼは、アセチルコリン（コリン作動性神経や神経－筋接合部の化学伝達物質）を分解し、神経の興奮伝達の後始末をしている。
- コリンエステラーゼの合成は肝臓のタンパク合成能に依存していることから、肝臓のタンパク質合成の働きが強いか弱いか（細胞の予備能力）を調べる指標となる。

異常が示唆する疾病・病態

1．低値
- 肝疾患：肝硬変や劇症肝炎、肝臓癌など肝臓細胞の障害の程度が強ければ強いほど合成能力が低下する。
- 全身性消耗疾患：低栄養状態で、肝臓への栄養分の供給が不足するためにコリンエステラーゼの合成が低下する。
- 有機リン中毒：農薬などの毒性物質により肝臓細胞のタンパク合成機能が低下して起こる。

2．高値
- ネフローゼ症候群：タンパクの漏出によりタンパク欠乏が起こり、コリンエステラーゼの不使用が生じて増加する。
- 脂肪肝：肝機能低下（タンパクの合成力の低下）により起こる。
- 糖尿病：アセチルコリンが蓄積し、アセト酢酸の成分が増加して起こる。

看護の必要性

- 肝機能の安静と回復（再生）を図るための看護を提供する。

看護のポイント

- 栄養状態を適切に整えるために摂取状況を確認する。
- 低値の場合は、安静を保持し肝機能の回復を図る。
- 脂肪肝、糖尿病では適切な運動を行いエネルギー消費を図る。
- ADLの制限に伴う援助を行う。
- 合併症（肺炎や褥瘡など）や感染を予防し、肝臓に負担をかけないようにする。

アミラーゼ
AMY：amylase

★基準値（酵素法）：血清　70～185U/L
　　　　　　　　　　尿　　400U/L 未満

🌿 アミラーゼとは

- でんぷん（炭水化物：アミロースとアミロペクチンの集合体）を分解し、マルトースとブドウ糖にする消化酵素である。
- 唾液（プチアリン）や膵液（アミロプシン）により分泌され、膵臓の外分泌機能を知る手掛かりとなる。
- 唾液と膵液の作用はよく似ているのでアイソザイム（膵型：P型、唾液型：S型）で疾患を鑑別できる。
- 血液のアイソザイムでは唾液型が多く、分泌量の1/4は腎臓で濾過され尿中に排泄されるので、尿のアイソザイムでは膵型が多い。残りは肝臓や網内系（異物を摂取するなど、共通の機能を示す間葉性の細胞群の総称で、リンパ節や脾臓などの細

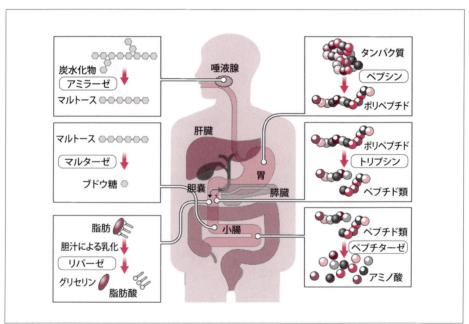

■食物の消化吸収と消化酵素

網組織など）で処理される。

🌿 異常が示唆する疾病・病態

血清、尿とも高値	・膵臓疾患：膵炎、膵臓癌 ・唾液疾患：急性耳下腺炎 ・胆嚢疾患：胆石、胆嚢炎 ・消化管疾患：胃、十二指腸潰瘍、穿孔、腸閉塞、破裂、腹部外傷 ・外科手術後、ショックなど
血清のみ高値	・腎不全、マクロアミラーゼ血症
血清、尿とも低値	・膵臓疾患末期、高度の糖尿病、肝硬変、膵臓切除後

🌿 看護の必要性（急性膵炎）

- 膵消化酵素の活性化により、膵内やその周囲に急性炎症が生じ、上腹部痛が激しい。また、重症化すると予後不良となる場合もあるので、観察を密にして病状変化の早期発見に努める。
- 苦痛の軽減に努め、アルコール飲料や食習慣などの生活習慣を整える。

🌿 看護のポイント（急性膵炎）

- 発症の早期から急速に重症化する恐れがあるため、全身状態を把握する。
- 腎臓や肺、肝臓などの複数の臓器に同時に、あるいは次々に障害が生じ、そのうえ出血が止まらなくなったり、意識がなくなったりする多臓器不全が起こるので、ショック症状の有無や、バイタルサインの変化、炎症反応の程度などを確認し、少しでも重症化の徴候があればすぐに医師に報告する。
- 上腹部の痛み、背中、腰、腹部全体など強烈な痛みが出現するので疼痛緩和に努める。
- 膵臓の炎症が腹部全体にわたり、腸の働きが悪くなり、腸閉塞のような状態になるため、悪心・嘔吐が起こる。便通を整えるように関わる。
- 軽症の場合、膵の安静を図る目的で絶食を行い、除痛と補液が行われるので状態観察を行う。原因となるアルコール多飲や胆石の食事療法などの生活指導を進める。
- 重症の場合、呼吸・循環管理、感染予防、臓器不全対策とあわせて、血液浄化療法や選択的消化管除菌、タンパク分解酵素阻害薬の投与、抗菌薬局所動注療法などが行われるので、治療に伴う看護を展開する。
- 疼痛により日常生活活動が停滞するので疼痛の程度に応じた援助を行う。
- 身体的苦痛に伴う精神的な不安の軽減を図り、自律神経系の安定を図る。

■急性膵炎の治療

内科的治療	・絶食、輸液、除痛、抗生物質、トリプシン阻害薬 ・重症例では、輸液管理、呼吸・循環管理、臓器障害治療 ・必要に応じて、動注療法、血液浄化療法、選択的消化管除菌
外科的治療	・膵壊死部摘除術 ・胆道ドレナージ

リパーゼ
Lip：lipase

★基準値（比色法）：血液：13〜42U/L

🌿 リパーゼとは

- リパーゼは膵液中にあり、脂肪をトリグリセリド（中性脂肪）と脂肪酸に水解し、グリセリンと脂肪に分解して、腸管より吸収しやすい形に変える逸脱酵素である。
- 膵臓の細胞が壊死したり、変性すると増加する。

🌿 異常が示唆する疾病・病態

- 高値：急性膵炎、慢性膵炎、膵外傷、膵臓癌、乳頭癌、慢性腎炎、腎不全。
- 低値：慢性膵炎（膵機能荒廃期）、膵癌末期、膵全摘後など。

🌿 看護の必要性（急性膵炎）

- 245頁参照。

🌿 看護のポイント（急性膵炎）

- 245頁参照。

★急性膵炎の病態・診断基準
- 急性膵炎は、膵酵素が病的に活性化し、膵臓を自己消化する疾患である。
- 原因は、男性はアルコール、女性は胆石が多い。
- 症状は、急性発症の上腹部痛と圧痛、悪心・嘔吐、腹部膨満感、発熱・黄疸（胆石性膵炎の場合）である。
- 出血性膵炎では腹腔内の出血が、臍周囲の皮下に斑状に着色する。これをカレン徴候という。
- 腹腔内の出血が左側腹壁の皮下に青色に変色することを、グレイ-ターナー徴候という。
- 合併症による症状には、ショック、腎機能障害（乏尿、無尿）、呼吸不全（呼吸困難、チアノーゼ）、意識障害（不穏興奮、意識混濁、失見当識、幻覚）、出血傾向・消化管出血がある。
- 急性膵炎の診断基準は、下記の通りである（厚生労働省急性膵炎診断基準：2008）。
    ①上腹部に急性腹痛発作と圧痛がある。
    ②血中または尿中に膵酵素の上昇がある。
    ③超音波、CTまたはMRIで膵に急性膵炎に伴う異常所見がある。
※上記3項目中2項目以上を満たし、他の膵疾患および急性腹症を除外したものを急性膵炎と診断する。

酵素系検査

トリプシン
trypsin

★基準値（RIA法）：100〜430ng/mL

トリプシンとは

- 膵臓外分泌部からは、1日に約500〜1000mLの膵液が分泌される。
- 膵液は3大栄養素の消化酵素を含み、弱アルカリ性で胃液で酸性になった食物を中和し、消化酵素を働かせる。
- トリプシンは、膵液に含まれるタンパク分解酵素で、トリプシンの異変が起こると、安全装置の外れたトリプシンによって、他の酵素が活性化され、膵臓自体を溶かしてしまう。
- 血中トリプシンの測定は、膵の炎症と腫瘍、膵管閉塞、膵外分泌機能などの指標となり、膵疾患の診断と経過の判断などに利用される。

異常が示唆する疾病・病態

- 高値：膵臓の炎症、膵液うっ滞、膵癌、肝炎、腎不全、胆道・乳頭部癌。
- 低値：膵臓の広範な切除、膵実質の荒廃（膵嚢胞線維症、膵癌）、糖尿病。

看護の必要性（急性膵炎）

- 245頁参照。

看護のポイント（急性膵炎）

- 245頁参照。

■膵外分泌機能検査

血清アミラーゼ（AMY）	アミラーゼ：70〜185IU/L アイソザイム P型：30〜95IU/L	膵臓と唾液腺から分泌されるでんぷん・糖の分解する消化酵素 膵臓由来アイソザイム：P型、唾液腺由来アイソザイム：S型	・高値：膵疾患、胆道十二指腸疾患、腎不全、唾液腺疾患、アミラーゼ産生腫瘍、マクロアミラーゼ血症、肝疾患、高唾液型アミラーゼ血症 ・低値：肝硬変、唾液腺摘出、糖尿病（重症）、膵摘出
リパーゼ	13〜42U/L	脂質を分解する消化酵素	・高値：急性膵炎、慢性膵炎、膵臓癌、膵嚢胞、腎不全、肝障害など ・低値：慢性膵炎（膵機能荒廃期）など
膵ホスホリパーゼA_2（PLA_2）	130〜400ng/dL	膵リパーゼの作用を補助する膵液中に分泌される消化酵素	・高値：急性膵炎、慢性膵炎の急性増悪、膵癌（随伴性膵炎）、慢性肝炎、腎不全 ・低値：慢性膵炎の非代償期、膵癌（進行期）、膵全摘
トリプシン	100〜430ng/mL	膵臓のみから分泌されるタンパク分解酵素	・高値：急性膵炎、慢性膵炎の急性増悪、膵癌、膵嚢胞 ・低値：慢性膵炎の非代償期、膵癌、広範な膵切除後など

アルドラーゼ
ALD : aldolase

★基準値（UV法）：1.5〜8.5U/L

アルドラーゼとは

- フルクトース（果糖）の分解を触媒する酵素で、果糖は、果物に多く含まれブドウ糖と結合してショ糖を構成する。
- 全身の臓器に広く存在し、組織崩壊に伴い、血液中に流出する。
- アルドラーゼの測定により、筋肉細胞の損傷や代謝障害の程度を知ることができる。

異常が示唆する疾病・病態

1．高　値
- 多発性筋炎、筋ジストロフィー、心筋梗塞、悪性腫瘍、急性肝炎、慢性肝炎。

2．低　値
- 果糖不耐症（アルドラーゼ欠損症）。

看護の必要性（多発性筋炎）

- 筋力の低下や安静に伴う日常生活行動を支援し、苦痛のない生活が送れるようにする。

看護のポイント（多発性筋炎）

- 活動範囲や活動手段、動作状況を観察し、工夫や見守りでできることを把握する。
- 自力で不可能な生活動作を把握し援助する。
- 手指関節背面の皮が剥けた紫紅色の皮疹や潰瘍の感染を防止する。紫外線により皮疹が悪化することがあるので紫外線を避ける。
- レイノー現象（寒冷刺激で手指が白や紫になり、ジンジンしびれたりする症状）による苦痛を保温などにより軽減する。
- 免疫抑制薬やステロイド療法が行われるので服用と副作用に注意する。
- 入浴は血行を改善したり、精神的緊張をときほぐすので有用だが、傷や潰瘍がある場合は、入浴後シャワーで洗い流し、すぐに消毒・保護する。
- 消化のよい食べやすいものを選んで、バランスのよい十分な栄養をとるようにする。
- 嚥下障害による誤嚥性肺炎、呼吸筋障害による呼吸不全、心筋障害による心不全などの症状発現に気をつける。
- 発症時はできるだけ安静にし、筋肉に負担をかけないようにするため、身体のこわばり、動作の不自由さ・筋力の回復のために、リハビリテーションが行われる。筋原性酵素（CK値）が薬物療法により基準範囲近くなり、筋力が順調に回復していることを確認してから、徐々にリハビリテーションを行う。

酵素系検査

血清乳酸脱水素酵素
LDH : serum lactate dehydrogenase

★基準値（JSCC法）：100〜220U/L

血清乳酸脱水素酵素とは

- 体に吸収されたブドウ糖をピルビン酸から乳酸に分解する時に作用する変換酵素で、エネルギー産生に重要な働きをし、どの臓器にも含まれている。
- 炎症や虚血が起こると、障害を受けた細胞のLDH産生が亢進し血液中に逸脱するため、どこかの臓器に障害があると異常値を示す。
- 年齢（15歳以下は高くなる）や運動量（過激な運動ほど高くなる）による生理的変動もある。
- LDHアイソザイムを調べると臓器の障害部位を推定することができる。

異常（高値）が示唆する疾病・病態

- 肝臓病：急性肝炎、慢性活動性肝炎、肝臓癌。
- 悪性腫瘍：膵臓癌、大腸癌、胃癌、肺癌、胆嚢癌。
- 心臓疾患：急性心筋梗塞、うっ血性心不全。
- 肺疾患：肺梗塞。
- 血液疾患：悪性貧血、白血病、溶血性貧血、悪性リンパ腫、伝染性単核症。
- 皮膚、筋疾患：筋ジストロフィー、皮膚筋炎。
- 腎臓疾患：腎梗塞。
- 採血手技：採血に手間取ったり採血試験管の乱暴な取り扱いにより赤血球が破壊され赤血球のLDH（血清中の200倍ある）が漏れ出る。

看護の必要性

- 破壊された組織の安静と庇護を行う。

看護のポイント

- 再生に必要なエネルギーの確保と安静を保持することで、破壊された組織の血液循環を促進し、活動によるエネルギーを消費しないようにする。
- 治療や症状により制限されたADLを援助する。
- エネルギー生産（細胞の活性）に必要な酸素が十分に供給できるようにストレスを除去し気道の確保や体位を工夫する。

■ LDHアイソザイムと臓器の障害部位

	基準値	急性肝炎	悪性貧血	筋ジストロフィー	肺梗塞↑↑	溶血	肝臓癌	心筋梗塞
LDH1	30〜40%		↑↑↑			↑↑		↑↑↑
LDH2	34〜48%		↑↑		↑↑	↑↑		↑
LDH3	15〜22%			↑	↑↑			
LDH4	1〜5%	↑					↑	
LDH5	1〜5%	↑↑↑					↑↑	

乳酸
lactic acid

★基準値（酵素法）：4.0 ～ 16.0mg/dL

🌿 乳酸とは

- グリコーゲンが解糖されてできる最終物質で筋肉に蓄積されるが、乳酸回路（筋が嫌気性に収縮すると乳酸とピルビン酸を生じ、好気性にすると乳酸とピルビン酸が消失しグリコーゲンを生成する）により代謝される。
- 乳酸は酸性物質であり、過剰に産生されると乳酸アシドーシスとなる。乳酸アシドーシスは、死亡率の高い代謝性アシドーシスの１つである。
- 乳酸値測定は血液循環不全や代謝障害を疑うときに行われる。

🌿 異常（高値）が示唆する疾病・病態

- 肝疾患：糖新生の材料になるグリコーゲンを貯蔵できずに増加する。
- 循環不全（ショック、出血、心臓疾患）：筋肉への循環血液量が低下し増加する。
- 貧血：酸素を運搬するヘモグロビンの不足により増加する。
- 糖尿病：ケトン体の過剰生産により末梢組織の利用や尿中の排泄量が低下し、またグリコーゲンの合成に必要なインスリンが不足して増加する。
- 肺疾患：酸素不足、二酸化炭素血症により筋が嫌気性に収縮し増加する。
- ビタミン B_1 欠乏症：ビタミン B_1 は、抗神経炎性ビタミンでコカルボキシラーゼとして肝臓、筋肉、その他の組織に含まれ、α - ケト酸（アセト酢酸、ピルビン酸など）の酸化的脱炭素の補酵素として働いているので不足すると増加する。

🌿 看護の必要性

- 疲労した筋肉に蓄積される乳酸の代謝が促進できるような看護を提供する。

🌿 看護のポイント

- 過重な運動を行わないように指導し、必要な ADL を援助する。
- 温罨法やマッサージ、入浴により循環を促進する。
- 十分な酸素が供給できるように、気道を確保し体位を整える。
- 安静により肝血流量を維持し、肝臓の庇護と再生を促進する。
- 鉄含有の多い食品の摂取や栄養を整え、貧血を改善する。
- 低血圧に注意し循環を維持する。
- ビタミン B_1 を多く含有する食品（酵母、豆類、肝、肉、卵黄など）の摂取を促す。

酵素系検査

ピルビン酸
pyruvic acid

★基準値（酵素法）：0.3 ～ 0.9mg/dL

ピルビン酸とは

- 解糖によってできる最終物質で、好気的にはピルビン酸脱水素酵素の働きでアセチルコリンとなり、嫌気的には乳酸となる。
- TCAサイクルに入り、筋の嫌気的収縮により血液中に入り、肝臓での糖新生の材料になる。
- ショックなどによる循環不全や全身性の代謝異常により、組織における酸素欠乏が生じるとピルビン酸の酸化障害が起こり、高ピルビン酸血症を引き起こす。そのため、ピルビン酸測定は、乳酸値測定と同様、血液循環不全や代謝障害を疑うときに行われる（前項参照）。

異常（高値）が示唆する疾病・病態

- 重症肝疾患、肝性昏睡、尿毒症、循環不全、ビタミン B_1 欠乏症。

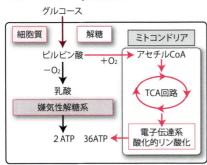

■乳酸・ピルビン酸の代謝

看護の必要性

- ピルビン酸代謝が正常化できるように看護的に関わる。

看護のポイント

- 適切な運動量とする。
- 呼吸状態を整え、酸素吸入ができるように喀痰喀出、体位などを工夫する。
- ビタミン B_1 不足では、酵母や豆類、肝、肉、卵黄などを摂取する。
- 指示の昇圧薬などを適切に管理し血流を維持する。
- 安静により肝臓の血流を増加させ、肝臓の庇護と再生を図る。
- 鉄含有の多い食品の摂取や栄養を整え貧血を改善する。
- 保温により循環不全を改善し、熱産生によるエネルギーの消耗を防ぐ。
- 尿量や尿色を観察し、適切な水分量を維持する。

★低血糖症状で脳神経症状が出るのは？
- 脳細胞は糖をエネルギー源として細胞の活性化が保たれているため、低血糖になると、脳細胞の活性が低下しさまざまな脳神経症状を呈する。

心筋トロポニンT
cTnT : cardiac troponin T

★基準値（ECLIA法）：0.1 ng/mL 以下

🌿 心筋トロポニンTとは

- 心筋トロポニンTは、心筋、横紋筋の収縮調節をつかさどるタンパクで心筋の状態を現わしている。
- 何らかの影響で心筋が障害を受けると血液中の心筋トロポニンTが高値を示す。
- 急性心筋梗塞発症後約3時間で心筋トロポニンTは上昇し始め、12〜18時間程度でピークに達し、1〜3週間程度高値を維持する。
- 急性心筋梗塞発症直後では、ミオグロビンのように高値を示さないが、心筋特異性が高く、また高値を長時間維持するため急性心筋梗塞の早期（直後を除く）から発症後2週間前後経過したものまで幅広く検出が可能である。

🌿 異常（高値）が示唆する疾病・病態

- 心筋梗塞・心筋炎など。

🌿 看護の必要性（心筋梗塞）

- 検査結果を把握しつつ発症起点などの情報を具体的に収集する。

■ 心筋マーカー

	検査項目	意義・特徴	基準値
ANP	心房性ナトリウム利尿ペプチド	心房内で合成され、利尿作用、血管拡張作用、血圧降下作用を有する	40pg/mL 以下
AST	アスパラギン酸アミノトランスフェラーゼ	筋肉、赤血球の壊死、破壊の程度を反映する	10〜33IU/L
BNP	脳性ナトリウム利尿ペプチド	心室で分泌され、利尿作用、血管拡張作用、血圧降下作用を有する	20pg/mL 以下
CK	クレアチンキナーゼ	心筋や骨格筋、平滑筋、脳細胞に多く含まれる	60〜250IU/L
hANP	ヒト心房性ナトリウム利尿ペプチド	心房筋で分泌される。血管拡張作用、利尿作用を有する	43pg/mL 以下
Tn	トロポニン	横紋筋の筋原線維をなす	0.10ng/mL 以下
Mb	ミオグロビン	筋細胞内に多く含まれる。酸素の貯蔵体。発症後早期に上昇する	男性：28〜72ng/mL 女性：25〜58ng/mL
H-FABP	ヒト心臓由来脂肪酸結合タンパク	心筋の細胞質に存在し、遊離脂肪酸の細胞内運搬に関与する	6.2ng/mL 未満
LDH	乳酸脱水素酵素	ピルビン酸を乳酸に変換する酵素	200〜400IU/L

看護のポイント（心筋梗塞）

- 生体情報（バイタルサイン、心電図、血液検査、一般状態など）を観察する。
- 問診による情報（OPQRST）を収集し、共有して症状の軽減を図る。

■問診のポイント：OPQRST

	内容	問診例
O：onset	発症時間、発症様式	いつから、症状が出ましたか？ 急に痛くなりましたか？ 徐々に痛くなりましたか？
P：palliative/provocative	増悪・寛解因子	何をすると痛みが強くなりますか？ 何をしたら、痛みが和らぎますか？
Q：quality/quantity	症状の性質	ズキンズキンという痛みですか？ 焼けるような痛みですか？ ちくちくする痛みですか？
R：region/radiation	場所・放散の有無	痛みは違う所に移りますか？ 痛みはどこに広がりますか？
S：associated symptom	随伴症状	痛みのほかにどんな症状がありますか？
T：time course	時間経過	いつ痛み始めましたか？ どれくらい痛みが続きましたか？ 痛みに波はありますか？

★食欲不振の原因

1．脱水
- 脱水による電解質の濃縮で細胞内クロールを胃液（塩酸）で補うため消化能力の低下・食欲不振が出現する。胃液のHClが不足する。

2．発熱
- 副腎髄質からアドレナリンが分泌され、交感神経を興奮させる。交感神経の興奮により消化管の蠕動を行う平滑筋の収縮が抑制され、消化運動が低下する（食物の消化管内の停滞）。
- 発熱による味覚の鈍麻（舌苔）も生じる。
- 視床下部の体温調節中枢への体温上昇刺激が食中枢（視床下部外側）に近接しているため、直接刺激を受けて空腹をもたらさない。

3．肝臓での糖の新生
- 血糖値が維持される。

4．感染
- 感染により産生された毒素が血流により脳に運ばれ、摂食中枢の抑制、満腹中枢の刺激が生じる。

5．腹満
- 水分過吸収による便秘（腹満）。
- 腸内の不消化物の発酵（ガス発生）による腹満

6．その他
- 不安や心配など自律神経（交感神経：アドレナリン分泌）の影響。

クレアチンキナーゼ
CK : creatinekinase

★基準値（JSCC法）：男性　60〜290U/L
　　　　　　　　　　女性　45〜165U/L

クレアチンキナーゼとは

- 骨格筋や心筋、脳にある酵素で、筋肉のエネルギー代謝に関与する。
- 骨格筋や心筋、脳細胞が壊死、変性、崩壊、虚血などの状態になると逸脱し血液中に流出するので、CPKの増加は骨格筋か心筋、脳の障害を示唆する。

異常（高値）が示唆する疾病・病態

- 筋肉疾患：進行性筋ジストロフィー、多発性筋炎、筋肉の外傷など。
- 心筋疾患：心筋梗塞、心筋炎、心房細動など。
- 脳神経疾患：脳血管障害（脳血栓、脳梗塞）、脳損傷など。
- その他：動脈塞栓、術後5日以内、頻回な筋肉注射、筋肉疲労（激しい運動後に筋肉痛がある場合）、咳き込みなど。

看護の必要性

- 筋肉の安静を図りつつ機能の回復と機能の低下を防ぐ。

看護のポイント

- 安静による筋肉の疲労増強を防ぐ。
- 保温・入浴により血液循環を促進し筋肉の疲労を防ぐ。
- 脳障害による運動機能障害がある場合は、他動運動から始め筋肉の萎縮と関節の拘縮を防ぐ。
- 心筋の障害の場合は安静を保持し胸痛や不整脈などの症状を観察する。
- 障害されたり規制されたADLを援助する。
- 栄養状態を整え二次障害（廃用症候群）を予防する。
- 便秘予防やストレス除去を図り高血圧を助長させない。
- 急性期を過ぎたら状態に合ったリハビリを開始する。

■ CKアイソザイムによる特定

- 同じ反応を触媒する酵素であるが、心筋と骨格筋では分子構造が異なることから障害部位を特定することができる。

	基準値	心筋疾患	筋肉疾患	脳疾患
BB型	0〜1%			上昇
MB型	0〜5%	上昇		
MM型	90〜100%		上昇	

※ BB型：脳のアイソザイム　MB型：心筋のアイソザイム　MM型：骨格筋のアイソザイム

★酵素検査の測定値の意味

- 酵素は、Aという物質をBに変化させる働きのあるタンパク質で、体内には大きく分けて消化酵素と代謝酵素の2種類がある。例えば、脂質を分解する消化酵素にリパーゼがある。この酵素は、体内に入ってきた脂質を脂肪酸とグリセロールに分解する。
- 生化学検査における酵素検査（ASTやALT、アミラーゼ、リパーゼ、CKなど）は酵素自体の量を測定しているのではなく、酵素活性（酵素の働く能力）を測定している。ただ、特別な例を除いては酵素量と酵素活性は相関関係にある。
- 酵素の場合、活性値を測定しているため、基準値はμgやmgではなくU（ユニット）となる。

■主な酵素

糖質に関連する酵素	アミラーゼ	・膵臓と唾液腺から分泌され、でんぷんなどの糖分を分解する
	グルコースイソメラーゼ	・グルコースをフルクトースに変換する
	セルラーゼ	・グリコシド結合を加水分解する
	キシラナーゼ	・キシランをキシロースに分解する
	ペクチナーゼ	・高等植物の細胞壁に含まれているペクチン質を分解する酵素群の総称
	マンナナーゼ	・マンナンなどの関連ヘミセルロース性多糖を加水分解する
タンパク質、アミノ酸に関連する酵素	プロテアーゼ	・タンパク質やペプチド中のペプチド結合を加水分解する ・ペプシン・トリプシンなどの消化酵素や、細胞内で種々の酵素やペプチドホルモン（インスリンなど）の前駆体から酵素・ホルモンを生成する酵素など
	ペプチターゼ	・ペプチド結合の加水分解を行う ・高分子タンパク質を分解するプロテアーゼ(タンパク質分解酵素)に対して、ペプチドを分解するものをペプチダーゼとして区別している
脂質に関連する酵素	リパーゼ	・消化液（胃液、膵液）に含まれ、脂質の消化を行う ・細胞で脂質の代謝に関与する
	エステラーゼ	・エステルを水との化学反応で酸とアルコールに分解する加水分解酵素
その他	酸化酵素	・酸化還元酵素群のうち，特に酸素を直接電子受容体とした酸化反応を触媒する

肝・胆道系検査

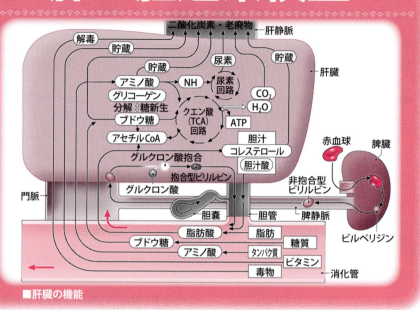

■肝臓の機能

 ## アスパラギン酸アミノトランスフェラーゼ
AST：aspartate aminotransferase

アラニンアミノトランスフェラーゼ
ALT：alanine aminotransferase

> ★ AST　基準値（JSCC法）：7～38U/L
> 　 ALT　基準値（JSCC法）：4～44U/L

🌿 アスパラギン酸アミノトランスフェラーゼとは

●アミノ酸をアスパラギン酸、α-ケトグルタール酸とグルタミン酸、オキザロ酢酸に転移する触媒酵素でアミノ酸代謝に重要な役割を果たしている。

●すべての臓器に含まれるが、特に心臓＞肝臓＞骨格筋＞腎臓＞膵臓＞脾臓＞肺の順に含まれ、臓器細胞が障害されると酵素が血液中に流入（逸脱酵素）する。この結果だけで、障害臓器を特定すること

はできず ALT などとともに判断する。

🌸 アラニンアミニフェラーゼとは

- アミノ酸をアラニン、α-ケトグルタール酸とグルタミン酸、焦性ブドウ酸に転移する触媒酵素でアミノ酸代謝に重要な役割を果たしている。
- 肝臓に特異性が高く、肝臓障害があると酵素が血液中に流入（逸脱酵素）する。

🌸 異常が示唆する疾病・病態

- AST と ALT の組み合わせによる（下記表参照）。

🌸 看護の必要性

- 臓器障害を進行させないこと、回復を促す看護を提供する。

★ AST/ALT 比の意味
- 1以上の場合は、アルコール性肝炎や肝硬変を疑う。
- 1以下の場合は、急性ウイルス肝炎の回復期、慢性肝炎、脂肪肝を疑う。

🌸 看護のポイント

- 心身の安静による臓器の庇護と疼痛などのさまざまなストレスを除去することにより血管の収縮を抑え、臓器の血流を維持し回復を図る。
- 食事療法（良質タンパク、塩分制限など）により臓器に負担をかけない。また十分な栄養を補給する。
- 必要により十分な酸素を供給（気道の確保や体位、ストレスの除去、酸素吸入）により細胞の活性を促す。
- 骨折や術後ではコンパートメントシンドロームの徴候（腫脹、疼痛、循環障害、神経障害）を観察し、患部の挙上、冷罨法、可能な運動を行い二次的障害を予防する。

★ コンパートメントシンドロームとは
- コンパートメントとは、骨と筋膜によって囲まれた区画のことであり、この区画の内圧が上昇して細動脈を圧迫し、血行障害により筋腱神経組織が壊死する障害をコンパートメントシンドロームという。
- 内圧上昇の原因には、打撲、骨折、脱臼などによる出血、阻血、浮腫などの血行障害がある。

■ AST、ALT 値と疾患

AST、ALT ともに高値	肝疾患	急性肝炎（500IU 以上）	ALT ＞ AST
		慢性肝炎（50～300IU）	ALT ＞ AST
		肝硬変、肝癌（50～100IU）	ALT ＞ AST
		脂肪肝	ALT の軽度上昇と Ch-E（コリンエステラーゼ）の上昇
		アルコール性肝障害	AST の軽度上昇とγ-GTP の上昇
		閉塞性黄疸	AST 軽度上昇と ALP の上昇
		うっ血肝	AST の軽度上昇
AST のみ上昇し、CK も上昇		急性心筋梗塞	
AST の軽度上昇と CK の上昇		筋肉疾患	
ALT の上昇と ALP の上昇		甲状腺機能亢進症	

γ-グルタミルトランスペプチダーゼ
γ-GTP：γ-glutamyl transpeptidase

★基準値（JSCC法）： 男性　9〜40U/L
　　　　　　　　　　　女性　9〜35U/L

γ-グルタミルトランスペプチダーゼとは

- アミノ酸代謝に関与する酵素で、腎尿細管＞膵臓＞肝臓＞脾臓＞小腸＞脳＞心筋の順に存在する。
- 肝臓や胆道疾患により異常値を示す。特に胆汁のうっ滞がある場合やアルコール、薬物（フェニトイン、フェノバルビタールなど）による肝臓障害の場合に異常値を示す。
- アルコール性肝障害の場合は他の肝機能検査（AST、ALT、ALP、LDH）にも異常を認める。

異常（高値）が示唆する疾病・病態

- アルコール性肝障害：脂肪肝、慢性肝炎、肝線維症、肝硬変など。
- 胆汁うっ滞性肝障害：胆道閉塞。
- 薬剤性肝臓障害。
- 膵頭部癌。
- 心筋梗塞。

看護の必要性

- 禁酒や薬物の休薬により肝臓を庇護し機能の回復を図る。

看護のポイント

- アルコール性脂肪肝では禁酒とする。
- 正常の場合でも休肝日を設け、食事をしながら適量のアルコール摂取とする。
- 薬物性の肝臓障害で休薬できない場合は、肝障害の症状を十分に観察し、医師に報告する。
- 慢性肝炎、肝線維症、肝硬変で組織の破壊がひどいと不可逆的となるが、肝臓の庇護のために安静とし、肝臓の血流改善、栄養改善により肝細胞の再生を図る。

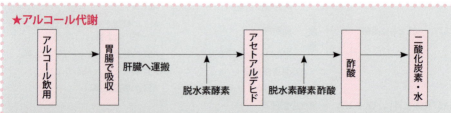

★アルコール代謝

- 大量のアルコール飲料により肝臓は糖や脂質代謝などの働きをやめ、アルコール分解に専念する。アルコールの処理能力（体重1kg、1時間につき0.1g）を超えた場合は、肝臓に脂肪がたまる脂肪肝となる。

肝・胆道系検査

ロイシンアミノペプチダーゼ
LAP : leucine aminopeptidase

★基準値（L-ロイシン-PNA基質法）：30〜70U/L

ロイシンアミノペプチダーゼとは

- 小腸粘膜より分泌されるロイシン（必須アミノ酸の1つ）を特異的に加水分解する胆管系酵素である。
- 胆汁のうっ滞や胆毛細管の上皮細胞の破壊により、血液中に流出する。

異常（高値）が示唆する疾病・病態

- 胆道疾患：癌、結石、炎症による胆道狭窄、胆道閉塞。
- 肝臓疾患：急性肝炎、慢性肝炎、肝硬変、肝臓癌。
- 膵臓疾患：急性膵炎、膵臓癌。
- 妊娠後期。

※ALP値の変動と並行するが、LAPは骨疾患では上昇しないので肝臓、胆道疾患に特異的となる。

■ LAPアイソザイムの特異性（基準値：LAP1）

LAP_2上昇	肝細胞障害、閉塞性黄疸
LAP_3上昇	悪性腫瘍、胆道閉塞

看護の必要性

- 胆道の役割（胆汁が流出する道）が果たせなくなることや、そのことから起きる胆汁のうっ滞が体に及ぼす影響、肝臓の働きが十分に果たせなくなることによる体への影響を考え必要な看護を展開する。

看護のポイント

- 264、265頁参照。

★胆汁の働き
- 胆汁は、肝臓細胞で1日700〜1000mLが作られ、毛細胆管から胆管、総胆管を経て十二指腸に排泄される。
- 胆汁には、胆汁酸、ビリルビン、コレステロール、リン脂質、ムチン、無機塩類などが含まれ、腸管の脂肪の乳化を助け脂肪酵素の働きと腸管からの吸収を容易にしている。
- 脂溶性ビタミン（A、D、K）やホルモン、アルカロイド（炭素、水素、窒素、酸素を含む揮発しない強いアルカリ性を示す結晶で、植物に存在する含窒素塩基性化合物をいう）の吸収に関与する。
- アルカロイドは、ニコチン、キニーネ、ストリキニン、パパベリン、ピロカルピン、ヒスタミン、アドレナリン、アトロピンなどの誘導体をいう。

アンモニア
NH₃ : ammonia

★基準値（酵素サイクリング法）：血漿　15～80μg/dL

🌿 アンモニアとは

- 神経の興奮時や筋肉の収縮時、肝臓などでアミノ酸から脱アミノ作用によって作られ、ほとんどは尿素（タンパク質の最終代謝産物）となる。
- プリン体生成やアミノ基転換にも関与している。
- アンモニアの測定により、肝機能や栄養障害の程度を知ることができる。

🌿 異常が示唆する疾病・病態

1．高　値
- 劇症肝炎、肝性昏睡などの重症肝臓障害：生体で産生されたアンモニアは肝臓で尿素サイクルによって処理されるが、肝臓障害により処理されずアンモニアが蓄積される。
- ショック：血流量の低下により増加する。
- 過激な運動後：筋肉の過度の使用により増加する。
- 先天性尿素サイクル酵素欠損症。

2．低　値
- 低タンパク血症、貧血。

🌿 看護の必要性

- 体液中のアンモニアは微量であるが、肝機能が低下したり低栄養状態で変化し、生体活動に著しい影響を及ぼすので、アンモニア代謝に関し看護の関わりで改善できることを行う。

🌿 看護のポイント

- アンモニア発生の材料になるタンパク質は、肝性昏睡の原因と考えられているので制限し（良質タンパク質は可）、食事摂取内容や量（過食の禁止）を観察する。
- 便秘はアンモニアの生成や吸収を促進するので排便をコントロールする。モニラックシロップ（腸管運動の亢進と腸管内のpHを酸性化しアンモニアの産生や吸収を阻害する）を投与し、軟便程度の量を維持する。下痢をすると肝性脳症が悪化するので注意して観察する。
- 安静を保持し肝臓への負担を軽減するとともに肝臓の血液量（栄養と酸素）を増加させ肝細胞の再生を図る。

★検体採取法
- 脱アンモニアした容器に1.0mL採血し、熱によりアンモニア代謝が亢進しないように氷冷する。

肝・胆道系検査

★肝・胆道機能検査

肝機能	検査項目	基準値	肝・胆道疾患に伴う変化
肝臓の障害度	AST	8～38U/L	・肝細胞に存在する酵素で、肝細胞が破壊されると、血中に逸脱し血中濃度が上昇する
	ALT	5～40U/L	
肝細胞の働き	アルブミン	3.7～5.2g/dL	・肝細胞の働きが低下すると、合成されるアルブミンやコレステロールが減少し、血中濃度が低下する
	総コレステロール	120～220mg/dL	
	プロトロンビン時間	10～13秒	・肝細胞の働きが低下すると、血中のプロトロンビン量が減り、血液凝固時間が延長する
	アンモニア	20～70μg/dL	・肝機能が低下するとアンモニアの処理能力が低下し、血中のアンモニアが増加する
胆汁の流れ	総ビリルビン	0.2～1.0mg/dL	・胆汁の排出障害により肝での抱合後にビリルビンが逆流して血中に移行し、直接ビリルビン濃度が上昇する。間接ビリルビンの上昇は、溶血による
	直接ビリルビン	0.1～0.6mg/dL	
	間接ビリルビン	0.1～0.8mg/dL	
	γ-GTP	9～40U/L	・胆汁排泄が障害されると肝内に逆流し、血中に移行して血中濃度が上昇する
	ALP	144～341U/L	
	LAP	30～70U	・胆汁のうっ滞、胆毛細管の上皮細胞の破壊により血液中に流出し、LAPは上昇する
肝炎の慢性化度	γ-グロブリン	10.7～20.0%	・慢性肝炎の進行につれて、免疫担当のγ-グロブリンが増加する
	TTT	0.2～4.0U	・血中のアルブミンが減少し、γ-グロブリンが増加すると、ZTT、TTTはそれに反応して上昇する
	ZTT	4～10U	
	ICGテスト	15分後；ICG血中停滞率10%以下	・肝臓の解毒機能が低下するとICGの排泄が障害され、ICG血中停滞率が上昇する

★肝性脳症観察のポイント

● 肝機能障害では解毒機能が低下し、腸から吸収された栄養物が代謝される過程で生成されるアンモニアが血液中に増加する。このアンモニアが脳細胞に影響し肝性脳症を引き起こす。

● 肝性脳症では羽ばたき振戦や意識の混濁がみられ、放置すると昏睡に陥り死に至ることになる。

● アンモニアの原料になる栄養物（タンパク質）を腸内に貯留させないように、排便のコントロールが図られているか、また意識障害の程度の軽いうちに適切な処置（腸内のアンモニアを薬物で排泄するなど）を行うために意識状態を観察する。

尿酸
UA：uric acid

★基準値： 血液（酵素法） 男性　4.0 〜 7.0mg/dL
　　　　　　　　　　　　 女性　3.0 〜 5.5mg/dL
　　　　　 尿　　　　　　　　　　0.4 〜 1.0g/ 日

尿酸とは

- 尿酸は、体内のプリン体（アデニンやグアニン）の終末産物で、細胞の増殖や活動の結果生じた老廃物である。
- 肝臓の窒素代謝により生産され、腎臓から排泄（700 〜 900mg/ 日）される。
- 尿酸の過剰生産、尿酸の排泄不良により体内に尿酸が増加し、尿酸の過少生産、排泄過多により尿酸が減少する。

異常が示唆する疾病・病態

1．高　値
1）尿酸過剰生産
- 細胞の崩壊亢進：痛風、多血症、白血病、骨髄腫、悪性腫瘍。
- 高プリン食摂取：脂肪食、アルコール飲料。
- プリン生合成亢進：痛風、糖原病。

2）尿酸排泄低下
- 腎機能低下：慢性腎炎。
- 高乳酸血症：アルコール中毒、妊娠高血圧症候群。
- ケトン体増加：飢餓、糖尿病、肥満、脂質異常症、アシドーシス。
- 薬剤：利尿薬、エタンブトール、フェノバール。
- 細胞外液量減少：脱水、尿崩症、利尿薬。

3）原因不明
- ダウン症候群、サルコイドーシス、甲状腺機能低下症。

2．低　値
- 低プリン食による尿酸再吸収障害、妊娠、多尿、痛風発作時の尿酸排泄低下。

看護の必要性

- 生活を整え、尿酸の産生が適切にコントロールできるように看護を提供する。

看護のポイント

1．高　値
- 尿酸はプリン体から作られるのでプリン体の多い食品を避ける：いわしの油漬、レバー、カニみそ、きな粉、鯖、鯉、ベーコン、牛乳、牛肉、牛タンなど。
- 標準体重を維持する。
- アルカリ食品は尿酸の排泄を促すので多く摂取するように指導する。
- 水分を多く摂取し尿 pH を 6.2 〜 6.8 に維持する。
- 激しい運動は筋肉内でプリン体の分解を促進し、尿酸合成を亢進させるので避け

肝・胆道系検査

る。
- 飲酒（ビール大3本で1日量以上）によりプリン体過多となるので禁酒を指導する。
- 薬物の管理と副作用の発現に気をつける。
  ① ザイロリック：プリン代謝でキサンチンから尿酸の生成を促進するキサンチンオキシダーゼの作用を阻害し尿酸産生を抑える。
  ② ユリノーム：尿細管での尿酸の再吸収を阻害し尿酸の排泄を促進する。
  ③ ウラリット：代謝産物の HCO_3^-（重炭酸塩）が塩基として作用しアシドーシスや酸性尿を改善する。
- 鎮痛薬を対症療法的に投与する。

2．低 値
- プリン体の多い食品を勧める。
- アルカリ性（植物性）食品の摂取を少なくする。

★尿酸、プリン体代謝
- 尿酸はプリン体（細胞核の中にある遺伝子に存在する）を代謝した結果生じる物質で、体の中に常に存在し、産生と排泄により一定量を保っている。
- 食べ物から取込まれるプリン体から20％ほどの尿酸が作られ、80％は体内にあるプリン体を原料として産生される。
- 急激な運動や暴飲・暴食などでATP（エネルギー源）が急に多量に使われると、再利用されずに分解が進み、ATPの一部がプリン体の原料となる。
- プリン体の多い内臓（レバーなど）や魚卵などの細胞数が多い食材や、干物（乾燥により細胞が凝縮されている）などの摂取によりプリン体が増加する。

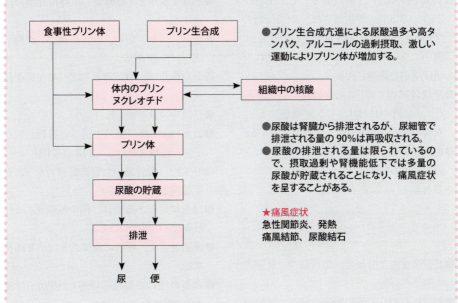

- プリン生合成亢進による尿酸過多や高タンパク、アルコールの過剰摂取、激しい運動によりプリン体が増加する。
- 尿酸は腎臓から排泄されるが、尿細管で排泄される量の90％は再吸収される。
- 尿酸の排泄される量は限られているので、摂取過剰や腎機能低下では多量の尿酸が貯蔵されることになり、痛風症状を呈することがある。

★痛風症状
急性関節炎、発熱
痛風結節、尿酸結石

総ビリルビン
T-bil : total bilirubin

★基準値（酵素法）：0.3〜1.2mg/dL

総ビリルビンとは

- ビリルビンは赤血球中のヘム（生体に存在する鉄）などが分解してできた黄色の物質で、まず肝臓に取り込まれ、水に溶けやすい形となって、胆管より十二指腸に排泄される。
- 肝臓に取り込まれる前の非水溶性のビリルビンを間接ビリルビン（80％）、肝臓で水溶性となったものを直接ビリルビン（20％）といい、両者を合わせて総ビリルビンという。
- 黄褐色の胆汁色素成分として、1日に250〜300mgが生成され、十二指腸のファーター乳頭に胆汁成分として流入し、便中にウロビリノーゲンとして排泄され少量は尿中に排泄される。
- 肝機能障害でビリルビンの排泄障害が起こり、血液中にビリルビンが増加すると、皮膚や結膜が黄色くなる黄疸が出現する。
- 血液中のビリルビンの量によりビリルビンの生成から排泄過程の異常を知ることができる。

異常（高値）が示唆する疾病・病態

- 肝臓の疾患：肝硬変、急性肝炎、肝臓内の胆汁うっ滞。
- 胆道への胆汁の流出障害：結石、膵臓癌による狭窄や閉塞。
- 溶血：赤血球の破壊亢進。

看護の必要性

- 肝臓や胆汁の働きを理解し、症状の進行に伴い出現する発熱や、腹痛、黄疸、腹水、腹部膨満感などの症状による苦痛の軽減を図り、生活習慣を整える支援を行う。

看護のポイント

- バイタルサインを測定し、特に発熱に注意する。
- 腹痛、黄疸、腹水、腹部膨満感、浮腫の出現に注意する。
- 全身倦怠感、食欲不振などへの援助を行う。
- 禁酒や過食を整える。
- 黄疸による瘙痒感の生活への影響状況を把握し軽減に努める（242頁参照）。
- 肝生検、腹腔鏡、血管造影検査などに対する不安を除去する。
- 出血傾向がある場合、傷や転倒による打ち身などに気をつける。
- 便通を整え、呼吸の安楽性と食欲を維持する。
- 食事療法の必要性の理解と行動ができるように関わる。

肝・胆道系検査

直接ビリルビン
D-bil : direct bilirubin

★基準値（酵素法）：0.1 ～ 0.4mg/dL

直接ビリルビンとは

- ヘモグロビンの分解過程を経ないで肝臓や骨髄で生成された水溶性の直接ビリルビン（1日量の20％を生成）は、胆汁に混じって胆管からファーター乳頭へ、さらに腸管に流出し腸内細菌により一部はウロビリノーゲンとなり便に排泄され、一部は腸で吸収されて門脈を経て肝臓に入り再度胆汁に排泄される。

異常（高値）が示唆する疾病・病態

- 肝臓疾患：肝機能の低下によりビリルビン代謝が障害され増加する。
- 胆道系疾患：胆道の閉塞により増加する。
- 体質性黄疸。

看護の必要性

- 肝臓や胆嚢を庇護しビリルビンが血液中に増加しないような看護を提供する。

★体質性黄疸とは
- 遺伝により間接ビリルビンや直接ビリルビンが増加するものをいい、肝臓でのビリルビン代謝の障害により起きる。

看護のポイント

- 臥床安静により肝臓の血流量を減らし肝細胞の庇護と修復を促進する。
- 腹水や鼓腸などの腹部膨満がある場合は腹壁の緊張を和らげる体位を工夫する。
- 疼痛はエネルギーの消耗と肝臓の血流を減少させるので、疼痛緩和により、エネルギーの消耗防止と肝細胞の修復を促進する。
- 高カロリー、高タンパク、高ビタミン食とし、肝細胞の修復を促進する。
  ① 肝性昏睡のある場合はタンパク制限食とし、アンモニアの発生を少なくする。
  ② 胆汁の排泄障害の場合や胆石のある場合は脂肪を制限し、脂肪の不消化による下痢や胆嚢の収縮による疼痛を予防する。
- 水分や塩分の摂取は腹水や浮腫を助長するので制限する。
- 禁酒、禁煙により肝臓の代謝（解毒）による負担を軽減する。
- 便秘を防ぎビリルビンの再吸収を促進しないようにする。
- 環境（温度や湿度）の調整、皮膚の清潔、吸湿性のよい衣類などにより瘙痒感を緩和し二次感染を防ぐ（242頁参照）。

インドシアニングリーンテスト
ICG：indocyanine green test

★基準値：15分値　ICG血中停滞率10％以下

インドシアニングリーンテストとは

- ICG色素（試薬）は肝臓で除去され胆汁に排泄されることから、肝臓の血流量と肝臓細胞の色素排泄能力（解毒作用）がわかる。
- BSP（ブロモスルホフタレイン）試薬より毒性や腸肝循環が少ないのでよく行われる。

異常（高値）が示唆する疾病・病態

- ウイルス肝炎：急性肝炎、劇症肝炎、肝内胆汁うっ滞性肝炎。
- 慢性肝炎：活動型慢性肝炎、非活動性肝炎、ルポイド肝炎。
- 肝硬変：門脈性肝硬変、壊死後性肝硬変、胆汁性肝硬変。
- 肝臓腫瘍：原発性肝臓癌、転移性肝臓癌、肝臓血管腫、肝臓嚢腫。
- 中毒性肝臓障害：肝臓実質障害、胆汁うっ滞。
- 感染性疾患：化膿性肝膿瘍、住血吸虫症、肝ジストマ。
- 代謝異常性肝臓疾患：脂肪肝、糖尿病、肝線維症、肝レンズ核変性症。
- 肝臓循環障害：肝動脈や門脈の閉鎖や狭窄、特発性門脈高血圧症。
- 胆汁流出障害：肝内性胆汁うっ滞、肝外性胆汁うっ滞。
- その他の疾患：急性ショック、うっ血性心不全、大静脈閉塞。
- 薬剤による影響：胆嚢造影剤、タンパク同化ステロイド、抗菌薬、抗痛風薬など。

看護の必要性

- 検査を確実に行い誤った検査結果とならないように注意する。

看護のポイント

1．検査法
- 検査前は絶食とする。
- ICG試験薬25mgを正確に5mLの注射用蒸留水で溶解する（変質しやすいので使用直前に溶解する）。
- 血管を確保し検査前の採血をする。
- 医師により、体重10kgにつき1mLの試験薬が静脈注射されたらすぐにストップウォッチを押す（体重測定を行っておく）。
- 正確に15分後に反対側の静脈より3mLを採血する（5分、10分後の時もある）。

2．検査後の注意事項
- ICGは光線により退色しやすいので速やかに検体を提出する。
- 検査中は悪心、発熱、ショック症状を観察し、終了まで安静臥床とする。

★肝硬変による肝性脳症発生のメカニズム

- 肝性脳症は、意識障害や判断力低下、人格変化、異常行動、昼夜逆転、羽ばたき振戦、昏睡をいい、大山分類を用いて肝性脳症の重症度を判定する。
- 肝硬変による肝性脳症発生の原因は以下の２つがある。
  1. 肝臓では、腸内細菌により発生したアンモニアを尿素サイクルで解毒化しているが、肝硬変により解毒化が不十分となり、代謝されなかったアンモニアが大循環を流れ、血中アンモニア濃度が高まって発生する。
  2. 肝硬変では、分岐鎖アミノ酸（必須アミノ酸であるバリン、ロイシン、イソロイシン）の減少（血中のトリプトファン濃度に対する分岐鎖アミノ酸濃度が低下すると、脳内にトリプトファンの取り込みが増加し、セロトニンが生成され、中枢性疲労が促進する）と芳香族アミノ酸（ベンゼン核をもつアミノ酸で、フェニルアラニン、チロシンが血液脳関門を通過して、偽性神経伝達物質の前駆体となる）の増加が起こり、脳内へ流れて発生する。

■肝性脳症の昏睡度分類（第12回犬山シンポジウム,1982 一部改変）

昏睡度	精神症状
I	睡眠－覚醒リズムの逆転 多幸気分、時に抑うつ状態 だらしなく、気にとめない状態
II	指南力（時、場所）障害、物を取り違える（confusion） 異常行動（例：お金をまく、化粧品をゴミ箱に捨てるなど）、時に傾眠状態（普通の呼びかけで開眼し会話ができる）、無礼な言動があったりするが、医師の指示に従う態度をみせる
III	しばしば興奮状態、またはせん妄状態を伴い、反抗的態度を見せる 傾眠傾向（ほとんど眠っている） 外的刺激で開眼しうるが、医師の指示に従わない、または従えない（簡単な命令には応じる）
IV	昏睡（完全な意識の消失） 痛み刺激に反応する
V	深昏睡 痛み刺激にもまったく反応しない

★肝硬変の重症度

- 肝硬変の重症度は、チャイルド-ピュー分類で、グレードA〜Cに分けられる。
- 身体障害者福祉法に定める内部障害には、心臓機能障害、呼吸器機能障害、腎臓機能障害、膀胱または直腸機能障害、小腸機能障害、免疫機能障害、肝臓機能障害があるが、肝臓機能障害は、治療を実施したにもかかわらずChild-Pugh分類による肝機能重症度評価でグレードC状態に一定期間あって回復が困難な者が対象となっている。

■肝硬変の重症度分類（Child-Pugh score）

判定基準		1点	2点	3点
腹水		なし	軽度 コントロール可能	中等度以上 コントロール困難
肝性脳症（度）		なし	軽度（Ⅰ〜Ⅱ）	昏睡（Ⅲ以上）
アルブミン（g/dL）		3.5超	2.8以上 3.5未満	2.8未満
ビリルビン（mg/dL） （原発性胆汁性肝硬変の場合）		2.0未満 (4.0未満)	2.0以上 3.0以下 (4.0以上 10以下)	3.0超 (10超)
プロトロンビン時間	（秒、延長）	4未満	4以上 6以下	6超
	（％）	70超	40以上 70以下	40未満

上記5項目のスコアを合計して判定する　　grade A：5〜6、grade B：7〜9、grade C：10〜15

糖質系検査

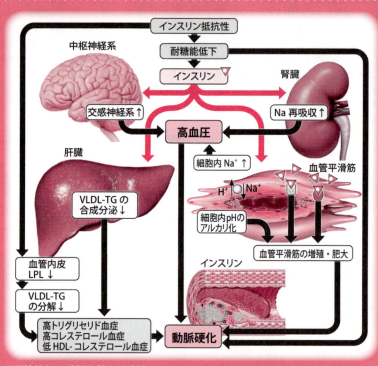

■耐糖能低下が引き起こす病態

ブドウ糖負荷試験
GTT : glucose tolerance test/75g, OGTT : 75g oral glucose tolerance test

ブドウ糖負荷試験とは
- 糖尿病や糖代謝異常を疑う患者にブドウ糖を負荷し、血糖値の上昇の程度や持続の程度を調べて診断をつけるために行われる。

1. 検査法
- 空腹時に採血、採尿を行う。
- 75g 糖を約5分で服用（負荷）させる。
- 服用後60分、120分に採血と採尿を行う。
- 二次性高血糖の場合は180分まで採血と採尿を行う。

2．検査時の注意事項
- 検査前の食事摂取、アルコール飲酒に影響されるので10〜14時間の絶食とする。
- 検査終了まで絶食とする。
- 禁煙とする。
- 過度の運動を行わない。
- 専用の検体採取容器を使用する。
- 副腎皮質ステロイド薬、サイアザイド系利尿薬などの薬物により血糖上昇をきたすので指示を確認する。

異常が示唆する疾病・病態

1．高 値
- 糖尿病、クッシング症候群、褐色細胞腫、甲状腺機能亢進症、妊娠、肥満、低栄養状態、肝臓障害、膵臓障害、ストレス。

2．低 値
- 吸収障害。

看護の必要性
- 時間や注意事項を守って確実に検査を実施する。

看護のポイント
- 270〜271頁参照。

■空腹時血糖値および75g糖負荷試験2時間値の判定基準（静脈血漿値）

	正常域	糖尿病域
空腹時	< 110mg/dL	≧ 126mg/dL
75g OGTT 2時間値	< 140mg/dL	≧ 200mg/dL
75g OGTTの判定	両者を満たすもの正常型とする	いずれかを満たすものを糖尿病型とする
	正常型にも糖尿病型にも属さないものを境界型とする	

★血糖値調節のメカニズム
- 血糖値は、ホルモンにより常に一定に保たれている。
- 血糖調整に関与するホルモンは、インスリン、グルカゴン、アドレナリン、糖質コルチコイド、成長ホルモンである。
- インスリンは、グルコースの細胞内取り込みを増やし、解糖系やグリコーゲン合成を促進し、糖新生の抑制に働くことで、血糖値を低下させる。
- グルカゴンは、肝臓でのグリコーゲン分解と糖新生を促す。結果、グルコースが血中に放出され血糖値が上昇する。
- アドレナリンは、肝臓や筋肉でのグリコーゲン分解を促し、血糖値を上昇させる。
- 糖質コルチコイドは、筋肉のタンパク質分解を促し、タンパク質の糖化を促進することにより血糖値を上昇させる。
- 成長ホルモンは、肝臓でのグリコーゲン分解を促し、また抗インスリン作用を持つため、血糖値を上昇させる。

空腹時血糖値
FBS : fasting blood sugar

★基準値（酵素法）：70〜109mg/dL

空腹時血糖とは

- 血液中のグルコースは、組織細胞のエネルギー源である。
- グルコースは、腸管から吸収され、さまざまなホルモンの作用により肝臓でグリコーゲンに合成され、また分解されて恒常性を保っている。
- 血糖値とは、血液中のグルコース濃度を測定したもので、血糖値は食後に上昇することから、平常に近い値を得るため、空腹時に測定する。

異常（陽性）が示唆する疾病・病態

1．高　値
- 糖尿病、慢性肝疾患、内分泌疾患、中枢神経系疾患、肥満。

2．低　値
- 高インスリン血症、副腎皮質機能低下症（アジソン病）。

看護の必要性

- エネルギー補給（血糖の恒常性）は、組織細胞の物質代謝に影響していることを理解し、恒常性が保てるように看護を提供する。

看護のポイント

1．高　値
- 運動療法により消費エネルギー（グルコースの分解促進）を多くする。
  ①歩幅（踵から踵まで）は身長（cm）×

■高血糖と低血糖

	低血糖	高血糖
血糖値	40〜50mg/dL 以下	110 mg/dL 以上
原因	・食事を抜いた ・過剰なインスリン：量を間違えた、勝手に増やした ・空腹時の運動、過激な運動 ・アルコールの飲み過ぎ	・インスリンの不足 ・過剰な食事 ・ストレス、疾患、感染、手術、発作、妊娠 ・ケトアシドーシス
症状	・40〜50mg/dL：空腹感、軽い頭痛、あくび ・30〜40mg/dL：あくび、倦怠、脱力感、無表情、会話の停滞、冷汗、頻脈、ふるえ、顔面蒼白または紅潮 ・25〜30mg/dL：（低血糖性昏睡前期）奇異な行動、意識喪失 ・25mg/dL以下：痙攣、深い昏睡	・空腹感、のどの渇き ・夜間頻尿 ・皮膚の乾燥、またはかゆみ ・疲労感、眠気 ・目のかすみ ・感染症にかかりやすい ・傷の治りが遅い

0.45で求め、その歩幅で、ややきついぐらいの速さで歩くように指導する。
②運動前の血糖と運動後の血糖をチェックし消費カロリーを確認する。
●食事療法により適正カロリーを維持し標準体重を保つ。
●薬物療法により血糖をコントロールする。
●血糖をコントロールする薬物には、インスリンや経口血糖降下薬がある。
●1型糖尿病では、膵臓からのインスリン分泌能が消失しており、インスリン注射が必須である。
●2型糖尿病では、インスリン抵抗性の増大やインスリン分泌能の低下から、インスリン作用が不足し、高血糖が生じるため、経口血糖降下薬が用いられる。
●経口血糖降下薬は、インスリン抵抗性の改善に働く薬剤（ビグアナイド薬、チアゾリジン薬）、インスリン分泌促進に働く薬剤（インクレチン関連薬、スルホニル尿素薬）、食後高血糖改善に働く薬剤（スルホニル尿素薬、速効型インスリン分泌促進薬、α-グルコシダーゼ阻害薬）がある。

2. 低 値

●低血糖状態を観察し、必要により糖の補給を行う。

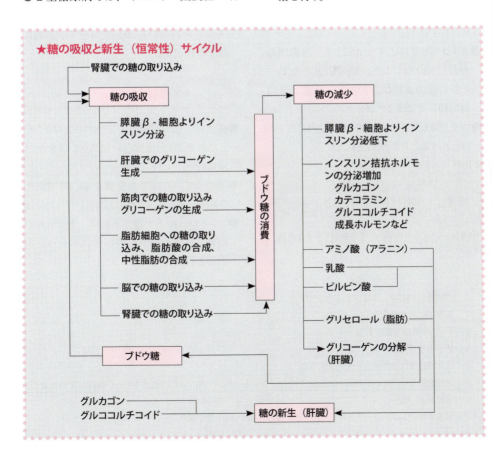

★糖の吸収と新生（恒常性）サイクル

グリコヘモグロビン A1c
HbA1c : glycohemoglobin A1c

★基準値（HPLC）：1時間値　4.7～6.2（NGSP値）
　　　　　　　　　　　　　4.3～5.8（JDS値）

🌿 グリコヘモグロビンとは

- 高血糖状態が続くと、数週間を経てヘモグロビンのアミノ基にブドウ糖が強く結合する。このような無酵素反応で作られた化合物を糖化ヘモグロビン（グリコヘモグロビン）という。
- グリコヘモグロビンA1cにより、赤血球の寿命（120日）から、糖尿病患者の1～2か月前の血糖コントロール状態（平均血糖値）を知ることができる。
- ヘモグロビン中の比率を6％以内にコントロールすることが推奨されている。

■血糖コントロールの目標

目標	血糖正常化を目指す際の目標	合併症予防のための目標	治療強化が困難な場合の目標
HbA1c（％）	6.0未満	7.0未満	8.0未満

🌿 看護の必要性

- 糖尿病の患者が日頃、血糖値コントロールが十分にできているか、いないかで病気への取り組みがわかるので、患者を責めるのではなく、何が難しいのか（生活リズムに合わないのか）をコーチング的に関わり修正する。

🌿 看護のポイント

- 採血は、血管確保をしてヘパリンロックをしておき30分後ぐらいにストレスをかけずに行う。
- 頑張っていれば努力を褒めて心理的強化を図り、継続に結びつける。
- コントロール不十分であれば、取り組みの困難さを認めつつ患者の生活に合った再指導を行う。

★血管確保時のヘパリンロックの方法
1. 実施前に手を洗う。
2. ディスポ手袋を装着する。
3. 静脈血管を確保する。
4. 三方活栓を付けた延長チューブをつなぐ。
5. 活栓を開放し、空気が入らないように気を付けながら、チューブにヘパリン生食をゆっくり注入して満たす。
6. 活栓を閉じる。
7. 延長チューブは、ループを作り、ガーゼで包み包帯やネット帯で覆う。

糖質系検査

フルクトサミン
fructosamine

★基準値（比色法）：210～290 μmol/L

フルクトサミンとは

- 糖化タンパクともいい、血清タンパク（アルブミンやグロブリン）とブドウ糖が無酵素で結合したもので、タンパクの寿命（半減期15～20日）により、糖尿病患者の10～14日前の血糖コントロール状態（平均血糖値）を反映する。

異常が示唆する疾病・病態

1. 高値
- 糖尿病の血糖コントロール不十分。
- 甲状腺機能低下症。

2. 低値
- 出血。
- 溶血性貧血。
- 低タンパク血症。

看護の必要性

- 不十分な血糖コントロールの原因を追及し、コントロールできるように本人や家族を含めて教育、指導する。

看護のポイント

- 低血糖や高血糖についての知識を確認する。
- 日常生活に守れない原因はないか確認する。
- 食事療法の必要性を再指導、再教育する。
- インスリンや経口血糖降下薬の服用や注射が正しいか確認する。
- 運動療法について確認する。
- 標準体重が維持できるように指導する。

★低血糖症状（Mable）

空腹時血糖値（mg/dL）
- 90 ── 副交感神経症状
  空腹、欠伸、悪心、徐脈
- 70 ── 大脳機能障害
  嗜眠、倦怠、会話や計算不能
- 50 ── 交感神経症状
  収縮期血圧上昇、脈拍増加、過呼吸、発汗促進
- 30 ── 低血糖性昏睡
  全身痙攣、昏睡

脂質系検査

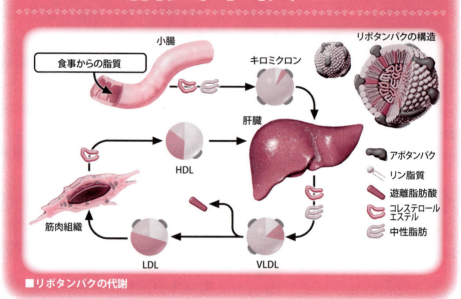

■リポタンパクの代謝

総脂質
TL：total lipoid

★基準値（酵素法）：370〜720mg/dL

総脂質とは

- 総脂質とは、コレステロール、中性脂肪、リン脂質の総和で、これらは、水に溶けやすいリポタンパクになり、血液中に運ばれる。
- 総脂質の計算は、下記による。
  総脂質＝（総コレステロール×1.5）＋中性脂肪＋リン脂質

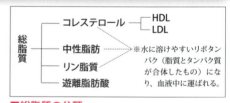

■総脂質の分類

異常が示唆する疾病・病態

1. 高 値
- 上昇する脂質の構成成分により原因が異なる。

2. 低値
- 重症肝障害、劇症肝炎、肝硬変により脂質代謝機能が低下して起きる。

看護の必要性
- 276頁参照。

看護のポイント
- 276頁参照。
- やせすぎ（低栄養）や太りすぎ（肥満）は、食生活習慣（食事内容・量・時間など）や活動（運動）を検討する。

中性脂肪
TG：triglyceride

★基準値（酵素法）：30～150mg/dL

中性脂肪とは
- 脂肪酸がグリセロールとエステル結合したもので、エネルギー源として使われ、余分なものは脂肪組織（皮下脂肪）や肝臓に蓄えられる。
- 血液中では、キロミクロン（食べ物から摂取したコレステロールと中性脂肪を肝臓に運ぶリポタンパクの一種）や肝臓で合成され血液中に放出されたVLDL（超低比重リポタンパク）として存在し、脂質の運搬や輸送を担う。

異常が示唆する疾病・病態

1. 高値
- 食事性のもの：肥満、高脂肪食、高カロリー食、アルコール飲酒。
- 続発性のもの：糖尿病、甲状腺機能低下症、ネフローゼ症候群、膵炎、アルコール脂肪肝、閉塞性黄疸、薬剤（サイアザイド系利尿薬、経口避妊薬、副腎皮質ホルモン）。

2. 低値
- 吸収不良。
- 悪液質。

看護の必要性
- 体に蓄積された中性脂肪をエネルギーとして利用し、血液中の中性脂肪を減らすようにする。

看護のポイント
- ゆっくり、よく噛んで過食を控え、コレステロールやカロリーの少ない食品を摂取する。
- 糖質を含む甘い物はエネルギー量が高く中性脂肪の合成を促進するので控える。
- アルコールは飲み過ぎると中性脂肪を増やすので適量もしくは禁酒とする。
- 運動によりエネルギーを消費し、標準体重を維持する。

総コレステロール
T-cho : total cholesterol

★基準値（酵素法）：120〜220mg/dL

総コレステロールとは

- コレステロールには、脂肪酸と結合していない遊離型と、結合したエステル型があり、両者を合わせたものを総コレステロールという。
- エネルギーの供給、細胞膜の構成成分、胆汁酸（脂肪の分解）の成分、ステロイドホルモン、性ホルモンの材料として利用され、血管壁の維持強化に重要な役割を果たし、検査値は肝機能（栄養）状態を反映する。

■総コレステロールの求めかた

$$HDL + LDL + (TG \div 5)$$

HDL：高比重リポタンパク
LDL：低比重リポタンパク
TG：トリグリセリド

異常が示唆する疾病・病態

1. 高 値
- 原発性：動脈硬化を引き起こす。冠動脈の動脈硬化により虚血性心疾患（狭心症、心筋梗塞）の危険因子となる。
- 遺伝性：高コレステロール血症。
- 続発性：糖尿病、甲状腺機能低下症、ネフローゼ症候群、閉塞性黄疸、多発性骨髄腫、薬剤（サイアザイド系利尿薬、経口避妊薬、向精神薬、副腎皮質ホルモンなど）。

※持続した高脂肪、高カロリー摂取でコレステロールは上昇する。
※動脈硬化は動脈血管壁に大量のリポタンパク（LDL）が蓄積したものをいう。

2. 低 値
- タンパク合成の低下：劇症肝炎、肝硬変。
- タンパクの摂取不良：栄養失調。

看護の必要性

- 脂質異常症は、動脈硬化を引き起こす要因となるので食事療法や運動療法を指導し、動脈硬化の患者は高血圧を助長する因子を除去し心臓に負担をかけ狭心症や心筋梗塞、脳出血にならないように予防する。

看護のポイント

- 食事内容、年齢、性差で検査値に変動があるので注意する。
- 食事全体の脂肪エネルギーの比率を30％以下に下げる。
- 卵類、魚介類、乳製品、レバー類など、食品中にコレステロールの多い食品を避ける。
- 植物油や豆類などの不飽和脂肪酸を多くとる。
- 運動により消費カロリーを増やし、標準体重を維持する。

脂質系検査

■コレステロールの多い食品 (mg/100g)

卵黄	1163	さけのすじこ	407	塩辛	360
うずら卵	645	やりいか	391	鶏レバー	321
しじみ	497	さくらえび	384	バター	290
豚レバー	467	かき（貝）	380	わかさぎ	290
からすみ	420	マヨネーズ	375	しらす干し	285

■脂質異常症の診断基準（血清脂質値：空腹時採血）

高LDLコレステロール血症	LDLコレステロール	≧140mg/dL
低HDLコレステロール血症	HDLコレステロール	<40mg/dL
高トリグリセリド血症	トリグリセリド	≧150mg/dL

■脂質管理目標

治療方針の原則	管理区分	脂質管理目標値			
		LDLコレステロール	HDLコレステロール	トリグリセリド	non HDL-C
一次予防 まず生活習慣の改善を行った後、薬物治療の適応を考慮する	カテゴリーI	160mg/dL 未満	40mg/dL 以上	150mg/dL 未満	190mg/dL 未満
	カテゴリーII	140mg/dL 未満			170mg/dL 未満
	カテゴリーIII	120mg/dL 未満			150mg/dL 未満
二次予防 生活習慣の改善とともに薬物治療を考慮する	糖尿病、慢性腎臓病、非心源性脳梗塞、閉塞性動脈硬化症の既往 冠動脈疾患の既往	100mg/dL 未満			130mg/dL 未満

日本動脈硬化学会. 動脈硬化性疾患予防ガイドライン 2012

★体格指数（BMI）とは
基準値（計算式）19.8〜24.2

● BMI（体格指数）は、体重（kg）÷［身長（m）］^{2} で求める。

標準体重
● %標準体重（% IBW）は、同一身長の標準体重に対する測定体重の比率。
● ±10%以内は正常。
● 計算式：標準体重（kg）= 22 ×［身長（m）］^{2}
※ 22 は体重（kg）÷［身長（m）］^{2} = 22 となった場合が最も長命であるという報告に由来している。

■日本肥満学会による肥満の判定基準

判定	やせ	普通	過体重	肥満
% IBW	−10%未満	−10%以上 +10%未満	+10%以上 +20%未満	+20%以上
BMI	19.8 未満	19.8 以上 24.2 未満	24.2 以上 26.4 未満	26.4 以上

高比重リポタンパク
HDL : high density lipoprotein

★基準値（酵素法）：HDL-コレステロール　男性 37〜67mg/dL
　　　　　　　　　　　　　　　　　　　　女性 40〜71mg/dL

高比重リポタンパクとは

- 肝臓で合成されるリポタンパクの一種で抗動脈硬化作用（血管の内膜や細胞に付着した余分なコレステロールを取り除き肝臓へ送り返す）がある。
- リポタンパクのHDLとLDLはまったく逆の働きをしており、HDLは余分なコレステロールを肝臓に送り返す働きをするのに対して、LDLは肝臓のコレステロールを全身の組織細胞に運ぶ働きをする。HDLに運ばれているコレステロールをHDLコレステロール、LDLに運ばれているコレステロールをLDLコレステロールと呼ぶ。
- HDLコレステロールが低値となる脂質異常症（HDLコレステロール<40mg/dL）を低HDLコレステロール血症といい、心血管疾患の重要なリスクファクターに挙げられている。
- リポタンパクの中のトリグリセリドが高値となる高トリグリセリド血症（中性脂肪値≧150mg/dL）と、低HDLコレステロール血症は、メタボリックシンドロームの診断基準に含まれている。

異常（低下）が示唆する疾病・病態

1．合成の低下
- 肝臓細胞障害、インスリン依存性糖尿病、冠動脈硬化症、閉塞性動脈硬化症、慢性腎不全、関節リウマチ、高リポタンパク血症、肥満など。

2．異化の亢進
- 甲状腺機能亢進症。

看護の必要性

- 安静と活動、食事摂取カロリーと消費カロリー、嗜好や生活習慣を整えられるように

★リポタンパクの種類と働き

	大きさ（nm）	主な機能
キロミクロン	100〜1000	・外因性（食事性）脂質の運搬
VLDL（超低比重リポタンパク）	30〜75	・内因性（肝臓で合成された）脂質の運搬
LDL（低比重リポタンパク）	20〜25	・末梢組織へのコレステロールの運搬
HDL（高比重リポタンパク）	5〜13	・末梢組織から肝臓へのコレステロールの運搬

脂質系検査

看護的に関わる。

看護のポイント

- 運動によりエネルギーを消費（筋肉のグリコーゲンや中性脂肪が分解される）し、肥満の防止および標準体重を維持できるようにする。
- コレステロールを多く含む食品（肉や卵類）を食べ過ぎないように指導する。
- 喫煙はHDLを下げ、LDLを上昇させるので禁煙を奨励する。
- 大量の飲酒はコレステロールエステル転送タンパク（CETP：HDLが組織から抜き出したコレステロールをLDLに受け渡す物質）の働きを弱めるので禁酒を奨励する。

■ メタボリックシンドロームの診断基準

腹腔内脂肪蓄積	ウエスト周囲径	男性≧ 85cm 女性≧ 90cm （内臓脂肪面積　男女とも≧ 100cm2 に相当）
上記に加え、以下のうち2項目以上		
リポタンパク異常	高トリグリセリド血症 かつ / または 低HDLコレステロール血症	≧ 150mg/dL ＜ 40mg/dL
血圧高値	収縮期血圧 かつ / または 拡張期血圧	≧ 130mmHg ≧ 85mmHg
高血糖	空腹時高血糖	≧ 110mg/dL

★腹囲の測定法

- 腹囲は、へその高さで水平に測定する。
- 腹部を凹ませず、リラックスした状態で測定する。
- 呼吸は意識せず、普通にして、呼気の終わりに目盛りを読む。
- 脂肪蓄積が著しく、へその位置が下方に下がっている場合は、肋骨下縁と前上腸骨棘の中点の高さで測定する。

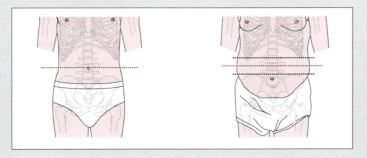

低比重リポタンパク
LDL : low density lipoprotein

★基準値（超遠心法）：LDL-コレステロール 65 ～ 139mg/dL

低比重リポタンパクとは

- VLDL（超低比重リポタンパク）がリポタンパクリパーゼ（LPL：分解酵素）の作用によりLDLになり、細胞膜成分の材料やステロイドホルモン合成に利用されている。
- 血液中に多すぎると血管に沈着し蓄積され動脈硬化を起こす。
- LDLコレステロールが高値となる脂質異常症を高LDLコレステロール血症といい、心血管疾患の絶対的リスクファクターに挙げられている。

異常が示唆する疾病・病態

1．高 値
- 甲状腺機能低下症：肝臓で合成されたコレステロールのほとんどは胆汁酸になるが、甲状腺ホルモンの減少により胆汁中へのコレステロールの排泄が低下しているため体内にLDLが増加する。
- 肝臓疾患：閉塞性黄疸、胆石症、肝臓癌、脂肪肝などでは胆汁中のコレステロール（胆汁酸）の排出が障害されてLDLが増加する。
- その他：ネフローゼ、糖尿病、急性膵炎、家族性高リポタンパク血症

2．低 値
- 甲状腺機能亢進症：甲状腺ホルモンの増加により胆汁中へのコレステロールの排出が促進され血液中のコレステロールが低下する。
- 低β-リポタンパク血症：タンパクの摂取、吸収障害により起こる。
- 肝臓疾患：肝硬変や劇症肝炎など、タンパクの合成力が低下して起こる。

看護の必要性

- 酸化された変性LDLは、動脈硬化を促進するので、LDLが酸化されるのを防ぐ食品を多くとることや、コレステロールを減らしてLDLそのものを減らすようにする。

看護のポイント（高値の場合）

- 抗酸化食品（ビタミンC、ビタミンE、βカロチン）の摂取を促す。
- コレステロールの少ない食品（食物繊維）の摂取を促す。
- コレステロールを300mg／日に抑える。

★嚥下障害の検査
- 脳梗塞などの脳血管疾患、パーキンソン病、重症筋無力症、多発性筋炎などの神経疾患、口腔癌など何らかの疾患に付随して摂食嚥下障害が起こる。
- 嚥下障害を調べる検査には、①反復唾液嚥下テスト（RSST：repetitive saliva swallowing test）、②改訂水飲みテスト（MWST：modified water swallow test）、③フードテスト、④食事前後の呼吸音を聴診する方法、⑤食事中や食後の咳の観察、⑥血中酸素飽和度モニターで、飽和度の低下がないか観察する方法、⑦嚥下造影検査（VF：videofluoroscopic examination of swallowing）、⑧嚥下内視鏡検査（VE：videoendoscopic examination of swallowing））などがある。
- 誤嚥を一番正確に評価できる手段は嚥下造影検査と言われる。
- 嚥下造影検査は、X線透視下でバリウムを混ぜた食事を食べてもらったり、造影剤を飲んでもらい、透視画像で嚥下状態を見る検査で、口への取り込みから嚥下の終了までの過程を観察すると、外からではわからない「誤嚥」を観察することができ、嚥下障害の重症度を確認したり、誤嚥しにくい食形態、姿勢を決めるための情報を得ることができる。

★嚥下のメカニズム
- 摂食は、食べ物をとらえ、口に運び、咀嚼して、咽頭に送るまでをいい、以下のような時期に区分される。
  ①先行期：飲食物の形や量、質（硬さや味、大きさ、長さなど）を認識し唾液を分泌する。
  ②準備期：飲食物をかみ砕き、唾液と混ぜ合わせ飲み込みやすい形状（食塊）にする。
  ③口腔期：飲食物を口腔から咽頭に送る。
  ④咽頭期：飲食物を咽頭から食道へ送る。
  ⑤食道期（嚥下）：咽頭から食道に飲食物を送るプロセスをいい、食塊が送り込まれると、上食道括約筋が収縮して、食道を閉鎖し喉頭への逆流を防ぎ、胃に送り込む。

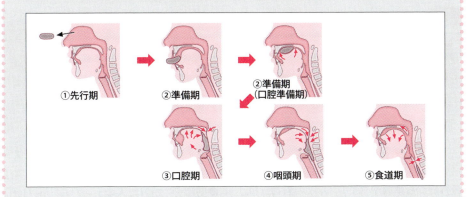

免疫系検査

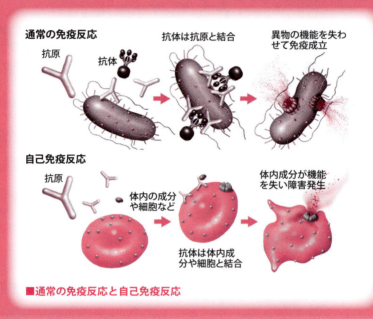

■通常の免疫反応と自己免疫反応

RA テスト
rheumatoid arthritis test

★基準値（ラテックス凝集反応）：陰性

 RA テストとは

- 外界から細菌やウイルスなどの異物（抗原）が体内に侵入すると抗体（免疫グロブリンタンパク：Ig）を作って防御している。しかし、自己免疫疾患や膠原病はその自己抗体が体に障害を与えてしまう。
- RA テストは、ヒトの IgG と結合したリウマチ因子（RF）の有無を検出するテストである。
- 関節リウマチは、人の γ-グロブリン（IgG）と結合したリウマチ因子が関節の滑膜に付着し補体が結合して病変を起こす。

★ RAHA（関節リウマチ赤血球凝集試験）とは
- RAテストと同様にリウマチ因子の有無を検出するテストで、RAテストがヒトのIgGを使用して検査をするのに対し、ウサギのIgGを使用する違いがある。関節リウマチに対する特異性はRAHAが優れている。
- 基準値：陰性（40倍以下）

異常（陽性）が示唆する疾病・病態
- 関節リウマチ。
- 膠原病：全身性エリテマトーデス、強皮症など。
- 肝硬変、慢性肝炎。
- 亜急性細菌性心内膜炎。

看護の必要性
- 関節リウマチの活動期では、苦痛の緩和と安静の保持を図り、症状が落ち着き、安定した状態になったら、セルフケアの確立を目標に関わる。
- 病期を通して、徐々に動けなってくること、他者に依存しなければならなくなっていくことで、将来を悲観したり、自尊心が傷つき抑うつ的な状態になったりする。患者の心理状態に配慮しつつ、患者に対して関節リウマチに対する正しい知識を提供するとともに、患者のセルフケアの確立に向け、QOLを維持・向上していけるよう援助する。

看護のポイント
- 手指や足関節の関節炎や変形を確認し、それに伴う症状や生活の影響を把握する。

■米国・欧州リウマチ学会合同関節リウマチ分類基準（2010年）

	6点以上で関節リウマチと診断する		
1. 腫脹または圧痛関節数	中・大関節＊1か所	0点
	中・大関節2〜10か所	1点
	小関節＊＊1〜3か所	2点
	小関節4〜10か所	3点
	少なくとも1つ以上の小関節領域に10か所以上	5点
2. 血清学的検査	RF、抗CCP抗体ともに陰性	0点
	RF、抗CCP抗体の少なくとも1つが陽性で低力価	2点
	RF、抗CCP抗体の少なくとも1つが陽性で高力価	3点
3. 滑膜炎の罹病期間	＜6週	0点
	≧6週	1点
4. 急性期反応	CRP、赤沈ともに正常	0点
	CRP、赤沈のいずれかが異常	1点

＊中・大関節：肩関節、肘関節、股関節、膝関節、足関節
＊＊小関節：MCP関節、PIP関節、第2〜第5MTP関節、第1IP関節、手関節

- 関節などの変形により突出した皮膚に胼胝や潰瘍を生じるため、これらへの感染予防やケアを行う。
- 爪や指の間の潰瘍や白癬の有無を確認する。
- ステロイド薬や免疫抑制薬の治療により抵抗力が低下するので感染に注意する。
- 起床時の手指のこわばり・関節のはれ（関節の腫脹）・痛みが全身の関節に左右対称的に出現する。こわばりが強い朝（午前中）はADLの援助を行う。また支援する。
- 進行すると、骨が破壊され、変形や運動制限をきたすので介助を要する。心理的なサポートをしながら受容し援助する。

★関節リウマチの看護
- 手指だけではなく足の関節でも関節炎や変形を起こす。足の関節などの変形により突出した皮膚に胼胝や潰瘍を生じるため、これらへの感染予防やケアを行う。
- 指の間の潰瘍や白癬の有無、爪白癬等の有無を観察する。
- 関節の変形による指の可動域の低下の有無を確認する。
- 座位と立位での足の変形度合の差、爪先立ちの可否を確認する。
- 着用している靴や靴下を観察し、皮膚病変がないか、靴下への出血や滲出液の有無を観察する。
- 体力の消耗を防ぐために、靴の減り方や中敷の圧痕などの有無や左右差をみて、自分の足に合った靴かどうか確認する。

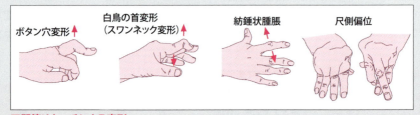

■関節リウマチによる変形

★検体の非働化
- 血清中に含まれる補体は、①伝達物質を産生しマクロファージなどの炎症系の細胞の活性化、②抗原のオプソニン化（微生物などの抗原に抗体や補体が結合することにより抗原が食細胞に取り込まれやすくなる現象）、③膜障害性複合体（MAC）を形成し、細胞溶解をする働きがあり、免疫系において抗体が認識したものを最終的に破壊するため検査科において血清の非働化（失活化：不活性化）が行われる。
- 非働化のプロトコール：
  1. 凍った血清を溶かす（常温、急ぎの場合は恒温槽中にて）。
  2. 恒温槽の温度を56℃に設定し、水温が56℃になるのを待つ。
  3. 血清中の氷が溶けきっていること、水温が56℃になっているのを確認する。
  4. 56℃にて、血清がつかりきった状態で30分間放置する。
  5. できあがったら、非働化した日にちを書き込み、分注する。

抗環状シトルリン化ペプチド抗体（抗CCP抗体）
anti-cyclic citrullinated peptide antibody

★基準値（CLEIA法）：4.5U/mL以下

抗CCP抗体検査とは

- 関節リウマチ（RA）では、多くのシトルリン化タンパク（CCPという物質）が滑膜に抗原として存在し、血清中にシトルリン化抗原に対する自己抗体が産生されている。
- 抗CCP抗体はシトルリン化タンパクの1つであるフィラグリンのシトルリン化部位を含むペプチドを環状構造とした抗原（CCP）を用いて検出されるRAに特異的な自己抗体である。
- RAに対する高い特異性と感度を有することや、RA発症早期から陽性となることから、RAの早期診断や治療効果の判定に用いられている。

異常が示唆する疾病・病態

- 関節リウマチ。

看護の必要性

- 検査の意義を理解し安定した検体を提出する。

検査時の看護のポイント

- 採血が済んだら速やかに検査科に提出するか、速やかに提出できない場合は、検体スピッツを冷氷水で冷やして検査科に提出する。

■ RA検査の比較

検査項目	抗CCP抗体	RF	MMP-3	CA-RF
感度	89.1%	81.3%	81.3%	89.1%
特異性	91.5%	67.6%	61.3%	43.7%
特徴	RAの自己抗体で、RAに特異的で高感度である	IgGに対する自己抗体で、RA特異性は低い	骨破壊の指標で、RAに特異的ではない	高感度だが、RAの特異性は低い

RF：リウマトイド因子
MMP-3：マトリックスメタロプロティナーゼ-3（細胞外基質分解酵素群）
CA-RF：抗ガラクトース欠損IgG抗体

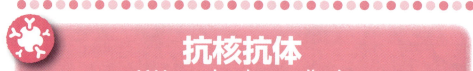

抗核抗体
ANA : antinuclear antibody

★基準値（蛍光抗体法）：陰性（40倍未満）※基準値は施設ごとで異なる場合がある。

抗核抗体とは

- 膠原病があると血液中の抗核抗体（細胞内に存在する核内の細胞核成分に対する自己抗体の総称）が陽性を示す。それにより膠原病の有無を調べる。
- 抗核抗体検査で陽性の場合、どの種類の抗核抗体が陽性なのかを調べる検査を行う。

- 健常者でも約10〜20％が陽性を示す。年齢や性別で陽性率は異なるが、10歳代の女性で最も高い陽性率を示す。
- 高齢者の場合は約20〜40％で陽性を示すようになる。
- 一般的に健常者が陽性の場合は、抗体価は低い（80倍以下）ものがほとんどである。
- 膠原病が疑われる場合や膠原病の経過観察に用いられる。

■疾患と抗核抗体の陽性率

疾患名	陽性率
全身性エリテマトーデス	95％以上
混合性結合組織病	100％
全身性硬化症	80〜90％
シェーグレンン症候群	70〜90％
多発性筋炎・皮膚筋炎	50〜80％
自己免疫性肝疾患	30〜80％

異常（高値：陽性）が示唆する疾病・病態

- 膠原病：全身性エリテマトーデス（SLE）、混合性結合組織病（MCTD）、シェーグレン症候群（SjS）、全身性強皮症（SSc）、多発性筋炎・皮膚筋炎、関節リウマチなど。
- 膠原病以外の疾患：慢性甲状腺炎、原発性胆汁性肝硬変症、自己免疫性肝炎、重

■代表的なパターン（染色型）と疑われる自己抗体
※通常、抗核抗体検査は、蛍光抗体法によって測定され、陽性の場合は、蛍光染色されたパターン（染色型）で、ある程度自己抗体の分類がされる

染色パターン	疑われる自己抗体	関連疾患
均質型	抗ヒストン抗体、抗DNA抗体、抗ss-DNA抗体、抗ds-DNA抗体	SLE
辺縁型	抗DNA抗体、抗ss-DNA抗体、抗ds-DNA抗体	SLE
斑紋型	抗RNP抗体、抗Sm抗体、抗SS-A抗体、抗SS-B抗体、抗Scl-70抗体、抗Ki抗体	SLE、MCTD、SSc、SjS
核小体型	抗U3-RNP抗体、抗PM-Scl抗体、抗核リボソーム抗体	SSc
セントロメア型	抗セントロメア抗体	SSc（特にCREST症候群）

症筋無力症など。

看護の必要性（SLE）

- SLEは、患者個々によって出現する症状が異なるため、現在の苦痛は何かを確かめ、生命の予後に直結するような合併症徴候の有無を観察する。
- 薬物にどのような副作用があるかを理解し、副作用徴候がないかを観察し、内服が指示通り守られているかを確認する。
- 患者と家族に長期療養への心構えができるよう図る。

看護のポイント（SLE）

- 血管の発作性収縮により冷気、冷水にあたると手指が蒼白となる（レイノー現象）。しびれや痛みに対処する。
- 非感染性の炎症による発熱と、それに伴う全身症状による苦痛、体力の消耗による抵抗力の減退に対応する。
- 皮膚を日光にさらすと皮膚症状が増強したり、血管炎としての皮膚の損傷、紅斑→鱗屑状皮疹→萎縮→瘢痕などが生じる。悪化を防ぎ、外見上の心理的苦痛を緩和する。
- 不安や療養の長期化、症状の再発、社会的役割の喪失、審美観、将来への絶望観、ステロイド薬の大量長期にわたる使用による外観上の変化など精神的ダメージを軽減する。
- 免疫異常から自己抗体の産生、免疫複合体の生成が起こり、それが中枢神経組織に沈着することで、脳血管障害を起こすので神経学的な観察を怠らない。
- ステロイド薬、免疫抑制薬の長期投与による易感染状態にあるので、心嚢炎、胸膜炎など、発熱や呼吸困難、胸の痛みに注意して観察する。
- 自己抗体と対応抗体が結合した免疫複合体の糸球体沈着によりループス腎炎またはネフローゼ症候群による腎機能障害が出現するので排尿状況を観察し対応する。

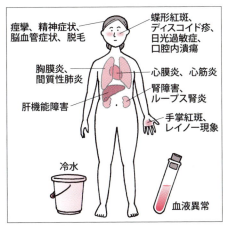

■ SLEの症状

★膠原病の語源

- 膠原病は、全身の複数の臓器に炎症が起こり、臓器の機能障害をもたらす一連の疾患群の総称で、1942年にクレンペラーが提唱した名称である。
- クレンペラーは全身性エリテマトーデス、全身性硬化症の研究から、病態の主座は結合組織と血管にあると考え、collagen-vascular diseaseと命名し、これが膠原病と翻訳され、今日に至っている。

C反応性タンパク
CRP : carbohydrate reactive protein

★基準値（免疫比濁法）：0.1～0.2mg/dL以下

C反応性タンパクとは

- 炎症や組織の崩壊により血液中に早期（3～6時間以内）に増加するタンパクで、疾病が快方に向かえば速やかに（24時間以内に）消失することから炎症の有無と程度を知ることができる。

異常（高値）が示唆する疾病・病態

- CRPの高値は、炎症、組織崩壊、膠原病による。
  ①炎症（細菌感染）。
  ②組織崩壊：虚血性心疾患（血管狭窄や閉塞、心筋梗塞）、肺梗塞、悪性腫瘍、外傷、手術後、火傷など。
  ③膠原病：SLE、RA、皮膚筋炎、強皮症、血管炎。
- ウイルス性疾患や内分泌疾患では上昇しないことがある。

看護の必要性

- 炎症や組織崩壊の有無や程度を知り、看護的に炎症徴候を抑え疾患や治療により二次的に引き起こされた生活の規制を援助する。

看護のポイント

- 炎症に伴う徴候（発熱、腫脹、発赤、疼痛）が患者に与える身体的、精神的な苦痛を冷罨法や体位を整えること（圧迫の除去）などにより軽減する。
- 症状や治療により制限されたADLの状態を把握し必要な援助を行う。
  ①衣生活（更衣）行動
  ②食事摂取行動
  ③排泄行動
  ④清潔行動
- 環境を整備し二次的な事故の防止と身体機能（筋、関節など）を維持する。
- バイタルサインを測定し、熱型を確認する。
- 治療に伴う看護を実施する。
  ①安静により回復の予備力を保持する。
  ②鎮痛・解熱薬や抗生物質の作用や副作用を理解し適切に投与する。
  ③皮膚の損傷がある場合は無菌操作を徹底する。
- 滲出液などの量や性状の変化を観察する。
- 高熱の場合、水分出納を観察し、脱水を予防する。

免疫系検査

免疫グロブリン
Ig：immunoglobulin

★基準値　IgG　870〜1700mg/dL（免疫比濁法）
　　　　　IgA　110〜410mg/dL（免疫比濁法）
　　　　　IgM　40〜260mg/dL（免疫比濁法）
　　　　　IgD　2〜12mg/dL 以下（ネフェロメトリー）
　　　　　IgE　300IU/mL 以下（RIST）＊キットにより異なる

免疫グロブリンとは

- 抗体の総称であり、血液中のγ-グロブリンである。
- IgG、IgA、IgM、IgD、IgEの5種類のクラスに分類される。
  - IgG：胎盤を通過。母親からの受動免疫。
  - IgA：腸管、唾液に含まれる。粘膜感染における免疫反応に重要。
  - IgM：抗原刺激により、最初に産生され、免疫の初期に重要。
  - IgD：血清中に低濃度存在、役割不明。
  - IgE：アレルギー反応に関与。
- 免疫グロブリンは、感染症やアレルギー性疾患の診断のほか、骨髄腫、肝疾患、膠原病の慢性化や活動性を推測する指標として用いられる。

異常が示唆する疾病・病態

IgG	増加	IgG 骨髄腫、膠原病、慢性肝炎、肝硬変
	減少	原発性免疫不全症、ネフローゼ
IgA	増加	IgA 骨髄腫、膠原病、肝硬変
IgM	増加	原発性マクログロブリン血症
IgD	増加	IgD 骨髄腫
IgE	増加	寄生虫疾患、アレルギー性疾患

看護の必要性（骨髄腫）

- 141、142 頁参照。

看護のポイント（骨髄腫）

- 141、142 頁参照。

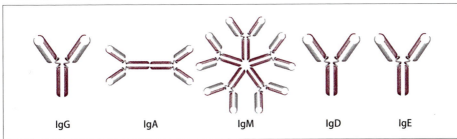

■免疫グロブリンの種類と構造

寒冷凝集反応
CHA : cold hemagglutination

★基準値（赤血球凝集反応）：32～64倍以下

寒冷凝集反応とは

- 寒冷凝集素は、人の血清中に存在する凝集素価の低い自己抗体でマイコプラズマ肺炎や寒冷凝集素症の患者血清に出現する。
- 寒冷凝集素症（CAD）は、寒冷凝集素という自己抗体によって、溶血性貧血を起こしてしまう疾患で、10℃以上では赤血球とは反応しないが、寒冷凝集素症の患者では、32℃でも赤血球と反応してしまう。つまり、反応温度域が正常の人の寒冷凝集素と比較して、拡大していることによって、自己免疫性溶血性貧血が起こってしまう。その機序としては、glycophorin（赤血球、赤芽球の細胞膜上のグルコース輸送タンパク）の膜内立体構造の特性の変化が考えられている。

異常（高値）が示唆する疾病・病態

- 本態性：寒冷凝集素症。
- 原発性非定型肺炎：マイコプラズマ肺炎、ウイルス性肺炎。
- 後天性溶血性貧血：SLE、悪性リンパ腫。
- 慢性気管支炎。
- 感染症：マラリア、伝染性単核症、敗血症など。
- 肝硬変。
- 悪性貧血。● 妊娠。

看護の必要性（寒冷凝集素症）

- 寒冷凝集素症の根本治療はないので、対症療法となる。日常生活を整え、疾病要因を避けるように指導する。

看護のポイント（寒冷凝集素症）

- 寒冷にさらされやすい耳朶、鼻頭、指趾などの身体先端部分にチアノーゼが生じやすいので寒冷を避けたり、暖かく保つようにする。
- 急性型は感染症に伴い発症するので感染予防に気をつける。
- 貧血症状による二次的な事故を防止する。
- ヘモグロビン尿症(血尿)はないか確認する。
- 状況により輸血が行われるので、輸血療法について理解しておく。
- 寒気がしても熱は出ないが顔色が悪かったり、チアノーゼが出現したりするので、バイタルサインの状況だけで判断しない。
- 息切れや動悸、倦怠感により活動に支障が出るので援助する。

★検体取り扱いの注意
- 抗凝固薬を用いず採血し、検査まで20～37℃で保管する。冬季の低温外気に放置したり、冷蔵庫などに保存すると、寒冷凝集素が赤血球を凝固し検査結果が低値となる。

免疫系検査

直接・間接クームス試験
Coombs test

★基準値（赤血球凝集反応）：陰性

直接・間接クームス試験とは

- 赤血球に抗グロブリンを加え、不規則抗体があるか否かを判断するために行う。抗体があると赤血球が凝集することから異常を判断する。
- 直接クームス試験は赤血球表面に結合している抗体あるいは補体を検出するのに対し間接クームス試験は血清中の抗赤血球抗体を検出する。

異常（陽性）が示唆する疾病・病態

- 自己免疫性溶血性貧血：原因不明による抗体産生と基礎疾患に併発する抗体産生があり、いずれも抗体が赤血球に結合して網内系細胞で崩壊、処理されることにより溶血が起こる。
- 発作性寒冷血色素尿症：梅毒などの原因による自己免疫性溶血性貧血の一種で、皮膚が寒冷にさらされると抗体が結合し、暖まると溶血が起き血色素尿を生ずる。
- その他：寒冷凝集素病、SLE、シェーグレン症候群、新生児溶血性疾患、輸血による副作用。

看護の必要性

- 貧血症状により日常生活が自立できない場合は援助し、体温や寒冷で溶血が促進しないように整える。

看護のポイント

- 動悸・息切れ・疲れやすさなどの貧血症状の程度に応じて、援助する。
- 黄疸による瘙痒感があるようであれば対応する（242頁参照）。
- 尿の色が濃くなったり、血管内溶血の場合には赤色やコーラ色の尿が出て不安になることがあるので不安の軽減に努める。
- 溶血が慢性化していると、ビリルビンが胆嚢にたまり、結石ができやすくなるので腹痛の有無を確認する。
- ステロイド療法（プレドニン）が開始されるので、作用と副作用を観察する。これにより約9割の患者は改善する。無効の場合には、シクロホスファミド（エンドキサン）やアザチオプリン（イムラン）などの免疫抑制薬が使用される。

内分泌系検査

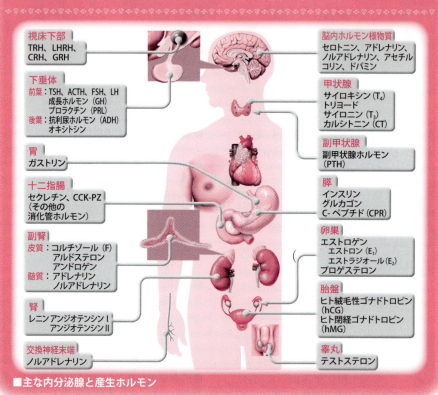

■主な内分泌腺と産生ホルモン

視床下部
TRH、LHRH、CRH、GRH

下垂体
前葉：TSH、ACTH、FSH、LH
成長ホルモン（GH）
プロラクチン（PRL）
後葉：抗利尿ホルモン（ADH）
オキシトシン

胃
ガストリン

十二指腸
セクレチン、CCK-PZ
（その他の消化管ホルモン）

副腎
皮質：コルチゾール（F）
アルドステロン
アンドロゲン
髄質：アドレナリン
ノルアドレナリン

腎
レニンアンジオテンシンI
アンジオテンシンII

交換神経末端
ノルアドレナリン

脳内ホルモン様物質
セロトニン、アドレナリン、ノルアドレナリン、アセチルコリン、ドパミン

甲状腺
サイロキシン（T₄）
トリヨードサイロニン（T₃）
カルシトニン（CT）

副甲状腺
副甲状腺ホルモン（PTH）

膵
インスリン
グルカゴン
C-ペプチド（CPR）

卵巣
エストロゲン
エストロン（E₁）
エストラジオール（E₂）
プロゲステロン

胎盤
ヒト絨毛性ゴナドトロピン（hCG）
ヒト閉経ゴナドトロピン（hMG）

睾丸
テストステロン

成長ホルモン
GH : growth hormone

★基準値（IRMA）：男性　0.17ng/mL 未満
　　　　　　　　　女性　0.28〜1.64ng/mL

成長ホルモンとは

●成長ホルモンは、脳下垂体のGH分泌細胞から分泌されるホルモンで、成長に関する作用、代謝に関する作用を持つ。

●成長に関しては、骨の伸長（幼児期に骨端の軟骨細胞の分裂・増殖を促し、骨を

伸張させる）、筋肉の成長（特定のアミノ酸の取り込みを促し、タンパク質合成を促進する）に関与する。
- 代謝に関しては、肝臓でグリコーゲン分解を促し、インスリンを抑制し血糖値を上昇させる、カルシウム濃度を一定に保つ、エネルギー不足のとき脂肪組織から遊離脂肪酸の形で放出させるなどの働きを持つ。
- 視床下部からのソマトスタチンや成長ホルモン自身のネガティブフィードバックにより分泌が抑制される。
- 血中GHの測定は、下垂体のGH分泌能を評価する目的で行われる。下垂体性小人症、末端肥大症の診断、治療効果の判定に不可欠で、また、各種の視床下部・下垂体疾患では、GHの分泌はゴナドトロピンと並んで早期に分泌が障害されるので、視床下部・下垂体機能の指標の1つとなる。

異常が示唆する疾病・病態

1. 高値
- 下垂体性巨人症、神経性食思不振症等の極度の低栄養、末端肥大症、慢性腎不全、異所性GH産生腫瘍。

2. 低値
- 下垂体性小人症、甲状腺機能低下、肥満症、下垂体機能低下症。

看護の必要性

- 検査のタイミングにより異常値となるので十分に観察と状態を整えて実施する。

検査時の看護のポイント

- 睡眠、ストレス、運動により分泌が促進され、高血糖、脂質異常症により抑制されるので、睡眠状態やストレスについて情報を得る。採血の適否について医師に報告する。
- 採血時の心的ストレスなども分泌促進の原因となりうるので小児では特に注意が必要である。採血の30分ほど前に血管を確保しヘパロックを行い、落ち着いてから採血する。

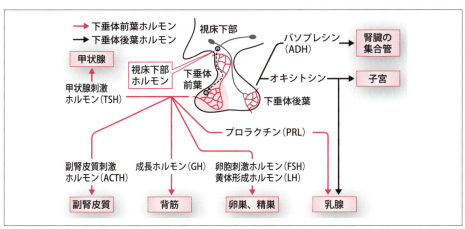

■視床下部−下垂体の働き

甲状腺刺激ホルモン
TSH : thyroid stimulating hormone

★基準値（CLIA 法）：0.38 〜 4.3 μU/mL

甲状腺刺激ホルモンとは

- 甲状腺刺激ホルモンは、経口摂取したヨウ素が腸管から吸収され、甲状腺でチロシンと結合して T_4、T_3 に変換され、甲状腺のグロブリンと結合してサイログロブリンとなって蓄えられている。成長や基礎代謝を亢進させる働きを持っている。
- TSH は、下垂体前葉から TRH（TSH 放出ホルモン）の刺激によって分泌される。
- 下垂体からの分泌は甲状腺ホルモン（T_3、T_4）によって調節され、甲状腺ホルモンが増加すれば TSH は抑制され、減少すれば増加する。
- TSH の測定は、甲状腺機能のスクリーニング検査として有用であり、さらに甲状腺刺激ホルモンや甲状腺、下垂体の疾患の病歴、症状、所見があるときに、原因となる病態・疾患を想定して検査が行われる。

異常が示唆する疾病・病態

1. 高 値
- 甲状腺機能低下症、甲状腺全摘後、TSH産生腫瘍、慢性甲状腺炎。

2. 低 値
- 甲状腺機能亢進症（バセドウ病）、下垂体－視床下部甲状腺機能低下症。

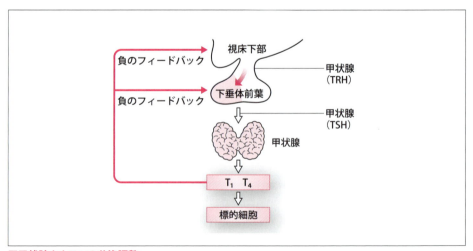

■甲状腺ホルモンの分泌調整

内分泌系検査

看護の必要性（甲状腺機能亢進症）

- 一生、病気と付き合う心構えが持てるように看護を展開する。

看護のポイント（甲状腺機能亢進症）

- 抗甲状腺薬を規則正しく服用するように生活パターンやリズムを確認して、休薬や怠薬のないように指導する。
- 抗甲状腺薬の服用により顆粒球減少症を起こすことがある。定期的な受診と高熱、咽頭痛が出現したら、内服を中止し、直ちに受診するように指導する。
- 眼症状の強い時は、副腎皮腎ホルモン剤の投与、光線からの保護のためにサングラスを使用する等の対処を説明する。
- 栄養価の高いビタミンやミネラルの豊富なバランスのよい食事を規則正しく摂取するように指導する。ただし腸蠕動が亢進し、下痢、軟便の場合は過食を慎み、消化吸収のよい食べものを摂る。
- ヨード含有の多いコンブ（131mg/100g）、ワカメ（7.79mg/100g）は控える。成人が1日に摂取するヨウ素（ヨード）の耐容上限量は成人で3000μg（日本人の食事摂取基準2015年版）である。
- コーヒー、アルコール、タバコは控え、食欲に任せて食べて肥満化しないように注意するように指導する。
- 心身の安静に心がけ、機能が安定するまで激しい運動や過労を避けるよう指導する。
- 妊娠は、甲状腺機能が正常になり、安定してから計画的に懐妊となるように指導する。
- 治療中断・放置、感染症罹患、外傷、手術、妊娠、分娩などが誘因となり、甲状腺クリーゼ（38℃以上の発熱、痙攣や意識障害などの神経障害、130回/分以上の頻脈、不整脈、心不全などの症状が出現する）を発症する。重篤な状態で死亡率は50％強なので治療の継続と症状発現時の受診について指導する。
- 未治療やコントロール不良な状態での飲酒、ストレス、眠前の炭水化物の過剰摂取などが誘因となり甲状腺中毒性周期性四肢麻痺が起こることがある。

★甲状腺の組織

- 甲状腺は右葉と左葉をつなぐ峡部からなり、甲状腺の両葉の後面には迷走神経の枝の反回神経が走り、声帯につながる。
- 甲状腺は濾胞構造をとっていて、濾胞腔内にはヨウ素（ヨード）が結合したタンパク質であるサイログロブリンが貯留する。

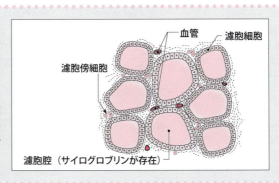

トリヨードサイロニン
T₃ : triiodothyronine

★基準値（CLIA 法）：遊離 T₃　2.4〜4.4pg/mL

トリヨードサイロニンとは

- 甲状腺ホルモンは T₄（テトラヨードサイロニン［サイロキシン］）の形で分泌され、肝臓や腎臓で脱ヨード酵素により 4 個のヨードのうち 1 個が外されて T₃（トリヨードサイロニン）に変換される。
- T₃ は、強力な生理活性を示し、体温、成長、心拍数など体内のほぼすべての過程に関与している。血中ではサイロキシン結合グロブリン（TBG：甲状腺ホルモンの血中輸送タンパク質）と結合して遊離 T₃ として存在する。
- 成長を促進させる作用があり、成長期には特に必要で、欠乏すると発育が止まってしまう。
- 体温産生にも関わって、酸素消費を増加させ、体内での熱の発生を促進する働き、心拍数や心臓の収縮を増加させ、血圧を上げる働き、タンパク合成の促進、ブドウ糖の酸化（熱産生）の促進、脂肪の合成と分解の促進など、物質の代謝にも深く関わっている。

異常が示唆する疾病・病態

1. 高 値
- 甲状腺機能亢進症（バセドウ病、プランマー病など）、甲状腺ホルモン不応症、T₃ 甲状腺中毒、TBG（サイロキシン結合タンパク）増加。

2. 低 値
- 甲状腺機能低下症（橋本症）、T₄-T₃ 転換抑制、TBG 減少。

■下垂体機能低下症と下垂体機能亢進症の症状

欠乏する下垂体ホルモン	欠乏する末梢ホルモン	下垂体機能低下症の症状	下垂体機能亢進症の症状
副腎皮質刺激ホルモン（ACTH）	副腎皮質ホルモン	副腎機能低下、低血圧、疲れやすさなど	クッシング症候群
甲状腺刺激ホルモン（TSH）	甲状腺ホルモン	甲状腺機能低下、冷え症、脈の遅れなど	バセドウ病
成長ホルモン（GH）	インスリン様成長因子-Ⅰ（IGF-1）	低身長（小児）、骨粗鬆症、疲れやすさなど	末端肥大症、巨人症
黄体形成ホルモン（LH）・卵胞刺激ホルモン（FSH）	女性ホルモン・男性ホルモン	無月経（女性）、不妊、思春期以後の二次性徴なし（小児）	―
プロラクチン（PRL）	―	出産後の乳汁分泌減少	無月経、乳汁分泌、性欲低下

🌱 看護の必要性（甲状腺機能低下症）

- 症状が出現すると日常生活に影響するので、規則的に服薬し、症状の安定を図る。

🌱 看護のポイント（甲状腺機能低下症）

- 症状出現状況の観察：組織の活動レベルが下がるので、だるさ、寒さに敏感になる、無力感、気力低下、皮膚の乾燥、発汗減少、皮膚冷感、嗜眠、舌が大きくなる、しゃべりにくい、眼瞼や顔面のむくみ（圧窩痕はできず押しても元に戻る）、肝機能の低下（肝臓病ではない）、進行すると記憶障害や精神障害が起き、認知症と間違えられることがある。
- 自律神経失調を正常にすることや、交感神経の優位から全身の血行をよくし全身を温めたり、副交感神経の優位から消化器系を正しくして栄養摂取を促したり、ホルモンの分泌を正しくして心身の自然の治癒力を引き出す治療が行われるので、患者を支援する。
- 甲状腺ホルモン薬（サイロキシン：チラージンＳ）は、食事や他の内服薬の影響を避けるために、寝る前に服用をする。指示された時間に服用する。副作用はない。甲状腺ホルモンと甲状腺刺激ホルモンを測定して、正常域に入ればあとはその量を長期に服用する。
- 保温に注意する。
- 排便を確認し便秘を予防する。
- 浮腫による皮膚機能の低下と倦怠、無気力、嗜眠による運動性の低下による合併症（廃用症候群）を予防する。
- 水分の出納をチェックする。
- ADL低下に伴う援助を行う。

★抗甲状腺薬

- バセドウ病などの甲状腺機能亢進症の治療に用いる抗甲状腺薬は、甲状腺ホルモンの合成を抑える薬物で、メルカゾール、チウラジール、プロパジールなどがある。
- 抗甲状腺薬は、多量の内服から始め、甲状腺ホルモンが低下し症状が改善されてきたら、徐々に減らしていくが、症状がとれるまでに数か月かかる。症状が落ち着いても、維持量として１日１〜２錠の服用を１〜３年間くらいは続ける必要がある。
- 服薬を中断すると状態悪化や再発を招くので、正確な内服が必要となる。妊娠中も内服は継続する。
- 抗甲状腺薬の副作用には顆粒球減少、肝炎、蕁麻疹、発赤、脱毛などがある。
- 急激な体調不良や突然に高熱が出たらすぐに受診するように指導する。

★甲状腺機能低下症

- 甲状腺自体が損われて起こる原発性機能低下症と、甲状腺をコントロールしている甲状腺刺激ホルモン（TSH）の分泌が低下するために起こる続発性機能低下症、そしてきわめてまれな甲状腺ホルモン不応症がある。圧倒的に多いのは橋本病（慢性甲状腺炎）である。

サイロキシン
T₄ : thyroxine

★基準値（CLIA法）：遊離T₄　0.9〜1.8ng/dL

🌿 サイロキシンとは

- 甲状腺ホルモンの1つで、タンパク質や水の代謝などの物質代謝を促進する。
- 甲状腺機能を診断する有用な指標である。
- サイロキシン（T₄）は、視床下部で甲状腺ホルモンの活性型であるトリヨードサイロニン（T₃）に変換される。

🌿 異常が示唆する疾病・病態

1．高　値
- 甲状腺機能亢進症、亜急性甲状腺炎、甲状腺ホルモン過剰投与、TBG（サイロキシン結合グロブリン）増加。

2．低　値
- 甲状腺機能低下症、TBG減少、T₄結合阻害。

🌿 看護の必要性

- 物質代謝の亢進や低下による消耗とそれに伴う二次的合併症を予防する。

🌿 看護のポイント

1．甲状腺機能亢進症
- 症状の変化を観察する：動悸、発汗、下痢、微熱、手指の振戦、脱力感、不眠、頻脈、眼球突出、体重減少（体重増加）、暑さに弱くなる、不穏。特に心房細動や心不全徴候に注意する。
- 抗甲状腺薬の副作用（白血球減少症：1〜2日で2000以下となる）で感染を起こしやすくなるので気をつける。
- 代謝が亢進するので安静を保持する。
- 発汗により皮膚が湿潤するので清潔に心がけ、感染の予防とエネルギーの消耗を予防する。
- 食事摂取状況を確認する。
- 水分の出納をチェックし補給する。
- 排泄物の性状を確認する。
- 制限されたADLの援助を行う。
- 環境（温度や湿度、換気）の整備を図る。

2．甲状腺機能低下症（粘液水腫）
- 症状の変化を観察する：全身倦怠感、無気力、無表情、低体温、便秘、浮腫、心不全、脱毛、皮膚の乾燥、皮膚冷感、嗜眠、舌の肥大、皮膚蒼白、体重増加、記憶力低下、嗄声、抑うつ状態、言語や精神活動が鈍くなる。低体温、徐脈、呼吸減少、意識障害などの粘液水腫性昏睡に注意する。
- 保温に注意する。
- 排便を確認し便秘を予防する。
- 浮腫による皮膚機能の低下と倦怠、無気力、嗜眠による運動性の低下による合併症（廃用症候群）を予防する。
- 水分の出納をチェックする。
- ADL低下に伴う援助を行う。

内分泌系検査

コルチゾール
cortisol

★基準値（RIA 固相法）：血液 4.0 ～18.3 μg/dL
　　　　　　　　　　　　尿　 10 ～70.4 μg/ 日

コルチゾールとは

- 副腎皮質から分泌されるホルモン（糖質コルチコイドの一種）は、糖代謝をはじめ、タンパク代謝、脂質代謝、電解質の代謝、骨代謝、免疫機構にも関与し、生命維持に不可欠で、炎症を抑制する作用もある。過度なストレスを受けると分泌量が増加し、ストレスホルモンとも呼ばれる。
- コルチゾール値は、コルチゾール分泌を促すホルモンである下垂体の副腎皮質刺激ホルモン（ACTH）によって増減する。ACTH は、視床下部の副腎皮質ホルモン放出ホルモン（CRH）によって増減する。そのため、コルチゾールの異常値が疑われる場合、ACTH とともに測定し、副腎皮質や下垂体、視床下部の異常が疑われる場合や、糖尿病・肥満の原因検索で用いられる。

異常が示唆する疾病・病態

1．低 値
- アジソン病、先天性副腎低形成症（IMAge 症候群、ACTH 不応症、Triple A 症候群（Allgrove 症候群））、先天性副腎皮質過形成症、副腎性 ACTH 単独欠損症、シーハン症候群、ACTH 非産生性の下垂体腫瘍、下垂体性副腎皮質機能低下、視床下部性副腎皮質機能低下症、副腎皮質ホルモン薬の長期服用など。

2．高 値
- クッシング病、クッシング症候群、グルココルチコイド不応症、異所性 ACTH 産生腫瘍、異所性 CRH 産生腫瘍、糖質コルチコイド不応症過度なストレス、うつ状態、うつ病など。

看護の必要性

- 検査のタイミングにより異常値となるので、十分に物質の特徴を理解し、観察と状態を整えて実施する。

検査時の看護のポイント

- コルチゾールの分泌量は、朝、起床した時が最も多く、午後から夜にかけては徐々に減る日内変動があるので、午前 8 ～ 10 時に採血を行う。
- 下垂体から分泌されている副腎皮質ホルモン（ACTH）が、コルチゾールの量をコントロールしているので、ATCH も同時に検査する。
- 尿中の遊離コルチゾールの測定を行う場合は、24 時間の蓄尿を行う。（コルチゾールの 1 日の分泌量が評価できる）。

副腎皮質刺激ホルモン
ACTH : adrenocorticotropic hormone

★基準値（RIA 固相法）：早朝空腹時：7.4 〜 55.7pg/mL 以下

副腎皮質刺激ホルモンとは

- 下垂体前葉から分泌され、副腎皮質ホルモン（生命維持に必須な糖質コルチコイド、電解質コルチコイド、性ホルモン）の分泌と調整を行うホルモンである。
- ACTHは、視床下部からの副腎皮質刺激ホルモン放出ホルモン（CRH）により分泌が促進され、副腎からの糖質コルチコイド（主にコルチゾール）により分泌が抑制される（負のフィードバック機構）。
- ACTHの血中濃度を調べることで、副腎の機能不全か、副腎の異常か、下垂体ホルモンの異常かを鑑別できる。

異常が示唆する疾病・病態

1. 高 値
- アジソン病：副腎結核や萎縮により慢性に副腎が侵され糖質ホルモンや電解質ホルモンの分泌不足により無力、倦怠、メラニン色素沈着、食欲不振、悪心、下痢や便秘、低血圧、低血糖、筋力低下などを呈する。
- クッシング症候群：糖質ホルモンの分泌が亢進して起こり、顔や頸部、体の異常な脂肪沈着、無気力、筋力低下、易怒性、高血圧、骨粗鬆症などを呈する。
- ACTH産生腫瘍：腫瘍により副腎皮質ホ

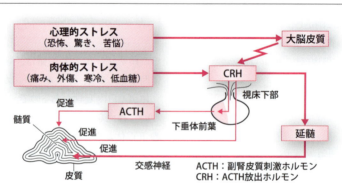

- ACTHは、CRHにより分泌が促進され、コルチゾールにより分泌が抑制される（負のフィードバック機構）。
- CRHの分泌はストレスや日内リズムに影響を受ける。
- コルチゾールは、ストレスによる生体の防御やタンパク質の糖質転換、脂質代謝に関与し、リンパ組織を障害する。

■ ACTHの働き

内分泌系検査

ルモンが過剰に産生され、高血圧、浮腫などを呈する。
- 分娩：出血により、下垂体前葉が乏血性壊死を起こして発症する。
- その他：発熱、先天性副腎皮質過形成、ストレス。

2．低 値
- 汎下垂体機能低下症：下垂体の全機能の低下または脱落した場合をいう。
- ACTH単独欠損症：ACTHが単独に欠損し、体重減少や食欲不振、悪心・嘔吐、疲労感、低血圧などを呈する。
- その他：ステロイドホルモン大量投与、副腎腫瘍によるクッシング症候群。

看護の必要性

- それぞれ異常を示す疾患の症状を観察し、程度や状態に応じた看護を提供する。

看護のポイント

- 症状の経過を観察する。
- 筋力低下や振戦、疲労感などによるADLの状態を観察し必要な援助を行う。
- 嘔吐や食欲不振、ナトリウムの変化、血糖の変化、脱水、タンパク質などを整える。
- 感染しやすいので清潔や外傷を作らないように注意する。
- 保温、安静に努めエネルギーの消耗を防ぐ。

★検査時の注意事項
- ACTHは日内変動がある（早朝から午前中に高く、午後から夜間にかけ低い）ので、採血時刻を記入する。
- ACTHは室温で分解され失活するので、抗凝固薬入りスピッツに採血後氷冷して速やかに提出する。
- ACTHはストレスで上昇するので、負荷試験を行う場合は30分前には静脈を確保し、ヘパリンロックをしておく。

★副腎皮質の機能
- 副腎は、腎臓の上部に存在する5～7gの臓器で、①レニン-アンジオテンシンの支配を受け、球状層から電解質ステロイド（アルドステロン）を、② ACTHの支配により、束状層から糖質ステロイド（コルチコイド）、③網状層から副腎性性ステロイドを分泌している。
- 電解質コルチコイド（アルドステロンなど）：尿細管で原尿の塩分（Na）を再吸収し、濃度を調節したり、カリウムを排泄して血液量と血圧を一定に保っている。
- 糖質コルチコイド（コルチゾールなど）：摂取した脂肪やタンパク質を分解し、糖質に変える働きをしている。アレルギー反応や炎症を抑える働きもある。
- 副腎性性ホルモン（アンドロゲン）：精子の誕生や体毛の成育に関わっている。

尿中17-OHCS, 17-KS
17-hydroxycortico steroid, 17-ketosteroids

★基準値（RIA固相法）：男性　　　2.9～8.2mIU/mL
　　　　　　　　　　　女性（卵胞期）　5.2～14.4mIU/mL
　　　　　　　　　　　　　（排卵期）　5.6～14.8mIU/mL
　　　　　　　　　　　　　（黄体期）　2.0～8.4mIU/mL
　　　　　　　　　　　　　（閉経期）　26.2～113.0mIU/mL

尿中17-OHCS、17-KSとは

- 17-OHCS（ヒドロキシコルチコステロイド）は、糖質コルチコイドの指標の1つで、1日量を調べることで、副腎皮質機能を知ることができる。
- 17-KS（ケトステロイド）は、性ステロイドの中間代謝産物で、17-KSの1日量を調べることで、精巣（男性）と副腎の機能を調べることができる。

異常が示唆する疾病・病態

1. 17-OHCS
- 高値：クッシング症候群、副腎癌、先天性副腎過形成、異所性ACTH産生腫瘍など。
- 低値：副腎皮質機能低下症、先天性副腎過形成、アジソン病など。

2. 17-KS
- 高値：クッシング症候群、副腎癌、先天性副腎過形成、副腎性器症候群、精巣腫瘍、卵巣腫瘍など。
- 低値：副腎皮質機能低下症、先天性副腎過形成、アジソン病、副腎クリーゼ、性腺機能低下症など。

看護の必要性（クッシング症候群）

- ホルモン分泌増加により、高血圧や低カリウム血症、精神状態不安定などがみられるため危険のないように注意が必要である。
- 副腎摘出手術の不安や、薬物の長期継続の必要、退院後のライフスタイルの変化などのさまざまな不安が生じるので、不安を把握し、軽減できるようにサポートしていく。

看護のポイント（クッシング症候群）

- 副腎摘出術後の早期合併症としては、後出血、急性副腎皮質機能不全、肺合併症、創部および尿路感染症、イレウスがあるので、観察を密にする。
- 痛みによる苦痛、睡眠障害などに対応し軽減する。
- 手術後にはステロイド補充療法が行われ、精神状態の変化をきたしやすい。また予期不安や退院後の生活についてなど不安の内容や程度を把握し、家族を含めて患者指導を行う。

内分泌系検査

- 副腎摘出術後72時間以内に発症する急性副腎皮質機能不全徴候（嘔吐、発熱、下痢、血圧下降など）による代謝異常、尿量減少などに注意し、輸液施行時には注入量、時間を正確に実施する。
- 無気肺や肺炎などの肺合併症、術後出血（48時間以内に起こりやすい）、創感染や尿路感染、縫合不全（術後3〜10日以内に起きる）、術後イレウス（術後24〜48時間の排ガス確認）のないように観察し、予防する。

★副腎皮質ステロイド薬

- 副腎皮質ホルモンには、鉱質コルチコイド、糖質コルチコイドなどがある。
- 糖質コルチコイドの主な作用に抗炎症作用、抗アレルギー作用、免疫抑制作用、抗腫瘍作用などがあり、多くの疾患に用いられる。
- 副腎皮質ステロイド薬の抗炎症、アレルギー作用は、下記の機序による。
  ① 好中球を増加させる。
  ② 糖新生を亢進させ血管透過性を抑制する。
  ③ 尿細管でナトリウムの再吸収やカリウムの排泄を促進し血管透過性を抑制する。
  ④ ヒスタミンの生成を防ぎ炎症を抑制する。
  ⑤ 白血球の遊走やマクロファージの貪食作用を抑制する。
- 副腎皮質ステロイド薬は、免疫抑制作用を持ち、リンパ球やリンパ組織を障害し抗体産生や細胞性免疫を抑制する。
- ステロイドは強力な作用がある一方、副作用も多い。

■ステロイド薬の副作用と対応策

	副作用の発症機序	副作用	対応策
免疫系	胸腺・リンパ組織の縮小	易感染性	抗菌薬、抗真菌薬
糖代謝	肝での糖新生、グリコーゲン合成誘導、末梢組織での糖取り込み抑制	糖尿病（ステロイド糖尿病）	食事療法、運動療法、インスリン
タンパク代謝	末梢組織（筋、皮膚など）でのタンパク異化・分解促進	筋力低下（ステロイドミオパチー）	ステロイドの減量あるいは中止
脂質代謝	成長ホルモン、カテコラミンなどの脂肪分解作用の亢進、末梢脂肪組織の分解・脂肪酸産生亢進	脂質異常症	食事療法、脂質異常症治療薬
水・電解質代謝	Na+再吸収、K+排泄促進	高血圧、浮腫	降圧薬
骨・カルシウム代謝	Ca++の腸管吸収抑制・腎排出促進による副甲状腺ホルモンの分泌促進	骨粗鬆症	ビスホスホネート薬

黄体形成ホルモン
LH : luteinizing hormone

★基準値（RIA 固相法）：男性　　　　1.8 ～ 5.2mIU/mL
女性（卵胞期）　1.8 ～ 7.6mIU/mL
（排卵期）　5.6 ～ 34.9mIU/mL
（黄体期）　1.0 ～ 7.8mIU/mL
（閉経期）　8.7 ～ 38.0mIU/mL

黄体形成ホルモンとは

- 下垂体前葉から分泌され、FSH（卵胞刺激ホルモン）とともに成熟した卵胞に作用し、排卵を起こさせ、黄体形成を促す。
- 黄体は、卵巣で卵胞が排卵した後に変化して作られる器官で、主にプロゲステロン（黄体ホルモン）を分泌し、受精卵の子宮内膜への着床や妊娠の維持（母体の体温を上げて胎児が育ちやすい環境を作る）の働きをしている。
- 睾丸に作用し男性ホルモンの分泌を促す。
- LHの測定は、黄体機能不全や月経異常、不妊症が疑われる時に行われる。

異常が示唆する疾病・病態

1. 高値
- 卵巣性無月経、クラインフェルター症候群、ターナー症候群、去勢。

2. 低値
- 黄体機能不全、無排卵周期症。

看護の必要性（黄体機能不全）

- 不妊に対する思いを共有し、精神的なサポートと検査や治療に対する看護を展開する。

看護のポイント（黄体機能不全）

- 毎日、基礎体温を測るので、正確に測定できるように指導する。
  ① 朝目覚めた後、身体を動かす前の安静時の体温を測り、記録する。
  ② リズム（体温の変化）を知ることで、排卵の有無や月経の時期、妊娠しやすい時期、身体の状態を把握することができる。
- 基礎体温表を基に、黄体期の血中プロゲステロン値の測定が行われる。また、黄体期の子宮内膜の組織検査を行い、組織所見が月経周期の日付と合致しているか子宮内膜のプロゲステロンの影響を確認することで黄体機能不全を判断する。
- 糖尿病など、全身性の疾患がある場合は、その治療が優先される。
- 中枢機能の不整のために排卵が正しく起こらない場合は、妊娠を望む人には、排

卵誘発療法や黄体ホルモンなどの補充療法が行われる。
- 黄体期に出血がみられないか確認する。黄体機能不全の症状の1つだが、不正性器出血の可能性もある。
- 基礎体温の高温期が短い場合や高温期の体温が低い場合、生殖機能が虚弱で交感神経と副交感神経のアンバランスによりホルモンの分泌が悪い体質であったり、血行が悪い場合が多いので、靴下の二枚重ねや、入浴、体操による骨盤内血流を増やすなどを行ったり、体質を改善して妊娠しやすい身体を作れるように、食事、運動、服装、ストレス管理など、あらゆる面の習慣を改善できるように支援する。

★不妊症とは
- 「2年間の不妊期間を持つもの」を不妊と定義する（WHO）。
- 不妊の原因には排卵・卵巣因子、卵管・子宮因子、男性因子がある。

■不妊症の主な検査と治療

不妊因子		検査	治療
女性因子	排卵・卵巣因子	基礎体温 ホルモン検査* 卵胞発育測定	性交日指導 卵巣刺激（クロミフェン） 卵巣刺激（ゴナドトロピン）
	卵管・子宮因子	子宮卵管造影 通気・通水試験 子宮鏡検査	卵管鏡・腹腔鏡下手術 子宮鏡手術 体外受精・顕微受精
男性因子	精子	精液検査 ヒューナーテスト	人工授精 体外受精・顕微授精

＊卵の成熟度を示すE_2（エストラジオール）と排卵の起こさせるLH（黄体形成ホルモン）を測定する。
- 人工授精・体外受精・顕微授精などの妊娠を促進する生殖技術を総称して生殖補助技術（ART）と呼ぶ。

★黄体機能不全とは
- 黄体からのホルモン分泌が不十分になったり黄体の存続が短いため不妊症の原因になる。
- 卵巣機能は、間脳、視床下部、脳下垂体という性機能を司る脳の中枢によって調節されており、これらの中枢が、性周期の適切な時期に適切なホルモンを分泌することにより、卵巣における排卵やホルモン分泌が正しく行われる。
- 視床下部、下垂体の機能異常があると、黄体機能不全となることがある。また、中枢に異常がなくても卵巣自体の異常のために卵胞から黄体への移行が不完全になることがある。
- 糖尿病などの全身性の疾患や喫煙などの嗜好品、精神的ストレスによって卵巣機能不全となり、黄体機能不全の症状を示すこともある。

卵胞刺激ホルモン
FSH : follicle stimulating hormone

★基準値（RIA 固相法）：男性　　　2.9 〜 8.2mIU/mL
　　　　　　　　　　　女性（卵胞期）5.2 〜 14.4mIU/mL
　　　　　　　　　　　　　（排卵期）5.6 〜 14.8mIU/mL
　　　　　　　　　　　　　（黄体期）2.0 〜 8.4mIU/mL
　　　　　　　　　　　　　（閉経期）26.2 〜 113.0mIU/mL

卵胞刺激ホルモンとは

- 下垂体から分泌される性腺刺激ホルモンで、卵胞を刺激しエストロゲンの生産を促す。
- 卵胞ホルモンの血中濃度が高まると分泌が抑制され黄体形成ホルモンの分泌に移行する。
- 黄体形成ホルモンはFSHと協同して排卵、黄体形成を促し、性周期を調整する。
- 男性では睾丸の発達と精子形成を促す。
- FSHの測定は、LHと同様に黄体機能不全や月経異常、不妊症が疑われる時に行われる。

異常が示唆する疾病・病態

1. 高値
- ターナー症候群、クラインフェルター症候群、睾丸女性化症、多嚢胞性卵巣症候群、卵巣性無排卵症。

2. 低値
- 汎下垂体機能低下症、シーハン症候群、神経性食思不振症、下垂体腫瘍、カールマン症候群。

看護の必要性（ターナー症候群）

- 多岐にわたる症状が出る可能性があるので、障害の程度を確認し適切な関わりを持つ。

看護のポイント（ターナー症候群）

- 大動脈の狭窄により血圧が高いので血圧の変動に気をつける。
- 心臓弁に異常があり心音に雑音が聞かれる。定期的な超音波検査を受けるように指導する。
- 腎臓の構造的な異常によって尿路感染症を起こしやすい。手指や陰部の清潔に心がけ感染の機会を少なくするように指導する。
- 甲状腺機能低下があると、エネルギーの低下や便秘、嗄声、皮膚乾燥、寒気などを起こすので対症療法と薬剤による治療が行われる。確実な薬物投与を行う。
- 症候性の糖尿病がある場合は、過度の渇きや空腹、多尿、体重減少などがみられる。食事療法や運動、薬剤、体重のコントロールにより血糖を調整する。

- 慢性、再発性の中耳炎を起こし聴力低下となる。コミュニケーションに障害が出るので聴力の程度に応じた工夫をする。
- 眼筋が弱いため、眼瞼下垂、近視、弱視などの視力に問題が出れば、眼鏡の使用や眼帯の使用、眼輪筋の運動など生活の支障を少しでも軽減できるように対応する。
- 潰瘍性大腸炎やクローン病など腸の炎症により、下痢や血便、嘔吐などの症状が出ることがある。早めの受診を行うように指導する。
- 女性性の問題や容姿（低身長）に関することなど精神的な苦痛に関わり軽減できるようにする。
- 遺伝性の疾患なので、家族の自虐的な精神的負担が大きいので負担の軽減に努める。

★性腺ホルモンと卵巣周期

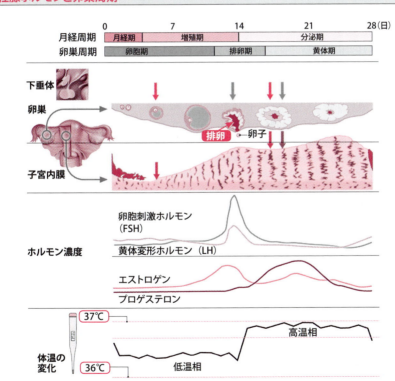

卵胞刺激ホルモン：卵胞の発育を促す。エストロゲンの分泌を促す
黄体形成ホルモン：排卵を促す。黄体を形成しプロゲステロンを分泌する
エストロゲン：成熟卵胞から分泌され黄体ホルモンの分泌を促進する。ゴナドトロピンの分泌を調整する
プロゲステロン：黄体から分泌され子宮内膜を発達させる月経を起こす。ゴナドトロピンの分泌を調整する

ヒト絨毛性ゴナドトロピン
hCG : human chorionic gonadotropin

★基準値：男性、非妊婦　血清（RIA法）　1.0mIU/mL以下
　　　　　　　　　　　　尿（免疫測定法）2.5mIU/mL以下
　　　　　妊婦　　　　　妊娠週数とhCGの分泌量参照

hCGとは

- 妊娠期の胎盤の細胞が生産する性腺刺激ホルモンで、受精卵が着床すると胎盤の絨毛と呼ばれる組織から、普段は女性の体内にないhCGという性腺刺激ホルモンが分泌される。hCGはLH（黄体形成ホルモン）と構造が似ているため、黄体を刺激し子宮内膜が脱落して月経が起こるのを防止し、流産を回避する。
- hCGは、妊娠が成立すると尿中や血中に急速に分泌され、妊娠の陽性反応が出る成分である。妊娠週数が進むにつれて濃度が濃くなり、ある一定の週数（妊娠10週前後）をピークに減少していく。
- 尿中hCGと血中hCGは、同時に検査を行っても、血中のほうが倍近く高い値を示す。hCG値は、1.5日でおおよそ倍になるため、尿（前日に体内を血流として巡ったあとの排泄物である）では、血中hCG値より低くなる。
- hCGは妊娠の判定以外に、妊娠中期のダウン症のスクリーニング検査、卵巣癌、絨毛癌、精巣癌、肺癌などでも陽性を示すため腫瘍マーカーとしても用いられる。

■妊娠週数とhCGの分泌量

週数	分泌量
2週	0.2mIU/mL
3週	20〜50mIU/mL
4週	50〜200mIU/mL
5週	200〜1000mIU/mL
6週	1000〜6400mIU/mL
7週	4000〜12800mIU/mL
8週	4000〜256000mIU/mL
9〜10週	8000〜256000mIU/mL
11週〜	12800〜64000mIU/mL

異常が示唆する疾病・病態

- 高値（異常）の場合：
  ①腫瘍マーカー；卵巣癌、絨毛癌、精巣癌、肺癌など。
  ②妊娠；多胎妊娠、胞状奇胎など。
- 高値（正常）：妊娠。
- 低値の場合：子宮外妊娠。
※男性でhCGの数値が高値の場合：精巣癌（90％は胚細胞性腫瘍：精子の基になる細胞から発生する）。

看護の必要性（子宮外妊娠）

- 精神的ダメージの緩和と出血などの体の状態を観察し、治療までの生活指導を行う。

内分泌系検査

> 🌿 **看護のポイント（子宮外妊娠）**

- 通常妊娠でなかったことや治療（手術）や治療後の妊娠（子宮外妊娠）に対する不安の除去に努める。
- 卵管破裂による腹部の激痛時や出血が多い時の対応を指導する。
- 開腹手術（①患側の卵管摘除術、②患側の付属器摘出術、③患側の卵管形成術）に応じた十分な説明と疑問の解決をする。

★子宮外妊娠とは
- 受精卵が、子宮内腔以外の場所に着床して発育することを子宮外妊娠といい、受精卵が着床する部位によって3つに分類され、最も頻度の高い卵管妊娠は、その発生部位によってさらに3つに分類される。
- 受精は、卵管内（卵管膨大部）で起こり、受精卵は、およそ1週間をかけて卵管内を移動し子宮の内腔へたどり着く。その間に細胞分裂を繰り返しながら発育して、子宮の内腔へたどり着くころにようやく胎児を形成する部分（胎芽胚葉）と将来胎盤を形成する部分（栄養胚葉）とに分かれる。この時点で初めて着床する能力を獲得できるようになる。
- 受精卵が着床能を獲得してもまだ子宮内腔へたどりついていなければ卵管に着床して、卵管妊娠が起こる。
- 妊娠約30,000件に1件の頻度で、子宮腔内と子宮外の同時妊娠が起こる珍しいケースもある。ただ、不妊症治療で排卵誘発を行った場合の子宮内外同時妊娠の頻度は約1000分の1といわれている。

■受精卵着床部位による分類

分類	発生頻度
卵管妊娠	98%
卵巣妊娠	2%
腹腔（腹膜）妊娠	

■卵管妊娠の発生部位による分類

分類	発生頻度
間質部妊娠	2%
峡部妊娠	90%
膨大部妊娠	8%

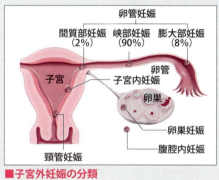

■子宮外妊娠の分類

★市販の妊娠検査薬の反応
- 妊娠4週0日（月経予定日）の血中hCGは、平均的には100mIU/mL程度である。市販の妊娠検査薬（尿中hCG簡易測定キット）は、25mIU/mLや50mIU/mLで反応するように作られているので、高温相にhCGの注射を投与されていなければ、月経予定日には妊娠判定ができる。
- 正確性は99%とあるが、hCGの分泌に個人差があるので正確性が低い場合もある。
- 高温期に黄体を刺激するためにhCGを注射している場合には、ある程度の期間（hCG5000mIU/mLであれば≒1週間ほど体内に注射成分が残る）、妊娠検査薬に陽性反応を示し、誤って妊娠していると判断してしまうことがある。

プロゲステロン
progesterone

★基準値：(RIA法)　妊娠〜6週　　　　9.8〜32.2ng/mL
　　　　　　　　　妊娠7〜10週　　　 9.8〜37.4ng/mL
　　　　　　　　　妊娠11〜20週　　　17.4〜66.0ng/mL
　　　　　　　　　妊娠21〜30週　　　31.9〜166ng/mL
　　　　　　　　　妊娠31〜40週　　　57.6〜223ng/mL

プロゲステロンとは

- 黄体ホルモンで、受精卵の着床に至適な内膜環境を作る。
- 妊娠した子宮筋の収縮を抑制して妊娠維持作用を行う。
- 体温上昇作用があるので黄体期には基礎体温が上昇する。
- 視床下部からのLH放出因子の分泌を阻止し、下垂体前葉から分泌されるLH（黄体形成ホルモン）を抑制する（卵胞の発育、排卵を阻止している）。
- プロゲステロンの測定により、卵巣機能（月経異常、不妊症）、胎盤機能、副腎・下垂体機能を知ることができる。

異常が示唆する疾病・病態

1．高値
- 妊娠、胞状奇胎、先天性副腎過形成、副腎男性化腫瘍、クッシング症候群。

2．低値
- 無月経、妊娠高血圧症候群、絨毛上皮腫。

看護の必要性

- ホルモンの影響により身体機能が悪化しない看護を提供する。

看護のポイント（妊娠時）

- 肥満を防止し、標準体重が維持できるように食事・運動療法を行う。
- 妊娠（プロゲステロン）により、以下のような身体機能の変化を伴うことを理解し患者を観察する。
  ①尿管と腎盂の拡張。
  ②フィブリノゲンの増加（50％）。
  ③消化管の緊張や蠕動の低下：胃内容の排出時間の延長、幽門括約筋の弛緩。
  ④呼吸数、換気量、分時換気量の増加：過呼吸。
  ⑤仙腸骨、仙尾骨、骨盤関節の可動域の増加：姿勢の変化、腰痛。
- 妊娠高血圧症候群の3大症状（高血圧、タンパク尿、浮腫）を観察し、その早期発見と悪化しないようにする。

内分泌系検査

エストロゲン
estrogen

★基準値（RIA 固相法）　エストラジオール　女性　卵胞期　10 ～ 150pg/mL
　　　　　　　　　　　　　　　　　　　　　　排卵期　50 ～ 380pg/mL
　　　　　　　　　　　　　　　　　　　　　　黄体期　30 ～ 380pg/mL
　　　　　　　　　　　　　　　　　　　　　　更年期　10 ～ 60pg/mL
　　　　　　　　　　　　　　　　　　　男性　　　　　10 ～ 60pg/mL

エストロゲンとは

- 卵巣で分泌されるホルモンで視床下部の周期性の維持に関わり、子宮内膜の増殖や子宮筋の肥大、子宮頸管粘液の分泌促進、腟粘膜の維持、乳腺の発達など成人女性の性器の健康を保っている。
- エストロゲンは肝臓で処理される。

異常が示唆する疾病・病態

1．高　値
- 卵巣腫瘍、副腎皮質腫瘍、睾丸腫瘍、肝機能障害など。

2．低　値
- 子宮発育不全、不妊症、切迫流産、子宮内胎児死亡、重症妊娠高血圧症候群、無脳児妊娠。

看護の必要性（卵巣腫瘍）

- 不安やストレス、喪失感などを抱きやすく、治療も長期に及ぶことがあるので心身のサポートと治療（手術・化学療法・放射線療法など）に伴う看護を展開する。

看護のポイント（卵巣腫瘍）

- バイタルサインのチェックと腹部症状、倦怠感、呼吸困難、頻尿、便秘、性器出血などを確認する。
- 女性性喪失感に対する悲嘆、仕事の中断、経済面、主婦の役割遂行ができないなどの不安をサポートし軽減する。
- 安楽に過ごせるように除痛に努める。
- 疼痛や腹部膨満、不安などが呼吸運動抑制や循環に影響しないように整える。
- 化学療法や術後の輸液・輸血を管理する。
- 腹腔内ドレーンが留置されている場合は、排液の吸引状況、性状や量、ドレーンの屈曲の有無、挿入部の感染の有無などを観察する。
- 創の状態をガーゼ交換時に観察する。
- 腹腔内、創部、性器出血を観察する。
- 食事摂取状況（量、内容）を観察し、栄養状態を維持・回復に向ける。

血清プロラクチン
PRL : prolactin

★基準値（RIA 固相法）：男性　1.5 〜 9.7ng/mL
　　　　　　　　　　　　女性　1.4 〜 14.6ng/mL

血清プロラクチンとは

- 下垂体前葉から分泌されて乳腺を刺激し、乳汁分泌を促進するホルモンである。
- 妊娠期間中は胎盤から分泌される卵胞ホルモン（エストロゲン）と黄体ホルモン（プロゲステロン）の協同作用により乳汁分泌を抑制している。
- さまざまな原因によりプロラクチンが上昇すると乳汁漏出症、男性では乳房肥大を起こす。
- 性腺刺激ホルモン放出ホルモンの産生・放出を抑制し、性腺機能低下から性腺ホルモン分泌低下となり、性欲が低下したり、女性では排卵・月経周期の異常がみられ、男性では精子産生の異常がみられる。
- 最も多い原因は下垂体のプロラクチン産生腫瘍（プロラクチノーマ：下垂体の中のプロラクチンを作る細胞が増殖して、腫瘍になったもの）である。

異常が示唆する疾病・病態

1. 高値
- キアリフロンメル症候群、プロラクチン産生腫瘍、甲状腺機能低下症、下垂体腫瘍、中枢神経作動薬（ドグマチール、レセルピン、クロルプロマジンなど）の副作用。

2. 低値
- 下垂体機能低下症、甲状腺機能亢進症、シーハン症候群。

看護の必要性（プロラクチン産生腫瘍）

- 治療が長期に及ぶので病気を自分の体の一部ととらえて付き合えるように関わる。

看護のポイント（プロラクチン産生腫瘍）

- 腫瘍からプロラクチンの分泌を抑えるカバサールやパーロデルという内服治療が行われるので、内服を確実に行うように指導する。服用を続けていれば、大部分の人がプロラクチンの値は正常になり、生理が回復する。しかし、腫瘍細胞を殺すわけではないので、生理が止まる 50 歳くらいまで薬を飲み続けなければならないことを理解して内服を継続してもらうように支援する。
- 薬が効かない場合は、経鼻的に腫瘍摘出手術（経蝶形骨洞腫摘出術［ハーディ手術］）が行われるので内服の効果を確認する。また薬の副作用により肝機能障害がでると服用を中止しなければならないことを十分に説明する。

内分泌系検査

血漿レニン活性 / アルドステロン
PRA : plasma renin activity/ aldosterone

★基準値（RIA 固相法）：レニン活性（PRA）　0.2 〜 3.9ng/mL/ 時
　　　　　　　　　　　　レニン濃度（PRC）　2.5 〜 21.5pg/mL
　　　　　　　　　　　　アルドステロン（血清）　30 〜 160pg/mL

血漿レニン活性（PRA）/アルドステロンとは

- レニンとアルドステロンは、血液量、電解質、血圧のバランスを保つうえで重要な役割を果たしており、ナトリウム、カリウム代謝異常の診断、代謝性アシドーシス・アルカローシスの診断とともに高血圧の診断に際して重要な検査である。
- レニンは酵素の一種で、血液中に分泌されるアンジオテンシノーゲンというタンパクに働いて、血圧を上昇させるアンジオテンシンを作る。
- アルドステロンは副腎皮質から分泌されるステロイドホルモンで、尿細管に作用して体内にナトリウムの再吸収とカリウム排泄を促進させる。
- レニンとアルドステロンを調べることで高血圧の原因を推察することができる。
- 脱水や低血圧の状態ではレニンが過剰に分泌され、アルドステロンも同時に高値となる。レニンが高値、アルドステロンが低値の場合は、副腎皮質の異常でアルドステロンの分泌が低下し、それを改善しようとレニンが高値となる。
- アルドステロンが過剰に分泌されると体内の水分が増加し、血圧が上昇してレニン分泌が抑制される。アルドステロン産生腫瘍が副腎にできると、レニンが低値、アルドステロンが高値となり、高血圧の原因になる。
- 何らかの異常でレニンの分泌が抑制されると、アルドステロンも低値となる。

異常が示唆する疾病・病態

1. レニン値
- 高値：腎血管性高血圧、褐色細胞腫、レニン産生腫瘍、バーター症候群など。
- 低値：原発性アルドステロン症、グルココルチコイド反応性アルドステロン症、塩分の過剰摂取など。

2. アルドステロン値
- 高値：原発性アルドステロン症、レニン産生腫瘍、バーター症候群、悪性高血圧症、ネフローゼ症候群、心不全など。
- 低値：アジソン病、リーデル症候群、塩分の過剰摂取など。

看護の必要性

- ホルモンの特徴を理解して検査に臨む。

看護のポイント

- 食塩摂取量、交感神経活性、薬剤などに

- よりその測定値は影響を受ける。
- PRAは加齢とともに低下し、高齢者では低値を示す。一方、新生児では高値を示し、12歳ごろまでに成人値となる。
- 男性で高値となる。
- レニン分泌は交感神経系の調節を受けるために、夜間睡眠時に比べ、早朝から昼間に高値を示す。

抗利尿ホルモン
ADH：antidiuretic hormone

★基準値（RIA）：0.3〜3.5pg/mL

抗利尿ホルモンとは

- 視床下部で合成され、下垂体後葉に運ばれ血管周囲の神経末端に貯えられる。
- 細胞外液の浸透圧上昇や脱水、出血、薬剤（バルビツレート、アセチルコリン、ニコチンなど）により血中に放出され、腎臓の集合管細胞に働き、水の透過性を高め水の再吸収を促進する。

異常が示唆する疾病・病態

1．高値
- 抗利尿ホルモン不適合分泌症候群（SIADH）：ADHの過剰分泌により起こる。
- アジソン病：副腎結核や癌あるいは特発性により発症し副腎皮質ホルモンが不足し、水分を喪失することから分泌が過剰となる。
- 腎性尿崩症：多尿により水分出納のバランスを保とうと、過剰分泌となる。
- 血圧低下：循環血液量の低下により過剰分泌となる。
- 出血：循環血液量の低下により過剰分泌となる。
- 脱水症：体内水分量の欠乏（浸透圧の上昇）により過剰分泌となる。

2．低値（欠乏）
- 尿崩症：ADHの欠乏により腎臓の集合管での水分再吸収が障害を受けて起こる。
- 水分過剰摂取。

看護の必要性

- 体内水分のバランスを看護的に調整する。

看護のポイント

- 尿量、尿色、尿の性状を把握する。
- 脱水に注意する。
- 水分摂取量を把握する。
- 塩分の摂取状況を把握する。
- 血圧の値に気をつける。
- 浮腫の有無を確認する。
- 安静や保温に努める。
- 栄養状態を整える。
- 環境（高温、多湿など）を整える。

C-ペプチド免疫活性
CPR : connecting peptide immunoreactivity

내分泌系検査

★基準値（RIA 固相法）：空腹時：0.6〜2.8ng/mL

🌿 C-ペプチド免疫活性とは

- 膵臓のβ-細胞でインスリンが作られるときに同じ比率でできる物質で、体内で分解されずに尿中に排泄される。
- インスリン注射中の患者にはインスリン抗体が生じインスリン測定が不可能となるので、プロインスリン（インスリンとC-ペプチドが1：1で結合した物質）のC-ペプチドを調べ膵臓の内分泌機能を推定する。

🌿 異常が示唆する疾病・病態

1. 高値
- インスリノーマ：膵臓β-細胞の腫瘍で、過剰のインスリンを分泌するため、それに伴いCPRが増加する。
- インスリン自己免疫症候群：インスリンを使用していないのに抗体が産生されインスリンが不活性化されるためにインスリン分泌が代償的に亢進し、それに伴いCPRが増加する。
- 先端肥大症：下垂体腫瘍による成長ホルモン（インスリンと拮抗的に働く）の過少分泌によりインスリンが過剰となりCPRが増加する。
- クッシング症候群：副腎皮質の腫瘍によりコルチゾール（糖質代謝に強い作用をもつ）が過剰に分泌されることによりCPRが増加する。
- その他：ステロイド投与、腎不全、肥満など。

2. 低値
- 糖尿病：インスリンの分泌（生産）低下に伴うCPRの減少による。
- 副腎機能不全：副腎皮質ホルモンの分泌低下により糖尿病を併発しCPRの産生が減少する。
- 下垂体機能不全：成長ホルモンの過少分泌によりインスリンの分泌低下が起きCPRが減少する。

🌿 看護の必要性

- 271頁参照。

🌿 看護のポイント

- 271頁参照。

免疫活性グルカゴン
IRG : immunoreactive glucagon

★基準値（RIA 二抗体法）：空腹時：40〜180pg/mL

免疫活性グルカゴンとは

- グルカゴンは、膵臓（ランゲルハンス島）のα-細胞から分泌され肝臓のグリコーゲン分解を促進し血糖値を上昇させる働きをもつ。
- 血糖値が上昇するとグルカゴンの分泌は抑制され、血糖値が低くなると分泌が促進される。

異常が示唆する疾病・病態

1．高値
- 糖尿病：低血糖を起こすとグルカゴンの分泌が促進して高値となる。
- グルカゴノーマ：グルカゴンの過剰分泌により高値となる。
- 急性膵炎：高熱や嘔吐、肝障害、ショックによりグリコーゲンの消費と合成能が低下して高値となる。
- 長期絶食：グリコーゲン材料の不足により高値となる。
- 運動：筋肉のグリコーゲンの消費により血糖が低下し高値となる。
- 腎不全：腎臓での糖の取り込み（代謝）が低下して高値となる。
- 肝硬変：グリコーゲンの貯蔵、合成障害により高値となる。
- 感染：高熱やグリコーゲンの消費により高値となる。
- 脂質異常症：脂肪細胞での糖の取り込みと脂肪酸の合成が低下して高値となる。

2．低値
- 膵臓摘出、慢性膵炎：グルカゴンの分泌不能や膵機能低下により低値となる。
- 下垂体機能低下症：成長ホルモンの分泌低下によりインスリンが過剰分泌され、そのためグルカゴンが低値となる。
- 原発性グルカゴン欠乏症。

看護の必要性

- 血糖を調節するホルモンが日常生活のあり方や疾病によって、高血糖、低血糖状態を引き起こすので生活場面において改善できることを見出し、指導と支援を行う。

看護のポイント

- 糖尿病の人は生活リズムを整え、正しい薬物の投与（時間や量）、適切な運動、食事が守れるように生活リズムの調整の相談に乗ったり指導を行う。
- 低血糖発作が起きないよう、予防法や過度の運動やストレスをためないようにする。
- 過食や少食、遅食や食事を抜くなどのないように食生活のパターンと量について指導し、守れるように相談に乗り、支援する。

内分泌系検査

免疫活性インスリン
IRI : immunoreactive insulin

★基準値（RIA 二抗体法）：空腹時：17 μU/mL 以下

免疫活性インスリンとは

- インスリンは、糖分が腸で吸収されると、膵臓（ランゲルハンス島）のβ-細胞から分泌され、①肝臓でのグリコーゲン生成、②筋肉細胞での糖の取り込みとグリコーゲン生成、③脂肪細胞での糖の取り込みと脂肪酸の合成、トリグリセライドの合成、④脳や腎臓での糖の取り込みなどの代謝を促進し、血液中のブドウ糖を消費させ血糖を低下させる働きをもつ。
- 免疫活性インスリン検査は、血液中のインスリン活性を血液中のインスリン濃度で調べる検査である。

異常が示唆する疾病・病態

1. 高値
- 分泌の亢進：インスリノーマ、クッシング症候群、ステロイド投与、肥満、肝臓疾患、末端肥大症。
- 代謝の低下：異常インスリン血症。

2. 低値
- β-細胞の破壊：インスリン依存型糖尿病、膵炎。
- インスリン分泌阻害：高血糖、副腎機能不全（原発性アルドステロン症）。

看護の必要性

- インスリンの高値や低値が身体に及ぼす影響を軽減できるような看護を提供する。

看護のポイント

- 食事療法を守ることによりインスリンの過不足をコントロールする。
- 運動療法を行うことによりインスリンの過不足をコントロールする。
- 経口血糖降下薬の正しい投与によりインスリンをコントロールする。
- 標準体重を維持できるようにする。
- 血糖値を確認しながら高血糖や低血糖症状を観察し、異常の早期発見に努める。
  ①高血糖（≧250mg/dL）が続くと、尿中ケトン体が陽性になり、身体が酸性になって、アシドーシス（ケトアシドーシス）により昏睡になるので、血糖値と前駆症状（悪心・嘔吐、上腹部の痛み、口臭：アセトン臭）に注意する。
  ②著しい高血糖（≧600mg/dL）は脱水を引き起こし高浸透圧高血糖昏睡を引き起こすので、血糖値と前駆症状（異常に喉が渇く、尿が多くなる、頻尿になる、脱力感、疲労感、体重が減る）に注意する。

カテコラミン
CA : catecholamine

★基準値（HPLC：血液）：アドレナリン　　0.12ng/mL 以下
　　　　　　　　　　　　ノルアドレナリン　0.06～0.50ng/mL
　　　　　　　　　　　　ドパミン　　　　　0.03ng/mL 以下
★基準値（HPLC：尿）：　アドレナリン　　　12μg/日以下
　　　　　　　　　　　　ノルアドレナリン　120μg/日以下
　　　　　　　　　　　　ドパミン　　　　　700μg/日以下

🌿 カテコラミンとは

- ドパミンやノルアドレナリンは脳や交感神経に、アドレナリンは副腎髄質に存在する。
- 低血糖、寒冷、低酸素血、交感神経緊張などの刺激が内臓神経のコリン作動性節前線維の活動を高めて副腎髄質より分泌される。
- 心拍出量の増加、末梢血管抵抗の増大または減少、血圧上昇、遊離脂肪酸の動員、中枢神経の刺激、グリコーゲン分解の増大、血糖増大、熱産生増大、気管支拡張、腸弛緩、散瞳、皮膚立毛などの作用をもつ。

🌿 異常が示唆する疾病・病態

1. 高値
- 褐色細胞腫、交感神経芽細胞腫、うっ血性心不全、心筋梗塞、本態性高血圧、慢性腎不全、甲状腺機能低下症、糖尿病、ストレス、麻酔。

2. 低値
- 起立性低血圧、甲状腺機能低下症、アジソン病。

🌿 看護の必要性

- 心理的なストレスとなる外的環境や内的環境を整える。

🌿 看護のポイント

- 環境（温度、湿度、面会者）を整え、刺激を少なくする。
- インフォームドコンセントを十分に行い不安を除去する。
- 高血圧、頭痛、動悸、発汗、糖尿、不安、悪心・嘔吐、痩せ、視力障害などを観察する。
- 基礎代謝が亢進するので、安静を保持しエネルギーの消耗を防ぐ。十分な睡眠と休息が取れるようにする。
- 緊張を緩和し、副交感神経作動優位にする。
- 食欲不振となるので栄養状態を整え、刺激性食品の摂取を控える。
- 腸運動の低下による便秘を防ぐ。
- 水分出納のバランスの崩れ（脱水）に注意する。
- 清潔を保持する。
- 制限された ADL の援助を行う。

脳性ナトリウム利尿ペプチド
BNP : brain natriuretic peptide

内分泌系検査

★基準値（CLIA法）：18.4pg/mL 以下

BNPとは

- BNPは、心室から血液中に分泌されるホルモンで、強力な水・ナトリウム利尿作用、血管拡張作用を有し、心室に負荷がかかると分泌され、交感神経系およびレニン-アンジオテンシン系を抑制して、それらのホルモンと拮抗的に働いて心不全などの病態を改善させる。
- BNPの数値が高いほど心臓に負担がかかっていると判断できることから、心筋梗塞や心不全の診断、予後判定に有用で、NYHA（ニューヨーク心臓協会）心機能分類の、ほとんど自覚症状のないまま進行し発見が難しいⅠ度（無症状）、Ⅱ度（軽症）でもBNP濃度が上昇するので判定が可能である。

異常が示唆する疾病・病態

- 高値：心筋梗塞、心不全、心肥大など。

看護の必要性（心不全）

- 心臓に負荷がかからないように生活を整える。

看護のポイント（心不全）

- 呼吸困難がある場合は、酸素投与や安楽な体位を保持して軽減を図る。
- 浮腫がある場合は、利尿薬の投与や水分・塩分制限により軽減を図る。
- 食事指導や薬物療法、運動（活動）、保温、入浴（ぬるめのお湯に短時間で）について指導し心臓に負荷がからないようにする。
- 過労、風邪、ストレス、暴飲・暴食は、心臓に負担をかけるので、調整できるように指導する。
- 飲酒や喫煙は心臓に負担をかけるので禁酒（節酒）・禁煙を守る。
- バイタルサインや体重測定、一般状態の観察、排泄（便秘、尿量）を確認する。

■心不全の病態把握の目安

BNP濃度（pg/mL）	判定	判定の意味
18.4以下	基準範囲	BNPでは基準範囲内
18.5～39	要経過観察	軽度の心疾患の疑い
40～99	要精密検査	心疾患の疑い。疾患の把握のため精密検査が必要
100以上	要精密検査	心不全の疑い。治療を要する。精密検査が必要

免疫反応性パラソルモン
i-PTH : immunoreactive parathormone

★基準値 (ECLIA)：PTH-C　　　150pg/mL 以下
　　　　　　　　　PTH-M　　　180～560pg/mL
　　　　　　　　　インタクトPTH 10～60pg/mL

🌿 i-PTH とは

- パラソルモン（PTH）は、副甲状腺から分泌されるホルモンであり、甲状腺から分泌されるカルシトニンやビタミン D とともに、血液中や体液中のカルシウム濃度を一定に保っている。
- カルシトニンは、血液中のカルシウム濃度が高くなると分泌が高まり、骨からカルシウムが溶け出すのを抑える。
- PTH は、血液中のカルシウム濃度が低下すると分泌が高まり、骨に含まれているカルシウムを取り出し、腸からのカルシウムの吸収を促進することによって、血液中のカルシウムを増やす。2 つのホルモンがバランスよく働くことで、血液中のカルシウム濃度は常に一定に保たれている。
- 血液中の PTH 濃度の測定は、カルシウムおよびリン酸代謝に関与する骨・腎臓、腸管の機能を検査するうえで重要な指標となる。
- 腎不全患者の続発性副甲状腺機能亢進症による腎性骨異栄養症の評価にも用いられる。
- PTH は、血中へ分泌された後、ただちに分解されるため、PTH-C（パラサイロホルモン C 末端）、PTH-M（パラサイロホルモン中央部）、インタクト PTH（全分子 PTH）で測定する。どの部分を測定しても判定には大きな影響はないが、基準値は測定する部分で異なるので注意する。
- 検査の数値に影響を及ぼす恐れがあるので、採血の 2～3 日前からカルシウム剤の服用は避ける。また、不活化を防ぐために採血後ただちに冷却下で血漿を分離する必要がある。
- インタクト PTH は、さまざまな影響を受けにくく、生理的活性があるので最もよく測定される。

🌿 異常が示唆する疾病・病態

- 高値：原発性・続発性副甲状腺機能亢進症、偽性副甲状腺機能低下症、慢性腎不全、低カルシウム血症、ビタミン K 欠乏症、骨粗鬆症、骨軟化症。
- 低値：特発性・術後性副甲状腺機能低下症、悪性腫瘍骨転移、高カルシウム血症。
※ PTH は、血中カルシウム濃度を上昇させるとともに、リン濃度を低下させる作用を有しているので、副甲状腺機能低下症では、低カルシウム血症とともに高リン血症が認められる。ただし低カルシウム血症、高リン血症は、慢性腎不全でも生じる。したがって、低カルシウム、高リン血症を示

内分泌系検査

し、腎機能が悪くない場合に、副甲状腺機能低下症と診断される。

🌿 看護の必要性（副甲状腺機能低下症）

- 症状（テタニーやしびれなど）を安定化させ、日常生活が安楽に過ごせるように看護を展開する。

🌿 看護のポイント（副甲状腺機能低下症）

- 低カルシウム血症による手足のこむら返り、ぴりぴりするしびれ感、痙攣（テタニー）発作、全身性強直性の痙攣発作、意識喪失などを観察し、早急に対応する。
- アルファカルシドール（アルファロール、ワンアルファ）またはカルシトリオール（ロカルトロール）という活性型ビタミンD剤を確実に内服してもらう。
- 活性型ビタミンD剤を内服している副甲状腺機能低下症の患者では、血中のカルシウム濃度に比べて尿中のカルシウム排泄が増えやすく尿路結石や腎機能低下を起こしやすいので、排泄状況を確認し、水分不足とならないように注意する。
- ※結石予防には、尿中のカルシウム排泄を尿中のクレアチニン排泄の30％以下に保つ必要がある。
- 感染症予防に心がけ、発熱による脱水症にならないように注意する。
- 乳製品、骨ごと食べる魚、殻を食べるエビ、葉物等、カルシウムの多い食品（1日必要量：600mg）の摂取に心がけるよう指導する。

★骨の役割と骨形成（造骨・破骨）

- 骨は、①支持組織として体格を形成する、②体内のカルシウム、リンを貯蔵する、③カルシウム、リンを放出して体液の平衡を保つ、④腔所（頭蓋、脊柱管、胸郭、骨盤）を作り、他の器官（臓器）を保護する、⑤筋肉が付着し受動的運動を行う、⑥骨髄で血液(赤血球、白血球、血小板)を作る、⑦歯を形成するなどの役割をもつ。
- 骨は日々作り変えられ2年半ですべての骨が入れ替わる。骨の中には骨を作る骨芽細胞と骨を壊す破骨細胞、リンパ球など免疫細胞が存在し、新陳代謝を繰り返している。古くなった骨は破壊され新たな骨が形成されることで、丈夫さやしなやかさを維持している。
- 健康な状態では、骨の破壊（骨吸収）と形成（骨形成）の2つのバランスは均衡しており、骨の量は一定に保たれている。
- バランスを保っているのが、重力や運動刺激、骨の材料であるコラーゲンやカルシウム、リン酸塩、ビタミンC（コラーゲンの形成に関与する）、ビタミンD（腎臓や腸管でカルシウムの吸収を促す）、タンパク質（カルシウムと結合して吸収される）である。
- 加齢（骨代謝のバランスの崩れ）や閉経（エストロゲンの減少により骨吸収が進む）、運動不足、ステロイド剤（骨形成細胞に障害を与える）の服用、ビタミン不足やカルシウム不足、肝臓病や腎臓病（骨形成に必要な材料が不足する）などにより造骨と破骨のバランスが崩れる。この状態が骨粗鬆症である。

感染症系検査

皮膚・口・鼻腔感染ウイルス	単純ヘルペス1型ウイルス（HSV-1）
	単純ヘルペス2型ウイルス（HSV-2）
	水痘-帯状疱疹ウイルス（VZV）
	サイトメガロウイルス（CMV）
	EBウイルス（EBV）
	麻疹ウイルス
	風疹ウイルス
	ムンプスウイルス
	B型肝炎ウイルス（HBV）
	C型肝炎ウイルス（HCV）
	D型肝炎ウイルス（HDV）
	ヒトパピローマウイルス（HPV）
	痘瘡ウイルス
呼吸器感染ウイルス	インフルエンザウイルス
	アデノウイルス（ADV）
	コクサッキーウイルス（COX-V）
	エコーウイルス
	ライノウイルス
	コロナウイルス
消化器感染ウイルス	ポリオウイルス
	ロタウイルス
	ノーウォークウイルス
	A型肝炎ウイルス（HAV）
	E型肝炎ウイルス（HEV）
媒介動物感染ウイルス	日本脳炎ウイルス
	黄熱ウイルス
	デング熱ウイルス
	狂犬病ウイルス
	マールブルグウイルス
	エボラウイルス
	ラッサ熱ウイルス
レトロウイルス	成人T細胞白血病ウイルス1型（HTLV-1）
	ヒト免疫不全ウイルス（HIV）

■ヒトに感染する主なウイルス

A型肝炎ウイルス
HAV : hepatitis A virus

★基準値（RIA固相法）：陰性

A型肝炎ウイルスとは

- A型肝炎ウイルスは、汚染された食物や飲料水の経口摂取後2〜6週間の潜伏期間を経て、肝細胞内で増殖し肝炎を発症する。
- 肝炎の発症とともにA型肝炎ウイルスの粒子は減少し、抗体が産生されていく。

異常が示唆する疾病・病態

- IgM抗体：急性A型肝炎の初感染を示唆し、発症後2〜10日で陽性化し、3〜4週でピークとなり、急性期（60日）を経て陰性化する。
- IgG抗体：発症後4週目頃より陽性となり3〜6か月をピークに徐々に低下し陰性化しないことからA型肝炎の既往があることを示唆する。

看護の必要性

- 感染の予防と肝臓の庇護を中心に看護を展開する。

看護のポイント

- 倦怠感や食欲不振、悪心・嘔吐、眼球や皮膚の黄染などの肝炎の症状を観察する。
- 症状に応じた日常生活の援助を行う。
- 二次感染に注意する。
  ①注射針やカミソリについた血液の取り扱いに注意し、血液や分泌物はビニールなどに包み密閉して廃棄する。
  ②傷を作った場合、家庭では自分で処置するように指導する。
  ③日用品は専用として貸し借りをしない。
  ④用便後の手洗いを徹底する。
  ⑤口移しで食べ物を与えたり、もらわないように注意する。
 ※生活習慣や食器、入浴、トイレ、夫婦生活などを変える必要はない。
- 肝臓の細胞の再生を図るために安静や休養をとり、栄養素と酸素を十分に肝臓に送るようにする。
- アルコール飲酒やタバコ、疲労を避け肝臓の負担を軽減する。
- 高タンパク・高カロリー食とし、過食を慎みバランスのよい食事を摂取する。

　感染症系検査では、細菌やウイルスの定量検査が発達し、抗原・抗体の判定基準が明確化されている。一方、定性検査もスクリーニング的な位置づけで行われている。本書では、定量法は専門的すぎる内容となるので、基準値は、定性法を中心に述べた。

B型肝炎ウイルス
HBV：hepatitis B virus

★基準値：定性（R-PHA法）　陰性
　　　　　定量（RIA固定法）　陰性

🌿 B型肝炎ウイルスとは

- 血液中のB型肝炎粒子、管状粒子、小型球粒子の存在から、B型肝炎ウイルスに感染しているか否か、抗原と抗体の状況から感染の程度や肝炎発症の状況を判断する。
- HBVは、急性肝炎、慢性肝炎、肝硬変、肝臓癌へと進展させる原因となる。
- HBVは、中心に遺伝情報を保存しているDNAとDNAポリメラーゼがあり、その周りを芯（コア：core ＝ HBc抗原）とさらに外殻（エンベロープ：envelope ＝ HBe抗原）が囲み、さらにその外側を外膜（サーフェス：surface ＝ HBs抗原）が取り囲む三重構造になっている。

🌿 異常（陽性）が示唆する疾病・病態

- HBs抗原：1～5か月より前にB型肝炎に感染し、現在、感染状態であることを示唆する。
- HBs抗体：B型肝炎に感染し既に抗体（免疫：抵抗力）があることを示唆する。肝炎治癒後1～2か月して出現する。
- HBc抗体：B型肝炎ウイルスがcore（芯）を形成し肝細胞を破壊すると出現する。低値では既往の感染を、高値では感染状態であることを示唆する。
- HBe抗原：B型肝炎ウイルスが多量で、活動性が盛んであり、感染している肝細胞から分泌され、感染力が強いことを示唆する。
- HBe抗体：肝炎が沈静化し、HBe抗原が陰性化すると出現する。ウイルスの増殖は弱く感染性は弱い。

🌿 看護の必要性

- 感染の予防と肝臓の庇護を中心に看護を展開する。

🌿 看護のポイント

- 倦怠感や食欲不振、悪心・嘔吐、眼球や皮膚の黄染などの肝炎の症状を観察する。
- 二次感染に注意する。
  ① 注射針やカミソリについた血液の取り扱いに注意する。
  ② キスや性交により感染が起こることもある。
  ③ 傷を作った場合のその分泌物や血液などは家庭では自分で処置するように指導する。
  ④ 手術や検査後の血液や分泌物はビニー

ルなどに包み密閉して廃棄する。
⑤日用品は専用として貸し借りをしない。
⑥用便後の手洗いを徹底する。
⑦口移しで食べ物を与えたり、もらわないように注意する。
※生活習慣や食器、入浴、トイレ、夫婦生活などを変える必要はない。
●肝臓の細胞の再生を図るために安静や休養をとり、栄養素と酸素を十分に肝臓に送るようにする。
●アルコール飲酒やタバコ、疲労を避け肝臓の負担を軽減する。
●高タンパク(良質:卵、豆腐、鳥のササミなど)や高カロリーとし、過食を慎みバランスのよい食事を摂取する。

■ウイルス肝炎の種類と特徴

	A 型肝炎	B 型肝炎	C 型肝炎
感染経路	経口(生の貝)	血液・体液(性)	血液
核酸	RNA	DNA	RNA
潜伏期間	2〜6週	40〜150日	15〜180日
診断(急性期)	IgM-A 抗体	HBs 抗原 IgM-Bc 抗体 HBV-DNA	HCV-RNA HCV 抗体(遅く)
特徴	終生免疫獲得 慢性化しない 集団感染しやすい	成人のキャリア化はまれで一過性 母児感染はキャリア化する	輸血後肝炎 慢性化しやすい 肝硬変・肝癌に進展する
予防	γグロブリン・ワクチン	HB ワクチン	感染予防策

■針刺しなど血液事故発生時の対応

応急処置	針・メス刃などによる刺し傷や切り傷	・流水下で受傷部を搾り出すように石鹸で十分洗浄 ・細菌感染防止のため、イソジン液や消毒用エタノールなどで消毒
	血液・体液による眼などの汚染	・直ちに多量の水による洗浄 ・ポリビニールアルコールヨウ素剤(イソジン点眼10%希釈)による消毒
	血液・体液による口腔粘膜などの汚染	・直ちに多量の水ですすぐ ・イソジンガーグルで消毒
	無傷の場合	・手指などが血液・体液などに触れた場合は、流水で十分に洗い、消毒用エタノールで消毒
患者血が HBs 抗原陽性の場合の直後の対応		・診療担当医の診察を受け、48時間以内(24時間以内が望ましい)に抗 HBs ヒト免疫グロブリン(HBIG)接種および HB ワクチンの接種の必要性の有無について判断を仰ぐ
HCV 感染事故の場合の直後の対応		・診療担当医の診察を受け、感染血および受傷者双方の HCV 抗体、HCV-RNA(必ず感度が一番よい定性検査であること)および肝機能検査を行う ・事故直後のグロブリンや IFN は感染防止に有効ではないが、感染発症時には IFN 治療が有効 ・針刺し後の感染の確認は、定期的に1年後まで実施(肝機能検査、HCV 抗体検査、HCV-RNA 検査)

日本腎臓学会「慢性肝炎診療のためのガイドライン」

C型肝炎ウイルス
HCV : hepatitis C virus

★基準値（RT-PCR法）：陰性

🌿 C型肝炎ウイルスとは

- C型肝炎のRNAは感染すると感染初期から陽性となり抗体が陽性になる前に感染を判断することができる。
- C型肝炎は、血液や体液によって感染し2〜16週の潜伏期を経て慢性化（10〜20年を経て）し進行していく。

🌿 異常（陽性）が示唆する疾病・病態

- HCV抗体陽性：C型肝炎の既往または感染状態を示唆する。
- トランスアミナーゼ正常：HCVキャリアか感染の既往を示唆する。
- トランスアミナーゼ陽性：（急性、慢性）C型肝炎ウイルスに感染していることを示唆する。

🌿 看護の必要性

- 324頁参照。

🌿 看護のポイント

1．インターフェロン療法時：副作用の観察
- 呼吸器症状：発熱、呼吸困難、咳。
- ショック症状：血圧低下、チアノーゼなど。
- 精神神経症状：うつ状態、自殺企図、不安、不眠、焦燥、意欲低下、集中力欠如など。
- 骨髄抑制：白血球減少、血小板減少。
- 肝機能低下：アルブミン減少、黄疸など。
- 消化器症状：悪心・嘔吐、食欲不振、下痢、便秘。

2．その他
- 324〜325頁参照。

■慢性肝炎フォローアップに最低限必要な検査

病態	検査項目	頻度
慢性肝炎	T-Bil、PT、AST、ALT、γ-GTP、アルブミン、総コレステロール、血小板数	1回/1〜3か月
	超音波検査	1〜2回/年
IFN治療時	末梢血検査、AST、ALT、T-Bil、γ-GTP、検尿検査	1回／1〜2週
	血糖、心電図、胸部X線写真、眼底検査	施行前とその後、1〜2か月毎
	うつ症状など精神状態のチェック	
	ウイルスの排除：PCR法によるHCV-RNAの測定	初めの1か月間に2回
	超音波検査	1〜2回/年、ウイルス陰性化後も5年間は継続

★インターフェロン（IFN）の種類と特徴

種類	一般名略号	商品名	投与法	特徴
天然型（α）	IFN α	スミフェロン、OIF	皮下または筋注	初期：インフルエンザ様症状、中期〜後期：間質性肺炎、抑うつ、眼底出血の副作用に注意が必要
天然型（β）	IFN β	フェロン	静注または髄腔内投与	
遺伝子組換型	IFN α-2a	イントロンA	筋注	週1回投与で効果持続 血球減少の副作用に注意が必要
	PEG-IFN α-2a	ペガシス	皮下注	

★ HBV、HCV、HIV に使用する消毒薬一覧

対象	薬品名	濃度	時間
日常手指・皮膚	消毒用エタノール（HIV）	原液	
	ポビドンヨード（HIVのみ）		
	ウエルパス（HIVのみ）		
金属器械、器具	ステリハイド、ステリハイドL	2%	60分以上
	消毒用エタノール（HIVのみ）	原液	60分以上
ガラス、プラスチック	ステリハイド、ステリハイドL	2%	60分以上
	次亜鉛素酸ナトリウム	0.1%	60分以上
チューブ、カテーテル、吸引器具	ステリハイド、ステリハイドL	2%	60分以上
体温計、薬杯	ステリハイド、ステリハイドL	2%	60分以上
	消毒用エタノール（HIVのみ）	原液	60分以上
衣類、寝具	ステリハイド、ステリハイドL	2%	60分以上
	次亜鉛素酸ナトリウム	0.1%	60分以上
病室	ステリハイド、ステリハイドL	2%	噴霧・清拭
	消毒用エタノール（HIVのみ）	原液	清拭
	ホルムアルデヒドガス		
	次亜鉛素酸ナトリウム	0.1%	清拭
食器、箸、スプーン	ステリハイド、ステリハイドL	2%	60分以上
	次亜鉛素酸ナトリウム	0.1%	60分以上
排泄物（便、尿、喀痰、血液）	ステリハイド、ステリハイドL	2%	2時間以上

ヒト免疫不全ウイルス
HIV : human immunodeficiency virus

★基準値（EIA法）：陰性

ヒト免疫不全ウイルスとは

- 免疫細胞である、Tリンパ球やマクロファージ（CD4陽性細胞）などに感染するウイルスで、HIV1型とHIV2型がある。
- 血液、精液、腟分泌液、母乳などに多く分泌され、唾液、涙、尿などの体液では他のヒトに感染させるだけのウイルス量は分泌されない。
- 感染は、粘膜（腸管、腟、口腔内など）および血管に達するような皮膚の傷（針刺し事故等）からであり、傷のない皮膚からは感染しない。
- 主な感染経路は接触感染、血液感染、母児感染である。キャリアの血液により感染し、HIV感染後6～8週間の潜伏期間をおいて抗体が陽性となり、7～9年の経過（無症候キャリア）の後、免疫不全が進行し感染者の全員が15年以内にAIDS（後天性免疫不全症候群）を発症する。

異常（陽性）が示唆する疾病・病態

- HIV感染。

HIV感染	感染初期	無症候期	AIDS発症
潜伏期間（数日）	抗体の産生	数年～10年以上	

HIV検査では？

HIV感染		
ウインドウ期間（1～3か月）（抗体検査で陰性となってしまう期間）	HIV抗体陽性	
	無症候期	AIDS期

- HIV感染急性期：2～4週間で、HIVの増殖が始まり、感染者の約半数に発熱、リンパ節腫大、咽頭痛・発疹などが約2週間程度みられる。この時期HIV量は増加するが、抗体は作られていない。
- 無症候キャリア期：CD4陽性のT細胞に感染し、CD4が徐々に減少。この時期自覚症状は乏しい。
- AIDS関連症候群期：HIVウイルスが徐々に増加し、日和見感染症状がみられる（口腔内カンジダ、帯状疱疹など）。
- AIDS期：AIDS指標疾患を発病するようになる。
- ※AIDS指標疾患：厚生労働省エイズ動向委員会が定めた指標疾患で、検査によりHIVと感染症と診断され、1つ以上の指標疾患が明らかに認められる場合に、AIDSと診断される。カリニ肺炎、サイトメガロウイルス感染症、カポジ肉腫、非ホジキンリンパ腫など、23の疾患をいう。

■ HIV感染からAIDS発症まで

看護の必要性

- 正しい知識をもち、免疫不全による日和見感染や AIDS 脳症に対する治療に伴う看護を行う。

看護のポイント

- 普通の日常的な接触では感染しないことを理解しておく：握手や普通のキス、マッサージなどの接触、トイレの共用、感染者との同居や労働、シーツ類、回し飲みや食品を分け合うこと、食品そのもの、咳やクシャミ・涙では感染しない。
- 感染の危険性のある行為：コンドームを使わない性交や性器具の共用、出血を伴う性交、肛門性交、オーラルセックス。
- 発症患者の状態（主症状）を観察する。
  ①発熱：日和見感染により生じる。
  ②咳、喀痰：カリニ肺炎（カリニ原虫）や肺炎球菌感染により生じる。
  ③息切れ：カリニ肺炎や細菌性肺炎により生じる。
  ④口内炎：口腔粘膜のカンジダ症やヘルペスにより生じる。
  ⑤嚥下痛：食道粘膜のカンジダ症やヘルペスにより生じる。
  ⑥下痢：細菌や寄生虫などにより生じる。
  ⑦認知症：AIDS 脳症やウイルス性脳炎により生じる。
  ⑧リンパ節腫脹：対称性で痛みのない腫れが HIV 感染により生じる。
  ⑨皮疹（カポジ肉腫）：痛みのない汚らしく盛り上がった腫瘤を生じる。
- 日常生活全般に対する看護を提供する：食欲状況と食事摂取量の工夫、清潔行為。
- バイタルサインや意識状態、チアノーゼや便の性状、尿量などを観察する。
- 治療に伴う看護を提供する。
  ①投薬（HIV 感染：抗 HIV 薬、カリニ肺炎：ST 合剤やペンタミジン、トキソプラズマ：ピリメタミン、カンジダ症：アンホテリシン B など）。
  ②酸素療法。
  ③輸液療法。
- 患者や家族の支援を行う。

★抗 HIV 薬

- HIV の増殖あるいは感染を防ぐために抗 HIV 薬が用いられる。
- ウイルスが細胞の中で増殖する時に必要な逆転写酵素の働きを阻止する逆転写酵素阻害薬、細胞の DNA に侵入した HIV の遺伝子の活動を阻止するプロテアーゼ阻害薬、ウイルスが DNA の中に侵入する際に作用するインテグラーゼを阻害して感染を抑制するインテグラーゼ阻害薬がある。
- 逆転写酵素阻害薬にはアジドチミジン（AZT）、ジダノシン（DDI）、ラミブジン（3TC）など、プロテアーゼ阻害薬には、インジナビル（IDV）、ネルフィナビル（NFV）、リトナビル（RTV）、サキナビル（SQV）など、インテグラーゼ阻害薬にはラルテグラビル（RAL）などがある。
- これら複数の薬剤を組み合わせて用いる多剤併用療法が行われている（ART 療法）。

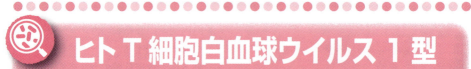

ヒトT細胞白血球ウイルス1型
HTLV-1 : human T-cell leukemia virus type 1

★基準値（粒子凝集法、化学発光法）：陰性

HTLV-1とは

- 母子（産道・授乳）や性交により感染するウイルスで、血液中の白血球の1つであるリンパ球に感染する。
- HTLV-1に対する抗体の有無を確認する検査は、感染しているか否かを調べるためのもので、HTLV-1のウイルスが原因で起こる疾患の診断のための検査方法はそれぞれ異なる。
- 感染してもまったく自覚症状がなく、一度感染するとリンパ球の中で生き続け、感染者のごく一部（5％程度）で発症する。
- HTLV-1感染症には、成人T細胞白血病（ATL：血液の癌で免疫低下を起こす）やHTLV-1関連脊髄症（HAM：感染したTリンパ球が脊髄の中に入り込み、炎症を起こし、足が動かなくなったり、排尿障害、便秘などを引き起こす）、HTLV-1ブドウ膜炎（HU：眼の前に虫やゴミが飛

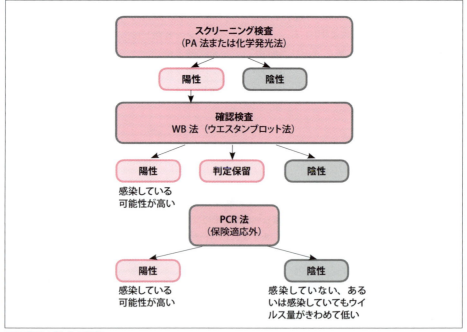

■ HTLV-1検査の流れ

んでいるようにみえる［飛蚊症］、かすんでみえる［霧視］、眼の充血、視力の低下などが起きる）がある。
- HTLV-1 抗体検査は、妊婦健康診査の標準的検査項目であり、妊娠 30 週までに血液検査を行って HTLV-1 ウイルスの抗体の有無を調べる。

異常（陽性）が示唆する疾病・病態

- HTLV-1 感染。
- スクリーニング検査（PA 法または化学発光法）で陽性の場合、感染の確定診断のための検査（ウエスタンブロット法）を受ける。

看護の必要性

- 不安や心配の除去と障害に応じた看護を提供する。

看護のポイント

- 仮に陽性であっても必ずしも病気を発症するとは限らないことや、今まで通りの生活で過ごせることを伝え安心させる。
- 空気感染などは起こさないので正しい知識を持つことを伝える。
- 症状の程度に応じた支援を行う。

■妊娠初期の感染症検査

対象	検査項目	意義・目的
B 型肝炎ウイルス	HBs 抗原検査	・HBs 抗原キャリアの検出 ・HBs 抗原キャリアで HBe 抗原も陽性の場合、胎児に垂直感染（経胎盤、経産道、経母乳） ・HBs 抗原陽性妊婦から生まれた新生児には HBIG と HB ワクチンの投与
C 型肝炎ウイルス	HCV 抗体検査	・HCV 抗体キャリアの検出 ・HCV は、垂直感染
風疹ウイルス	血清 HI 抗体検査	・風疹に対する免疫の検出 ・妊娠初期に風疹に罹患すると、風疹ウイルスが胎児に感染して、出生児に先天性風疹症候群（CRS）を引き起こすことがある ・妊娠前の抗体取得が CRS 予防の最善策
成人 T 細胞白血病ウイルス	HTLV-1 抗原検出試験	・HTLV キャリアの検出 ・HTLV は垂直感染
ヒト免疫不全ウイルス	HTLV-1 抗体検査	・HIV キャリアの検出 ・HIV は垂直感染（経胎盤、経産道、経母乳） ・HIV キャリアは、予定帝王切開が勧められる
梅毒スピロヘータ	梅毒血清反応	・梅毒スクリーニング ・経胎盤感染。流早産、先天梅毒への罹患の危険性がある
トキソプラズマ	トキソプラズマ抗体検査	・トキソプラズマの検出 ・妊娠前期の感染は重病になることがあり、先天性トキソプラズマ症を発症することもある ・妊娠初期での感染は、流産に終わることが多いといわれる

ツベルクリン反応
TR : tuberculin reaction

★基準値：感作陽性者：陽性

ツベルクリン反応とは

- 0.5μg/mLの精製ツベルクリン溶液0.1mLを皮内に注射し48時間後に判定し、BCG接種の対象者を選別したり、結核感染症に罹患しているか否かを判断するために実施される。

異常が示唆する疾病・病態

1. 陰性
- 抗体がないことを示唆するが、時間的経過によりツベルクリンアレルギーが減弱し、陰性となる場合があるので2週間後に再度ツベルクリン反応を行いブースター効果を確認してBCGを接種する。

★ブースター効果とは
- 体内で一度作られた病原体を免疫細胞が記憶していて、再度抗原に接触すると血中抗体が、以前より、より速く高く上がる性質を追加免疫（Booster）効果という。

2. 強陽性
- 飛沫感染による結核菌感染。

看護の必要性

- 結核に感染している疑いがある場合は、患者間や医療者への感染を防止しながら看護を提供する。

看護のポイント（肺結核）

- 抗結核薬による化学療法を行う場合、内服を中断しないように正しく服用することを指導し、次の副作用の徴候がでたら医師に報告する。
  ①肝障害：食欲不振や黄疸、倦怠感など（AST、ALTの上昇）。
  ②胃腸障害：悪心・嘔吐、腹痛。
  ③平衡、聴力障害：めまいや難聴。
  ④視神経障害：球後視神経炎による視力低下、中心暗点、視野狭窄、色覚異常。
  ⑤末梢神経障害：上肢のしびれ、味覚異常。

■判定基準

発赤の長径・特徴	判定	略記号
9mm以下	陰性	−
10mm以上	弱陽性	＋
10mm以上で硬結を伴う	中等度陽性	＋＋
10mm以上で硬結に二重発赤、水疱、壊死を伴う	強陽性	＋＋＋

⑥インフルエンザ様症候群：発熱、悪感、関節痛などや急性腎不全やショック。
⑦尿や汗、涙：リファンピシンにより赤色を呈するが無害である。
●主症状（発熱、盗汗、倦怠感、体重減少、咳、痰、血痰、胸痛、喀血など）の経過を観察する。
●履物や予防衣は専用とし、紫外線照射で殺菌する。
●クレゾール石鹸液、グルタラール液などで消毒を行う。
●リファンピシンは、他の薬剤の代謝を早め血中濃度を低下させるので服用中の薬剤を確認する：①ワルファリン、②ジギタリス、③キニジン、④副腎皮質ホルモン剤、⑤経口血糖降下薬（スルホニル尿素薬）、⑥経口避妊薬。
●イソニアジドは、他の薬剤の血中濃度を上昇させる：抗てんかん薬（フェニトイン、ジフェニルヒダントイン）。

■消毒対象と消毒薬

消毒対象	消毒時間	備考（上記消毒薬以外）
手指	1分以上	手術用イソジン、クレゾール石鹸、グルコン酸クロルヘキシジン-アルコール、テゴー51-アルコールなど
器具（金属、ガラス、ゴム製品）	60分以上	
体温計	60分以上	クレゾール石鹸液、グルタラール液
リネン類	60分以上	
内視鏡	3分以上	グルタラール液
人工透析装置	30分以上	
病室	噴霧、清拭	クレゾール石鹸液、グルタラール液、テゴー51、グルコン酸クロルヘキシジン、ホルマリンガス
排泄物（尿、便、痰、血液）	2時間以上	クレゾール石鹸液

★抗結核薬一覧（*は、一次選択薬）

略語	一般名	副作用
CS	サイクロセリン	精神障害
CPM	カプレオマイシン	聴力障害
EB*	エタンブトール	視力障害、末梢神経障害
ETH	エチオナミド	肝臓障害、胃腸障害
EVM	エンビオマイシン	聴力障害
INH*	イソニアジド	末梢神経障害
KM	カナマイシン	聴力障害
PAS	パラアミノサリチル酸	アレルギー反応、胃腸障害
RFP*	リファンピシン	肝臓障害、アレルギー反応、胃腸障害
SM*	ストレプトマイシン	聴力障害、平衡障害、アレルギー
VM	バイオマイシン	聴力障害

クォンティフェロン検査
QFT：QuantiFERON

★基準値（ELISA法）：陰性

クォンティフェロン検査とは

- 人が結核菌に感染すると、体内のT細胞がその情報を記憶し、再び結核菌あるいは結核菌と同様な抗原が体内に侵入した際に、インターフェロン-γ（IFN-γ）という物質を産生する。
- QFT検査は、患者血液からリンパ球を分離し、結核菌抗原と反応させ、リンパ球が分離するIFN-γを測定する検査である。
- 従来、ツベルクリン反応検査が実施されていたが、BCG接種が広範に実施されている日本では結果が陽性になることが多く、正確性に欠ける面があった。QFT検査は、ツベルクリン反応検査と比べ、BCGの影響を受けない。また通常の抗酸菌には反応せずに結核菌にのみに特異的に反応するので正確な判定ができる。

異常が示唆する疾病・病態

- 陽性：結核菌感染症。

看護の必要性

- 採血の意義と手技を十分に理解して実施する。

検査時の看護のポイント

- 採血後16時間以内に培養を開始する必要があるので、依頼書に採血時間を記入する。
- 採血は、1人分で、3種類の専用試験管（灰色・赤色・紫色）が必要である。
- 採血管は室温（17〜27℃）になってから使用する（使用前の採血管保存温度は4〜25℃）。
- 採血は、3種類の採血管に灰色→赤色→紫色の順番で血液各1mL（採血管の側面マークまで）を採取した後、採血管を上下に5秒間または10回振って混合し、採血管の表面全体が血液で覆われていることを確認する。
- 採血後の検体は、室温（17〜27℃）で保存する（冷蔵・冷凍保存厳禁）。
- 遠心分離はしないで、そのまま提出する（遠心分離後の検体は検査できない）。
- 凝固している検体は検査できない。

★ DOTS（ドッツ）とは
- 抗結核薬の確実な服薬を継続するため、直接服薬確認療法（DOTS）が推奨されている。
- DOTSは、医療者の目の前で患者に服薬してもらう、退院後も継続的に治療に来られるような対策をいう。また、休薬や怠薬による耐性菌（多剤耐性菌：薬がまったく効かない）の発生を防ぐための治療である。

感染症系検査

抗ストレプトリジン O
ASLO：anti-streptolysin-O

★基準値（TIA 法）：159〜244 IU/mL 以下

抗ストレプトリジン O とは

- A 型溶血性レンサ球菌が産生する菌の成分に対する抗体（ストレプトリジン O に対する抗体）を ASLO（ASO）といい、溶血性レンサ球菌感染の有無を知ることができる。
- レンサ球菌はグラム陽性球菌でヒツジ赤血球加血液寒天培地上で β 溶血（完全溶血）を起こすので、A 群 β 溶血性レンサ球菌（溶レン菌）と呼ばれる（α 溶血は不完全溶血、γ 溶血は非溶血を指す）。
- 感染後 2〜3 週から血液中に出現し、その高値を 4〜6 週持続し、徐々に下降する。ただし、抗生物質を投与していると抗体価は上がらない。

異常（高値）が示唆する疾病・病態

- 溶血性レンサ球菌感染症。
  ①特異的：リウマチ熱、急性糸球体腎炎、猩紅熱。
  ②非特異的：アンギナ、皮膚化膿症、肺炎。

看護の必要性

- 療養環境を整え、感染の拡大と合併症を予防する。

看護のポイント

- 安静を守り、体力の消耗を防ぐ。
- 急性腎炎・リウマチ熱などの合併症を防ぐために、10〜14 日間は抗生物質を飲むので、決められた時間に服用し血中濃度を保つ。
- 以下の合併症を起こすことがあるので、注意深く観察し、早期発見・早期治療を行う。
  ①直接的な合併症：中耳炎・気管支炎・リンパ節炎・副鼻腔炎など。
  ②急性腎炎：溶レン菌感染後、3〜4 週後に発生することが多く、突然、むくみ、尿量減少、血尿やタンパク尿、血圧の上昇がみられる。
  ③リウマチ熱：溶レン菌感染後に、発熱や身体の各部に炎症が認められる（多関節炎、不随意運動、皮下結節、心筋炎）。

★溶血性レンサ球菌感染症とは
- 潜伏期間（おおよそ 2〜3 日）の後に、咽頭炎・扁桃炎（発熱、喉の痛み、喉の発赤、扁桃腺に白いものがつく）や口蓋の点状紅斑・点状出血斑（口の中に赤い小さな点状の出血斑を認める）、イチゴ舌（舌の表面が、イチゴの表面のようになる：発病 2〜4 日目）、全身発疹（顔やからだ：特に腋の下、下腹部に、小さい赤い発疹が多数出現し、かゆみを伴う。発病 1〜2 日目）が、出現する。
- 症状が消えた後（5〜6 日目以降）に手足の指先から皮がむけて皮膚落屑が起きる。

梅毒血清反応
STS : serological test for syphilis

★基準値：ガラス板法（沈降反応）	定性	陰性
	定量	1未満
RPR法（間接凝集反応）	定性	陰性
凝集法（沈降反応）	定性	陰性
	定量	1未満
TPHA（PHA法）	定性	陰性
	定量	1：80未満
FTA-ABS法（免疫蛍光抗体間接法）	定性	陰性

梅毒血清反応とは

- トレポネーマ・パリダム（病原体）による全身性感染症を血清で判断する検査で、トレポネーマ・パリダムは接触感染により粘膜から侵入し長期間血液中に潜伏し、感染後3週間で菌の侵入部に初期硬結を生じ4～6週間で梅毒血清反応が陽性となる。
- トレポネーマを検出するには、脂質抗原を用いる方法とトレポネーマを用いる方法がある。

1．脂質抗原を用いる検査

- STS（ガラス板法、RPR法など）：トレポネーマ抗原を使用せず、脂質抗原（カルジオリピン・レシチン）に対する抗体の有無を調べる。
- カルジオリピン・レシチンに対する抗体は健常者でも微量ながら保有しているが、梅毒に感染するとトレポネーマ中のカルジオリピン・レシチンに対する抗体が作られるために高値（陽性）を示す。
- 脂質抗原を用いる検査の場合は、梅毒感染後約3～6週間で抗体が作られ、検査で陽性を示すようになる。
- 脂質抗原を用いるSTSの場合は、梅毒の

■梅毒の感染経過

第Ⅰ期梅毒	感染～8週間	感染していても陰性の場合が多く無症状である。
第Ⅱ期梅毒	8週～3年間	血行性に体内に散布され、体温上昇、全身倦怠感、発疹、バラ疹、血疹、膿疹、脱毛、関節炎などの症状が現れ、いずれの検査も陽性を示す。
第Ⅲ期梅毒	3年以上	皮膚、骨、肝臓、心臓、血管、中枢神経系にゴム腫を形成する。
第Ⅳ期梅毒	10～15年以上	神経梅毒となる。

原因菌を用いる TPHA 法などよりも早期から陽性を示すことから、梅毒の早期診断に適している。この方法は、治療経過と結果が相関することから治療効果の判定としても用いられる。
●梅毒でないにもかかわらず陽性を示す（生物学的疑陽性）ことがあるため、疑陽性が起こりにくい TPHA 法など直接梅毒の病原体を用いる検査を併用して総合的に判断する。

2．トレポネーマを用いる検査
● TPHA 法、FTA-ABS 法：トレポネーマ抗原を用いて、それに対する抗体が存在するかを調べる。
● TPHA 法は手技が簡便でスクリーニング検査に適しており、FTA-ABS 法は手技が煩雑だが、TPHA よりも鋭敏なため、最終的な確認や疑陽性を疑う場合などに用いられる。
● TPHA 法の場合は、梅毒感染後約3か月で抗体が作られ、検査で陽性を示すようになる。

異常（陽性）が示唆する疾病・病態

●梅毒感染。
●偽陽性を示すもの：
・STS 法：全身性エリテマトーデス、関節リウマチ、EB ウイルス感染、マイコプラズマ感染、妊娠など。
・TPHA 法：らい、マラリア、レプトスピラ症など。

看護の必要性

●感染予防の教育と指導や治療に伴う看護を行う。

看護のポイント

●各期の梅毒の症状と程度を観察する。
●第Ⅲ期の心臓、血管のゴム腫形成では、上行大動脈の動脈瘤や大動脈閉鎖不全を起こすのでバイタルサインの変化に注意する。
●ペニシリンアレルギーの既往がないことを確かめる。アレルギーのある場合はテトラサイクリンかエリスロマイシンが投与される。
●指示によりペニシリン G の筋肉注射を行う。アナフィラキシー発作がないか最低 30 分は観察する。
●梅毒未治療者との性交渉をもたないように教育、指導を行う。

■検査結果の見方

検査結果	梅毒血清反応		結果の見方
	STS	TPHA・FTA-ABS	
	−	−	梅毒に感染していない、もしくは感染早期
	+	−	梅毒感染初期、もしくは疑陽性反応
	+	+	梅毒感染
	−	+	治癒後の梅毒、TPHA・FTA-ABS の疑陽性（まれ）

O-157（ベロ毒素産生性大腸菌）
VTEC, O-157 : verocytotoxin producing E.coli, O-157

★基準値：陰性

O-157とは

- 腸管出血性大腸菌（ベロ毒素産生性大腸菌）で、飲食物を介し経口的に感染し、4～8日の潜伏期間をおいて下痢、激しい腹痛、血便を起こし、溶血性尿毒症症候群（HUS）や脳症など重篤な合併症を起こす。（10％）
- 性状は人の常在菌の大腸菌とほぼ同じであるが最大の特徴はベロ毒素を産生することである。
- ベロ毒素は培養細胞の一種でベロ細胞（アフリカミドリザルの腎臓由来）にごく微量でも致死的に働く。
- O-157は熱に弱く75℃で1分間加熱すれば死滅するが低温には強く、また酸性（pH3.5でも生きる）にも強い。
- ※ O-抗原は、細胞壁の構成成分で多糖体、タンパク、脂質の複合体をいう。

- HUSは、主として乳幼児に発症し、ベロ毒素が腎臓の毛細血管内皮細胞を破壊して起こる。
- 血栓性微小血管炎の形で現れる急性腎不全であり、破砕状赤血球を伴う貧血、血小板減少、尿毒症を3徴候とする。
- 合併症の可能性がある症状：血便を伴う下痢、傾眠、末梢白血球増加。
- HUS症状：乏尿（無尿）、浮腫、意識障害、痙攣。
- 脳症状の予兆：頭痛、傾眠、不穏、多弁、幻覚が始まると数時間～12時間で痙攣や昏睡に陥る可能性がある。
- 陰性の判断：24時間以上（抗菌薬を服用している場合は48時間以上）の間隔を置いて連続2回の糞便検査の結果が陰性の場合とする。
- 無症状の保菌者：感染者と同様の扱いとする。

異常（陽性）が示唆する疾病・病態

- O-157感染症。

看護の必要性

- 二次感染の予防と生命力の消耗を防ぎ、

■ HUSの検査所見

上昇	低下
・尿タンパク、血尿、血清ビリルビン ・白血球、LDH ・血清BUN、GOT、GPT ・クレアチニン	・血小板 ・赤血球 ・ヘモグロビン ・ヘマトクリット

また異常の早期発見により悪化を防ぐ。

🌿 看護のポイント

- 安静を保ち、エネルギーの消耗を防ぐ。
- 下痢により水分を喪失するため水分を補給する。
- 下痢により栄養分の吸収が不足するため、消化しやすい食事を工夫し摂取量を観察する。
- 静脈路を確保し抗生物質、水分、栄養補給路としての補液管理を行う。
- 水分喪失と補給の出納をチェックする。
- 排泄物の性状や量、回数をチェックする。
- 止痢薬は、腸管内容物を停滞させ、毒素の吸収を助長するので使用されない。
- 腹痛に対して腸管運動を抑制する薬剤（スコポラミン系：ブスコパンなど）は使用されない。
- 抗菌薬（主にホスホマイシン）の使用時は、副作用や症状の変化に気をつけ、HUS症状の発現に気をつける。
- 症状が軽減しても2〜3日後に急変することがあるので注意して観察する。
- 感染を予防する。
  ① 手洗いの励行（流水、逆性石鹸または消毒用アルコール）。
  ② 感染者の触れたトイレやドアなどのノブ、洗面所など逆性石鹸（オスバン液など）や両性界面活性剤（ハイジール液、キンサールGなど）で拭く（噴霧はしない）。
  ③ 寝衣やリネンは塩素系薬剤に浸漬して洗濯するように指導する。
  ④ 入浴は浴槽のお湯を共用しない。また一緒に入るのを避ける。
  ⑤ 食品はすべて十分に過熱することを指導する。
  ⑥ まな板、包丁、食器は熱湯（75℃1分間）で十分に消毒する。

★標準予防策における患者ケアに使用した器材・リネンの取り扱い

患者ケアに使用した器材の取り扱い

- 血液、体液、分泌物、排泄物などで汚染した使用済み器材は、皮膚、衣服、他の患者、環境を汚染しないよう取り扱う。
- 血液、体液、分泌物、排泄物などで汚染した器材を取り扱う時は、手袋やエプロンなど個人防護具を装着する。
- 再使用可能な器材は、他の患者ケアに安全に使用できるように、適切な洗浄・消毒・滅菌方法を選択し、確実に処理をしてから使用する。
- 使い捨ての物品は適切に廃棄する。
- 汚染された器材や環境に接触したあとは手指衛生の励行に努める。

リネン・洗濯

- 血液、体液で汚染されたリネン類は皮膚との接触、衣服の汚染、他の患者や環境への汚染を予防するため、黄色のビニール袋もしくは水溶性ランドリーバッグに密封して搬送し、熱水洗濯機を使用して80℃、10分間以上の消毒をする。
- 感染症患者に使用したものは、ブルーのビニール袋に入れる。汚染されたリネン類が熱処理できない場合、洗濯前に消毒処理する。

メチシリン耐性黄色ブドウ球菌
MRSA : methicillin-resistant staphylococcus aureus

★基準値：陰性

MRSAとは

- ブドウ球菌は、自然界に広く分布し、生活環境のいたるところから検出され、人では表皮や粘膜、特に鼻腔や腋窩、陰部などに常在している。皮膚や粘膜の損傷など局所の抵抗力や全身の抵抗力が弱まると菌が侵入し発症する。
- ブドウ球菌は、コアグラーゼ（黄色ブドウ球菌を特徴づける酵素で、血漿中のプロトロンビンを結合して複合物となり、血液を凝固する働きをもつ）陽性ブドウ球菌（黄色ブドウ球菌）とコアグラーゼ陰性ブドウ球菌（表皮ブドウ球菌）とに分けられる。
- 黄色ブドウ球菌は病原性が強く、肺炎、骨髄炎、敗血症など多彩な疾患を引き起こす。
- MRSAは、ブドウ球菌用薬剤に耐性をもった黄色ブドウ球菌である。

異常（陽性）が示唆する疾病・病態

- MRSA感染。

看護の必要性

- 感染経路を断ち非感染者の安全の確保と、感染者の全身状態の改善と安楽な生活環境を整える。

看護のポイント

- バイタルサインと一般状態、炎症徴候を観察し、異常徴候の早期発見に努める。
- カテーテル挿入部、創部の清潔を保つ。
- 体位変換やマッサージにより循環を促進したり、排泄物（尿や便、気道分泌物など）の貯留を防ぎ、合併症の予防（肺炎や褥瘡など）に努め二次感染を予防する。
- 身体症状、心理状態を観察し、安楽に生活できるようにする。
  ①精神状態：不安感、疲労感、孤独感、抑うつ感、感染源としての罪悪感、無力感、意識状態の変化など。
  ②身体症状：不眠、頭痛、頭重感、咳、痰、悪心・嘔吐、食欲不振、胃部膨満感、鼻水、鼻閉塞、舌炎、咽頭痛、発熱、耳鳴、発疹、関節痛、下痢、便秘、脱水症状、ショック症状など。
- 疾患、患者の状態に応じた看護展開を図る。
  ①安静：体力の消耗を防ぎ、肝臓、腎臓の負担を軽くする。
  ②栄養、水分補給：発熱を伴う患者は代謝が増加し、食欲も低下するので十分な栄養と水分が摂取できるように援助する。
  ③対症看護：苦痛の緩和など。
- 化学療法の適切な看護を行う。
  ①薬剤の使用歴、アレルギーの有無、細

菌学的検査の結果を確認する。
②耐性のない抗生物質を確実に投与する。
③抗生物質の効果を最大限にするために、規則的な間隔で投与して血中濃度を維持する。
④薬剤（抗菌薬）の副作用を観察し、早急に対応する：アナフィラキシーショック、嘔吐、発疹、発熱、肝臓障害（黄疸）、消化器症状（食欲不振、胃痛）、聴力障害（耳鳴、難聴）、造血・血液障害（貧血、出血斑）、腎障害（カリウム上昇、尿量異常）など。

●患者や周辺の人々の安全を確保する。
①手指、咽頭、鼻粘膜、白衣、靴底などの消毒を徹底する。
②必要により隔離を徹底する。
③病室内のすべての物品は感染源になると考えて対処する。
④抵抗力の低下している患者と同室にしない。

★感染症分類の経緯

- 「感染症の予防及び感染症の患者に対する医療に関する法律」は、従来の「伝染病予防法」「性病予防法」「エイズ予防法」の３つを統合し1998年に制定、1999年（平成10年）４月１日に施行された。その後の2007年４月１日、「結核予防法」を統合し、また人権意識の高まりから「人権尊重」や「最小限度の措置の原則」を明記するなどの改正がされた。感染症予防法、感染症法、感染症新法とも言う。
- 感染力や罹患した場合の重篤性などに基づき、感染症を危険性が高い順に一類から五類に分類されている。既知の感染症であっても、危険性が高く特別な対応が必要であると判断される場合は、政令により「指定感染症」に指定し対応することとされている。
- 既に知られている感染症と異なり、危険度が高いと考えられる新たな感染症が確認された場合「新感染症」として分類し対応することになっている。

■感染症法における５分類

分類名	意味	主な疾患名
一類感染症	感染力・重篤度・危険性が極めて高く、早急な届出が必要になる	エボラ出血熱、ペストなど
二類感染症	感染力・重症度・危険性が極めて高く、早急な届け出が必要になる	ポリオ、結核、鳥インフルエンザ、SARSなど
三類感染症	感染力・重篤度・危険性は高くはないものの、集団発生を起こす可能性が高いため、早急な届出が必要になる	コレラ、細菌性赤痢、腸管出血性大腸菌感染症（O-157など）、腸チフス、パラチフス
四類感染症	人同士の感染はないが、動物・飲食物等を介して人に感染するため、早急な届出が必要になる	E型肝炎、ウエストナイル熱、A型肝炎、エキノコックス症、黄熱、オウム病、鳥インフルエンザ（H5N1は除外）等
五類感染症	国家が感染症発生動向の調査を行い、国民・医療関係者・医療機関に必要な情報を提供・公開し、発生および蔓延や伝染を防止する必要がある感染症	風疹、麻疹、流行性耳下腺炎、MRSA、インフルエンザなど

細菌培養検査

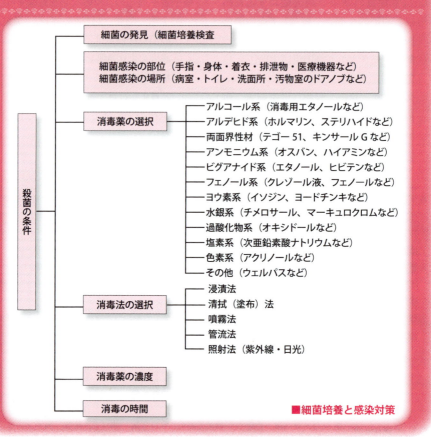

■細菌培養と感染対策

血液培養検査
blood culture

★基準値：陰性

🌿 血液培養検査とは

●患者から採取した血液を培地入りボトルに接種して、感染を引き起こす微生物（細菌あるいは真菌）を増殖させて顕微鏡で観察できるようにし、患者の血流中に侵入

していないかどうかを調べる。

1．血液培養検査を行う時期

- 血液培養のための採血は、臨床症状の発現後できるだけ早期に実施する。理想的には抗菌薬による化学療法の開始前に行う。抗菌化学療法が既に開始されている場合は、次回の抗菌薬投与の直前に採取する。
- 一般的には、1時間以内といった短期間内に2～3セット（ボトル2本で1セット）採取する。間隔を空けた採血（例えば1～2時間毎）は、感染性心内膜炎あるいは血管内挿入のカテーテル関連の感染が疑われる患者の菌血症／真菌血症を継続的に監視する目的で行う。

2．検体の処理

- 成人用としてルーチンに使用する血液培養セットには、好気／嫌気ボトルを準備する。
- 採取した血液は好気／嫌気ボトルに同量ずつ分ける。
- 注射針と注射器を使用する場合は、最初に嫌気ボトルに接種して空気混入を防ぐ。採血量が推奨される量に満たない場合は、まず好気ボトルに接種する。これは菌血症の多くが好気性／通性細菌に起因し、

■血液培養検査の対象：血流感染が疑われる患者の臨床症状

| 1．原因不明熱（＞38℃）、または低体温（＜36℃） |
| 2．ショック、悪寒、硬直 |
| 3．重症局所感染（髄膜炎、心内膜炎、肺炎、腎盂腎炎、腹腔内膿瘍等） |
| 4．異常な心拍数の上昇 |
| 5．低血圧、または血圧上昇 |
| 6．呼吸促迫 |

病原性酵母および偏性好気性菌（シュードモナス属など）はほぼ例外なく好気ボトルから回収されるからである。そして残りの血液を嫌気ボトルに接種する。
- 検体の採取手順は、血液培養検査の工程で特に重要なステップであり、感染予防のための標準予防策（スタンダードプリコーション）を講じ、厳密な無菌的操作により採血を行う。

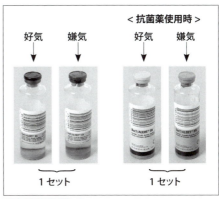

■血液培養ボトル

看護の必要性

- 保菌者となり菌を媒介しないように標準予防策を厳守し、正しい検体採取を行う。

検査時の看護のポイント

- 使用前に、ボトルに破損や変質（変色）がないか確認する。培地の濁りや過剰なガス圧はコンタミネーション（汚染）の徴候であるので、そのような培地の入ったボトルは使わない。
- 各ボトルに印字されている有効期限を確認する。期限切れになったボトルは処分する。

- 血液培養ボトルには、わかりやすく正確にラベルを付ける。
- 各セット（1セット2ボトル）を別々の部位から採取する。
- 培養用の血液は、動脈ではなく静脈から採取する。
- 静脈／動脈カテーテルからの採取はコンタミネーション率が高くなる傾向があるため避けるのが望ましい。
- 検体採取前に必ず皮膚を消毒する。
- 接種したボトルと、記入済みの血液培養依頼書を、できるだけ早く（2時間以内が望ましい）微生物検査室へ搬送する。遅くなる場合はボトルを室温で一時保存する。
- 血液培養に関するすべての情報（日付、時刻、採血部位、培養の適用等）を患者の記録に記入する。
- 血液から十分量の細菌・真菌を回収するためには、適切な量の血液を培養することが不可欠である。十分量の血液を採取することで、少量しか存在しない起因菌／真菌の検出が可能になる。特に血管内感染（心内膜炎等）が疑われる場合に非常に重要である。
  ① 成人の場合、推奨されている培養セット毎の採血量は 20～30mL である。好気ボトルと嫌気ボトルへの接種量は各 10mL 以内とする。
  ② 小児の最適血液接種量は確定されていないが以下の表を参考にする。

■ 小児の最適血液採血量

患児の体重 Kg	患児の全血量	推奨される培養用採血量		培養用の全採血量	患児の全血中%
		培養1セット目	培養2セット目		
≦1	50～90	2		2	4
1.1～2	100～200	2	2	4	4
2.1～12.7	>200	4	2	6	3
12.8～36.3	>800	10	10	20	2.5
>36.3	>2200	20～30	20～30	40～60	1.8～2.7

Kellogg JA, Manzella JP, Bankert DA. Frequency of Low-Level Bacteremia in Children from Birth to Fifteen Years of Age. J Clin Microbiol 38：2181-2185; 2000. より引用・改変

★ 好気性菌と嫌気性菌
- 嫌気性菌は発酵によって、好気性菌は呼吸（酸素）によってエネルギーを得る。
- 通性嫌気性菌は、酸素があると呼吸でエネルギーを生成し、酸素がないと発酵でエネルギーを生成する菌で条件により代謝を切り替える。

好気性菌	偏性好気性菌	酸素がないとまったく生育できない	結核菌、百日咳菌など
	微好気性菌	低い濃度の酸素分圧でも生育する	ヘリコバクター・ピロリ、カンピロバクター
嫌気性菌	偏性嫌気性菌	酸素があるとまったく生育できない	ボツリヌス菌、破傷風菌、ガス壊疽菌など
	通性嫌気性菌	酸素の有無にかかわらず生育できる	大腸菌、ブドウ球菌など

結核菌培養検査
tubercle bacillus culture

★基準値：陰性

結核菌培養とは

- 検体に結核菌が存在するか否かを調べる検査で、常在菌（雑菌）を処理した後、小川培地で好気的に8週間の培養をして観察する。
- 結核菌の検出数は、ガフキー号数で示される。

異常（陽性）が示唆する疾病・病態

- 結核菌感染。

看護の必要性

- 結核に感染している疑いがある場合は、患者間や医療者への感染を防止する看護を提供する。

看護のポイント

- 抗結核薬による化学療法を行う場合、内服を中断しないように正しく服用することを指導する。
- 主症状（発熱、盗汗、倦怠感、体重減少、咳、痰、血痰、胸痛、喀血など）の経過を観察する。
- 履物や予防衣は、ディスポのシューズカバーやエプロン・予防衣を使用する。
- クレゾール石鹸液、グルタラール液などで消毒を行う。

■ ガフキー号数と菌検出数

号数	条件	菌検出数
1号	標本全視野に	1～数個
2号	数視野に	1個
3号	1視野に	平均1個
4号	1視野に	平均1～3個
5号	1視野に	平均4～6個
6号	1視野に	平均7～12個
7号	1視野に	平均13～25個
8号	1視野に	平均26～50個
9号	1視野に	平均51～100個
10号	1視野に	平均100個以上

★接触感染の危険度
- ガフキー号数×咳の期間（月数：入院期間）により求める。
- 10以上：周囲への感染の危険が極めて高い。
- 0.1～9.9：同室者や家族、受け持ち看護師などの高度感染危険者に感染の疑いがなければ問題はない。感染者や発病者がある場合は濃厚接触者まで検診を行う。

※濃厚感染者：会話を交わす程度の関係者、担当医、接触の少ない看護師など。

塗抹検査
smear culture

🌿 塗抹検査とは

- 検査材料（喀痰、尿、穿刺液、膿、髄液など）をスライドグラスに薄く塗って染色液で染めて顕微鏡で観察する。排菌量の把握や治療経過の評価、退院時期の判断など、患者管理上、欠かせない。
- 迅速に結果がわかる点で便利だが、菌全般を染色するため、好酸菌と非好酸菌などの区別ができないことや薬剤感受性検査に供用できないなどの欠点がある。また検体の菌数が 7,000〜10,000 個ないと結果が出ない。

1．塗抹方法

1) 直接塗抹法
- 採取した検体の一部を直接スライドグラス上に塗抹・染色して標本を作製し、顕微鏡で菌の有無を調べる。
- 汚染物を含めて検体のすべてをみるため、菌が検出されない場合もある。

2) 集菌塗抹法
- 前処理として検体を溶解・均一化し、汚染物を除去して、菌のみを集めて種々の染色を施し、顕微鏡で菌の有無をみる。

2．検体採取方法

1) 検体採取時間
- 化学療法開始前に採取する。化学療法中の場合は、24 時間中止して採取するか、中止できない場合は薬物血中濃度が最も低い時間に採取する（医師と相談して行う）。
- 発熱時、早朝、空腹時、疼痛時など指示時間に採取する。

2) 検体容器
- 正しい検体容器を使用する。
- 破損のない密閉が確実な検体容器を使用する。

3) 検体採取・検体の保管
- 正しい部位から正しい検体を必要最小量採取する。
- 検体採取後は常在菌の混入を防ぐために速やかに密閉する。また無菌操作を徹底する。
- 採取部位を消毒する場合は消毒薬を混入させない。
- 検体が乾燥すると多くの微生物は死滅するので乾燥させない。容器を密閉し早急に検査科に提出する。
- 嫌気性菌の検体は専用容器を使用する。
- 検体は栄養豊富で培地の役目をするので室温保存では検査結果に影響する。冷蔵保存を原則とする。ただし、ナイセリア菌や赤痢アメーバなどは低温に弱いので室温保存とする。

🌿 異常（陽性）が示唆する疾病・病態

- さまざまな病原細菌による感染症。

🌿 看護の必要性 （最良の検体採取）

- 被験者に十分に説明し最良の検体が採取

細菌培養検査

できるように協力を得て、正しい検体採取時間に、正しい検体容器を用い、正しい採取方法・保管で実施する。

●検体採取時は手袋・エプロン・マスクを着用する。必要に応じてゴーグルを着用する。
●検体搬送時は専用容器に入れて搬送する。

検査時の看護のポイント

●一般的な検体採取事項を理解する。

★喀痰採取法
●唾液成分が少なく、常在菌の混入が少ない膿性部分の多い良質な喀痰を採取する。
　①水道水で数回うがいをする。
　②深呼吸をする。
　③強い咳をするようにして痰を喀出する。
※抗酸菌の検査目的の場合で、痰が採取できないときは胃液を採取する。

■痰検体の分類（Miller & Jones の分類）

表現	内容	判断
M1	唾液・完全な粘性痰	不良
M2	粘性痰に膿性痰が少量含まれている	不良
P1	膿性部分が 1/3 以下	良質
P2	膿性部分が 1/3 〜 2/3	良質
P3	膿性部分が 2/3 以上	良質

★アウトブレイクの院内対応
●通常発生しているレベル以上に感染症が増加することをアウトブレイクという。
●院内感染のアウトブレイクを疑う基準（2011 年厚生労働省医政局指導課長通知）：1 例目の感染症の発見から 4 週間以内に、同一病棟において新規に同一菌種による感染症の発病症例（以下の 4 菌種は保菌者を含む）が計 3 例以上特定された場合。①バンコマイシン耐性黄色ブドウ球菌（VRSA）、②多剤耐性緑膿菌（MDRP）、③バンコマイシン耐性腸球菌（VRE）、④多剤耐性アシネトバクター・バウマニ（MDR-Ab）。
●医療機関内の初動対応：感染対策委員会またはインフェクションコントロールチームの会議を開催し、1 週間以内を目安にアウトブレイクに対する院内感染対策を策定かつ実施する。その他、地域ネットワークへの支援要請や管轄保健所への報告を行う。

細菌培養検査
bacterial culture

★基準値：陰性

細菌培養検査とは

- 菌が発育しやすいように栄養を含んだ培地に検査材料を塗って細菌を増殖させ、感染を起こしている起因菌の確定とその程度を調べる検査である。
- あらゆる臓器、器官、皮膚（体表）などからの排泄物や濾出液、滲出液や体内挿入物（痰、鼻汁、血液、膿、胆汁、胃液、腹水、胸水、尿、便、チューブ類）が検体となる。
- 寒天でできた固形培地を寒天培地といい、いろいろな種類の寒天培地に検査材料を塗布し培養する。
- 培養検査は塗抹検査に比べて菌量が少なくてすみ（10～数百個/mL）、検出感度も高く、分離菌を用いて菌種の鑑別・同定や薬剤感受性検査などを行うこともできるが、結核菌は15時間に1回の分裂と発育が遅いため、結果が出るまでに数週から2か月近くかかる。
- 大腸菌はおよそ30分に1回分裂し、37℃の孵らん器で1昼夜培養すると108以上の菌数となり肉眼的に観察できる集塊となる。

異常（陽性）が示唆する疾病・病態

- さまざまな病原細菌の存在。

看護の必要性

- 感染者を悪化させず、安楽な生活環境を整えるとともに必要により感染経路を断ち非感染者への安全を確保する。

看護のポイント

- バイタルサインと一般状態、炎症徴候を観察する。
- 保清（口腔や全身清拭）やカテーテル挿入部、創部の清潔を保ち、体位変換やマッサージにより循環を促進したり、排泄物（尿や便、気道分泌物など）の貯留を防ぎ、合併症の予防（肺炎や褥瘡など）に努め二次感染を予防する。

■二次感染の発生要因

- 寝たきりの患者（褥瘡や肺炎、膀胱炎など）
- 免疫不全（白血球減少症）患者
- 外傷、火傷患者
- 重症の基礎疾患患者（心臓血管系疾患、悪性腫瘍、糖尿病など）
- カテーテルの挿入患者
- 複数の抗生物質の投与患者：菌交代現象、MRSA
- 抗生物質の長期投与患者
- 老人、幼少児、未熟児など抵抗力の弱い人

- 病原菌、感染経路、治療法（感受性）など正しい知識と熟練した感染予防技術（消

毒、殺菌、隔離、感染予防）で、患者や周辺の人々の安全を確保する。
- 身体症状、心理状態を観察し、安楽に生活できるようにする。
  - ①精神状態：不安感、疲労感、孤独感、抑うつ感、感染源としての罪悪感、無力感、意識状態の変化など。
  - ②身体症状：不眠、頭痛、頭重感、咳、痰、悪心・嘔吐、食欲不振、胃部膨満感、鼻水、鼻閉塞、舌炎、咽頭痛、発熱、耳鳴、発疹、関節痛、下痢、便秘、脱水症状、ショック症状など。
- ※細菌性ショックやDICを起こすと致命的となり予後不良となる。
- 疾患、患者の状態に応じた看護展開を図る。
  - ①安静：体力の消耗を防ぐ。肝臓、腎臓の負担を軽くする。
  - ②栄養、水分補給：発熱を伴う患者は代謝が増加し、食欲も低下する。十分な栄養と水分が摂取できるように援助する。
  - ③対症看護：苦痛の緩和など。
- 化学療法の適切な看護を行う。
  - ①薬剤の使用歴、アレルギーの有無、細菌学的検査の結果を確認する。
  - ②与薬の目的と作用機序を知り確実に与薬を行う。抗生物質の効果を最大限にするために、規則的な間隔で投与して血中濃度を一定に維持する。

■病巣移行のよい薬剤

肺	ペニシリン剤、セフェム系、マクロライド剤
肝・胆	ペニシリン剤、セフェム系
骨	セフェム系、アミノ配糖体

  - ③薬剤（抗菌薬）の副作用を観察し、早急に対応する：アナフィラキシーショック、嘔吐、発疹、発熱、肝臓障害（黄疸）、消化器症状（食欲不振、胃痛）、聴力障害（耳鳴、難聴）、造血、血液障害（貧血、出血斑）、腎障害（カリウム上昇、尿量異常）など。
- 保護隔離者（保菌者）と医療従事者の消毒の徹底と教育を確実に行う。
  - ①手指、咽頭、鼻粘膜、白衣、靴底などの消毒を徹底する。
  - ②必要により隔離を徹底する。
  - ③病室内のすべての物品は感染源になると考えて対処する。

★標準予防策（スタンダードプリコーション）
- 標準予防策とは、すべての人は伝播する病原体を保有していると考え、「すべての患者の血液、体液（汗を除く）、分泌物、排泄物、粘膜、損傷した皮膚には感染の可能性がある」とみなし、患者や医療従事者による感染を予防するための予防策をいう。
- 患者および周囲の環境に接触する前後には手指衛生を行い、血液・体液・粘膜などに曝露する恐れのあるときは以下の個人防護具を用いる。
  - ①湿性物質に触る時→手袋
  - ②口・鼻の粘膜が汚染されそうな時→マスク
  - ③衣服が汚れそうな時→プラスチックエプロン・ガウン
  - ④飛沫が目に入りそうな時→アイシーシールド・ゴーグル
  - ⑤顔、目、口、鼻の粘膜が汚染されそうな時→フェイスシールド

抗菌薬感受性試験
antimicrobial susceptibility testing

薬物感受性試験とは

- 検出された菌に対してどのような抗菌薬が有効かを調べる検査である。
- ある一定濃度以下の投与量で細菌の発育が阻止される場合を感受性、逆に抵抗性を示し発育が促進される場合を耐性という。

異常が示唆する疾病・病態

- 耐性菌のβ-ラクタマーゼによりβ-ラクタム環が不活性化され、薬の効果が消滅する。したがって、感受性テストを行い有効な薬剤を選択して投与される。
- 不適切な投与時間や投与量により、薬理効果（MIC）が保てない。

看護の必要性

- 確実な投与により抗生物質の効果を最大限に発揮できるように、また副作用の発現に気をつけた看護を提供する。

看護のポイント

- 薬理効果を最大限に発揮できるように回数や時間、量を正確に投与する。
- 点滴などでは、血液中のMIC（最小発育阻止濃度）ができるだけ長く持続するような時間（1時間ぐらい）で投与する。
- 吸収速度と半減期、副作用を理解し、副作用症状が現れたら中止する。

※投与法による吸収速度：静脈注射＞吸入＞筋肉注射＞皮下注射＞内服の順に吸収

■薬剤感受性テストの判定の意味（NCCLS）

感受性	S susceptible	薬剤を通常量投与することにより、感染起因菌の治療に必要な、十分な量の血中もしくは病巣内の薬剤濃度が得られる
モデラートな感受性	MS moderately susceptible	大量な投与が可能な薬剤や体内で生理的な濃縮が起こることにより得られる血中および病巣内濃度でのみ有効であるケースに適用できる
中間	I intermediate	感受性テストの際のコントロールできない要素による成績の誤りをなくすための緩衝ゾーン
耐性	R resistant	通常量の投与では治療に十分な薬剤濃度が得られない

速度が速い。
- ●副作用：アナフィラキシーショック、蕁麻疹、気管支喘息、貧血、顆粒球減少、血小板減少、発熱、血管炎、腎炎、肝臓障害、悪心、嘔吐、下痢、聴力障害、めまいなど。
- ●抗生物質を投与中の感染症の症状とバイタルサインに気をつける。
    - ①疼痛：頭痛、腹痛、咽頭痛、腰痛、関節痛、筋肉痛など痛みの種類。
    - ②皮膚：発疹の種類や色、分布。
    - ③消化器：悪心・嘔吐、食欲不振、下痢、便秘、腹部膨満感。
    - ④呼吸器：咳嗽、喀痰。
    - ⑤その他：意識状態や精神状態、不眠など。
- ●安静を保持し体力の消耗を防ぐとともに肝臓や腎臓の負担を軽減する。
- ●発熱や嘔吐、下痢による栄養不足を補う。
- ●発熱により代謝が亢進するのでクーリングなどで解熱を図る。
- ●発熱による発汗、嘔吐、下痢などによる脱水に気をつけ水分を補給する。
- ●医療従事者や他の患者への感染を予防し安全を確保する。

■半減期（点滴の場合）（単位：時間）

	抗生物質	半減期
セフェム系	CAZ	1.4〜1.5
	CZON	1.0
	CET	0.6
	CER	1.5
	CEZ	1.8
	CFS	1.4〜1.8
	CLDM	1.0〜1.2
	CMZ	0.8
	CTM	1.1
	CZX	1.3
アミノ配糖体	AMK	1.7〜2.2
	DBK	0.5〜15
	GM	0.5〜15
	KM	0.5〜15
他系	MINO	6.0
	LMOX	1.5〜1.7
	DOXY	9〜15
	TIPC	1.0
	IPM/CS	0.97
	VCM	4.2〜5.2

※点滴静脈の場合の血中最高濃度は、そのほとんどは終了時である。
※半減期は用量や用法により異なる。

★病原菌の薬剤耐性獲得のメカニズム

- ●病原菌は薬剤耐性を獲得する4つのメカニズムを有している。
    - ①薬剤の不活性化：細菌が抗菌薬を無効化してしまう酵素を作ってしまい（薬剤の不活性化）、細菌が耐性を獲得する。
    - ②薬剤作用点の変異：今まで使っていた家のカギを変えると家には入れないのと同じように、抗菌薬が作用していた病原菌の部位の構造を菌が変化させてしまい抗菌薬が作用できなくなる。病原菌の構造が変化することによっても耐性を獲得する。
    - ③薬剤を細胞外へ排出する機構の獲得：菌が、多くの抗菌薬を外へ排出する機能（多剤排出ポンプ）を獲得するため、一度に多くの抗菌薬に対して耐性を示すようになる。
    - ④耐性遺伝子情報の伝播：耐性菌は、「抗菌薬を無効化するための遺伝子」を持っていて、この遺伝子が病原菌同士で伝わっていくことや種類の違う菌へも遺伝子が伝わってしまうことで耐性菌が増えてしまう。

腫瘍マーカー検査／細胞診

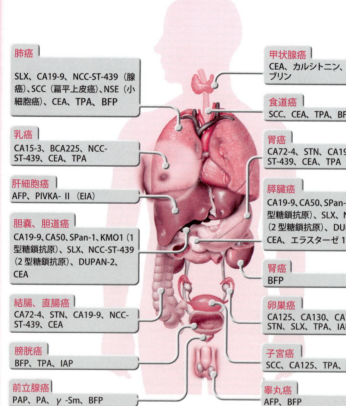

肺癌
SLX、CA19-9、NCC-ST-439（腺癌）、SCC（扁平上皮癌）、NSE（小細胞癌）、CEA、TPA、BFP

乳癌
CA15-3、BCA225、NCC-ST-439、CEA、TPA

肝細胞癌
AFP、PIVKA-Ⅱ（EIA）

胆嚢、胆道癌
CA19-9、CA50、SPan-1、KMO1（1型糖鎖抗原）、SLX、NCC-ST-439（2型糖鎖抗原）、DUPAN-2、CEA

結腸、直腸癌
CA72-4、STN、CA19-9、NCC-ST-439、CEA

膀胱癌
BFP、TPA、IAP

前立腺癌
PAP、PA、γ-Sm、BFP

甲状腺癌
CEA、カルシトニン、サイログロブリン

食道癌
SCC、CEA、TPA、BFP、CA19-9

胃癌
CA72-4、STN、CA19-9、NCC-ST-439、CEA、TPA

膵臓癌
CA19-9、CA50、SPan-1、KMO1（1型糖鎖抗原）、SLX、NCC-ST-439（2型糖鎖抗原）、DUPAN-2、CEA、エラスターゼ1

腎癌
BFP

卵巣癌
CA125、CA130、CA72-4、STN、SLX、TPA、IAP

子宮癌
SCC、CA125、TPA、IAP

睾丸癌
AFP、BFP

■主な腫瘍マーカー

腫瘍マーカー
tumor marker

★腫瘍マーカー（検査法）	基準値
AFP（RIA 法）	7.6〜20ng/mL 未満
PIVKA-II	40mAU 未満
CA19-9（IRMA 法）	37U/mL 未満
SLX（IRMA 法）	38U/mL 未満
NSE（RIA 法）	10〜16.3ng/mL 未満
SCC（IRMA 法）	1.5ng/mL 未満
CA-125（IRMA 法）	28〜35U/mL 未満
CA15-3（IRMA 法）	19.1〜28U/mL 未満
PAP（RIA 法）	1.2〜3.0ng/mL 未満
γ-Sm（EIA 法）	4ng/mL 未満
CEA（IRMA 法）	2.5〜5.8ng/mL 未満
TPA（IRMA 法）	100ng/mL 未満
フェリチン（ECLIA 法）	40〜465ng/mL
IAP（TIA 法）	500μg/mL 未満
PSA（RIA 二抗体法）	2.7〜4.0ng/mL 未満
BFP（EIA 法）	75ng/mL 未満

腫瘍マーカーとは

- 癌細胞が増殖すると組織で産生される特殊なタンパクや癌関連抗原が増加する。
- 腫瘍マーカーは、癌細胞のみに存在する物質ではないが、多くの臓器の癌に陽性を示すものと特定の臓器の癌に陽性を示すもの（臓器特異性）がある。
- 腫瘍マーカーには、胎児性タンパク（AFP、CEA、BFP）、癌関連抗原（PSA、SCC、γ-Sm、TPA、PIVKA-II、CYFRA19）、糖鎖抗原（CA19-1、CA15-3、CA125、SLX、Span-1）、酵素（NSE、PAP）、ホルモン（hCG）、遺伝子（HER2 タンパク）や自己抗体（抗 p53 自己抗体）などがある。
- 癌がある程度大きくならないと陽性にならないし、癌のみに特有な物質ではないので腫瘍マーカーの 2〜3 項目をチェックして補助診断として用いられる。
- 癌確定後の治療（手術後や化学療法）の経過をみるのには有効とされる。

異常（高値）が示唆する疾病・病態

1. AFP（α-胎児タンパク）

- アルブミンに近い分子量をもつ糖タンパクで胎児の肝細胞や肝細胞癌細胞によって

産生される。
- ●成人では産生が低下するが、急性肝炎、慢性肝炎、肝硬変、肝細胞癌、乳児肺炎、肝芽腫などで高値となる。

2．PIVKA-II（ビタミンK欠乏誘導タンパク-II）
- ●プロトロンビンの異性体で、ビタミンK欠乏時に肝細胞と肝細胞癌などで産生され、高値となる。

3．CA19-9（糖鎖抗原 19-9）
- ●膵管、胆管、消化管、気管支の腺癌で産生され、直腸癌、結腸癌、膵臓癌、胆嚢癌、胆管癌、胃癌などで高値となる。

4．SLX（シアリル LeX-i 抗原）
- ●腺癌細胞で産生され、肺腺癌、膵臓癌、卵巣癌、胃癌、肝臓癌、胆嚢癌、子宮癌などで高値となる。

5．NSE（神経特異エノラーゼ）
- ●肺癌、神経芽細胞腫、グルカゴノーマ、インスリノーマ、大腸癌などで高値となる。

6．SCC（扁平上皮癌関連抗原）
- ●子宮頸部、扁平上皮で産生され、子宮頸部癌、肺癌、食道癌、卵巣癌などで高値となる。

7．CA-125（糖鎖抗原 125）
- ●卵巣漿液性嚢胞腺癌の腹水細胞培養系（OVCA43）の抗原に対する抗体をいい、卵巣癌、膵臓癌、肺癌、結腸癌、乳癌、妊娠初期などで高値となる。

8．CA15-3（糖鎖抗原 15-3）
- ●乳癌、卵巣癌、子宮癌などで高値となる。

9．PAP（前立腺酸ホスファターゼ）
- ●前立腺で産生される酸ホスファターゼをいい、前立腺癌、前立腺肥大症などで高値となる。

10．γ-Sm（γ-セミノプロテイン）
- ●前立腺で産生されるタンパクをいい、前立腺癌などで高値となる。

11．CEA（癌胎児性抗原）
- ●癌胎児性タンパク抗原（糖タンパク）で、主に消化器癌細胞で産生され、大腸癌、甲状腺髄様癌、胃癌、肺癌、乳癌、胆道癌、膵癌、腎細胞癌、子宮内膜癌、卵巣癌などで高値となる。
- ●良性でも、肺炎、気管支炎、結核、潰瘍性大腸炎、慢性肝炎、慢性膵炎、胆石症、糖尿病、腎不全、ヘビースモーカーなどで高値となる。

12．TPA（組織ポリペプチド抗原）
- ●多くの癌で産生される腫瘍組織ペプチド抗原で、胃癌、大腸癌、食道癌、肝細胞癌、胆嚢癌、膵臓癌などで高値となる。また感染症、炎症でも高値となる。

13．フェリチン
- ●体内の鉄イオンの解毒と貯蔵に関わる鉄結合タンパクで、各種癌や炎症などさまざまな病態で産生される。

14．IAP（免疫抑制酸性タンパク）
- ●癌などで免疫が低下すると増加する原因物質で、癌患者の全身状態を反映することから癌による体への影響状態を経過観察するのに有効である。
- ●食道癌、肺癌、膀胱癌、胆管癌、胃癌、膵臓癌、大腸癌、白血病、炎症、自己免疫疾患などで高値となる。

15．PSA（前立腺特異抗原）
- ●前立腺癌や前立腺肥大症で高値となる関連抗原をいう。

16．BFP（塩基性胎児タンパク）
- ●卵巣癌、前立腺癌、肝臓癌、膵臓癌、睾丸腫瘍、肝炎などで高値となる。

看護の必要性

- 悪性腫瘍の治療(抗癌薬、放射線、手術)に伴う合併症の予防と苦痛の緩和、ADLの支援、終末期における看護を展開する。

看護のポイント

- 抗癌薬治療では、悪心・嘔吐、味覚・嗅覚の変化、脱毛、白血球減少による感染、出血(鼻出血や歯肉出血、皮膚の斑点、血尿、下血)、倦怠感、口内炎、下痢・便秘、手足のしびれ、浮腫、筋肉痛、頭痛、微熱、悪寒などの症状の緩和と援助を行う(主な抗癌薬と副作用は、356頁参照)。
- 手術療法では、疼痛・出血・感染・縫合不全に注意し症状を観察する。
- 放射線治療では、照射部位により、疲労感、食欲不振、皮膚の発赤、悪心・嘔吐、下痢、口内炎、脱毛などが発生する。それらの症状緩和と援助を行う。
- 終末期では、その人のもつ自尊心(プライド)を大切にしながらその人の意思を尊重しつつ身体機能が発揮できるように精神的慰安と支持を行う。
- ストレスの除去と闘病意欲を維持する。
- 麻薬や鎮痛薬の投与により、痛みは積極的に除去し、苦痛を緩和する。
- ボディイメージの変容による心理・社会的問題に対する支援を行う。
- 抗癌薬の安全な取り扱いと薬液の血管外漏出を起こさないように適切な管理を行う。
- 消化がよく、栄養価の高い、食べやすい食事を工夫し、体力を温存する。

■腫瘍マーカーと臓器特異性を示すタンパク(◎)

腫瘍マーカー	胃	大腸	肝臓	膵臓	肺	前立腺	卵巣	子宮	甲状腺	白血病	乳癌
AFP	○		◎	○							
PIVKA-Ⅱ			◎								
CA19-9	○			◎							
SLX				◎	◎		◎				
NSE					◎						
SCC					○			◎			
CA125							◎				
CA15-3											◎
PAP						◎					
γ-Sm						◎					
CEA	○	○	○	○	○						
TPA	○	○				○				○	
フェリチン			○	○	○	○				○	
IAP			○								
PSA						◎					
BFP			○	○		○					

■主な抗癌薬と副作用

分類		薬品名（商品名）	主な副作用
アルキル化薬		シクロホスファミド（エンドキサン）、ブスルファン（マブリン、ブスルフェクス）、イホスファミド（イホマイド）、ダカルバジン（ダカルバジン）、テモゾロミド（テモダール）、ニムスチン（ニドラン）、プロカルバジン（塩酸プロカルバジン）	出血性膀胱炎、脱毛、間質性肺炎、抗利尿ホルモン不適合分泌症候群（SIADH）、急性心不全（高用量使用時）［シクロホスファミド］、下痢［ダカルバジン］、蓄積性肺毒性［ブスルファン］
白金製剤		シスプラチン（ランダ、ブリプラチン、アイエーコール）、カルボプラチン（パラプラチン）、オキサリプラチン（エルプラット）	悪心、腎障害、口内炎、末梢神経障害［シスプラチン］、急性末梢神経障害［オキサリプラチン］
植物アルカロイド		ビンクリスチン（オンコビン）、ビンデシン（フィルデシン）、ビノレルビン（ナベルビン）、パクリタキセル（タキソール）、アルブミン結合パクリタキセル（アブラキサン）、ドセタキセル（タキソテール）	末梢神経障害、口内炎、脱毛、関節痛、筋肉痛便秘［ビンクリスチン］体液貯留、皮膚毒性（手足症候群、爪の変形など）［パクリタキセル］
ホルモン類似薬		アナストロゾール（アリミデックス）、タモキシフェン（ノルバデックス、タスオミン）、ビカルタミド（カソデックス）、リュープロレリン（リュープリン）	熱感、ほてり、関節痛、悪心視力異常［タモキシフェン］
代謝拮抗薬	葉酸拮抗薬	メトトレキサート（メソトレキセート）	骨髄抑制、消化器症状、間質性肺炎、肝・腎障害、骨粗鬆症腎障害、口内炎［メトトレキセート大量療法］出血性腸炎（脱水）、間質性肺炎、肺障害、口内炎、手足症候群、下痢［5-FU］シタラビン症候群［シタラビン］
	ピリミジン拮抗薬	フルオロウラシル（5-FU）、カペシタビン（ゼローダ）、テガフール・ギメラシル・オテラシルカリウム配合剤（ティーエスワン）、シタラビン（キロサイド）、ゲムシタビン（ジェムザール）	
	プリン拮抗薬	メルカプトプリン（ロイケリン）、フルダラビン（フルダラ）、ペントスタチン（コホリン）、クラドリビン（ロイスタチン）	
	その他	レボホリナート（アイソボリン）、ホリナート（ロイコボリン）、L-アスパラギナーゼ（ロイナーゼ）	
抗腫瘍性抗生物質		ドキソルビシン（アドリアシン、ドキシル）、エピルビシン（ファルモルビシン）、ブレオマイシン（ブレオ）、アクチノマイシンD（コスメゲン）	口内炎、脱毛、心毒性［ドキソルビシン、エピルビシン］、肺線維症［ブレオマイシン］、骨髄抑制、脱毛、血管局所壊死［アクチノマイシン］
トポイソメラーゼ阻害薬		イリノテカン（トポテシン、カンプト）、エトポシド（ベプシド、ラステット）	末梢神経障害、頭痛、脱毛、下痢［イリノテカン］
分子標的薬	モノクローナル抗体	トラスツズマブ（ハーセプチン）、リツキシマブ（リツキサン）、ゲムツズマブオゾガマイシン（マイロターグ）、ベバシズマブ（アバスチン）、セツキシマブ（アービタックス）、パニツムマブ（ベクティビックス）	インフュージョンリアクション［モノクローナル抗体薬］手足症候群［スニチニブ、ソラフェニブ］間質性肺炎［ゲフィチニブ、エルロチニブ］ざ瘡様皮疹、亀裂、爪囲炎、皮膚乾燥［セツキシマブ、パニツムマブ、ゲフィチニブ、エルロチニブ、ソラフェニブ、スニチニブ］高血圧［ベバシズマブ、スニチニブ］
	小分子	ゲフィチニブ（イレッサ）、イマチニブ（グリベック）、ボルテゾミブ（ベルケイド）、エルロチニブ（タルセバ）、ソラフェニブ（ネクサバール）、スニチニブ（スーテント）	
	レチノイン	トレチノイン（ベサノイド）	

細胞診
cytotechnology

★基準値（パパニコロウ染色）：classⅡ以下

細胞診とは

- 検体としての臓器や排泄物の中に含まれる異型細胞を調べ悪性腫瘍の存在の有無を診断する。
- 細胞診の結果を表すには、異型細胞のclass分類であるパパニコロウ分類が用いられているが、臓器ごとに定義された判定基準を用いることも多い。

異常が示唆する疾病・病態

- 腫瘍細胞の存在。

看護の必要性

- 検査の目的を十分に理解してもらい、その結果によって治療法が決定するので全身状態を整え、また不安の除去に努める。

■パパニコロウの分類

class Ⅰ	陰性	異型細胞が認められない（良性）。
class Ⅱ	陰性	異型細胞が認められる。悪性の疑いはない。
class Ⅲ	疑陽性	悪性の疑いのある異型細胞が認められるが、悪性とは判定できない。
class Ⅳ	陽性	悪性の疑いが極めて濃厚な異型細胞を認める。
class Ⅴ	陽性	悪性と断定できる高度の異型細胞を認める。

看護のポイント

- 本人や家族の意向を十分に確認する。
- 医師から検査結果が説明されるので、十分にその内容を理解したうえで、患者や家族が疑問や不安を助長しないように注意する。
- 全身の状態を整え、治療に臨めるようにする。
  ①感染症により抵抗力が減退しないようにする。
  ②感染症を予防する。
  ③食事摂取量を確認し、十分な栄養を整える。
  ④過度の運動により体力が消耗しないようにする。

★細胞診検体の採取法

- 細胞診の検体を採取する方法には、剥離細胞診、擦過細胞診、穿刺吸引細胞診がある。
- 剥離細胞診は、組織から剥離、脱落してきた細胞を鏡検するもので、喀痰、尿、胸水、腹水、心嚢液、脳脊髄液、胆汁などが検体となる。
- 擦過細胞診は、子宮頸部・体部、気管支、胆管、膵管など病変部をブラシなどで擦過して検体を採取する方法である。
- 穿刺吸引細胞診は、乳腺、甲状腺、リンパ節、肝などの病変部に針を刺して吸引して検体を採取する方法である。

薬物血中濃度検査

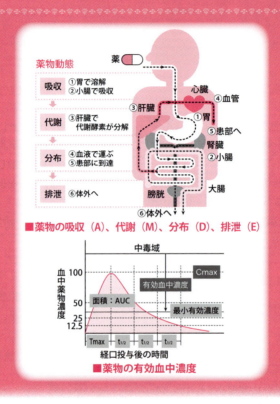

■薬物の吸収（A）、代謝（M）、分布（D）、排泄（E）

■薬物の有効血中濃度

ジギタリス製剤
digitalis

★基準値（FPIA法）：ジゴキシン	0.8～2.0ng/mL
ジギトキシン	10～25ng/mL

 ジギタリス製剤とは

●心筋の細胞内にはカリウムイオン、細胞外にはナトリウムイオンが存在する。これらはATPase（アデノシン三リン酸分解酵素）により輸送されている。

●ジギタリス製剤は、これらの輸送を阻害す

る。その結果、心筋の細胞内にナトリウムイオンが蓄積され、次いでカルシウムイオンと変換されることから心筋の収縮力が増し、また腎臓の糸球体ではナトリウムの再吸収を抑制し、利尿効果を呈する。
- 心筋収縮力の増強と洞結節の伝導抑制（徐脈化）作用により、うっ血性心不全や頻拍性上室性不整脈（心房細動）などに有効となる。

異常（高値）が示唆する疾病・病態

- 高値：服用量や回数、服用時間、個体差による薬剤の蓄積（中毒）。

看護の必要性

- 体内の薬物消失半減期や作用持続時間が長いので、中毒症状が出現して休薬しても回復に時間がかかることや極めて狭い範囲の有効濃度であることから、服薬の管理と中毒症状の早期発見に努める。

看護のポイント

- 服用量や回数、時間を確認し確実に投与する。
- 心電図をモニターし、異常の早期発見に努める。
- 中毒症状の発現を観察し、医師に報告する。
  ①消化器症状：食欲不振、悪心・嘔吐、下痢など。
  ②循環器症状：不整脈、頻脈、徐脈など。
  ③眼症状：黄視、緑視、複視、光影など。
  ④精神神経症状：めまい、頭痛、見当識障害、錯乱など。
- 緊急時に準備しておく物品：
  ①不整脈治療薬：カリウム製剤（高カリウム血症や伝導障害のない場合に使用）、リドカイン（房室伝導を抑制しない）、硫酸アトロピン（房室伝導障害のある場合に使用）。
  ②不整脈調整：電気細動（除細動器）。
- 医師に確認し指示を受けるべき事項：
  ①血清カリウム値（3.5mEq/L）以下では中毒症状を起こしやすい。
  ②徐脈（60回/分以下）、不整脈の発現した場合は中毒症状が起こりやすい。
  ③嘔吐、下痢、カリウム排泄利尿薬（フロセミド、チアジド系など）を服用し、低カリウム血症を起こすと中毒症状を起こしやすい。
- カリウムを多く含む食品や塩分量を調節する。

■ジギタリス製剤の効果発現時間、最大効果時間、半減期

薬品名	投与経路	作用発現時間（分）	最大効果時間時間	作用持続（日）	半減期（時間）
デスラノシド（ジギラノゲン）	静注	10～30	1～2	3～6	33
ジゴキシン（ジゴキシン、ジゴシン）	経口	30～60	3～6	2～6	36
	静注	15～30	1.5～5		
メチルジゴキシン（ラニラピッド）	静注	5～20	1～2	5～8	20～24

ワルファリン
warfarin

★基準値：プロトロンビン時間（INR）　2～3
　　　　　トロンボテスト　　　　　　　10～20%

ワルファリンとは

- ワルファリンは上部消化管で吸収され血液中のアルブミンと結合して循環し、遊離したワルファリンは肝臓に取り込まれる。
- ワルファリンは、ビタミンKの吸収を妨げ、ビタミンKの作用により作られる血液凝固因子（プロトロンビン、Ⅶ、Ⅸ、Ⅹ因子）の肝臓での合成を阻害し凝固時間を延長させ抗凝固、抗血栓作用を呈する。
- 治療域内に血中濃度を保つために、血液凝固能検査（プロトロンビン時間、トロンボテスト）を行う。

■ワルファリンの作用増強薬
- 消炎鎮痛薬（アスピリン、インドメタシンなど）
- 抗生物質（アミノグリコシド、セフェム系など）
- 抗うつ薬（MAO阻害薬、三環系抗うつ薬など）
- 抗てんかん薬（フェニトイン）
- 抗糖尿病薬（トルブタミドなど）
- 尿酸生成抑制薬（アロシトール、ザイロリックなど）
- H_2受容体拮抗薬（タガメットなど）
- タンパク同化ステロイド薬
- 甲状腺薬、抗甲状腺薬
- 利尿薬（エタクリン酸）

異常が示唆する疾病・病態

- 量や服用回数、時間間隔などや服用の不徹底と食事内容、薬物の蓄積（7日間）、肝臓、腎臓障害により変化する。

■ワルファリンの作用減弱薬
- 睡眠・鎮静薬（バルビツール剤）
- 副腎皮質ステロイド薬
- 抗結核薬（リファンピシンなど）
- 抗てんかん薬（カルバマゼピン、プリミドンなど）
- ビタミンK含有薬

★トロンボテスト
- 基準値（キット法）：70～130%
- 血液凝固能を調べる検査で、ビタミンK依存性凝固因子（Ⅱ、Ⅶ、Ⅹ因子）の状態を反映する。
- 抗凝固薬のモニタリングのために用いられる。
- ビタミンKを活性化させる食品（納豆、クロレラ食品）の摂取を避ける必要がある。
- 低下：肝障害、ビタミンK欠乏症、ワルファリン投与、DICなど。

薬物血中濃度検査

🌿 看護の必要性

- 血液凝固を阻止する治療であることを理解し、確実な薬品管理と日常生活の注意が守れるようにする。
- ワルファリンの量や回数を間違えると出血しやすくなるので用法、用量を十分確認する。

🌿 看護のポイント

- 急に服用を中止すると、血液凝固能が急速に亢進（反跳現象）し、血栓を生じる可能性があるので投薬を確実に行う。
- 量や回数を間違えると出血しやすくなるので用法、用量を十分確認する。
- 蕁麻疹、皮膚炎、発熱、悪心・嘔吐、下痢、黄疸などが現れたら医師に報告する。
- アルコール飲酒は薬の効果を強くしたり弱くするため禁酒を指導する。
- 止血しづらいのでけがや打撲などしないように注意し、出血したら医師に相談する。
- カリウムの多い食事摂取を避ける。
  ①納豆はビタミンKを作る納豆菌が多く薬の効き目が弱くなるので食べないように指導する。
  ②クロレラ食品（海藻類）はビタミンKを多く含むので食べないように指導する。
  ③緑色野菜はカリウムを多く含むので普通量以上に多く摂取しないように指導する。
- 直射日光や湿気により変色や含有薬用量低下を起こすので保管に注意する。
- 患者の情報を十分に確認し、医師に確認する事項：
  ①出血を助長する患者（出血している、出血の可能性が高い）や重症な肝臓疾患、腎臓疾患は止血と拮抗的に働くので服用の是非を医師に確認する。
  ②妊婦や妊娠の可能性がある場合は、出血による胎児死亡や奇形を起こすことがあるので服用を医師に確認する。
  ③出血を伴う治療や処置（検査や手術や抜歯など）を受ける患者の情報を提供し、その是非を医師に確認する。
  ④他剤との併用により薬理効果が変化（作用増強、作用減弱）するので服用薬剤を確認する。

★ワルファリンの副作用
- 出血（消化管出血、肺出血、脳出血、眼底出血、歯ぐき出血、鼻血、血痰、血豆・青あざなどの皮下出血、血尿、吐血、血便（赤～黒い便）。
- 呼吸困難（息苦しさ）。
- 頭痛、めまい、しびれ、うまく話せない。
- 皮膚壊死（班状の出血、皮膚の痛み）。
- 肝臓症状（倦怠感、食欲不振、悪心・嘔吐、発熱、発疹、瘙痒感、黄疸、茶褐色尿）。
- 発疹、蕁麻疹。
- 脱毛。

Lドーパ
L-dopa

★基準値（HPLC法）：Lドーパ：不定

Lドーパとは

- Lドーパ（ドパミンの前駆物質。レボドパともいう）は十二指腸や小腸上部で溶解し吸収され、血液中を循環しながら血液脳関門を容易に通過し、脳内に取り込まれ、レボドパ脱炭素酵素の働きによりドパミンとなる。
- 脳内にドパミンが減少すると、錐体外路症状を呈する。
- パーキンソン病の患者にドパミンを補充することによりパーキンソン症状（筋固縮、寡動〔無動〕、振戦など）を改善する。

異常が示唆する疾病・病態

1．高値
- 服用回数や服用量の間違い、薬剤の蓄積。

2．低値
- 怠薬。

看護の必要性

- 薬物の服用時間や量、効果、副作用の状態および日常生活の自立度を観察する。

看護のポイント

- パーキンソン症状の改善状態を観察する。
- 幻覚、せん妄、妄想、興奮、抑うつ、多弁、錯乱、見当識などの精神症状の発現を観察する。
- 自律神経症状（低血圧や悪心、嘔吐など）や胃潰瘍、十二指腸潰瘍などの副作用を観察する。
- 長期間の服用により薬効が低下しパーキンソン症状が増悪するので服用後の薬効時間に気をつける。
- 長期服用により薬効時間が短くなり服用後2～3時間でパーキンソン症状が現れるwearing-off現象の有無を観察する。
- パーキンソン症状が改善している時とそうでない時がスイッチを入れたり切ったりするように変化するon-off現象の有無を観察する。
- 血中濃度が上昇するとジスキネジア（口、手足、体幹などのねじれるような不随意運動）が現れるので観察を十分に行い、医師に報告する。
- 急激に減量したり中止すると悪性症候群（高熱、意識障害、筋硬直、不随意運動など）が現れるので十分な服薬指導と管理を行う。
- 身体機能の状態に応じたADL面の援助やコミュニケーションの手段を確立する。
- 飲食物の嚥下状態に気をつけ、誤嚥や窒息などを起こさないように注意する。

★抗パーキンソン薬の種類

分類	作用	薬剤名（商品名）	副作用
L-ドーパ含有製剤	・不足しているドパミンを補充する	レボドパ（ドパストン、ドパゾール）、レボドパ・カルビドパ配合（ネオドパストン）、レボドパ・ベンセラジド配合（マドパー、イーシー・ドパール）	悪性症候群（高熱、錐体外路症状、意識障害、CK上昇）、悪心・嘔吐
ドパミン遊離促進薬	・ドパミンの分泌を促進する	アマンタジン（シンメトレル）	幻覚、錯乱などの精神症状、悪性症候群、皮膚粘膜眼症候群、びまん性表在性角膜症など
ドパミンアゴニスト	・ドパミン受容体に直接結合し、ドパミンと同様の働きをする	ブロモクリプチン（パーロデル）、ペルゴリド（ペルマックス）、カベルゴリン（カバサール）、タリペキソール（ドミン）、プラミペキソール（ビ・シフロール）、ロピニロール（レキップ）	悪心・嘔吐などの消化器症状、胸水、下肢浮腫、心臓弁膜症など
モノアミン酸化酵素（MAO-B）阻害薬	・モノアミン酸化酵素B型を阻害してドパミンの分解を抑制する	セレギリン（エフピー）	悪心・嘔吐、幻覚、食欲不振、めまい、ふらつき、不眠など
抗コリン薬	・コリン受容体に結合し、アセチルコリンの作用を遮断する	トリヘキシフェニジル（アーテン）、ビペリデン（アキネトン）、プロフェナミン（パーキン）、ピロヘプチン（トリモール）、マザチコール（ペントナ）	せん妄、幻覚、妄想、口渇、食欲不振、悪心、見当識障害、神経過敏、興奮、眠気などの精神神経症状
ノルアドレナリン前駆体	・ドパミン生成の前駆物質が増えることでパーキンソン症状を改善する	ドロキシドパ（ドプス）	幻覚、妄想、不随意運動などの精神神経症状
カテコール-Oメチル基転移酵素（COMT）阻害薬	・L-ドーパを分解するCOMTの働きを抑え、L-ドーパを黒質に届けやすくする	エンタカポン（コムタン）	ジスキネジア、便秘などの消化器症状、起立性低血圧、精神神経症状など

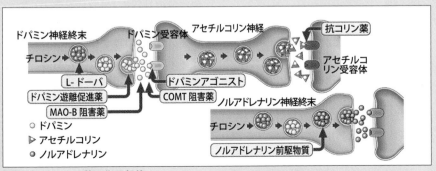

■抗パーキンソン薬の作用部位

テオフィリン
theophylline

★基準値値（FPIA法）：10～20μg/mL

テオフィリンとは

- 細胞内のサイクリックAMP（環状アデノシン三リン酸）を五リン酸に代謝するホスホジエステラーゼの濃度を上昇させ、気管支平滑筋を弛緩させる作用を持つ。
- 適切に治療するための安全域が狭く、有効血中濃度を維持するために、厳密な投与量の調整が必要な薬剤であり、有効血中濃度を越えると悪心・嘔吐、頭痛、痙攣などの副作用が現れ、低すぎれば薬剤効果は発揮されない。

異常が示唆する疾病・病態

1. 高値
- 多剤併用（エリスロマイシン、シメチジン、塩酸チクロピジンなど）、うっ血性心不全、肝臓疾患。

2. 低値
- 多剤併用（フェノバルビタール、フェニトインなど）、量の自己調整や服用忘れ。

看護の必要性

- 治療域と中毒域が狭く25μg/mL以上で中毒症状を起こしやすく、40μg/mL以上で痙攣や全身発作を起こすことを理解し、適切な服用と、呼吸状態の改善、副作用の早期発見に努める。

看護のポイント

1. 基礎疾患の看護
- 呼吸状態を観察する。
  - ①呼吸回数や内容（喘息症状）を観察する。
  - ②呼吸音を聴取する。
  - ③チアノーゼなどの状態を観察する。
- 呼吸のしやすい状態を整える。
  - ①タッピング（軽打法）やバイブレーション、体位ドレナージにより喀痰喀出を図る。
  - ②衣類の緊迫をとる。
  - ③湿度や温度を調整する。
  - ④腹圧の影響が少なく胸郭を拡張しやすい座位を保持する。
  - ⑤口すぼめ呼吸や腹式呼吸などの呼吸訓練を行う。
- 水分の補給により喀痰を喀出しやすくする。
- 酸素療法を管理する。

2. テオフィリン服用時の看護
- 中毒症状により食欲不振、悪心・嘔吐、頻脈、動悸、不眠、頭痛、不安、興奮、不整脈、痙攣などが出現したら医師に報告する。
- 服薬時間や量を守り、血中濃度を維持する。

薬物血中濃度検査

抗てんかん薬
antiepileptics

★基準値値：
- HPLC法　フェノバール　15〜40μg/mL
- アレビアチン　10〜20μg/mL
- テグレトール　4〜8μg/mL
- GC法　デパケン　40〜120μg/mL

抗てんかん薬とは

- 抗てんかん薬は、脳内の発作性放電の焦点および周辺ニューロンの抑制によりてんかん発作を防ぐ物質で、その作用機序は明確ではない。

異常が示唆する疾病・病態

- 高値：薬物の蓄積、過剰投与・服用。
- 低値：休薬、怠薬。

看護の必要性

- 正確な投与（時間、量、回数）を行いてんかん発作や副作用などの状態を観察する。

看護のポイント

- 眠気、ふらつき、頭重感、倦怠感、悪心・嘔吐などの薬物の副作用に気をつける。
- 中毒症状（小脳運動失調、眼振、意識障害など）の発現を早期に発見する。
- 発作が起きる前徴がある場合は、二次的な事故防止法を指導する。
- 発作時の観察を密に行う：発作時刻、痙攣時間、意識の状態、呼吸の状態、痙攣発作部位、外傷の有無、眼球や流涎、発汗、失禁の有無など。
- 重積発作の有無に気をつけ、発作が頻発する場合は医師に報告する。
- 正確な投与、服用を指導、教育する。

★てんかん発作の起きる原因
- 脳実質の障害：脳腫瘍、感染、外傷、出血など。
- 身体疾患に伴う障害：尿毒症、熱性疾患、内分泌疾患、中毒など。
- 原因不明：真性てんかん。

★てんかん発作の国際分類

部分発作	単純部分発作	運動発作：自動症を起こす発作 体性または特殊感覚発作 自律神経発作：胃部不快、嘔吐、頭痛、腹痛、血管運動の変化、胃腸運動の変化などの自律神経症状が発作的にでる 精神発作：短時間の意識障害を起こす
	複雑部分発作	単純部分発作に始まり意識障害が続くもの 意識障害で始まるもの
	二次性部分発作に発展する部分発作	
全般発作	ミオクロニー発作	筋の一部が数回続けて収縮する痙攣
	間代発作	筋の収縮と弛緩が交互に現れる痙攣
	強直発作	筋肉がこわばる強直痙攣
	強直間代発作	意識消失、全身の筋の強直痙攣、四肢屈曲痙攣
	脱力発作	全身の筋の力が抜けてしまう
分類不能なてんかん発作		

★クエン酸サイクルとATP

- 筋肉はATP（アデノシン三リン酸：すべての生物が持っているエネルギー源で、細胞内でエネルギーを生成する働きを持つ）という物質を持っていて、このATPが分解して無機リン酸を放出し、ADP（アデノシン二リン酸）に変わる時に発生するエネルギーを使って筋肉を動かしている。この過程中に3個の三カルボン酸を生じるので、三カルボン酸回路（TCAサイクル：tricarboxylic acid cycle）という。
- クエン酸サイクルは、食事から摂った糖質、疲労の原因物質である乳酸、体脂肪などを分解し、エネルギー（筋肉）に変換するサイクルで、人体で消化吸収された炭水化物、タンパク質、脂肪の分子は3つの段階（解糖、クエン酸回路、電子伝達）を経て、エネルギー源となるATPを作る。
- 3つの段階のうち解糖は細胞質の液状の部分（細胞質基質マトリックス）で行われ、クエン酸回路は細胞内のミトコンドリアマトリックスで行われる。また電子伝達はミトコンドリアの内膜で行われ、サイクルが調子よく活動していないときには、ピルビン酸は乳酸に変わる。
- 細胞内に発生した乳酸は血液中に溶出し、量を増すごとに血液を酸性にする。血液が酸性化されると、筋肉を固くし、疲労、肩こり、痙攣、神経を麻痺させる原因となる。
- クエン酸（レモン、グレープフルーツなど柑橘類）を補給すると、クエン酸サイクル活動が活発になって、乳酸はピルビン酸に変わり、活性酢酸は完全に燃焼して二酸化炭素と水に変わり、発汗や呼吸で排泄され、燃えてできた熱はATPというエネルギー貯蔵物質に変わる。このATPが、エネルギーであり、毎日の基礎代謝や生活活動代謝時に必要に応じて供給されている。
- 生命を維持するのに必要な最小のエネルギー代謝（基礎代謝）が下がれば、身体や内臓に脂肪がついたり、疲れがなかなかとれないという状態になる。基礎代謝が上がれば、脂肪がつきにくくなり、疲労も回復しやすくなる。

炭酸リチウム
lithium carbonate

★基準値値（炎光光度法）：0.4～1mEq/L

炭酸リチウムとは

- 炭酸リチウム（リーマス）は、自発運動抑制、抗メタンフェタミン、条件回避反応抑制、闘争行動抑制（脳内アミン生成抑制、アミンの活性抑制、アミンの代謝増加、シナプス小胞の貯蔵低下、細胞内アミン放出、シナプス間隙への放出抑制、活性アミンの再取り込み）などの作用を有する。
- 躁状態発症の発症時期を遅らせ（期間を延長させる）、躁状態を抑える働きがある。作用機序は解明されていない。

異常が示唆する疾病・病態

1．高　値
- 薬物の蓄積、不適正な服用、過剰投与、多剤併用、ナトリウム欠乏など。

2．低　値
- 拒薬、怠薬など。

看護の必要性

- 1.2～1.5mEq/Lが警戒域、2.0mEq/Lが中毒域であることを理解し、薬物の適正管理により躁状態が落ち着いている期間が延長でき、また副作用による拒薬がないように十分な観察と必要な看護を提供する。

看護のポイント

- 躁状態の程度を観察する：感情の爽快、行動の興奮性（活動欲亢進、自己評価亢進、脱線行為など）、楽天的態度、思路奔逸など。
- 薬物の副作用を観察する。
  ① 適量でも起きる症状：嘔吐、口渇、疲労感、腹部症状、集中力欠如、振戦、多尿など。
  ② 過剰投与で起きる症状：食欲不振、胃腸症状、易疲労性、大きな振戦、痙攣、構音障害、徐脈、心電図異常（QRST波の低下）、多尿、尿比重低下による腎障害、せん妄などの意識障害、筋緊張、痙攣発作。
  ③ 長期投与で起きる症状：甲状腺機能低下症、腎機能障害、体重増加。
- ハロペリドール（セレネース）などの抗精神病薬との併用により副作用を増強させるので観察を十分に行う。
- 利尿薬（サイアザイド系（フルイトランなど）：ナトリウムの再吸収を抑制）はリチウムの腎臓での再吸収を促進し中毒症状を起こすので併用を避ける。
- 食塩の代わりにリチウムが蓄積するので食塩の欠乏に気をつけ摂取を促す。
- 食欲と摂取量を観察する。
- 尿量を測定し、多尿による脱水に気をつける。

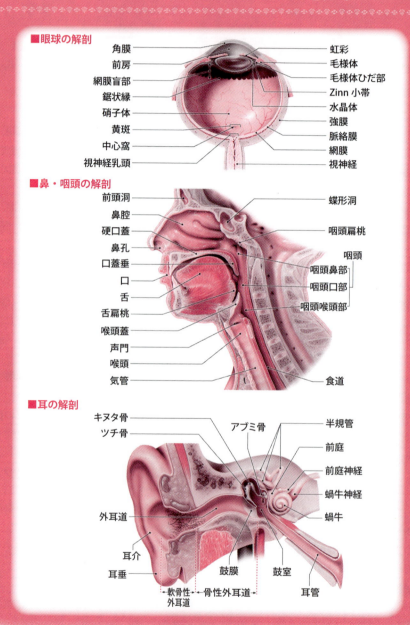

目・耳・喉・鼻の検査

視力検査
eye test

★基準値：裸眼　　0.8〜1.2
　　　　　矯正視力　0.7 以上

視力検査とは

- 5m離れたところから、視力検査表を見て、ランドルト環という輪の切れ目が見えるかどうかを調べ、近視や乱視、遠視などの屈折調節の異常を調べる。
- 視力が正常であるということは、水晶体（レンズ）、虹彩（しぼり）、まぶた（シャッター）、網膜（フィルム）に、水晶体から入った物体像が、網膜にうまく像を結ぶことである。結んだものが何かの判断は、視神経から大脳皮質への経路が正常でなければできない。

異常が示唆する疾病・病態

- 屈折異常（近視・遠視・乱視）、網膜剥離、眼底出血、脳腫瘍など。

看護の必要性

- 裸眼視力で 0.5 以下の場合、近視や乱視の疑いがある。
- 1.2 以上で近くが見えにくい場合、遠視の疑いがある。
- 屈折異常がある場合、眼鏡（メガネ）やコンタクトレンズによる矯正が必要になってくる。正確に視力測定を行う。

看護のポイント

- 視力矯正をしている人は、肉眼で見たときの裸眼視力と、眼鏡（メガネ）やコンタクトを装着したときの矯正視力を測定することを伝える。
- 緊張せずに見えたとおりに答えるように伝える。
- 5〜10分程度で検査が終了することを伝える。
- 検査の時に眼を細めると、実際より視力がよくなってしまうので目を細めないように指導する。
- 遮眼帯で隠すほうの目を強く圧迫しないように伝える。

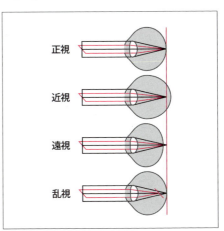

■屈折異常の種類

色覚異常検査
color blindness test

色覚異常とは

- 色の見え方・感じ方が、普通の人（色覚正常といわれる多くの人）とは異なって、色の区別が困難な状態をいう。
- 遺伝による色覚の異常が原因で、網膜の色を感じる細胞（3種）の中の1つの異常により赤緑色覚異常が起こる。
- 色覚異常は、「1型色覚」と「2型色覚」に分類される。1型・2型色覚それぞれに、2色覚（1種類の細胞の働きがない）と異常3色覚（1種類の細胞の働きが弱い）がある。
- 先天色覚異常では、一生を通じて色覚は変化しない。

色覚異常検査

1．仮性同色表

- 色覚異常の人にはわかりにくい2色の組み合せで数字が書いてある表を使って検査する。
- わかりにくい色A、Bを使って、例えばAの色で背景を、Bの色で数字を書くと区別がつかなく、同じに見える（A＝B）ので数字が読めない。
- AとBが違って見える人には数字は読める。この原理を使って検査を行う。

1）石原表
- 世界的にも広く使われている表で、検出の効率が非常によく、簡単にわかる。

2）東京医大表（TMC表）
- TMC表は印刷ではなく色紙を貼って作ってあり、印刷による微妙な色の違いがない。
- 色覚異常の検出にはよいが、分類の正確さに欠ける。

3）標準色覚検査表（standard pseudoisochromatic plates：SPP）
- 検出にも1型色覚異常と2型色覚異常の区別にも優れている。
- どの表にも異常の方に読める数字が書いてあり、心理的な負担が少ない。

2．色相配列検査

- 赤、橙、黄橙、黄、黄緑、緑、青緑、緑青、青紫、紫、赤紫、と少しずつ色が変化してまたもとの赤になる（色相環）に沿って、少しずつ色の違った色票をばらばらの状態から、順々に並べてもらう方法で検査する。
- 正常と異常とを区別する検査ではなく、異常の程度を知る検査として重要視される。
- 程度の強い人は正常とは異なる並べ方をし、1型色覚異常（第1異常）と2型色覚異常（第2異常）とで並べ方の特徴が違っているので分類が可能である。

3．アノマロスコープ（anomaloscope）

- 唯一正しい診断がつけられる検査で、赤い光と緑の光を混ぜると黄色く見える。
- はじめから黄色い光とこの混ぜてできた黄色（混色）とを比較し、混色の割合と黄色の光の強さを調整すると、どこかで混色の黄色と本来の黄色とが同じに見えるとこ

目・耳・喉・鼻の検査

- ろがある。
- 正常色覚の場合はこの等色の条件（混色割合と黄色の強さ）が誰もが同じようになる。
- 色覚異常の人はまったく違った条件で等色とする。また程度が強い、あるいは2色覚だと混色割合の広い範囲で等色とする。
- 等色条件の座標（混色割合、黄色の強さ）の位置や範囲から診断する。

🍀 看護の必要性

- 色覚検査は、患者自身が自分の色覚の特性、正常色覚との差を知るためにあることを理解して検査に関わる。

🍀 看護のポイント

- 色別による受付などの案内・表示は改善する。
- 色覚障害者がハンディキャップを感じないように対応する。
- 色の間違いは成長とともに、明るさ、鮮やかさ、物の形を手がかりとした学習により、色を見分ける能力が向上することを理解しておき支援する。
- 先天色覚異常者は、異常の程度が強いほど、また、年齢が低いほど色を間違えやすく、色の間違いにパターンがある。
- 1、2型に共通するパターン：
  ①赤と緑、オレンジと黄緑、緑と茶、青と紫を混同する。また緑の中の赤いものが見えない（黒板の赤チョークが読めないなど）。
  ②緑やピンクを、白や灰色の無彩色と混同することを理解しておく。

★**目の機能**
- 毛様体の中にある毛様体筋が収縮して、チン小帯がゆるみ、水晶体自体の弾力性でその厚さを増し、眼球の屈折力を高めて調節している。
- 正常な目の機能には、形態覚、色覚、光覚の3機能がある。

1) 形態覚
- 両方の目が、外界の刺激によって受ける印象を合致させる能力（両眼視機能：外界にある物体が、遠くにあるか近くにあるかを判断し、外界を立体的に見ることができる）などによって、ものの形を見分ける機能である。
- 形態覚は、明順応（明るいところに目がなれる能力）、視力（物体の存在や形状を認識する能力）、視野（眼を動かさないで見ることのできる範囲）からなる。

2) 色覚
- 色を識別する能力をいい、この色覚がまったくない場合を1型色覚異常、色覚のすべてが減弱しているものを2型色覚異常、赤と緑の色覚が異常なものを赤緑色覚異常という。

3) 光覚
- 明るさを弁別する機能である。
- 明順応と暗順応：暗いところに目がなれる。

眼圧検査
intraocular pressure measurement

★基準値：21mmHg 以下

🌿 眼圧検査とは

- 眼圧とは、房水という液体によって保たれている眼球内圧のことをいい、この房水の圧力を測定する検査である。
- 眼圧は健康な眼でほぼ一定だが、房水の生産量と流出量のバランスが崩れると変動する。この検査は緑内障の診断に欠かすことができない。

※緑内障は、何らかの原因で眼圧が上昇し、視神経が圧迫・障害され、視力の低下や視野狭窄が出現する疾患で、眼の痛みやかすみ、充血、頭痛、悪心・嘔吐などの症状が現れる。

1．検査方法
- 検査台の前に座り、あご受けにあごをのせ、額当てにしっかりと額を当てる。

1) 角膜接触法
- 表面麻酔薬を点眼し、角膜に眼圧計をほんの一瞬だけ直接触れさせて測定する方法で、痛みはない。

2) 角膜非接触法
- 角膜には直接触れず、圧搾空気を眼球に吹きつけて、角膜のへこみ具合によって眼圧を測定する方法で、測定は一瞬で終わる。麻酔薬も使用しない。音と衝撃を感じるが、痛みはない。

2．検査時間
- 1〜2分ほどかかる。

🌿 異常が示唆する疾病・病態

- 網膜剥離、眼底出血、脳腫瘍、緑内障、糖尿病網膜症、高血圧症、動脈硬化症など。

※高い眼圧が続くときは、治療をしないと失明する危険がある。
※緑内障・網膜剥離が疑われる場合には、視力・視野検査、超音波検査などを行う。

🌿 看護の必要性

- 目の前に計器類がくるので恐怖を抱くので、痛みがないことを十分に伝えるなど不安を解消し、検査に協力を得る。

🌿 検査時の看護のポイント

- 痛みのない検査で、2分ほどで終了することを伝え安心させる。
- あご受けや額当てから離さないように説明する。

ドライアイの検査
examination of dry eye

🍃 ドライアイとは
- 何らかの原因で涙の分泌量が減ったり、量は十分でも涙の質が低下することによって、目の表面を潤す力が低下した状態をいう。

🍃 検査方法

1．シルマー試験
- 涙の量を調べる検査で、専門のろ紙を瞼の縁にはさんで、5分間でどのくらいの長さが濡れるかを調べる。

2．染色検査
- 目の表面の状態を調べるスリットランプと呼ばれる顕微鏡を使って検査する。
- フルオレセインという黄色の染色液を少量点眼すると、目に傷があるとその部分が染まって見える。

3．涙液層破壊時間検査（BUT）
- フルオレセインで涙の安定性を調べる検査で、瞬きをしないで目を開けたままにして、涙の層がどのくらいの時間で乱れるかを調べる。

※いずれの検査も外来で、比較的短時間で終わり、強い痛みなどもない。

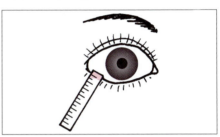
■シルマー試験

★涙の役割
- 涙は、涙腺から分泌される体液である。
- 眼球の保護が主要な役割であるが、次の4つの役割がある。
  ①目の表面を潤し、乾燥から守る。
  ②目の表面をなめらかにし、きれいに屈折させる。
  ③角膜に、酸素と栄養を補給する（透明な角膜には、血管が通っていないため、大気中にある酸素を、涙の中に溶かしこみ、角膜に酸素を供給する）。
  ④目の表面にある汚れや、細菌を洗い流す（涙には酵素や免疫タンパクが含まれていて、細菌を退治して洗い流す）。
- 涙は角膜側から、ムチン層、涙液層、油層の3層構造になっている。
- ムチン層はゴブレット細胞から分泌されるタンパク質の粘液で、涙をとどめる役割をし乾きを防ぐ。
- 涙液層は、涙腺から分泌され、栄養や酸素を多く含み角膜に供給している。
- 油層は、マイボーム腺から分泌され、涙液がすぐに蒸発しないように覆っている。

眼底検査
funduscopy

眼底検査とは

- 眼底にはフィルムに相当する網膜や脈絡膜のほかに、脳へとつながる視神経の出入り口（視神経乳頭）がある。
- 眼底検査は、眼底の部位を観察し、異常を調べる検査である。
- 眼底血管は、からだの中で唯一、肉眼的に直接観察できる血管であるため、動脈硬化、脳腫瘍、糖尿病、高血圧など、目の疾患だけではなく、脳や血管などの全身の疾患についての情報を得ることができる。

1. 検査方法
- 検査はまず散瞳（瞳孔を開くこと）をせずに観察（直像鏡検査）し、次いで眼から少し離れて観察（倒像鏡検査）し、その後、散瞳薬を点眼し、30分後に眼底カメラや眼底鏡で瞳孔の中を観察する。
- 検査台の前に座り、あご受けにあごをのせ、額当てにしっかりと額を当てる。
- 両眼を開いて一定の所（固定灯）を見て、瞳孔に光を当てて両眼それぞれ1枚ずつ写真を撮る。

2. 検査時間
- 数分かかる。

異常が示唆する疾病・病態

- 眼疾患：網膜剥離、眼底出血、緑内障、糖尿病網膜症、加齢黄斑変性など。
- 全身疾患：脳腫瘍、高血圧症、動脈硬化症など。
- ※緑内障・網膜剥離が疑われる場合には、視力・視野検査、眼圧検査、超音波検査

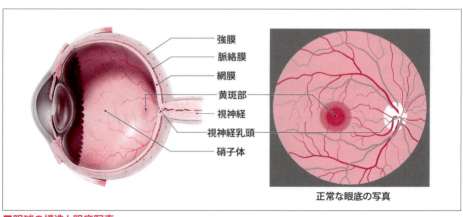

正常な眼底の写真

■眼球の構造と眼底写真

などが行われる。

> 🌿 **看護の必要性**

- 検査が順調に進むように患者への説明を十分に行い理解してもらう。

> 🌿 **看護のポイント**

- 検査時間は数分で終わるが、散瞳時間を含めると40〜50分程度かかることを伝える。
- 散瞳した後、5〜6時間はまぶしく、また光の量の調節がきかないので検査後の歩行には十分注意し、自転車や車等の運転も制限することを伝える。
- まったく痛みのない検査であることを伝える。

★キース・ウェジナー（Keith Wagener）分類
- 眼底所見による高血圧の重症度の分類で、網膜の動静脈血管の硬化度を表す。

	眼底所見
Ⅰ群	軽度の網膜細動脈の狭細化もしくは硬化
Ⅱ群	中等度もしくは高度の網膜細動脈硬化で、動脈壁の反射亢進や動静脈交差部現象のある慢性型、または血管攣縮による全体的ないし不規則な局所性の狭細化を含める
Ⅲ群	細動脈の攣縮性・硬化性病変に加えて血管攣縮性の網膜炎所見（網膜の浮腫、白斑、出血）の見られるもの
Ⅳ群	上記所見に乳頭浮腫が加わったもの

★細隙灯顕微鏡検査とは
- 細隙灯顕微鏡という小さな顕微鏡（スリットランプ）と帯状の細い光源を合わせた装置により眼球を観察する生体検査である。
- 帯状の光を目に当てることで細かな傷や炎症（まぶた、結膜、角膜、虹彩、水晶体などの傷や炎症）や白内障など、多くの眼疾患が診断できる。
- 眼科の検査の中では、視力、眼圧、眼底とともに、基本的で重要な検査である。
- 専用のコンタクトレンズなどを併用して隅角や眼底の網膜や血管、視神経の乳頭まで立体的で詳細に観察することができる。また、付設の眼圧計を用いることにより正確な眼圧も測定できる。

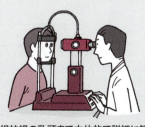

聴力検査
audiometry

★基準値：＋30dBまでは正常

聴力検査とは

- 音は空気の振動で、音波として外耳道に入って鼓膜を振動させ、耳小骨から内耳に伝えられ、さらに内耳では前庭や三半規管と呼ばれる器官から神経により脳に伝えられる。
- 一般的な聴力検査には、純音オージオメータを用いる。オージオメータは125～8,000Hzの周波数でそれぞれ、小さな音から大きな音まで出すことができ、ぎりぎり聞こえる大きさの音（閾値）を気導と骨導両方について調べる。
- 気導聴力はヘッドフォンで、骨導聴力は耳の後ろの乳突部に当てた振動板から測定することにより、外耳から耳小骨までの間に原因がある伝音難聴、内耳から脳までの間に原因がある感音難聴の有無（区別）を検査することができる。
- 難聴がある場合、原因により、鼓膜の動きを調べるティンパノメトリー検査、言語の聞き取り具合で難聴の程度を調べる語音聴力検査などを行う。

■難聴の種類と閾値の比較

	気導閾値	骨導閾値	気導骨導差
感音難聴	上昇	上昇	なし
伝音難聴	上昇	正常	あり
混合性難聴	さらに上昇	上昇	あり

＊気導骨導差：気導（air conduction）聴力と骨導（bone conduction）聴力の差。A-B gapという

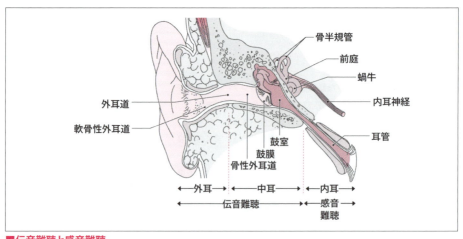

■伝音難聴と感音難聴

目・耳・喉・鼻の検査

- 高度の難聴の場合、補聴器の装着が必要となる。

異常が示唆する疾病・病態

- 伝音難聴：中耳炎。
- 感音難聴：先天性難聴、耳下腺炎、ウイルス感染症、聴神経腫瘍、メニエール病、神経障害、顔面麻痺など。
- ※メニエール病を疑うときは、平衡機能検査（91頁参照）、頭部CT検査、眼振検査を行う。

看護の必要性

- 音声を聞き取れない（聞き取りづらい）患者への対応（説明）など声の大きさや筆談などを考慮して検査がスムーズに終了するように関わる。

看護のポイント

- 聴力検査は外部の音を遮断した静かな場所（防音室）で行う。
- 検査はオージオメーターとよばれる音を発する特殊な機器を使用し、ヘッドホンを両耳に装着し、音が聞こえ始めたらボタンを押し、聞こえなくなったらボタンを離す。検査法をオリエンテーションする。
- 検査時間は10～20分程度で、痛みのない検査であることを伝える。
- 検査前に大きな音を聞かないようにする。
- 検査前には補聴器やイヤリング・ピアスなどは外す。
- 体調（主にストレス）により結果が変動することがある。

■聴力障害の程度

音の大きさ	程度	日常例
20dB		木の葉のふれ合う音、置時計の秒針の針（前方1m）
30dB	普通の会話には不自由しないが、ささやき声は聞き取りにくい	郊外の深夜・ささやき声
40dB	会議場での聞き取りは困難。1対1の会話では不自由しないが、聞き違いがある	市内の深夜・図書館・静かな住宅の昼
50dB	会議場での聞き取りは不自由。1mくらいの距離で大声なら聞き取れる	静かな事務所
60dB		静かな乗用車、普通の会話
70dB	50cm以上離れると、会話が困難	ステレオ（正面1m、夜間）・騒々しい事務所の中・騒々しい街頭
80dB	耳にくっつくように話さなければ、会話の聞き取りができない	地下鉄の車内・電車の車内・ピアノ（正面1m）
90dB	耳にくっつくようにして、大声で話す必要がある	騒々しい工場の中・カラオケ（店内客席中央）
100dB	会話がまったく聞き取れない	電車が通るときのガードの下
110dB	会話がまったく聞き取れない	自動車の警笛（前方2m）
120dB	会話がまったく聞き取れない	飛行機のエンジンの近く

喉の検査
examination of throat

🌿 喉の検査とは

- 喉の病気の多くは、喉の状態を直接目で見たり、声を聞くことで、診断する。

1．発声状態
- 声は、呼気が甲状軟骨（のどぼとけ）の中にある声帯のすき間を通過する時に発生する。したがって、声は、声帯の状態によって変化する（音声障害が出る）。
- 声の病気をひき起こす原因には、声帯自体の異常、声のエネルギーとなる呼気の異常、そしてこれらを調節する脳や聴覚（耳の聞こえ）、ホルモンの異常などがある。

2．ファイバースコープ
- 喉の状態を詳しく見たり、直接目で見ることのできない下咽頭や喉頭などを見る場合にファイバースコープ（軟らかく曲がる軟性ファイバースコープと曲がらない硬性ファイバースコープ）を用いる。

3．画像検査
- 癌などが疑われる場合は、CTやMRIなどの画像検査が行われる。

4．ストロボスコープ
- 喉頭癌の早期発見には声帯振動の異常を発見することが有用だが、声帯の振動はあまりに高速で目には見えない。そこでストロボ発光を行いながら喉頭の状態をスローモーションで観察し、声帯振動の異常などを確認する。

5．音声検査・音響検査
1) 音声検査
- 患者に「ア」で音階を歌ってもらい、声域や声の質、大きさ、発声法などを調べる検査である。疾患を診断する検査ではない。

2) 音響検査
- 声に含まれる雑音（ノイズ）を調べる検

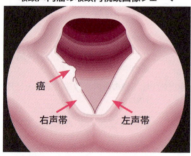

喉頭声門癌の喉頭内視鏡画像シェーマ

左声帯の白くまだらになり、少し盛り上がっているところが初期の癌

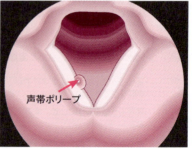

声帯ポリープの喉頭内視鏡画像シェーマ

右声帯の水疱状の膨らみが声帯ポリープ

■内視鏡画像

査である。ノイズが多いほど、声がかれる原因や治療が進んでいないことがわかる。

に関与する性ホルモンの声帯への作用。

異常が示唆する疾病・病態

- 声帯に関係するもの：急性・慢性の炎症、声帯ポリープ、声帯結節、喉頭麻痺、声帯の良性腫瘍、悪性腫瘍など。
- 呼気に関係するもの：肺や気管支の疾患で、十分な肺活量がない場合など。
- 聴覚に関係するもの：先天性の難聴があると、自分の声がよく聞こえないために、声の調節がうまくできない。
- ホルモンに関係するもの：生殖機能など

看護の必要性

- 痛みや危険の少ない検査であることを伝え不安の軽減を図る。

検査時の看護のポイント

- ファイバースコープ検査を行う場合は、喉に麻酔薬を噴霧するので、麻酔薬に対してアレルギーがないか確認する。気管支喘息の有無を確認する。
- 検査後1～2時間は、喉が麻痺しているので、飲食物はとらないように説明する。

★コミュニケーション障害

- コミュニケーションは以下の5つのレベルを踏んで意思の伝達が行われる

レベル	レベルの意味
言語学的	伝達したいことを大脳で思考し、言語化する段階
生理学的	大脳が言語化した情報の内容を、話し言葉として表現するための運動神経を通して生体や舌・唇・吐息などの器官に対して運動の指令を出し発声する段階
音響学的	発せられた音声を聞き手や話し手の耳に伝わる段階
生理学的	聞き手の耳に到達した音波が、内耳で電気信号に変換され、感覚神経を経由して聞き手の大脳に伝達される段階
言語学的	大脳で音声情報を解読し、意味を理解する

- 上記レベルに何らかの問題が生ずるとさまざまなコミュニケーション障害が起こる。
  ① 発声器官の構造や働きが原因となって起こる発声障害。
  ② 歯並びや舌と口の運動不良、上あごや唇など発声に重要な器官の機能に障害をもつために起こる構音障害。
  ③ 吃音など、会話や音読のときに、言葉のなめらかさが損なわれる障害。
  ④ 発声などに関する運動神経や筋がうまく働かない、音声の抑揚やアクセントの障害。
  ⑤ 知的障害や、不適切な言語環境などから引き起こされる発達障害。
  ⑥ まったくしゃべれない、発声・抑揚などの異常、オーム返し、独り言、指示理解の困難など、多様な症状になる自閉症などによる障害。
  ⑦ 脳の器質障害、脳血管障害、脳挫傷、脳炎、髄膜炎、脳腫瘍などによって引き起こされる障害。
  ⑧ 特定の場面では話せないという心因性の障害。

鼻の検査
examination of nose

🌿 鼻の構造

- 鼻は鼻腔と副鼻腔とから成り立っている。頭蓋骨の中にはたくさんの空洞があり、鼻の周囲に集まっているものを副鼻腔という。
- 副鼻腔は上顎洞、篩骨洞、前頭洞、蝶形骨洞の4つに分かれ、脳や眼と隣接し、また各洞は鼻腔と連絡している。
- 鼻腔は鼻中隔で左右に仕切られ、外側の壁から下甲介、中甲介、上甲介と呼ばれる粘膜に被われたひだが出て、その隙間が空気の通り道となっている。
- 鼻腔、副鼻腔の内面は極く小さな毛（線毛）の生えた粘膜で被われ、分泌物や吸い込まれたゴミなどを除去している。また、吸入した空気を温めたり、空気に適度の湿り気を与えたり、空気とともに運ばれた匂いを感じたりしている。
- 鼻の疾患は、鼻鏡、後鼻鏡、ファイバースコープ等を使って、直接鼻腔の疾患の状態を観察することで、ほぼ診断がつく。

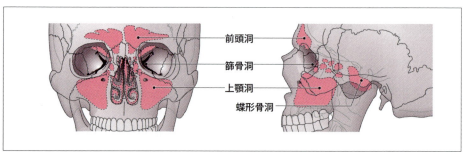

■鼻腔の構造

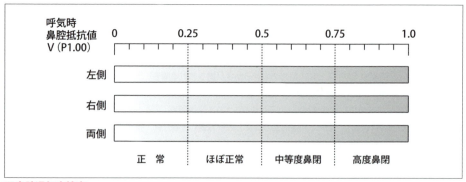

■鼻腔通気度検査

目・耳・喉・鼻の検査

1．前鼻鏡検査・後鼻鏡検査
- 前鼻鏡検査は、鏡を使って照明光を反射させて鼻腔を照らし、鼻の中を直接観察する。
- この検査では、上鼻道、上鼻甲介はみられないので、後鼻鏡を使って、鼻腔全体を後ろから鏡に映して観察する。

2．ファイバースコーピー（内視鏡検査）
- ファイバースコープを用いて、限局的に詳しく観察する検査である。
- 鼻鏡検査と併用することで、より正確な診断を行うことができる。

3．X線検査
- 鼻、副鼻腔の総合的な診断、特に副鼻腔洞内の状態を知るうえで重要である。
- 副鼻腔の形、周囲の骨壁の状態、内部に含まれる空気の状態、粘膜の腫れ方、洞内に膿汁がたまっているかなどがX線写真から判断することができる。

4．CT検査
- 慢性副鼻腔炎、後術性頬部嚢腫、悪性腫瘍などの診断に欠くことができない。

5．鼻腔通気度検査
- 鼻づまりは、個人によって感じ方が違う。また鼻腔の複雑な構造上、鼻鏡検査と自覚症状だけでは実際に空気の通り方がどの程度なのか判断しにくいので、鼻腔通気度検査によって客観的な評価を行う。
- 同心円状にメモリが刻まれた鼻測計というプレートを鼻孔に当てて、鼻から息を吹きつけてプレートのくもり具合をみたり、左右差を見て、鼻詰まりの程度を調べたり、鼻腔通気度計（器械）を使って客観的に空気の通り具合を測定する。

6．嗅覚検査法
- 匂いを感じとる嗅細胞と嗅神経は鼻腔の最上部にある。
- 嗅覚を調べる検査には、T＆T検査（基準嗅覚検査）がある。
- 5種類の香りを、うすいものから濃い順に嗅いでもらい、匂いがした時の濃度と香りの種類を判別した状況をグラフに記入する。

7．静脈性（血行性）嗅覚検査
- アリナミン（ビタミンB_1製剤）をゆっくり静脈注射して、アリナミンが匂い始めた時間、および匂いが感じられなくなった時間を測定し、嗅覚障害の程度を調べる。

	検査項目
A	バラの花の匂い 軽くて甘い匂い
B	焦げた匂い カラメルの匂い
C	腐敗臭 古靴下の匂い 納豆の匂い
D	桃の缶詰め 甘くて重い匂い
E	野菜くずの匂い 口臭 嫌な匂い

	A	B	C	D	E
-2					
-1					
0					
1					
2					
3					
4					
5					

判定基準
- Ⅰ認知　正常
- Ⅱ認知　軽度嗅覚低下
- Ⅲ認知　中等度嗅覚低下
- Ⅳ認知　高度嗅覚低下
- Ⅴ認知　高度嗅覚低下
- Ⅵ認知不能　脱失

■嗅覚検査

- 慢性副鼻腔炎、アレルギー性鼻炎などで嗅覚障害がある場合に、基準嗅覚検査で匂いがなくても、この静脈性嗅覚検査で匂いを感ずることがあり、後者で匂いを感じることができれば、嗅覚障害は回復する可能性は高い。

8. 排泄機能検査法（上顎洞穿刺法）
- 鼻腔を麻酔したのち、探膿針を用いて上顎洞と鼻腔の境となっている骨壁を穿刺して、洞内にたまった膿汁を吸引・洗浄する。膿汁は、細菌培養検査等を行う。
- 膿汁の吸引後、低濃度の造影剤を注入し、X線撮影を行い、洞内の粘膜の病変の状態を調べる。さらに1週間後に再びX線撮影を行い、注入された造影剤が上顎洞内の線毛の働きによって外に排出される状態を調べる。
- 線毛の働きが失われて洞内に造影剤が残っているような場合には手術が必要となる。

9. サッカリンテスト
- 鼻の線毛運動の程度を調べる検査で、甘みのあるサッカリンを鼻孔に置き、甘みを感じるまでの時間を図る。
- 正常であれば、線毛の運動によって、サッカリンが喉へ送られ、数分で舌に届き、甘みを感じる。時間が長ければ、線毛運動の活動の程度が低いことになる。
- 線毛の生えている鼻の粘膜を手術などでとった場合に、その後の回復の程度を調べる際に行う。

看護の必要性

- 鼻の機能（空気の通り道、分泌物や吸い込まれたゴミなどの除去、吸入した空気を温める、空気に適度な湿り気を与える、匂いを感じる）を理解し、検査が円滑に行われるようにする。

看護のポイント（経鼻内視鏡）

- 問診により、心臓の疾患、緑内障、前立腺肥大（男性）で治療しているか、薬のアレルギーがあるか、血が止まりにくいことがあるか、かぜ薬や抗血小板薬を飲んでいるか、鼻血はよく出るか、鼻の手術をしたことがあるかなどを確認する。
- 消泡剤（胃の中の泡を押える水薬）を飲んでもらう。
- 検査前に血圧を測定する。
- 検査の前処置（空気の通りがよくなる薬をスプレーすること、ゼリー状の麻酔をすること、チューブが入らない時や痛みが強い時には、口からの内視鏡検査に変更になることなど）を説明する。
- 血管収縮薬（鼻の粘膜の腫れや充血を取り、内視鏡の通りがよくなる）を両鼻口よりスプレーする。
- 検査台に仰向けで横になってもらう。
- 通りのよい鼻のほうに医師が鼻腔麻酔を行う（少量のゼリー状の麻酔薬を注入する）。
- 左側を下にして、横向きに寝た状態で、鼻から内視鏡が挿入される。
- 検査中にはモニター画像を見ることができ、会話することもできる。痛みや訴えが行えることを伝える。
- 検査後は、軽くうがいをして、口の中の不快感を和らげる。
- 鼻腔の麻酔は約1時間で消失するので、飲食はその後から可能であることや、麻酔が覚めるまでに強く鼻をかまないこと、鼻血が出た時の対応などを説明する。

付録

妊娠に伴う検査 …………………… 384
褥瘡評価 …………………………… 386
転倒転落アセスメントシート ……… 389
認知症の検査 ……………………… 390
燃え尽き症候群チェックシート …… 393

妊娠に伴う検査

妊婦の健康診査

1．健診回数
●妊婦の健康診査は、妊娠各期の母体と胎児の健康状態を把握し、異常の早期発見や妊娠各期の状態に応じた適切な保健指導を行うために定期的に行われる。

■健康診査の回数

妊娠初期（8〜23週）	4週に1度
妊娠中期（24〜35週）	2週に1度
妊娠末期（36週以降）	1週に1度

2．健診内容
●平成21年2月27日付厚生労働省雇用均等・児童家庭局母子保健課長通知による検査内容は下記の通り。
1. 妊娠月（週数）に応じた問診：変調はないか、心配事はないかなど。
2. 診察：血圧測定、浮腫検査（中期以降毎回チェック）、内診（妊娠後期、内診台で）。
3. 身体計測：体重測定（毎回）、腹囲・子宮底長測定（中期以降毎回チェック）。
4. 保健指導：診察に応じた内容、母親学級の内容。
5. 妊娠期間中、必要に応じた医学的検査：尿検査（糖・タンパク）

3．必要に応じて行われる検査
●腟分泌物検査：クラミジア検査、かゆみがある時にカンジダ培養など。
●経口ブドウ糖負荷試験：妊娠糖尿病が疑われる時。
●保健相談：診察後に、助産師から生活における注意や、バースプランなどの話。
●子宮頸管長測定：妊娠中期に早産のリスクを評価するために腟式超音波検査で、

■検査内容

検査名	検査内容
血液検査	妊娠初期に1回：血液型（ABO式・Rh血液型・不規則抗体）、血算、血糖、B型肝炎抗原、C型肝炎抗体、HIV抗体、梅毒血清反応、風疹ウイルス抗体
	妊娠24週〜35週に1回：血算、血糖
	妊娠36週以降に1回：血算
	妊娠30週頃までに1回：HTLV-1抗体検査
子宮頸癌健診（細胞診）	妊娠初期に1回
超音波検査：胎児の位置（頭位・逆子）、発育、形態、羊水量、胎盤位置などを確認	妊娠23週までの間に2回
	妊娠24週〜35週までの間に1回
	妊娠30週頃までに1回
B群溶血性レンサ球菌	妊娠24週〜35週までの間に1回
性器クラミジア	妊娠30週頃までに1回

子宮頸管（子宮の出口）の長さを測る。25mm 未満は早産リスクが高くなる。
- NST（ノンストレステスト）：予定日前後に、20〜40分ほど、胎児の心拍数パターンを測定し、胎児が元気であることを確認する。
- 骨盤X線検査：予定日近くで、児が下がってこない、骨盤が狭い時などに撮影する。児頭骨盤不均衡の評価や狭骨盤の診断を行う。

出生前検査

1．出生前検査とは
- 妊娠中に行う胎児の状態に関する一連の検査で、遺伝子異常、染色体異常、代謝異常、形態異常、胎児機能などを検査する。
- 両親のいずれかが遺伝上の保因者の場合、35歳を超えた高齢の妊婦で、染色体異常妊娠の可能性が高い場合などに行われる。

■検査の種類

1．子宮内発育評価	2．超音波検査
3．胎児心拍モニター	4．先天異常（出生前診断）
5．羊水検査	6．絨毛検査

2．出生前診断とは
- 胎児の異常の有無の判定を目的として、妊娠中に実施する検査で、広義では「出産までに行う検査による診断」であり、狭義では「異常が疑われる妊娠に対し出産前に行う検査による診断」をいう。
- 胎児の異常の有無を判定する目的は、出生前診断（胎児診断）と胎児治療の2つがある。
- 出生前診断における超音波検査では、胎児の形態と行動をリアルタイムに観察でき

■出生前診断の目的
① 胎児が存在しているか、生存しているかという妊娠の診断
② 胎児の位置（胎位）や向き（胎向）、前置胎盤や常位胎盤早期剥離などのように胎児環境が危険なものでないかの診断
③ その時点における胎児の状態評価（元気でいるか）
④ 胎児に先天異常や遺伝疾患を含めた何らかの「異常」がないか

るだけでなく、ドプラ法、Mモード法、カラーフローマッピング法によって、循環系、代謝系といった生体機能の評価が行える。
- 出生前診断の胎児検体の解析は、羊水中にわずかに浮遊する胎児由来細胞（多くは胎児皮膚からの線維芽細胞）を集め、培養して胎児の染色体解析を初め、酵素活性などを測定する。
- 超音波断層法により、侵襲的検査と呼ばれる絨毛生検、胎児採血、組織生検といった手技が開発され、今では胎児からさまざまな種類の生体サンプルが採取可能となった。
- 妊娠10〜14週に超音波検査で調べる胎児の項部浮腫などは胎児の染色体異常等の可能性の目安とされる。

3．異常が疑われる場合の検査
- 妊婦側の意向があれば、高齢出産など異常が発生する確率の高い妊娠で行われる検査にトリプル（三重）マーカーテスト（妊娠14〜18週で妊婦から採血した血液の成分を調べる検査）、もしくはクワッド（四重）テスト、羊水検査、絨毛検査などを行う。
- 羊水検査（妊娠子宮に長い注射針に似た針を刺して羊水を吸引して採取する羊水穿刺）は、15〜18週に採取した羊水に含まれる代謝産物、あるいは浮遊する細

胞の染色体や遺伝子を検査して、胎児の遺伝病、代謝疾患、染色体異常などを調べる。羊水検査は、1/1600の確率で流産を起こすリスクが指摘されている。まれに子宮内感染から播種性血管内凝固症候群（DIC）を引き起こす。
- 絨毛検査は、経腹的か経腟的に絨毛組織の一部を採取する検査で、流産の可能性が1/100と羊水検査よりリスクが高い。

褥瘡評価

- 褥瘡評価には、DESIGN-R® が用いられている。

DESIGN® とは

- DESIGN-R® は、日本褥瘡学会が開発した褥瘡経過評価および重症度分類の測定ツールで、褥瘡局所の Depth（深さ）、Exudate（滲出液）、Size（大きさ）、Inflammation/Infection（炎症/感染）、Granulation（肉芽組織）、Necrotic tissue（壊死組織）、Pocket（ポケット）の評価項目からなる。
- 各項目が点数化され、深さ以外の点数を合計することで、数量化した評価が可能である。

DESIGN® の記載方法

- 各項目を軽度と重度に区分して、軽度をアルファベットの小文字（d.e.s.i.g.n）、重度を大文字（D.E.S.I.G.N）で表記する。
- 経過評価用では各項目を細分化しスコア化している。スコアの内容は重症度の高いほど高得点となり、治療に伴って点数が減少すれば改善傾向を示す。表の最下段に部位の項目（仙骨部，坐骨部，大転子部，踵骨部，その他）を設けてある。該当する部位を記入する。
- 褥瘡経過を評価するだけではなく、深さ以外の6項目からその重症度も予測できる DESIGN-R® 褥瘡経過評価用が開発されている。
- DESIGN-R® では「d（もしくはD）○-e（もしくはE）○s（もしくはS）○i（もしくはI）○g（もしくはg）○n（もしくはN）○p（もしくはP）○：○○（点）」と表記する。
- 「D」は点数に加えない。「D」と「ESIGNP」の間に「-（ハイフン）」を入れることで，2002年版 DESIGN® 褥瘡経過評価用と区別化されている。
- 急性期は病態の変化が多岐にわたり、この時期の評価が複雑で1つのスケールとしてまとめるのは困難と判断し急性期には使用しないことを原則としている。

■ DESIGN® 褥瘡重症度分類用

Depth 深さ	・創内のいちばん深いところで判定する ・真皮全層の損傷までを d、皮下組織を越えた損傷を D とし、壊死組織で深さが判定できない場合も D とする
Exudate 滲出液	・ドレッシング交換の回数で判定する ・1日1回以下の交換の場合を e、1日2回以上の交換を E とする
Size 大きさ	・褥瘡の皮膚損傷部の、長径（cm）と短径（長径と直交する最大径（cm））を測定し、それぞれをかけたものを数値として表現する ・100 未満を s，100 以上を S とする ・持続する発赤の場合も皮膚損傷に準じて評価する
Inflammation/ Infection 炎症／感染	・局所の感染徴候のないものを i、感染徴候のあるものを I とする
Granulation tissue 肉芽組織	・良性肉芽の割合を測定し、50％以下を g、50％以上を G とする ・良性肉芽組織の量が多いほど創傷治癒が進んでいることになり、本来なら数値が逆であるが、大文字が病態の悪化を表現しているためこのような記述方法となっている ・良性肉芽とは必ずしも病理組織学的所見とは限らず、鮮紅色を呈する肉芽を表現するものとする
Necrotie tissue 壊死組織	・壊死組織の種類にかかわらず、壊死組織なしを n、ありを N とする
Pocket ポケット	・ポケットが存在しない場合は何も書かず、存在する場合のみ DESIGN の後に -P と記述する ・深さ、大きさ、壊死組織が重度であり、他が軽度でポケットの存在する場合は、DeSigN-P と表記する

■ DESIGN-R®（2008 年改訂版褥瘡経過評価用）

評価項目	評価の仕方	表記	解釈
Depth 深さ	創内の一番深い部分で評価、また、改善に伴い創底が浅くなった場合はこれに相応する深さとして評価し、DU を加えた7段階に区分する。なお、U は判定不能の頭文字（unstageable）	d0	皮膚損傷・発赤なし
		d1	持続する発赤
		d2	真皮までの損傷
		D3	皮下組織までの損傷
		D4	下組織までの損傷
		D5	関節腔、体腔に至る損傷
		DU	深さ判定が不能の場合
Exudate 滲出液		e0	なし
		e1	少量：毎日のドレッシング交換を要しない
		E3	中等量：1日1回のドレッシング交換を要する
		E6	多量：1日2回以上のドレッシング交換を要する

Size 大きさ	皮膚損傷範囲の、長径と短径（長径と直交する最大径）を測定し（cm）、おのおのを掛け合わせた数値から7段階に分類する。なお、大きさの目安として、円形の創をイメージし、s3は直径2cm未満、s6は4cm、s8は6cm、s9は8cm、s12は10cm以内、S15は10cm以上と考えると理解しやすい。持続する発赤の場合も皮膚損傷に準じて評価する	s0	皮膚損傷なし
		s3	4未満
		s6	4以上16未満
		s8	16以上36未満
		s9	36以上64未満
		s12	64以上100未満
		S15	100以上
Inflammation/Infection 炎症／感染	創周辺の炎症あるいは創自体の感染につき、4段階に分類する	i0	局所の炎症徴候なし
		i1	局所の炎症徴候あり（創周囲の発赤、腫脹、熱感、疼痛）
		I3	局所の明らかな感染徴候あり（炎症徴候、膿、悪臭など）
		I9	全身的影響あり（発熱など）
Granulation tissue 肉芽組織	創面の肉芽組織の量により6段階に分類する	g0	治癒あるいは創が浅いため肉芽形成の評価ができない
		g1	良性肉芽が創面の90％以上を占める
		g3	良性肉芽が創面の50％以上90％未満を占める
		G4	良性肉芽が創面の10％以上50％未満を占める
		G5	良性肉芽が、創面の10％未満を占める
		G6	良性肉芽が、全く形成されていない
Necrotie tissue 壊死組織	壊死組織の病態が混在している場合は全体的に多い像をもって表現し、3段階に分類する	n0	壊死組織なし
		N3	柔らかい壊死組織あり
		N6	硬く厚い密着した壊死組織あり
Pocket ポケット	ポケットの広さの計測は、褥瘡潰瘍面とポケットを含めた外形を描き、その長径と短径（長径と直交する最大径）を測定し（cm）、おのおのを掛け合わせた数値から「褥瘡の大きさで測定した数値」を差し引いたものを5段階に分類する	p0	ポケットなし
		P6	4未満
		P9	4以上16未満
		P12	16以上36未満
		P24	36以上

※ DESIGN-R® では，深さの数値は重み値には関係しない。また、深さ以外の6項目（滲出液、大きさ、炎症／感染、肉芽組織、壊死組織、ポケット）の合計点の0点から66点までの総点がその創の重症度を表す。

転倒転落アセスメントシート（見本）

部署名 ＿＿＿＿＿＿＿＿＿＿＿＿＿＿＿
患者氏名 ＿＿＿＿＿＿＿＿＿＿＿＿＿＿＿　　年齢　　　歳　　男　　女

分類項目	項　目	スコア	評　価 /	/	/
年　齢	65歳以上	1			
転倒経験	転倒・転落の経験あり	1			
身体能力	足腰が弱い、筋力の低下がある 車椅子・杖・歩行器を使用している めまいがある、ふらつきがある 視力に問題がある	2			
認　識	不穏行動がある 自立心が強い 理解力・記憶力の低下がある 何でも自分でできると思っている	3			
排　泄	排泄介助が必要である 排泄時の見守りが必要である 夜間トイレに行く習慣がある	2			
薬剤使用	麻薬を使用している	5			
	抗うつ薬を使用している	4			
	緩下薬を使用している	3			
	睡眠薬を使用している	1			
	精神安定薬を使用している	1			
	降圧利尿薬を使用している	1			
環　境	転棟・転室を行った	4			
	点滴・酸素吸入をしている	2			
危険度ランクと評価の説明		合　計			
危険度Ⅰ（0～4点）：転倒の可能性は低い		危険度 判　定			
危険度Ⅱ（5～9点）：転倒の可能性がある					
危険度Ⅲ（10～14点）：転倒の危険性がある					
危険度Ⅳ（15点以上）：転倒の危険性が極めて高い		サイン 判定者			
判定日					
／					
／					
／					

付録

認知症の検査

認知症とは

- 後天的な脳の器質的障害により、いったん正常に発達した知能が不可逆的に低下し、記憶障害、見当識障害、認知機能障害などの中核症状を呈した状態をいう。
- 原因としての器質的障害には、脳血管障害、アルツハイマー病、レビー小体などの変性疾患、正常圧水頭症、ビタミンなどの代謝・栄養障害、甲状腺機能低下などがある。
- 中核症状とは、すべての認知症患者に普遍的に観察される症状であり、記憶障害、見当識障害（時間・場所・人物の失見当）、認知機能障害（計算能力の低下、判断力低下、実行機能障害）などがある。

認知症のスクリーニング検査

1．長谷川式簡易知能評価スケール（HDS-R）

- 改訂長谷川式簡易知能評価スケールは、年齢、日時の見当識、場所の見当識、言葉の記銘、計算、数字の逆唱、言葉の想起、物品記銘、物品の想起、言語の流暢性の項目で構成される認知症の質問票である。スクリーニングに用いられる。
- 30点満点で、20点以下のとき、認知症の可能性が高いと判断される。
- 認知症の重症度別の平均点
  - 非認知症：24.3点
  - 軽度認知症：19.1点
  - 中等度認知症：15.4点
  - やや高度認知症：10.7点
  - 高度認知症：4.0点

2．MMSE（Mini-Mental State Examination＝認知機能検査）

- 1975年、認知症の診断用に米国のフォルスタインらが開発した認知機能や記憶力を簡便に測定できる検査である。

■ HDS-R 質問項目

1：年齢	お歳はいくつですか？（2年までの誤差は正解）		不正解　0点 正解　　1点
2：日時の見当識	今日は何年の何月何日ですか？　何曜日ですか？ （年月日、曜日が正解でそれぞれ1点ずつ）	年	不正解　0点 正解　　1点
		月	不正解　0点 正解　　1点
		日	不正解　0点 正解　　1点
		曜日	不正解　0点 正解　　1点
3：場所の見当識	私たちがいまいるところはどこですか？		不正解　0点 5秒おいて「家ですか？病院ですか？施設ですか？」の中から正しい選択ができた　1点 自発的に答えられた　2点

4：言葉の即時記銘	これから言う3つの言葉を言ってみてください。あとでまた聞きますのでよく覚えておいてください。 以下の系列のいずれか1つで行う。 1：a) 桜 b) 猫 c) 電車 2：a) 梅 b) 犬 c) 自動車 正答できなかったとき、正しい答えを覚えさせる。 （3回以上言っても覚えられない言葉は横線で消す）	a	不正解 0点 正解 1点
		b	不正解 0点 正解 1点
		c	不正解 0点 正解 1点
5：計算	100から7を順番に引いてください。	93	不正解 0点 正解 1点
		86	不正解 0点 正解 1点
6：数字の逆唱	私がこれから言う数字を逆から言ってください。 （6-8-2、3-5-2-9を逆に言ってもらう、3桁逆唱に失敗したら、打ち切る）	2-8-6	不正解 0点 正解 1点
		9-2-5-3	不正解 0点 正解 1点
7：言葉の想起	先ほど覚えてもらった言葉をもう一度言ってみてください。 （もし回答がない場合は、以下のヒントを与える） a) 植物 b) 動物 c) 乗り物	a	不正解 0点 ヒントを与えたら正解できた 1点 自発的に答えられた 2点
		b	不正解 0点 ヒントを与えたら正解できた 1点 自発的に答えられた 2点
		c	不正解 0点 ヒントを与えたら正解できた 1点 自発的に答えられた 2点
8：物品記銘	これから5つの品物を見せます。それを隠しますのでなにがあったか言ってください。 （時計、鍵、タバコ、ペン、硬貨など必ず相互に無関係なもの） 1つ正答するごとに1点		全問不正解 0点 1つ正解 1点 2つ正解 2点 3つ正解 3点 4つ正解 4点 5つ正解 5点
9：言語の流暢性	知っている野菜の名前をできるだけ多く言ってください。 （途中で詰まり、約10秒間待ってもでない場合にはそこで打ち切る）		正答数0〜5個 0点 正答数6個 1点 正答数7個 2点 正答数8個 3点 正答数9個 4点 正答数10個以上 5点

- 11の質問（30点満点）からなり、見当識、記憶力、計算力、言語的能力、図形的能力などを検査する。
- MMSEの結果判定

・27〜30点：基準値
・22〜25点：軽度認知障害の疑いがある。
・21点以下：認知症などの認知障害がある可能性が高い

■ MMSE 質問項目

日時（5点）	以下の質問を口頭で尋ねる。 1．今日は何日ですか。（1点） 2．今年は何年ですか。（1点） 3．いまの季節は何ですか。（1点） 4．今日は何曜日ですか。（1点） 5．今日は何月ですか。（1点）
現在地（5点）	以下の質問を口頭で尋ねる。 1．ここは、何県ですか。（1点） 2．ここは、何市ですか。（1点） 3．ここは、何病院（どこ）ですか。（1点） 4．ここは、何階ですか。（1点） 5．ここは、何地方ですか。（1点）
記憶（3点）	以下の質問を口頭で尋ねる。 相互に無関係な物品名を3個聞かせ、それをそのまま復唱させる。正答1個につき1点。すべて言えなければ6回まで繰り返す。
7シリーズ（5点）	以下のいずれか質問を口頭で尋ねる。正言1個につき1点。 1．100から順に7を引いていく。5回できれば5点。間違えた時点で打ち切り。 2．「フジノヤマ」を逆唱させる。
想起（3点）	以下の質問を口頭で尋ねる。正言1個につき1点。 「記憶」で示した物品名を再度復唱してもらう。
呼称（2点）	以下の行動をしながら質問を口頭で尋ねる。 1．時計を見せながら「これは何ですか?」と聞く。 2．鉛筆を見せながら「これは何ですか?」と聞く。
読字（1点）	以下の文章を復唱してもらう。 「みんなで、力を合わせて綱を引きます」
言語理解（3点）	指示したことをすべて聞き終えてから実行してもらう。 「右手にこの紙を持ってください」（1点） 「それを半分に折りたたんでください」（1点） 「机の上に置いてください」（1点）
文章理解（1点）	文章を書いた紙を見せ実行してもらう。 「眼を閉じてください」
文章構成（1点）	何も書かれていない紙を渡す。 「何か文章を書いてください」と指示をする
図形把握（1点）	紙と鉛筆を渡し、図形を見せて指示する。 「次の図形を書き写してください」と指示する。 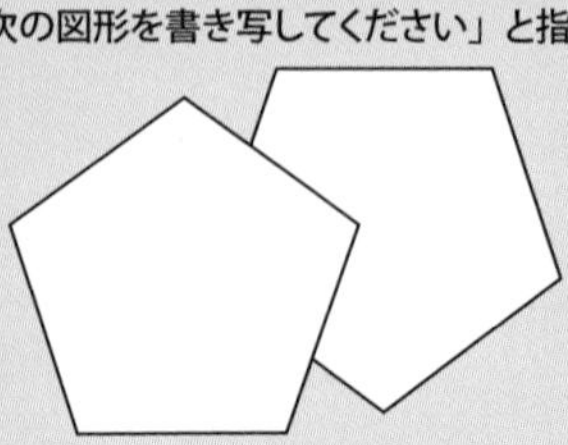

燃え尽き症候群チェックシート

●燃え尽き症候群は、一定の生き方や関心に対して努力した人が期待した報酬が得られなかったときに感じる徒労感または欲求不満の状態で、慢性的で絶え間ないストレスが持続すると、意欲をなくし、社会的に機能しなくなってしまう状態である。

■燃え尽き症候群チェックシート

過去12か月のあなたの生活全体（仕事、社会との関わり、家族、休暇を含む）を振り返り、この期間に起こった「変化」の度数を調べていきます。質問に答えるとき、右の得点を使い点数欄に記入します。自分に対し正直に答えてください。

1点：変化なしまたはほとんど変化なし
2点：少しの変化があった
3点：変化があった
4点：結構な変化があった
5点：非常に大きな変化があった

NO	項目	点数
1	以前より疲れやすい、疲労がたまっている、1日の終わりにはくたくたになる	
2	今の仕事に興味がなくなっている	
3	仕事全体に対してやる気がない	
4	物事に飽きっぽく、特に何もしないで何時間も過ごす	
5	自分や他人に対してより悲観的、批判的、ケチをつけるようになった	
6	約束や締切などを忘れることがあり、それについて気にしない	
7	より多くの時間を、友達や家族、職場の同僚と離れて一人で過ごしますか？	
8	昔と比べて短気を起こしたり、敵意を持ったり、攻撃的になったりすることが増えましたか？	
9	ユーモアのセンスが際立って減少したと思いますか？	
10	以前より病気になりやすくなりましたか（風邪や体の痛みを含む）	
11	通常より頭が痛くなりやすいですか？	
12	胃腸の調子が悪いですか？ 胃痛、慢性の下痢、大腸炎など	
13	朝、とても疲れを感じたり、消耗した感じで起きることが多いですか？	
14	以前は周りにいても気にならなかった人々を故意にさけていますか？	
15	性欲の減少が見られますか？	
16	他の人をまるで人格がない物質のように扱ったり、無神経に扱ったりしがちですか？	
17	仕事の上で、有意義な結果を何も出していないと感じたり、何かを変える力がないと感じていますか？	
18	プライベートな時間において、有意義なことを何もしていないと感じたり、自発的に活動することがなくなったりしていると感じていますか？	
19	日々、仕事や人付き合い、将来のことや過去にあったことを考えたり、心配して過ごす時間が長いですか？	
20	限界を感じていたり、参っていたり、気力が衰えていますか？	

- 燃え尽き症候群は、極度の緊張とストレスがかかる教師、医師、看護師、公務員など社会的にモラル水準への期待が高く、仕事への献身を美徳とされる職業や、会社の倒産と残務整理、リストラ、家族の不慮の死と過労など過度の緊張とストレスの下に置かれた場合に多いといわれている。
- ハーバート・フロイデンバーガーの定義によると、持続的な職務上のストレスに起因する衰弱状態により、意欲喪失と情緒荒廃、疾病に対する抵抗力の低下、対人関係の親密さの減弱、人生に対する慢性的不満と悲観、職務上も能率低下と職務怠慢をもたらす症候群をいい、朝起きられない、職場に行きたくない、アルコールの量が増える、イライラが募るなどから始まり、突然の辞職、無関心、過度の消費などにはけ口を見出したり、最後は仕事からの逃避、家庭生活の崩壊、対人関係の忌避、最悪の場合、自殺や犯罪や過労死や突然死などに終わる。
- 前頁のチェックシートで60点以上は、燃え尽き症候群の症状が出始めているとされる。75点以上では燃え尽き症候群であり、症状を緩和するための治療が必要となる。90点以上は、燃え尽き症候群のひどい症状であり、緊急に症状を緩和する必要がある。

> 平成26年6月25日に公布された労働安全衛生法の一部を改正する法律により、ストレスチェックと面接指導の実施等を従業員数50人以上の事業所に義務づける制度が創設され、平成27年12月1日より施行される（詳細は厚生労働省HP参照）。
> 燃え尽きる前（早期に）にストレスを発見するためのチェックシートは多々あり、本書で紹介したものはあくまでも見本であることを付記する。

★精神疾患名の変更

- 2014年5月に米国精神医学会が作る精神疾患の診断基準（DSM：Diagnostic and Statistical Manual of Mental Disorders）が改定され、日本精神神経学会が病名や和訳の検討をしてきた。
- 日本精神神経学会は、わかりやすい言葉を使用するとともに、「障害」という言葉にショックを受けたり、症状が改善しないというイメージがあることから患者の不快感を減らす配慮をした変更疾患名を2014年に発表した。

■変更された主な精神疾患名

旧病名	新病名
アスペルガー障害／自閉性障害	自閉スペクトラム症
注意欠如・多動性障害	注意欠如・多動症
大うつ病性障害	うつ病
パニック障害	パニック症
性同一性障害	性別違和
アルコール依存	アルコール使用障害
学習障害	限局性学習症

参考文献（発行年順）

1. 小澤瀞司他総編集．標準生理学．医学書院．1985．
2. 葛谷　健編．インスリン－分子メカニズムから臨床へ－．講談社サイエンティフィック．1996．
3. 野中廣志．看護に役立つ検査事典．照林社．1997．
4. 野中廣志．看護に役立つ「なぜ・何」事典．照林社．1998．
5. 中村仁信．X 線（造影）エックス線検査のマネジメント．医学ジャーナル社．2002．
6. 日本糖尿病学会・日本腎臓学会糖尿病性腎症合同委員会．糖尿病性腎症の新しい早期診断基準．2005．
7. 平衡機能検査法基準化のための資料－2006 年平衡機能検査法診断基準化委員会答申書．Equilibrium Res 65：468；2006．
8. 高木　康．看護に活かす臨床検査マニュアル．医学芸術社．2006．
9. 櫻林郁之介，熊坂一成監修．最新　臨床検査項目辞典．医歯薬出版．2008．
10. 杉原　仁．成長ホルモンの分泌調節と経年的変化．ホルモンと臨床　57：299-305；2009．
11. 日本めまい平衡医学会編．「イラスト」めまいの検査，改訂第 2 版．診断と治療社．2009．
12. 鈴木洋通．図解入門よくわかる検査数値の基本としくみ．秀和システム．2009
13. 宗近宏次．画像検査フルコース，改訂第 2 版．メディカルビュー社．2010．
14. 高木永子監修．看護過程に沿った対象看護－病態生理と看護のポイント－，第 4 版．学研メディカル秀潤社．2010．
15. 木村　淳・幸原伸夫．神経伝導検査と筋電図を学ぶ人のために，第 2 版．医学書院．2010．
16. 矢富　裕．臨床検査値ハンドブック．南江堂．2010．
17. 厚生労働省医政局指導課「医療機関等における院内感染対策について」改正の要点．平成 23(2011) 年 6 月 17 日
18. Harvey RA 他編．石崎泰樹他監訳．イラストレイテッド生化学，原書 5 版．丸善出版．2011．
19. 田中雅夫．やさしくわかる内視鏡検査・治療・ケア．照林社．2011．
20. 日本糖尿病学会編．糖尿病専門医研修ガイドブック，改訂第 5 版．診断と治療社．2012．
21. 小山紗世他．電気化学発光免疫測定法（ECLIA 法）を用いたヒト成長ホルモン測定キット「エクルーシス試薬 hGH」の臨床性能評価．医学と薬学　68：899-910；2012．
22. 山口瑞穂子．疾患別看護課程の展開．学研メディカル秀潤社．2013．
23. 磯辺　智．臨床生理機能検査．メディカルビュー社．2013．
24. 高久史麿．臨床検査データブック 2013-2014．医学書院．2013．
25. 河合　忠．異常値の出るメカニズム，第 6 版．医学書院．2013．
26. 日本呼吸器学会．COPD（慢性閉塞性肺疾患）診断と治療のためのガイドライン，第 4 版．メディカルビュー社．2014．
27. 深井良祐．図解入門よくわかる最新抗菌薬の基本と仕組み．秀和システム．2015．
28. 食事摂取基準の実践・運用を考える会編．日本人の食事摂取基準（2015 年版）の実践・運用．第一出版．2015．

転載写真の出典

- 48 ～ 50 頁負荷心筋シンチグラフィー、安静時心筋シンチグラフィー、心筋血流シンチグラフィー、心筋交感神経シンチグラフィー：国立国際医療研究センター病院 放射線核医学科ホームページ（2015 年 4 月 27 日アクセス）
http://www.ncgm.go.jp/sogoannai/housyasen/kakuigaku/inspect/scinti_03.html
- 54 頁胃の X 線造影像、56 頁家具消化管造影（注腸）：道又元裕 監．見てわかる消化器ケア．照林社．2012：p.150，p.166
- 59 頁経静脈性腎尿路造影：道又元裕 監．見てわかる腎・泌尿器ケア．照林社．2015：p.143
- 68 頁ガリウムシンチグラフィー：大井静雄 編著．脳神経外科ケア．照林社．2010：p. 72
- 69 頁甲状腺シンチグラフィー：時政孝行．やりなおし数学物理．照林社．2013：p. 108

単位の表し方

- 計量の単位には、SI単位が用いられる。SIは、フランス語の Systéme International d'Unités の略称で、わが国の計量法（平成4年改正）に採用されている単位。
- SI基本単位、固有名称が認められた組立単位、数値を示す10の整数乗の名称などが決められている。

■ SI 基本単位

量	名称	単位記号
長さ	メートル	m
質量	キログラム	kg
時間	秒	s
電流	アンペア	A
温度	ケルビン	K, °K
物質量	モル	mol
光度	カンデラ	cd

■ 固有名称の SI 組立単位

単位	名称	単位記号
周波数	ヘルツ	Hz $(=s^{-1})$
力	ニュートン	N $(=kg \cdot m/s^2)$
圧力	パスカル	Pa $(=N/m^2)$
エネルギー	ジュール	J $(=N \cdot m)$
仕事率, 電力	ワット	W $(=J/s)$
電荷、電気量	クーロン	C $(=A \cdot s)$
電位、電圧	ボルト	V $(=J/C)$
磁束	ウェーバ	Wb $(=V \cdot s)$
磁束密度	テスラ	T $(=Wb/m^2)$
セルシウス温度	セルシウス度	°C
光束	ルーメン	lm $(=cd \cdot sr)$
照度	ルクス	lx $(=lm/m^2)$
放射能	ベクレル	Bq $(=s^{-1})$
吸収線量	グレイ	Gy $(=J/kg)$
線量当量	シーベルト	Sv $(=J/kg)$

■ 非 SI 単位で用途を限定して認められている法定計量単位

量	単位 ｛用途の限定｝
長さ	海里（M、nm）｛海面又は空中における長さ｝ オングストローム（Å）｛電磁波、膜圧、表面の粗さ、結晶格子｝
質量	カラット（ct）｛宝石の質量｝ もんめ（mom）｛真珠の質量｝ トロイオンス（oz）｛金貨の質量｝
角度	点（pt）｛航海、航空｝
面積	アール（a）、ヘクタール（ha）｛土地面積｝
体積	トン（T）｛船舶の体積｝
速さ	ノット（kt）｛航海、航空｝
加速度	ガル（Gal）、ミリガル（mGal）｛重力加速度、地震｝
圧力	トル（Torr）、ミリトル（mTorr）、マイクロトル（μTorr）｛生体内の圧力｝ 水銀柱メートル（mmHg）｛血圧測定｝
熱量	カロリー（cal）、キロカロリー（kcal）、メガカロリー（M cal）、ギガカロリー（Gcal）｛栄養、代謝｝

■ SI 接頭語（倍量と分量）

倍量の接頭語		接頭語が示す乗数	分量の接頭語		接頭語が示す乗数
ヨタ（Y）	yotta	10^{24}	ヨクト（y）	yocto	10^{-24}
ゼタ（Z）	zetta	10^{21}	ゼプト（z）	zepto	10^{-21}
エクサ（E）	exa	10^{18}	アト（a）	atto	10^{-18}
ペタ（P）	peta	10^{15}	フェムト（f）	femto	10^{-15}
テラ（T）	tera	10^{12}	ピコ（p）	pico	10^{-12}
ギガ（G）	giga	10^{9}	ナノ（n）	nano	10^{-9}
メガ（M）	mega	10^{6}	マイクロ（μ）	micro	10^{-6}
キロ（k）	kilo	10^{3}	ミリ（m）	mili	10^{-3}
ヘクト（h）	hecto	10^{2}	センチ（c）	centi	10^{-2}
デカ（da）	deca	10	デシ（d）	deci	10^{-1}

★ SI 接頭語の使い方
- 0.1〜1000 の範囲に数値が表れるように、10 の整数乗倍を選択する。
  例：0.001g でなく、1/1000g は 10^{-3}g なので、1 mg と表記する。
- 接頭語は単一で用い、重ねない。
  例：1/1000g（10^{-3}g）は 10^{-6}kg で 1 μ kg となるが、接頭語は重ねないで、1 mg と表記する。

■ SI 単位への変換式

白血球、血小板数	（個 /mm³）× 0.001 ＝（109/L）
赤血球数	（百万 /mm³）× ＝（1012/L）
血色素量（Hb）	（g/dL）× 0.6206 ＝（mmol/L）
フィブリノーゲン	（mg/dL）× 0.02941 ＝（μ mol/L）
血糖	（mg/dL）× 0.05551 ＝（mmol/L）
中性脂肪	（mg/dL）× 0.01129 ＝（mmol/L）
コレステロール	（mg/dL）× 0.02586 ＝（mmol/L）
アルブミン	（g/dL）× 1449 ＝（μ mol/L）
ビリルビン	（mg/dL）× 17.1＝（μ mol/L）
アンモニア	（μ g/dL）× 0.5872 ＝（μ mol/L）
尿酸	（mg/dL）× 59.4 ＝（μ mol/L）
クレアチニン	（mg/dL）× 88.4 ＝（μ mol/L）
尿素窒素	BUN（mg/dL）× 0.357 ＝尿素（mmol/L）
Ca	（mg/dL）× 0.2495 ＝（mmol/L）
P	（mg/dL）× 0.3229 ＝（mmol/L）
Mg	（mg/dL）× 0.4114 ＝（mmol/L）
Fe	（μ g/dL）× 0.1791 ＝（μ mol/L）
圧	（Torr または mmHg）× 0.133 ＝（kPa）

■臨床でよく使われる計量単位

量	名称	単位記号	よく使われる単位（10の整数乗単位）*
長さ	メートル	m	nm（ナノメートル） μm（マイクロメートル） mm（ミリメートル）
体積	立方メートル	m^3	μm^3（立方マイクロメートル） mm^3（立方ミリメートル） cm^3（立方センチメートル） dm^3（立方デシメートル）
体積	リットル	l*	fl（フェムトリットル） pl（ピコリットル） nl（ナノリットル） μl（マイクロリットル） ml（ミリリットル） dl（デシリットル）
質量	キログラム	kg	pg（ピコグラム） ng（ナノグラム） μg（マイクログラム） mg（ミリグラム） g（グラム）
物質量	モル	mol	nmol（ナノモル） μmol（マイクロモル） mmol（ミリモル）
質量濃度	キログラム毎リットル	kg/l	ng/l（ナノグラム毎リットル） μg/l（マイクログラム毎リットル） mg/l（ミリグラム毎リットル） g/l（グラム毎リットル）
モル濃度	モル毎リットル	mol/l	nmol/l（ナノモル毎リットル） μmol/l（マイクロモル毎リットル） mmol/l（ミリモル毎リットル）
質量モル濃度	モル毎キログラム	mol/kg	μmol/kg（マイクロモル毎キログラム） mmol/kg（ミリモル毎キログラム）
圧力、分圧	パスカル	Pa（N/m2） （ニュートン毎平方メートル）	MPa（メガパスカル） kPa（キロパスカル）

* リットルは小文字エルのイタリック体を用いるが、本書では、数字の1と紛らわしい場合があるので、大文字のエル（L）を用いている。

★単位を用いる際の注意
- 容量は、リットル（L）を用い、dm^3（立方デシメートル）、cc（シーシー）、mm^3（立方ミリメートル）などを用いない。

  例：$dm^3 \rightarrow L$、$cc \rightarrow mL$、$mm^3 \rightarrow \mu L$
- 物質量は、モル（mol）を用い、モル濃度（溶液1L中に含まれる溶質のモル数、mol/L）で表す。
- 濃度を表す場合、分母をリットル（L）におきかえる。原則として分母に接頭語をつけない。

  例：5g/dL → 50g/L、100mg/dL → 1g/L または 1,000mg/L

略語索引

数字

17-KS 17-ketosteroids
17-ケトステロイド …………… 302
17-OHCS 17-hydroxycortico steroid
17-ヒドロキシコルチコステロイド…… 302

A

A/G albumin-globulin ratio
アルブミン・グロブリン比 ………… 217
A-aDO₂ alveolar-arterial oxygen difference
肺胞気-動脈血酸素分圧較差 ……… 13
A-B gap air-bone gap　気導骨導差 …… 376
ACP acid phosphatase 酸ホスファターゼ… 240
ACTH adrenocorticotropic hormone
副腎皮質刺激ホルモン …………… 300
ADH antidiuretic hormone
抗利尿ホルモン ………………… 314
ADV adenovirus　アデノウイルス …… 322
AF atrial flutter　心房粗動 ……… 21
Af atrial fibrillation 心房細動 …… 21
AFP α-fetoprotein　α-胎児タンパク … 353
AG angiography　血管造影 ………… 60
AIDS acquired immunodeficiency syndrome
後天性免疫不全症候群 …………… 328
ALB albumin　アルブミン ………… 216
ALD aldolase　アルドラーゼ ……… 248
ALP alkaline phosphatase
アルカリホスファターゼ ………… 241
ALT alanine aminotransferase
アラニンアミノトランスフェラーゼ… 256
AMY amylase　アミラーゼ ………… 244
ANA antinuclear antibody　抗核抗体…… 286
ANP atrial natriuretic peptide
心房性ナトリウム利尿ペプチド …… 252
AOP aortic pressure　大動脈圧 …… 37
APTT activated partial thromboplastin time
活性化部分トロンボプラスチン時間 … 189
ART assisted reproductive technology
生殖補助技術 …………………… 305
ART antiretroviral therapy
抗レトロウイルス薬療法 ………… 329
ASLO antistreptolysin O
抗ストレプトリジン O ………… 335
AST aspartate aminotransferase
アスパラギン酸アミノトランスフェラーゼ
………… 28, 252, 256
AT antithrombin　アンチトロンビン … 195
ATP adenosine triphosphate
アデノシン三リン酸 …………… 366

B

β₂-MG beta2-microglobulin
β2-ミクログロブリン …………… 140
BE base excess　過剰塩基 ……… 13
BFP basic fetoprotein　塩基性胎児タンパク…… 354
BGA blood gas analysis 血液ガス分析…… 12
BMI body mass index 体格指数 …… 277
BNP brain natriuretic peptide
脳性ナトリウム利尿ペプチド …… 252, 319
BSR blood sedimentation rate
赤血球沈降速度 ………………… 181
BT bleeding time　出血時間 …… 186
BUN blood urea nitrogen
血液尿素窒素 …………………… 135
BUT tear film break up time
涙膜破壊時間 …………………… 373

C

CA catecholamine　カテコラミン …… 318
Ca calcium　カルシウム………… 228
CA carbohydrate antigen 糖鎖抗原 ……… 354
CCP cyclic citrullinated peptide
シトルリン化ペプチド ………… 285
CCr creatinine clearance
クレアチニン・クリアランス ……… 138
CEA carcinoembryonic antigen
癌胎児性抗原 …………………… 354
CHA cold hemagglutination
寒冷凝集反応 …………………… 290
Ch-E cholinesterase　コリンエステラーゼ… 243
CI cardiac index　心係数 …… 36, 43
CI color index　色素指数 ……… 178

399

CK	creatine kinase クレアチンキナーゼ	28, 252, 254
CKD	chronic kidney disease 慢性腎臓病	137
CK-MB	creatine kinase MB クレアチンキナーゼ MB 分画	28
Cl	chloride 塩素	227
CMV	cytomegalovirus サイトメガロウイルス	322
CO	cardiac output 心拍出量	36
COPD	chronic obstructive pulmonary disease 慢性閉塞性肺疾患	6
COX-V	Coxsackie virus コクサッキーウイルス	322
CPK	creatine phosphokinase クレアチンホスホキナーゼ	28
CPR	connecting peptide immunoreactivity C-ペプチド免疫活性	315
Cre	creatinine クレアチニン	136
CRP	C-reactive protein C反応性タンパク	288
CT	computed tomography コンピュータ断層撮影	63
cTnT	cardiac troponin T 心筋トロポニン T	252
CTR	cardiothoracic ratio 心胸郭比	42
CV	closing volume クロージングボリューム	10
CVP	central venous pressure 中心静脈圧	36, 44
Cys-C	cytosine-C シスタチン C	142

D

D-bil	direct bilirubin 直接ビリルビン	265
DDAVP	1-desamino-8-D-arginine vasopressin デスモプレシン	133
DESIGN	Depth, Exudate, Size, Inflammation/Infection, Granulation tissue, Necrotic tissue DESIGN 褥瘡状態評価法	386
DEXA	dual-energy X-ray absorptiometry 二重 X 線吸収法	102
DI	diabetes insipidus 尿崩症	133
DIC	disseminated intravascular coagulation 播種性血管内凝固	195, 199
DOTS	directly-observed treatment, short course 直接服薬確認療法	334

E

EBV	Epstein-Barr virus エプスタイン・バー・ウイルス	322
ECG	electrocardiogram 心電図	18
EEG	electroencephalogram 脳波検査	94
EFT	equilibrium function 平衡機能検査	91
eGFR	estimated glomerular filtration rate 推定糸球体濾過量	137
EMG	electromyography 筋電図	95
ERV	expiratory reserve volume 予備呼気量	3

F

FBS	fasting blood sugar 空腹時血糖	270
FDP	fibrin degradation product フィブリン分解産物	192
Fe	ferrum 鉄	234
FEV_1/FVC	forced expiratory volume in one econd/forced vital capacity 1秒率	8
FNS	femoral nerve stretching test 大腿神経伸展テスト	87
FRC	functional residual capacity 機能的残気量	4
FSH	follicle-stimulating hormone 卵胞刺激ホルモン	306
FTA-ABS	fluorescent treponemal antibody absorption test 梅毒トレポネーマ蛍光抗体吸収試験	336

G

GFR	glomerular filtration rate 糸球体濾過量	137, 138
γ-GTP	gamma-glutamyl transpeptidase γ-グルタミルトランスペプチダーゼ	258
GH	growth hormone 成長ホルモン	292
γ-Sm	γ-seminoprotein γ-セミノプロテイン	354
GTT	glucose tolerance test ブドウ糖負荷試験	268

H

hANP	human atrioventricular natriuretic peptide ヒト心房性ナトリウム利尿ペプチド	252
HAV	hepatitis A virus A型肝炎ウイルス	322, 323
Hb	hemoglobin　ヘモグロビン	177
HbA1c	hemoglobin A1c グリコヘモグロビン A1c	272
HBV	hepatitis B virus B型肝炎ウイルス	322, 324
hCG	human chorionic gonadotropin ヒト絨毛性ゴナドトロピン	308
HCO₃	bicarbonate ion　炭酸水素イオン	13
HCV	hepatitis C virus C型肝炎ウイルス	322, 326
HDL	high density lipoprotein 高密度リポタンパク	278
HDS-R	Revised-Hasegawa dementia scale 改訂長谷川式簡易知能評価スケール	390
HDV	hepatitis D virus D型肝炎ウイルス	322
HEV	hepatitis E virus E型肝炎ウイルス	322
H-FABP	human heart fatty acid-binding protein ヒト心臓由来脂肪酸結合タンパク	252
HIV	human immunodeficiency virus ヒト免疫不全ウイルス	322, 328
HPT	hepaplastin test ヘパプラスチンテスト	191
HPV	human Papilloma virus ヒトパピローマウイルス	322
HSV	herpes simplex virus 単純ヘルペスウイルス	322
Ht	hematocrit　ヘマトクリット	176
HTLV-1	human adult T cell leukemia virus-1 成人T細胞白血病ウイルス1型	322, 330
HUS	hemolytic uremic syndrome 溶血性尿毒症症候群	336, 338

I

IAP	immunosuppressive acidicprotein 免疫抑制酸性タンパク	354
ICG	indocyanine green インドシアニングリーン	266
IFN	interferon　インターフェロン	327
Ig	immunoglobulin 免疫グロブリン	289
IHD	ischemic heart disease 虚血性心疾患	24
INR	international normalized ratio 国際標準化比	188
IPSS	international prostate symptom score 国際前立腺症状スコア	121
i-PTH	intact-parathyroid hormone インタクト PTH	320
IRG	immunoreactive glucagon 免疫活性グルカゴン	316
IRI	immunoreactive insulin 免疫活性インスリン	317
IRV	inspiratory reserve volume 予備吸気量	3
ITP	idiopathic thrombocytopenic purpura 特発性血小板減少性紫斑病	189
IU	international unit 国際単位	226
IVR	interventional radiology 侵襲的放射線療法	60

K・L

K	kalium　カリウム	224
LAP	left atrial pressure 左房圧	37
LAP	leucine aminopeptidase ロイシンアミノペプチダーゼ	259
LDH	lactic acid dehydrogenase 乳酸脱水素酵素	28, 249, 252
LDL	low density lipoprotein 低密度リポタンパク	280
LH	luteinizing hormone 黄体形成ホルモン	304
Lip	lipase　リパーゼ	246
LVEDP	left ventricular end-diastolic pressure 左室拡張末期圧	37
LVP	left ventricular pressure 左室圧	37

M

Mb	myoglobin　ミオグロビン	252
MCH	mean corpuscular hemoglobin 平均赤血球ヘモグロビン量	179
MCHC	mean corpuscular hemoglobin concentration 平均赤血球ヘモグロビン濃度	178
MCTD	mixed connective tissue disease 混合性結合組織病	286
MCV	motor nerve conduction velocity 運動神経伝導速度	98

MCV	mean corpuscular volume 平均赤血球容積		178
MD	microdensitometry method MD 法		102
MG	myasthenia gravis 重症筋無力症		100
Mg	magnesium　マグネシウム		230
MMSE	Mini-Mental State Examination 簡易精神状態検査		390
MMT	manual muscle test 徒手筋力テスト		84
MRI	magnetic resonance imaging 磁気共鳴撮影		64
MRSA	methicillin resistant Staphylococcus aureus メチシリン耐性黄色ブドウ球菌		340
MuSK	muscle specific tyrosine kinase 筋特異的チロシンキナーゼ		101
MV	minute volume　分時肺胞換気量		9
MVV	maximum voluntary ventilation 最大換気量		9

N

Na	natrium　ナトリウム		220
NAG	N-acetyl-β-D-glucosamidase N-アセチルグルコサミニダーゼ		129
NCV	nerve conduction velocity 神経伝導速度		98
NH3	ammonia　アンモニア		260
NSE	neuron-specific enolase 神経特異エノラーゼ		354

P

P	phosphate　リン		232
$PaCO_2$	partial pressure of arterial carbon dioxide 動脈血二酸化炭素分圧		13
P_AO_2	partial pressure of alveolar oxygen 肺胞気酸素分圧		17
PaO_2	partial pressure of arterial oxygen 動脈血酸素分圧		13
PAP	pulmonary arterial pressure 肺動脈圧		36
PAP	prostatic acid phosphatase 前立腺酸ホスファターゼ		354
PAT	paroxysmal atrial tachycardia 発作性心房頻拍		21
PAWP	pulmonary arterial wedge pressure 肺動脈楔入圧		36
PEG	polyethylene glycol ポリエチレングリコール		76
$\%FEV_1$	percentage of forced expiratory volume in one second　対標準1秒量		6
%VC	percent vital capacity パーセント肺活量		4
PET	positron emission tomography ポジトロンエミッション断層撮影		66
pH	pondus hydrogenii 水素イオン指数		13
PIVKA-II	protein induced by vitamin K absence or antagonist-II ビタミンK欠乏誘導タンパク-II		354
PLA_2	pancreatic phospholipase A_2 膵ホスホリパーゼ A_2		247
PLG	plasminogen　プラスミノーゲン		196
Plt	platelet count　血小板数		184
PRA	plasma renin activity 血漿レニン活性		313
PRC	plasma renin concentration 血漿レニン濃度		313
PRL	prolactin　プロラクチン		312
PSA	prostatic specific antigen 前立腺特異抗原		354
PSP	phenolsulfonphthalein test フェノールスルホンフタレイン排泄試験		134
PSVT	paroxysmal supraventricular tachycardia 発作性上室頻拍		21
PT	prothrombin time プロトロンビン時間		188
PTA	percutaneous transluminal angioplasty 経皮的経管血管形成術		61
PTH	parathyroid hormone 上皮小体ホルモン（パラソルモン）		320
PVC	premature ventricular contraction 心室期外収縮		21

Q・R

QFT	QuantiFERON　クォンティフェロン		334
RA	rheumatoid arthritis 関節リウマチ		282
RAHA	rheumatoid arthritis hemagglutination リウマチ赤血球凝集反応		283
RAP	right atrial pressure 右房圧		36
RBC	red blood cell　赤血球		174

RDW	red cell distribution width 赤血球容積粒度分布幅		180
RI	radioisotope 放射性同位元素		47, 67
RPR	rapid plasma reagin RPR法		336
RR	residual rate 残気率		5
RV	residual volume 残気量		3, 4
RVP	right ventricular pressure 右室圧		36

S

SaO₂	arterial oxygen saturation 動脈血酸素飽和度		13
SCC	squamous cell carcinoma-related antigen 扁平上皮癌関連抗原		354
SCV	sensory nerve conduction velocity 感覚神経伝導速度		98
SIADH	syndrome of inappropriate secretion of ADH 抗利尿ホルモン不適合分泌症候群		131
SjS	Sjogren's syndrome シェーグレン症候群		286
SLE	systemic lupus erythematosus 全身性エリテマトーデス		286
SLR	straight leg raising test 下肢伸展挙上テスト		88
SLX	sialyl-Lex-i antigen シアリル Lex-i 抗原		354
SpO₂	saturation of percutaneous oxygen 経皮的酸素飽和度		14
SPP	standard pseudoisochromaticplates 標準色覚検査表		370
SSc	systemic sclerosis 全身性強皮症		286
STS	serologic test for syphilis 梅毒血清反応		336
SV	stroke volume　1回心拍出量		36
SVI	stroke volume index 1回拍出係数		36

T

T₃	triiodothyronine トリヨードサイロニン		296
T₄	tetraiodothyronine テトラヨードサイロニン		296, 298
TBG	thyroxine binding globulin サイロキシン結合グロブリン		296
T-bil	total bilirubin 総ビリルビン		264
T-cho	total cholesterol 総コレステロール		276
TG	triglyceride トリグリセリド		275
TIBC	total iron binding capacity 総鉄結合能		236
TL	total lipoid 総脂質		274
TN	troponin トロポニン		252
TP	total protein 総タンパク		212
TPA	tissue polypeptide antigen 組織ポリペプチド抗原		354
t-PA	tissue plasminogen activator 組織型プラスミノーゲンアクチベータ		197
TPHA	Treponema pallidum hemagglutination assay 梅毒トレポネーマ血球凝集反応		336
TR	tuberculin reaction ツベルクリン反応		332
TRH	thyrotropin-releasing hormone 甲状腺刺激ホルモン放出ホルモン		294
TSH	thyroid stimulating hormone 甲状腺刺激ホルモン		294
TTT	thymol turbidity test チモール混濁試験		218

U・V

UA	uric acid 尿酸		262
VC	vital capacity 肺活量		2
Vf	ventricular fibrillation 心室細動		22
VI	volume index 容積指数		178
V̇T	tidal volume 1回換気量		3
VT	ventricular tachycardia 心室頻拍		22
VTEC	verotoxin-producing Escherichia coli ベロ毒素産生大腸菌		338
VVR	vasovagal reaction 血管迷走神経反応		37
VZV	varicella-zoster virus 水痘・帯状疱疹ウイルス		322

W・Z

WBC	white blood cell count 白血球数		182
Zn	zinc 亜鉛		237
ZTT	zinc sulfate turbidity test 硫酸亜鉛混濁試験		219

事項索引

あ

アイスパックテスト	101
Ivy 法	186
アウトブレイク	347
亜鉛	237
亜鉛欠乏症	237
アキレス腱反射	83
悪性貧血	177, 203
アジソン病	230, 300
アシドーシス	12
足踏検査	92
アスコルビン酸	206
アスパラギン酸アミノトランスフェラーゼ	256
アセチルコリンエステラーゼ	243
アセトン体	128
アップル・コアサイン	57
アドレナリン	314
Apt（アプト）試験	210
アノマロスコープ	368
アミラーゼ	244
アラニンアミノトランスフェラーゼ	256
Rh 血液型	171
RA 検査	285
RA テスト	282
R on T 型心室期外収縮	27
アルカリ尿	116
アルカリホスファターゼ	241
アルカローシス	12
アルコール代謝	258
アルドステロン	313
アルドステロン症	230
アルドラーゼ	248
α-胎児タンパク	353
アルブミン	126, 213, 216
アルブミン・グロブリン比	217
アルブミン指数	127
アンギオグラフィー	60
安静	51
安静時狭心症	20
安静心筋シンチ	48
安静による効果	51
安静による生理作用	51
安静のデメリット	51
アンチトロンビン	195
アンモニア	260

い

石原表	370
一次止血	186
1,25-ジヒドロキシビタミン D_3	208
1 秒率	8
1 秒量	2
1 回換気量	3
1 回拍出係数	36
1 回拍出量	36
一酸化炭素中毒	5
イートンテスト	88
胃内視鏡検査	71
イベント心電図	33
インスリノーマ	315
インスリン自己免疫症候群	315
インターフェロン	327
インターベンショナル・ラジオロジー	60
咽頭・喉頭ファイバースコープ	378
咽頭反射	80
インドシアニングリーンテスト	266

う

ウイルス肝炎	323
wearing-off 現象	362
ウェルニッケ脳症	200
右軸偏位	23
右室圧	36
右心カテーテル法	34, 36
右房圧	36
うら検査	171
ウロクローム	112
ウロビリノーゲン	124
運動器症候群	89
運動機能検査	84
運動失調性動揺徴候	90
運動神経伝導速度	98
運動負荷試験	31
運動麻痺	97

え

エアートラッピング指数	10
AIDS 発症	328
HIV 感染	328
HBe 抗原	324
HBs 抗原	324
HBc 抗原	324
栄養障害	216
AST/ALT 比	257
ALP アイソザイム	242
A 型肝炎ウイルス	323
ACTH 産生腫瘍	300
ACTH 単独欠損症	301
SLR テスト	88
ST 下降	22
ST 上昇	22
エストロゲン	311
X 線検査による被曝量	55
X 線造影検査	54
エネルギー必要量	238
ABO 血液型	171
FNS テスト	87
MRI 適合性試験	65
LAP アイソザイム	259
エルゴメーター法	30
LDH アイソザイム	249
L ドーパ	362
塩基性胎児タンパク	354
塩基余剰	13
嚥下障害の検査	281
嚥下のメカニズム	281
炎症の 5 徴候	183
鉛筆様便	105

お

横隔膜圧迫	17
黄色ブドウ球菌	340

黄色便	105
黄体機能不全	304
黄体形成ホルモン	304
黄疸	242
オッペンハイム反射	86
おもて検査	171
on-off 現象	362
音響検査	378
音声検査	378

か

回虫	108
回内回外試験	89
灰白色便	105
解剖学的死腔気量	9
開放腎生検	166
喀痰採取法	347
角膜接触法	372
角膜反射	79, 80
角膜反射障害	79
角膜非接触法	372
下肢のバレー徴候	84
仮性同色表	370
画像検査	52
脚気	200
活性化部分トロンボプラスチン時間	189
活性酸素	209
カテコラミン	318
ガフキー号数	345
下部消化管X線検査	56
ガラス板法	336
カリウム	45, 224
ガリウムシンチグラフィー	69
カルシウム	228
眼圧検査	372
感音難聴	376
感覚神経伝導速度	98
換気障害指数	14
眼球頭位反射	79
眼球頭位反射障害	79
換気予備率	6
肝硬変	219, 267
肝硬変の重症度	267
肝生検	164
肝性脳症	267
間接クームス試験	291

関節穿刺	160
関節穿刺検査	160
関節痛	161
間接ビリルビン	264
関節リウマチ	282, 283
関節リウマチ赤血球凝集試験	283
関節リウマチによる変形	283
感染症系検査	322
癌胎児性抗原	354
肝・胆道系検査	256
眼底検査	374
冠動脈造影	35
γ-グルタミルトランスペプチダーゼ	258
γ-セミノプロテイン	354
寒冷凝集反応	290

き

キース・ウェジナー分類	375
気管支鏡検査	73
気管支の区域	75
気管支肺胞洗浄	162
危険な不整脈	26
寄生虫感染	108
寄生虫卵検査	108
偽痛風	161
気導骨導差	376
気導聴力	376
希尿	113
機能的残気量	4
嗅覚検査	381
急性膵炎	245, 246
胸腔穿刺	149
胸腔穿刺検査	149
凝固・線溶系検査	184
狭心症	20
胸水	150
胸水検査	149
胸線検査	101
蟯虫	108
協調運動の診かた	89
胸部X線検査	52
胸部誘導	19
虚血性心疾患	24
挙睾筋反射	80
巨赤芽球性貧血	203
緊張低下	87

筋電図検査	95, 101
筋トーヌスの診かた	87
筋肉量の診かた	86
筋力テスト	84

く

空腹時血糖値	270
クエン酸サイクル	366
クォンティフェロン検査	334
駆虫薬	109
クッシング症候群	300, 302, 315
屈折異常	369
クボスティック徴候	229
クームス試験	291
クラインフェルター症候群	304
グリコヘモグロビン A1c	272
クル病	232
クレアチニン	136, 138
クレアチニン・クリアランス	138
クレアチンキナーゼ	254
クロージング・ボリューム	10
クロスマッチテスト	173
グロブリン	213
クロール	227

け

経気管支肺生検	162
経口血糖降下薬	271
痙縮	87
形態覚	371
経皮穿刺吸引肺生検	162
経皮的酸素飽和度	14
経鼻内視鏡検査	382
血液ガス分析	12
血液型	170
血液型検査	170
血液凝固因子	187
血液像検査	170
血液培養検査	342
血液培養ボトル	343
結核菌感染	332, 334
結核菌培養検査	345
血管形成術	61
血管造影検査	60
血管塞栓術	61
血管内膜損傷	38

血管迷走神経反応	37	
血球算定	170	
血行動態検査	36	
血漿グルコース	120	
血小板数	184	
血漿レニン活性	313	
血清クレアチニン	136	
血清タンパク分画	215	
血清乳酸脱水素酵素	249	
血清尿素窒素	135	
血清プロラクチン	312	
血栓	37	
血糖値調節のメカニズム	269	
ケトステロイド	302	
ケトン体	128	
下痢便	105	
検体の非働化	284	

こ

コアグラーゼ陰性ブドウ球菌	340	
コアグラーゼ陽性ブドウ球菌	340	
抗アセチルコリン受容体抗体検査	101	
抗HIV薬	329	
好塩基球	182	
光覚	371	
抗核抗体	286	
高カリウム血症	224, 225	
高カルシウム血症	228, 229	
抗環状シトルリン化ペプチド抗体	285	
抗癌薬	356	
抗菌薬感受性試験	350	
高クロール血症	227	
高血圧	31	
抗結核薬	333	
高血糖	270	
抗原抗体反応	214	
膠原病	287	
抗甲状腺薬	297	
交叉適合試験	173	
好酸球	182	
高色素性貧血	179	
抗CCP抗体	285	
甲状腺機能亢進症	230, 295, 298	
甲状腺機能低下症	230, 297, 298	
甲状腺刺激ホルモン	294	

甲状腺シンチグラフィー	69	
甲状腺の組織	295	
甲状腺ホルモン	296	
抗ストレプトリジンO	334	
酵素検査	240, 255	
抗体	286	
高タンパク血症	213	
鉤虫	108	
好中球	182	
抗てんかん薬	365	
高ナトリウム血症	221	
抗パーキンソン薬	363	
後鼻鏡検査	381	
高比重リポタンパク	278	
抗不整脈薬	29	
高マグネシウム血症	230, 231	
肛門反射	80	
抗利尿ホルモン	314	
抗利尿ホルモン不適合分泌症候群	131	
高リン血症	232, 233	
呼吸系の機能検査	2	
呼吸性アシドーシス	12	
呼吸性アルカローシス	12	
呼吸リハビリテーション	7	
国際前立腺症状スコア	121	
国際単位	226	
黒色便	105	
固縮	87	
個人防護具	349	
骨形成	321	
骨シンチグラフィー	68	
骨髄液	155	
骨髄腫	140, 141	
骨髄穿刺検査	155	
骨髄低形成	234	
骨粗鬆症	102, 321	
骨導聴力	376	
骨軟化症	208	
骨破壊	228	
骨密度検査	102	
骨量	102	
ゴードン反射	86	
コミュニケーション障害	379	
米のとぎ汁様便	105	
コリンエステラーゼ	243	
コルチゾール	299	
コレステロール	276	

コンパートメントシンドローム	257	
コンピュータ断層撮影	63	

さ

サイアミン	200	
細菌培養検査	342, 348	
細隙灯顕微鏡検査	375	
最大換気量	9	
最大上刺激	98	
催吐反射	79	
催吐反射障害	79	
細胞診	352, 357	
細胞内輸送	142, 143	
サイロキシン	296, 298	
サイロキシン結合グロブリン	296	
左軸偏位	23	
左室圧	37	
左室拡張終期圧	37	
左室造影	36	
左心カテーテル法	34, 35	
サッカリンテスト	382	
左房圧	37	
サラセミア	180	
残気率	5	
残気量	3, 4	
酸性尿	116	
酸素の働き	12	
酸素療法	16	
酸ホスファターゼ	240	

し

シアノコバラミン	203	
シアリルLeX-i抗原	354	
シェファー反射	86	
C型肝炎ウイルス	326	
時間排尿量	114	
色覚	371	
色覚異常検査	370	
磁気共鳴画像撮影	64	
色相環	370	
色相配列検査	370	
色素指数	178	
ジギタリス製剤	358, 359	
子宮外妊娠	309	
糸球体濾過量	120, 137, 138	
CKアイソザイム	254	

刺激伝導異常	21	褥瘡評価	386	腎・尿路造影検査	59
刺激伝導系	19	食欲不振	253	心嚢水	158
止血	186	ショック	38	心嚢穿刺	158
自己抗体	286	徐脈	22	心嚢穿刺検査	158
自己免疫反応	214	徐脈頻脈症候群	27	心拍出量	36, 41
脂質異常症	277	視力検査	369	心拍停止	22
脂質管理目標	277	シルマー試験	373	深部感覚障害性失調	89
脂質系検査	274	心因性多飲症	132	心不全	38, 319
四肢誘導	19	腎機能検査	130	腎不全	139
ジスキネジア	90	心胸郭比	42	深部反射テスト	82
シスタチンC	142	心筋	39	心房細動	21
ジストニア	90	心筋血流シンチグラフィー	49	心房粗動	21
膝蓋腱反射	83	心筋交感神経シンチ	50	心房負荷	21
CTガイド下肺生検	162	心筋梗塞	20	心膜生検	37
C反応性タンパク	288	心筋シンチグラフィー	46	心容積	41
C-ペプチド免疫活性	315	心筋トロポニンT	252		
尺骨反射	83	心筋肥大	42	**す**	
ジャクソンテスト	88	心筋マーカー	252		
集菌塗抹法	346	神経・運動系の機能検査	78	膵外分泌機能検査	247
重症筋無力症	100, 101	心係数	36, 43	水素イオン指数	13
重症不整脈	37	神経伝達	99	錐体外路	81
重心動揺検査	92	神経伝達物質	99	錐体路	81
重炭酸イオン	13	神経伝導速度検査	98	推定糸球体濾過量	137
主試験	173	神経特異エノラーゼ	354	水様便	105
出血時間	186	腎後性タンパク尿	118	水利尿	113
出生前検査	385	腎後性乏尿	113	頭蓋内圧亢進	147
出生前診断	385	心室期外収縮	21	スタンダードプリコーション	349
腫瘍マーカー	352, 353	心室細動	22, 25	ステロイド薬の副作用	303
純音オージオメータ	376	心室停止	25	ステントによる頸動脈瘤の拡張術	61
循環系の機能検査	18	心室肥大	20	ストロボスコープ	378
消化管内視鏡検査	70	心室頻拍	22, 25, 26	スパイロメーター	6
上顎洞穿刺法	382	滲出液	150, 151, 153	スパイロメトリー	2
小球性貧血	180	腎生検	166	スワンガンツカテーテル	36
上肢のバレー徴候	84	新生児メレナ	210, 211		
条虫	108	腎性タンパク尿	118	**せ**	
小腸	107	腎性尿崩症	132		
小脳失調	89	腎性乏尿	113	正球性貧血	180
上部消化管X線造影検査	54	振戦	90	生検検査	144
静脈性嗅覚検査	381	腎前性タンパク尿	118	性腺ホルモン	307
上腕三頭筋反射	83	腎前性乏尿	113	生体のpH	117
上腕二頭筋反射	83	心臓カテーテル検査	34	成長ホルモン	292
褥瘡の壊死組織	387	心臓超音波検査	40	赤色便	105
褥瘡の炎症／感染	387	心タンポナーデ	38	脊髄造影検査	58
褥瘡の大きさ	387	シンチグラフィー	47, 67	赤沈	181
褥瘡の滲出液	387	心電図	19	赤血球指数	178
褥瘡の肉芽組織	387	心電図検査	18	赤血球数	174
褥瘡の深さ	387	心電図の誘導法	19	赤血球増多症	234
褥瘡のポケット	387	浸透圧利尿	113		

赤血球沈降速度検査……… 181
赤血球容積粒度分布幅 … 180
接触感染 ……………… 345
セルディンガー法 ……… 34
鮮血便 ………………… 105
穿刺検査 ……………… 144
全身性エリテマトーデス … 286
先端肥大症 …………… 315
前庭性失調 …………… 89
前鼻鏡検査 …………… 381
線溶現象 ……………… 194
前立腺酸ホスファターゼ … 354
前立腺障害 …………… 241
前立腺生検 …………… 168
前立腺特異抗原 ……… 354
前立腺肥大症………… 169

そ

造影検査 ……………… 37, 52
造影剤の副作用 ……… 38
双極誘導 ……………… 19
造骨 …………………… 321
総コレステロール …… 276
総脂質 ………………… 274
総タンパク …………… 212
総鉄結合能 …………… 236
総ビリルビン ………… 264
瘙痒感を緩和するケア … 242
測定障害 ……………… 89
側副血行路 …………… 39
組織型プラスミノーゲンアクチベータ ……… 197
組織ポリペプチド抗原 … 354

た

体液過剰 ……………… 221
体液貯留 ……………… 222
体格指数 ……………… 277
大球性貧血 …………… 180
対光反射 ……………… 79
対光反射障害 ………… 79
第Ⅲ度（完全）房室ブロック … 26
体質性黄疸 …………… 265
代謝性アシドーシス … 12, 13
代謝性アルカローシス … 12, 13
大腿神経伸展テスト … 87

大腸 …………………… 107
大腸カプセル内視鏡 … 72
大腸内視鏡検査 ……… 76
大腸ファイバー ……… 76
大動脈圧 ……………… 37
大動脈造影 …………… 36
体内体液量 …………… 233
第Ⅱ度モビッツⅡ型房室ブロック … 26
大脳性失調 …………… 89
対標準1秒量 ………… 6
ダグラス窩 …………… 157
ダグラス窩穿刺 ……… 157
多形性心室期外収縮 … 28
多形性心室頻拍 ……… 25
脱水 …………………… 222
ターナー症候群 ……… 306
多尿 …………………… 113
多発性筋炎 …………… 248
ダブルシリンジ法 …… 191
タール便 ……………… 105, 107
単脚直立検査 ………… 91
単球 …………………… 182
単極胸部誘導 ………… 19
単極肢誘導 …………… 19
単極誘導 ……………… 19
痰検体の分類 ………… 347
炭酸リチウム ………… 367
胆汁 …………………… 259
タンパク系検査 ……… 212
タンパク尿 …………… 118, 119

ち

致命的な不整脈 ……… 25
チモール混濁反応 …… 218
チャイルド-ピュー分類 … 267
チャドック反射 ……… 86
中間尿 ………………… 121
注視眼振検査 ………… 92
中心静脈圧 …………… 36
中心静脈圧検査 ……… 44
中枢性尿崩症 ………… 132
中性脂肪 ……………… 275
注腸X線検査 ………… 56
超音波ガイド下腎生検 … 166
超音波法（骨密度検査） … 102
腸管出血性大腸菌 …… 338

腸蠕動音 ……………… 109
腸内細菌 ……………… 107
聴力検査 ……………… 376
聴力障害 ……………… 376
直接クームス試験 …… 291
直接塗抹法 …………… 346
直接ビリルビン ……… 264, 265
直接服薬確認療法 …… 334

つ

痛風 …………………… 161
ツベルクリン反応 …… 332
爪の観察 ……………… 190
爪の健康 ……………… 190

て

低圧持続吸引 ………… 159
TCAサイクル ………… 368
低カリウム血症 ……… 225, 226
低カルシウム血症 …… 228, 229
低クロール血症 ……… 227
低血糖 ………………… 270
低血糖症状 …………… 251, 273
低酸素血症 …………… 11
低酸素症 ……………… 11
低色素性貧血 ………… 179
Dダイマー …………… 194
低タンパク血症 ……… 213
低ナトリウム血症 …… 221
低比重リポタンパク … 280
低マグネシウム血症 … 230, 232
低リン血症 …………… 232, 233
テオフィリン ………… 364
DESIGN 褥瘡経過評価 … 387
DESIGN 褥瘡重症度分類 … 387
鉄 ……………………… 234
鉄欠乏性貧血 ………… 177, 234
鉄不足 ………………… 235
テトラヨードサイロニン … 296
Duke法 ……………… 186
伝音難聴 ……………… 376
電解質・金属系検査 … 220
電解質の組成 ………… 220
てんかん ……………… 94
電気生理学的検査 …… 37
テンシロンテスト …… 100

転倒転落アセスメントシート …389

と

頭位眼振検査……………… 92
洞休止………………………… 27
東京医大表………………… 370
糖質系検査………………… 268
洞徐脈………………………… 22
糖尿病腎症……………… 126, 127
洞房ブロック………………… 21
動脈血採血…………………… 15
動脈血酸素分圧……………… 13
動脈血酸素飽和度…………… 13
動脈血二酸化炭素分圧……… 13
動脈塞栓症…………………… 37
時計方向回転………………… 23
トコフェロール…………… 209
徒手筋力テスト……………… 84
ドパミン…………………… 318
兎糞状便…………………… 105
塗抹検査…………………… 346
ドライアイ………………… 373
トリプシン………………… 247
トリプトファン反応……… 147
努力性肺活量………………… 2
トリヨードサイロニン…… 296
トルソー徴候……………… 229
トレッドミル法……………… 30
トロポニン T ……………… 252
トロンボテスト…………… 360

な

ナイアシン………………… 205
内視鏡検査…………………… 70
内分泌系検査……………… 292
ナトリウム………………… 220
75g 糖負荷試験…………… 269
難聴………………………… 376
軟便………………………… 105

に

二次止血…………………… 186
二重エネルギー X 線吸収法 …102
25-OH ビタミン D ……… 207
乳癌………………………… 53

乳酸………………………… 250
乳糜血清…………………… 218
乳房 X 線検査……………… 53
尿検査……………………… 112
尿細管糖再吸収極量……… 120
尿酸…………………… 262, 263
尿酸代謝…………………… 263
尿色………………………… 112
尿浸透圧…………………… 115
尿潜血……………………… 122
尿タンパク………………… 118
尿中 N アセチルグル-β-D-コサミニダーゼ………………… 129
尿中 17-OHCS …………… 302
尿中 17-KS ………………… 302
尿中微量アルブミン……… 126
尿沈渣……………………… 123
尿糖………………………… 120
尿培養……………………… 121
尿比重……………………… 114
尿 pH ……………………… 116
尿崩症………………… 132, 133
尿流量……………………… 114
尿量………………………… 112
尿路結石…………………… 122
妊娠検査薬………………… 309
妊娠初期の感染症検査…… 331
認知症…………… 205, 329, 390
認知症検査………………… 390
妊婦健診…………………… 384

ね

ネフローゼ症候群………… 129
粘液水腫…………………… 298
粘液便……………………… 105
粘血便……………………… 105

の

脳幹反射テスト……………… 78
脳梗塞………………………… 62
濃縮尿………………… 113, 114
脳性ナトリウム利尿ペプチド…319
脳脊髄腔…………………… 145
脳脊髄液…………………… 145
脳脊髄液検査……………… 144
脳波検査……………………… 94

喉の検査…………………… 378
ノルアドレナリン………… 318

は

肺活量……………………… 2, 3
肺気量………………………… 3
肺気量分画…………………… 3
肺結核………………… 332, 334
肺コンプライアンス………… 5
肺障害指数………………… 14
肺シンチグラフィー……… 69
肺生検……………………… 162
肺動脈圧…………………… 36
肺動脈楔入圧……………… 36
梅毒………………………… 336
梅毒血清反応……………… 336
肺年齢………………………… 7
肺胞気酸素分圧…………… 17
肺胞気-動脈血酸素分圧較差… 13
パーキンソン病…………… 362
白色下痢便………………… 105
破骨……………………… 321
橋本病……………………… 297
播種性血管内凝固… 195, 197
長谷川式簡易知能評価スケール
　……………………………… 390
% 肺活量…………………… 4
バソプレシン負荷試験…… 132
ばち状指…………………… 190
白血球数…………………… 182
発声状態…………………… 378
鼻 CT 検査………………… 381
鼻の検査…………………… 380
鼻反射……………………… 80
パパニコロウの分類……… 357
バビンスキー反射………… 86
パラソルモン……………… 320
針刺し事故………………… 325
バリズム……………………… 90
針電極法……………………… 95
パルスオキシメータ……… 14
バレーサイン……………… 87
バレー徴候………………… 84
汎下垂体機能低下症……… 301
反時計方向回転……………… 23

ひ

皮下血腫 ………………… 38
B 型肝炎ウイルス ………… 324
鼻腔 X 線検査 …………… 381
鼻腔通気度検査 ………… 381
鼻腔ファイバースコピー … 381
膝蹴試験 ………………… 89
ビタミン E ……………… 209
ビタミン A ……………… 198
ビタミン K ……………… 211
ビタミン系検査 ………… 198
ビタミン K 依存性凝固因子 … 191
ビタミン K 欠乏誘導タンパク -II
 ………………………… 354
ビタミン C ……………… 206
ビタミン D ……………… 207
ビタミン B_6 …………… 202
ビタミン B_{12} ………… 203
ビタミン B_2 …………… 201
ビタミン B_1 …………… 200
ヒト絨毛性ゴナドトロピン … 308
ヒト T 細胞白血病ウイルス 1 型
 ………………………… 330
ヒト免疫不全ウイルス …… 328
ヒドロキシコルチコステロイド
 ………………………… 302
肥満 ……………………… 277
表在反射テスト ………… 80
標準 12 誘導 …………… 19
標準色覚検査表 ………… 370
標準肢誘導 ……………… 19
標準予防策 ………… 339, 349
病的反射テスト ………… 87
ビリルビン ……………… 124
ピルビン酸 ……………… 251
貧血 ……………………… 179
頻脈 ……………………… 21

ふ

ファイバースコープ ……… 70
フィッシュバーグ濃縮試験 … 130
フィブリノーゲン ………… 192
フィブリン分解産物 ……… 192
フィブリン溶解現象 ……… 194
フェノールスルホンフタレイン試験 ……………………… 134
フェリチン ……………… 354
フォレスター分類 ………… 43
負荷心エコー …………… 41
負荷心筋シンチ ………… 47
負荷心電図検査 ………… 30
不規則抗体 ……………… 172
腹囲の測定 ……………… 279
腹腔鏡下腎生検 ………… 167
腹腔穿刺 ………………… 153
腹腔穿刺検査 …………… 152
複合活動電位 …………… 99
副甲状腺機能亢進症 … 228, 232
副甲状腺機能低下症 … 228, 321
副試験 …………………… 173
副腎皮質刺激ホルモン …… 300
副腎皮質ステロイド薬 …… 303
副腎皮質ホルモン ………… 303
腹水 ………………… 216, 219
腹水検査 ………………… 152
腹壁反射 ………………… 80
浮腫 ……………………… 223
不随意運動 ……………… 90
ブースター効果 ………… 332
不整脈 …………………… 21
不適合輸血 ……………… 172
ブドウ球菌 ……………… 340
ブドウ糖負荷試験 ………… 268
舞踏様運動 ……………… 90
不妊症 …………………… 305
プラスミノーゲン ………… 196
ブランチテスト …………… 190
ブリストルスケール ……… 107
プリン体 ………………… 263
フルクトサミン …………… 273
フレンツェル眼鏡 ………… 92
プロゲステロン …………… 310
プロトロンビン活性 ……… 188
プロトロンビン時間 ……… 188
プロトロンビン比 ………… 188
プロラクチン ……………… 312
分時肺胞換気量 ………… 9
糞便検査 ………………… 104

へ

平均赤血球ヘモグロビン濃度
 ………………………… 178
平均赤血球ヘモグロビン量
 ………………………… 179
平均赤血球容積 ………… 178
平衡機能検査 …………… 91
$β_2$-ミクログロブリン …… 140
$β$-カロテン …………… 198
ヘパプラスチンテスト …… 191
ヘマトクリット …………… 176
ヘモグロビン ……………… 177
ヘモグロビン量 …………… 175
ヘモクロマトーシス ……… 234
ヘモジデローシス ………… 234
ヘリカル CT ……………… 63
ベロ毒素産生性大腸菌 … 338
便性状検査 ……………… 104
便潜血検査 ……………… 110
鞭虫 ……………………… 108
便トランスフェリン検査 … 111
扁平上皮癌関連抗原 …… 354
便ヘモグロビン検査 ……… 111

ほ

房室ブロック …………… 21
放射性同位元素 …… 47, 67
放射性物質 ……………… 59
放射能 …………………… 59
乏尿 ……………………… 113
歩行検査 ………………… 92
発作性上室頻拍 ………… 21
ホフマン反射 …………… 86
ホルター心電図検査 …… 32
ボーン・ウイリアムズ分類 … 29

ま

マグネシウム …………… 230
マスター法 ……………… 30
マックバーネー点 ……… 153
マルクセット …………… 156
Mann 検査 ……………… 91
慢性肝炎フォローアップ … 326
慢性腎臓病 ……………… 137
慢性閉塞性肺疾患 ……… 6
マンモグラフィー ………… 53

み

ミエログラフィー ……………… 58
ミオクローヌス ……………… 90
ミオグロビン ……………… 28
ミオシン軽鎖Ⅰ ……………… 28
水制限試験……………… 132
水制限／バソプレシン負荷試験
　　　　　　　　　　　……………… 132
ミネラルの摂取基準……………… 238

む・め

無効造血……………… 234
メサンギウム細胞 ……………… 127
メタボリックシンドローム … 279
メチシリン耐性黄色ブドウ球菌
　　　　　　　　　　　……………… 340
メニエール病 ……………… 93
目の機能……………… 371
免疫学的便潜血検査……………… 111
免疫活性インスリン ……………… 317
免疫活性グルカゴン ……………… 316
免疫グロブリン ……………… 289
免疫系検査……………… 282
免疫反応性パラソルモン ……………… 320
免疫抑制酸性タンパク ……………… 354

も

網状赤血球……………… 175
網様体脊髄反射……………… 79
網様体脊髄反射障害……………… 79
燃え尽き症候群……………… 393
モンローリヒター線……………… 153

や

薬剤耐性獲得……………… 351
薬物感受性試験……………… 350
薬物血中濃度検査……………… 358
夜盲症……………… 198

ゆ・よ

指鼻試験……………… 89
溶血性尿毒症症候群……………… 338
溶血性貧血……… 210, 234
溶血性レンサ球菌感染症 … 335
葉酸……………… 204
幼若赤血球……………… 175
容積指数……………… 178
腰椎穿刺……………… 148
陽電子放射断層撮影……… 66
予測肺活量1秒率指数 … 8
予備吸気量……………… 3
予備呼気量……………… 3

ら

ライトテスト……………… 88
ラジオアイソトープ……………… 67
螺旋 CT……………… 63
卵巣周期……………… 307
卵巣腫瘍……………… 311
卵胞刺激ホルモン……………… 306

り

リソゾーム……………… 129
リパーゼ……………… 246
リポタンパク……………… 279
リボフラビン……………… 201
硫酸亜鉛混濁反応……………… 219
両脚直立検査……………… 91
緑色便……………… 105
リン……………… 232
リンパ球……………… 182

る・れ

涙液層破壊時間検査……… 373
レチノール……………… 198
レチノール当量……………… 199
レニン……………… 313
レニン－アンジオテンシン系… 139
連発する心室期外収縮…… 28

ろ

ロイシンアミノペプチダーゼ
　　　　　　　　　　　……………… 259
労作性狭心症……………… 20
濾出液……… 150, 151, 153
ロッソリモ反射……………… 86
ロンベルグ徴候………90, 93

わ

ワルファリン……………… 360
腕橈骨筋反射……………… 83

装丁：林　慎吾（D.tribe）
カバー・扉イラスト：Igloo*dining*
本文イラスト：村上寛人／村上正子／中村知史
本文レイアウト・DTP：山崎デザイン事務所

新版　看護に役立つ検査事典

1997年5月10日	第1版第 1 刷発行	著　者	野中　廣志
2012年2月15日	第1版第23刷発行	発行者	有賀　洋文
2015年5月30日	第2版第 1 刷発行	発行所	株式会社　照林社
2020年7月11日	第2版第 5 刷発行		〒112-0002
			東京都文京区小石川2丁目3-23
			電話　03-3815-4921（編集）
			03-5689-7377（営業）
			http://www.shorinsha.co.jp/
		印刷所	共同印刷株式会社

- 本書に掲載された著作物（記事・写真・イラスト等）の翻訳・複写・転載・データベースへの取り込み、および送信に関する許諾権は、照林社が保有します。
- 本書の無断複写は、著作権法上の例外を除き禁じられています。本書を複写される場合は、事前に許諾を受けてください。また、本書をスキャンしてPDF化するなどの電子化は、私的使用に限り著作権法上認められていますが、代行業者等の第三者による電子データ化および書籍化は、いかなる場合も認められていません。
- 万一、落丁・乱丁などの不良品がございましたら、「制作部」あてにお送りください。送料小社負担にて良品とお取り替えいたします（制作部 ☎ 0120-87-1174）。

検印省略（定価はカバーに表示してあります）
ISBN978-4-7965-2352-3
©Hiroshi Nonaka/2015/Printed in Japan